临床医学专业“十三五”规划教材/多媒体融合创新教材

供临床医学类、护理学类、相关医学技术类等专业使用

生理学

SHENGLIXUE

主编 ⊙ 王福青

郑州大学出版社

图书在版编目(CIP)数据

生理学/王福青主编. —郑州:郑州大学出版社,2018.4(2021.9 重印)
ISBN 978-7-5645-5022-6

Ⅰ.①生…　Ⅱ.①王…　Ⅲ.①人体生理学-高等职业教育-教材
Ⅳ.①R33

中国版本图书馆 CIP 数据核字（2017）第 292447 号

郑州大学出版社出版发行
郑州市大学路 40 号　　　邮政编码:450052
出版人:孙保营　　　发行电话:0371-66966070
全国新华书店经销
新乡市豫北印务有限公司印制
开本:850 mm×1 168 mm　1/16
印张:21.25
字数:516 千字
版次:2018 年 4 月第 1 版　　　印次:2021 年 9 月第 2 次印刷

书号:ISBN 978-7-5645-5022-6　　　定价:43.00 元

作者名单

主　编　王福青

副主编　刘　芳　马凤巧

编　委　（按姓氏笔画排序）

马凤巧　王福青　师瑞红

刘　芳　李　静　杨　坦

杨丽娜　陈文超　尚曙玉

韩　坤

临床医学专业“十三五”规划教材/ 多媒体融合创新教材

建设单位

（以单位名称首字拼音排序）

安徽医学高等专科学校
安徽中医药高等专科学校
安阳职业技术学院
达州职业技术学院
汉中职业技术学院
河南大学
河南护理职业学院
河南医学高等专科学校
河南科技大学
湖南医药学院
黄河科技学院
嘉应学院
金华职业技术学院
开封大学
临汾职业技术学院
洛阳职业技术学院
漯河医学高等专科学校
南阳医学高等专科学校
平顶山学院
濮阳医学高等专科学校
商丘医学高等专科学校
三门峡职业技术学院
山东医学高等专科学校
邵阳学院
襄阳职业技术学院
新乡医学院
新乡医学院三全学院
信阳职业技术学院
邢台医学高等专科学校
永州职业技术学院
郑州澍青医学高等专科学校
郑州大学

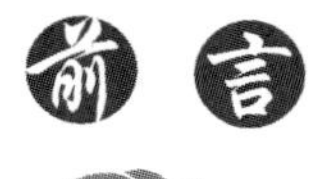

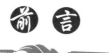

前言

本教材根据《"健康中国2030"规划纲要》中针对医疗体制改革对高职高专教育提出的全方位要求，以及为农村和社区等基层医疗卫生机构培养高素质应用型全科医药卫生人才服务需求为指导编写而成。主要供三年制高职高专临床医学专业师生使用。

本教材遵循"三基六性"的编写原则，内容以"必需、够用"为度，体现实用性，并及时将教学改革成果和学科发展前沿引入教材，推行案例教学，教材中有计划编入相关案例，培养学生临床思维能力和创新素养。在内容上力求继承与创新，在注重专业知识的同时，将创新意识和人文精神融入专业知识中。为方便学生学习，同时充分考虑相关执业考试的需要，章节前精炼有学习要点，章节中增加学习拓展，章节末有问题分析与能力提升，在问题分析与能力提升中加入少量与日常生活或临床病例联系较为密切的"案例分析"试题，这些案例分析是生理学知识的适度拓展，需要学生综合运用知识分析、认真学习甚至查找资料之后才能获得正确答案，用以激发学生学习兴趣，培养学生综合运用知识分析问题、解决问题的能力。

本教材的编者来自漯河医学高等专科学校、河南医学高等专科学校、南阳医学高等专科学校、黄河科技大学等院校，均为常年工作在教学一线的骨干教师，具有丰富的教学和科研工作经验。在编写过程中，编者之间经常沟通，相互帮助，体现了良好团队精神，为教材的顺利出版奠定了基础。

本书在编写过程中得到郑州大学出版社以及各参编院校领导、教研室和临床一线医务工作者的支持和帮助，在此一并表示感谢。

因时间及编者水平有限，尽管经过了编者的互审、副主编的二审和主编的终审，书中不足之处仍在所难免，恳切希望教材使用者对教材中的问题和不足批评指正，以便于今后修订改正。

王福青

2018 年 2 月

目录

第一章 绪　论

学习要点

生命活动的基本特征,阈值,内环境,稳态,神经调节,反射,反射弧,神经-体液调节,正反馈,负反馈,前馈。

第一节　概　述

(一)生理学的概念

生理学(physiology)是生物科学的一个分支,是研究机体功能活动及其生命活动规律的一门科学。根据研究对象的不同,生理学可分为植物生理学、动物生理学、人体生理学等。本书主要阐述的是人体生理学的内容,它是医学教育中最基础的课程之一。人体生理学的主要任务是研究正常人体及其各组成部分的活动规律、发生机制,以及机体内、外环境变化对这些功能活动的影响和人体所做的相应调节,并揭示各种生理功能在整体生命活动中的意义。

生理学的形成与发展与医学有着密切的联系。一方面,人类在与疾病长期斗争中,积累了大量的人体功能活动的知识和经验,为人类认识、了解、预防和治疗疾病提供了理论依据;另一方面,随着生理科学的快速发展,新知识、新理论、新技术的不断涌现,新知识又被快速应用到临床实践中,促进医学的不断发展,为人类健康做出贡献。

(二)生理学的发展简史

生理学是一门实践性很强的实验性科学。生理学的知识来源于实践,是随着生产和医疗实践逐渐积累起来的。早在两千多年前,我国古代医学家所著述的《黄帝内经》中,就有对经络、脏腑等生理学知识的描述。生理学真正成为一门实验性科学始于17世纪20年代。1628年英国医生威廉·哈维(William Harvey,1578—1657年),在动物身上用活体实验方法,科学地阐述了血液循环的途径和规律,被公认为近代生理学的奠基人。20世纪初俄国生理学家巴甫洛夫(Pavlov Ivan Petrovich,1849—1936年)研究大脑功能,创建了高级神经活动学说。1936年美国生理学家坎农(W. B. Cannon)在内环境中提出了“稳态”的重要概念。我国近代生理学诞生的标志是1926

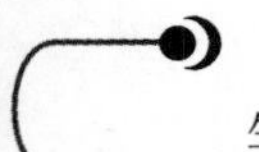

笔记栏

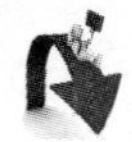

年中国生理学会的成立。北京协和医院消化生理学的先驱林可胜教授是我国近代生理学和中国生理学会的缔造者。蔡翘(1897—1990 年)、张锡钧(1899—1988 年)等教授对医学教育、神经化学递质的研究工作及生理学的发展做出了贡献。

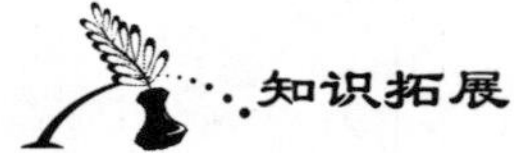

知识拓展

威廉·哈维

英国学者威廉·哈维(William Harvey,1578—1657 年)在帕多瓦(意大利东北部城市),从师哲罗姆·法布里修斯(Hieronymus Fabricius,1537—1619 年)教授。Fabricius 教授发现了静脉瓣,可惜他把静脉瓣只看作是减慢血流速度的装置,而没看作是防止血液反流的结构。威廉·哈维于 1628 年出版了《心与血的运动》。在这部著作,他明确地指出:心脏的功能类似一个泵,通过收缩射出血液;右心室的血流先输送至肺,并不直接进入左心室,在肺部血液和气体相遇(肺换气);血液在体内为单方向循环流动,离开心脏的血流和返回心脏的血流通过不同的血管,而不是在同一血管做双向流动。他也推测在动静脉之间可能有毛细血管的存在,后来意大利解剖学家马尔比基(Marcello,1628—1694 年)应用显微镜证明了毛细血管的存在。

(三)生理学的研究方法

生理学是一门实验性科学,其系统理论多来自于对实验现象的科学总结。生理学的实验分为动物实验和人体实验两大类。由于实验对人体可能造成不同程度的损伤,因此,多数实验是在动物身上进行的。实验方法分为急性实验和慢性实验两类。

1. 动物实验

(1)急性实验　分为离体实验和在体实验两种。离体实验是将动物的器官、组织从体内取出来,在人工条件下进行实验。例如,将蛙心取出,在一定条件下观察离子、药物、温度等对心脏活动的影响。在体实验是指在麻醉状态下,通过手术暴露出要观察的器官进行实验研究。例如,剖开兔的腹腔,观察其胃肠运动的形式及某些神经体液因素对胃肠运动的影响。

(2)慢性实验　将动物做必要的处理,待其康复后,尽可能在动物自然生活的情况下对其进行长时间的研究,称为慢性实验。例如,破坏或摘除某一器官后,对动物进行长期观察,以便研究这些器官应有的生理功能及其活动规律,如应用外科无菌手术制备各种器官的瘘管(胃瘘、食管瘘等)。

2. 人体实验　人体实验是在健康人或患者身上进行的以取得实验者所需资料为目的的实验。由于受到伦理学的限制,目前人体实验主要用于进行人群资料调查。例如,人体血压、心率、肺活量、体温、肾小球滤过率等的正常值就是通过对大量人群进行采样和分析而获得的。

动物实验和人体实验各有其特殊的意义和特点,应根据不同的研究内容和目的,

笔记栏

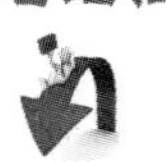

采用不同的实验方法。同时,因为人与动物的差异,不可将动物实验结果简单地套用于人体。

(四)生理学研究的三个水平

生理学的研究一般从三个不同的层次进行。①整体水平:以完整的机体为对象,研究人体与环境的相互作用及人体各系统之间的相互影响,如情绪激动时血糖浓度、心搏频率和呼吸频率的变化等。②器官和系统水平:以器官和系统为对象,研究各器官和系统的功能、机制和特点,如心脏搏动是如何发生的,有什么特点,起什么作用等。③细胞和分子水平:以细胞及其所含的物质分子为对象,研究人体各种细胞超微结构的功能,以及细胞内各种物质分子的理化变化规律,目的在于揭示生命活动最本质、最基本的规律。如细胞间的信息转导、肌细胞收缩时的肌丝滑行、细胞兴奋时离子的跨膜移动、细胞膜的生物电现象等。

上述三个水平是互相联系、相辅相成的,只有将三方面的研究成果有机地结合起来,进行综合分析和判断,才能科学地认识正常人体功能活动的规律。

第二节　生命活动的基本特征

生命活动的基本特征是指所有生命个体最本质、都具有的共同特征,包括新陈代谢、兴奋性、适应性和生殖等。

一、新陈代谢

新陈代谢是指机体不断与周围环境进行物质和能量交换实现自我更新的过程。新陈代谢包括合成代谢和分解代谢两个方面。合成代谢指机体从外界环境中摄取营养物质后,把它们转变成为机体自身物质的过程。分解代谢指机体把自身物质进行分解,同时释放能量以供生命活动和合成物质的需要,并把分解的产物排出体外的过程。一般物质分解时释放能量,物质合成时吸收能量。机体只有在与环境进行物质与能量交换的基础上,才能不断地自我更新。如果新陈代谢一旦停止,生命也就终止。所以新陈代谢是生命活动最基本的特征。

二、兴奋性

兴奋性(excitability)是指机体对刺激发生反应的能力或特性。近年来,人们从电生理角度对兴奋性提出了新的认识,认为兴奋性的实质是细胞接受刺激时产生动作电位的能力。兴奋性是生命现象的一个重要特征,任何器官、组织和细胞对刺激发生的反应都必须以兴奋性为前提,丧失了兴奋性,机体就中断了与环境的联系,生命也将终止。

(一)刺激与反应

1. 刺激　能引起机体发生反应的内、外环境变化称为刺激(stimulus)。刺激根据性质不同可分为以下四种。①物理刺激:如声、光、电、温度等;②化学刺激:如气味、酸、碱等;③生物刺激:如细菌、病毒等;④社会心理刺激:如优美的语言、和谐的人际关

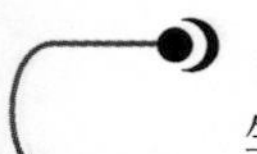

笔记栏

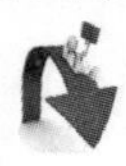

系等。由于电刺激容易控制，且不易损伤组织，因此在生理学实验中最常使用。

刺激要引起机体产生反应，必须具备三个条件：①足够的刺激强度；②足够的刺激时间；③一定的强度-时间变化率。强度-时间变化率是指单位时间内刺激强度的变化幅度。只有刺激达到一定的强度、持续作用一段时间并且具有一定的强度-时间变化率，才能引起机体发生反应。

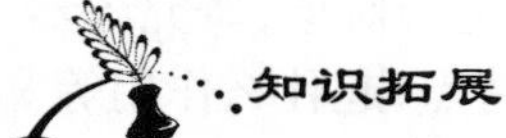

知识拓展

肌内注射时遵循的“两快一慢”的操作规范，是刺激的三个要素及其相互关系的很好例证。进针和拔针快，缩短了刺激的作用时间；推药的速度慢，降低了强度-时间的变化率，因此可以减轻患者的痛苦。

2. 反应　由刺激引起的机体功能活动的变化称为反应（response）。刺激和反应存在因果关系，刺激是原因，反应是结果。不同的细胞组织受到刺激后，其反应的外部表现是不同的，如肌组织表现为收缩和舒张方面的变化、腺体表现为分泌方面的变化。反应有两种基本形式，即兴奋和抑制。兴奋（excitation）是指机体接受刺激后由相对静止转为活动状态或活动状态的加强。例如，交感神经兴奋表现为心搏加快、心肌收缩力加强。近代生理学从生物电角度对兴奋的概念做了新的解释，可兴奋组织发生反应的外部表现形式不同，但其共同特点都是受到有效刺激后产生动作电位，然后才出现肌肉收缩、腺体分泌等反应。因此，把可兴奋组织接受刺激后产生动作电位的过程称为兴奋。抑制（inhibition）是指机体接受刺激后由活动状态转为相对静止或活动状态的减弱。例如，迷走神经兴奋表现为心率减慢、收缩减弱等。

机体的反应形式与刺激有关，也取决于机体自身的功能状态。不同的刺激，引起的反应不同；同一刺激，机体的功能状态不同，引起的反应也不尽相同。

（二）衡量组织兴奋性的指标

不同组织的兴奋性高低不同，同一组织在不同的功能状态下兴奋性也不一样。在刺激时间和强度-时间变化率处于适当数值并且相对固定的条件下，能引起组织产生反应的最小刺激强度称为阈强度，简称阈值（threshold）。阈值与组织细胞的兴奋性呈反比关系，即阈值越低，组织的兴奋性越高；阈值越高，组织的兴奋性越低，故阈值是衡量组织兴奋性高低的指标。以阈值为标准，把强度等于阈值的刺激称为阈刺激，强度小于阈值的刺激称为阈下刺激，强度大于阈值的刺激称为阈上刺激。单个阈下刺激不能引起细胞兴奋；阈刺激和阈上刺激都可引起组织细胞产生兴奋。在人体内，因神经组织、肌组织、腺组织的兴奋性较高，对刺激反应灵敏，兴奋时伴有动作电位的产生，故将这些组织称为可兴奋组织。

（三）组织兴奋时兴奋性的周期性变化

可兴奋组织受到刺激产生兴奋时，其兴奋性会发生一系列规律性的变化。组织兴奋时兴奋性变化的规律见图 1-1。

当组织受到刺激兴奋时，其兴奋性降为零，并持续一段时间，即从 A 到 B。在这一时间段内给组织任何强度的刺激，均不能引起任何反应，这一时期称为绝对不应期（absolute refractory period ，ARP）。接着组织的兴奋性逐渐恢复并达到正常水平，即从 *B* 到 *C*。在这一段时间内，组织的兴奋性虽然逐渐恢复，但仍低于正常，只有阈上刺激才能引起组织兴奋，这一时期称为相对不应期（relative refractory period，RRP）。随后，组织的兴奋性会超过正常水平，即从 *C* 到 *D*。在这一段时间内，阈下刺激就能引起组织兴奋，这一时期称为超常期（supranormal period，SNP）。超常期过后，组织的兴奋性又稍低于正常水平，即从 *D* 到 *E*，阈上刺激才能引起组织兴奋，这一时期称为低常期（subnormal period）。此后，组织的兴奋性才完全恢复正常。

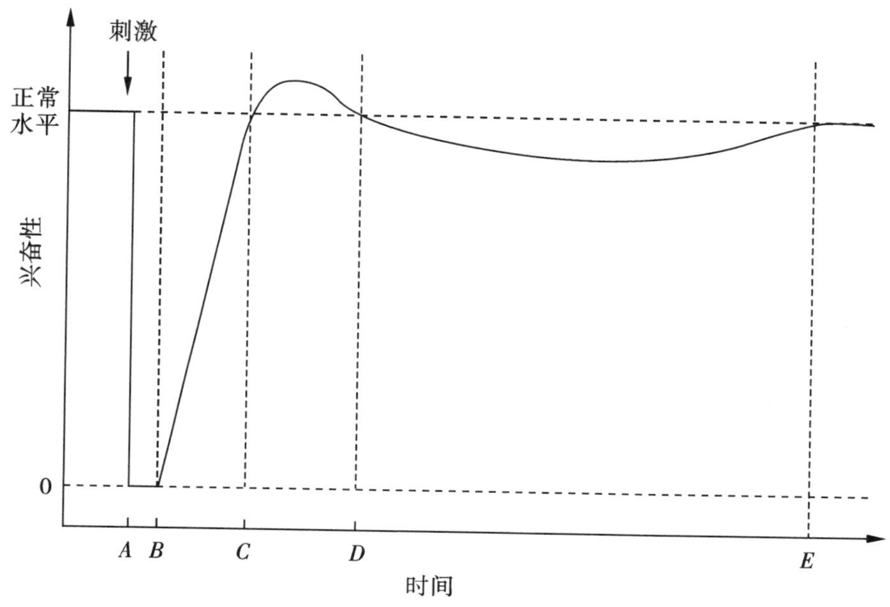

图 1-1　组织兴奋时兴奋性的周期性变化

可兴奋组织兴奋时兴奋性的周期性变化具有重要的意义，尤其是绝对不应期，它持续时间的长短决定了组织两次兴奋之间的最短时间间隔，也就是决定了组织在单位时间内能产生兴奋的最多次数。如哺乳动物神经纤维的绝对不应期约为 0.3 ms，它在 1 s 内最多只能产生 3 333（1 000 ms÷0.3 ms）次的兴奋。上述数值只是理论上推测的极限值，在整体内，组织实际产生兴奋的最高频率要远远低于理论值。而且对于不同的细胞，兴奋性变化的各期所持续的时间也有很大的差异，有些细胞还可缺少其中的某一时期。如哺乳动物神经纤维的绝对不应期约为 0.3 ms；心肌细胞的绝对不应期则可达 200 ms 以上，且心肌细胞的兴奋性变化中，无低常期。

三、适应性

机体具有根据内外环境变化调整自身各部分的活动及相互关系以保持自身生存的能力或特性，称为适应性（adaptability）。人类在生存过程中既受自然环境的影响，又受社会环境的影响。自然界中的生物、理化因素，以及语言、文字、思想、情感等社会心理因素的改变，均可影响人体的生命活动；而人体也可随着环境的变化调整其心理

笔记栏

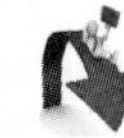

和生理活动，以适应环境变化、维持正常生存。

适应性包括行为性适应和生理性适应。行为性适应是生物界普遍存在的本能性行为，常通过躯体活动的改变而实现，如夏天趋凉、冬天趋暖、遇到伤害性刺激时躲避等。生理性适应是指机体内部的协调性反应，如在高温环境下皮肤血管扩张、血流量增加、汗腺分泌增多等，机体通过加强散热过程而保持体温的相对稳定。

四、生殖

机体生长发育到一定阶段后，可产生与自身相似的子代个体，这种功能称为生殖（reproduction）。生殖是生物体繁衍后代、延续种系的基本生命特征。

第三节　人体与环境

环境是机体赖以生存和生长发育的必要条件。脱离环境机体和细胞将无法生存。人体生存的环境分为外环境和内环境。

一、人体与外环境

人体生存的外环境包括自然环境和社会环境。自然环境的各种变化如光照、气压、温度、湿度的变化等形成刺激，不断地作用于人体，而人体能够对此做出相应的反应，以适应环境，维持正常的生命活动。但过于剧烈的环境变化，超过人体适应能力时将对人体造成不良影响，甚至危及生命。

社会环境是影响人体生理功能活动的另一重要因素，如各种社会关系、风俗习惯、文化教育、工作及生活条件等，都可引起人体生理功能的改变。当前常见的社会环境刺激是人们工作和生活的压力。随着社会的发展，社会环境的成分也越来越复杂，对人体健康的影响也越来越大。稳定和谐的社会环境，和睦友好的人际关系，健康的人生观、世界观、价值观及良好的心理素质可预防疾病、促进健康、延长寿命；反之，动荡的社会环境、失和的人际关系、消极的情绪、恶劣的心境则可导致人体多种生理功能紊乱，甚至引起疾病。

二、内环境与稳态

1. 体液与内环境

（1）体液及其分布　机体内所有的液体流称为体液（body fluid），约占体重的60%。以细胞膜为界，分布在细胞内的称为细胞内液，约占体重的40%；分布在细胞外的为细胞外液，包括血浆、组织液、淋巴液、脑脊液等，约占体重的20%。由于细胞膜、毛细血管壁、毛细淋巴管壁都有选择通透性，所以，各部分体液既彼此分开，又相互沟通。

（2）内环境　人体内绝大多数细胞并不与外界环境直接接触，而是浸浴在细胞外液中，细胞在代谢过程中需不断从细胞外液中摄取 O_2 及营养物质，同时又向细胞外液排放代谢产物。细胞外液是细胞直接接触和赖以生存的体内环境，故将其称为人体的

笔记栏

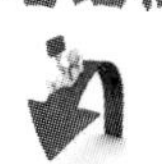

内环境(internal environment)。

2. 稳态　稳态(homeostasis)是指内环境中各种化学成分和理化性质保持相对稳定的状态。由于受外环境变化和细胞代谢的双重影响,内环境稳态将不可避免地被干扰或破坏。如 O_2 和营养物质减少,CO_2 和代谢产物增多等。但正常情况下,机体在神经和体液等因素的调节下,可通过多种组织、器官的生理活动不断恢复和维持稳态。例如,通过呼吸补充 O_2,排出 CO_2;通过肾的泌尿作用排出多余的代谢产物;通过消化器官从外界摄入水分及营养物质等。从这个意义上说,稳态是在各器官、系统协同作用下并通过它们的功能活动,使内环境稳态在不断受到干扰、破坏的同时又不断得到恢复所维持的一种动态平衡。稳态具有十分重要的生理意义,它是维持细胞正常生理功能和机体正常生命活动的必要条件。如果内环境遭到严重破坏,超过人体的调节能力,就会导致疾病,甚至危及生命。

第四节　人体功能的调节

人体有多种功能系统,在生命活动中分别发挥着不同的作用,但它们的活动并非相互独立、互不相干,而总是相互协调、紧密配合。同时,机体又能对复杂多变的内外环境做出适应性反应,使机体与环境保持协调统一,这些均需要通过人体的调节功能来实现。

一、人体功能的调节方式

机体对各种功能活动的调节方式主要有:神经调节(nervous regulation)、体液调节(humoral regulation)和自身调节(auto regulation)。其中神经调节起主导作用。

1. 神经调节　神经调节是指通过神经系统的活动对人体功能所进行的调节。神经调节的基本方式是反射。反射(reflex)是指在中枢神经系统参与下,机体对刺激做出的规律性反应。反射的结构基础是反射弧(reflex arc)。反射弧包括五个环节:感受器→传入神经→神经中枢→传出神经→效应器(图 1-2)。反射的实现有赖于反射弧在结构和功能上都保持完整,反射弧的任何一个环节损坏,都可使反射异常或消失。神经调节的特点是快速、准确、持续时间短。

2. 体液调节　体液调节是指某些化学物质(激素、代谢产物等)通过体液运输(血液、组织液),对机体某些细胞或组织器官的功能活动进行的调节。体液调节对机体的生长、发育和生理功能的调节起着至关重要的作用。临床上体液调节发生异常也会引发某些疾病。比如,生长激素在幼年时期分泌过多可以引起巨人症;而此期分泌过少将导致侏儒症。甲状腺激素分泌过多可致甲状腺功能亢进;而减少则会产生甲状腺功能减退。体液调节的特点是速度慢、作用广泛而持久。

体液调节和神经调节关系十分密切,二者是不能截然分开的。体内许多内分泌腺的活动直接或间接地受神经的支配,在这种情况下,内分泌腺就相当于神经调节过程中传出通路上的一个分支。因此,将这种神经和体液复合调节的方式称为神经-体液调节(图 1-3)。

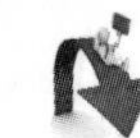

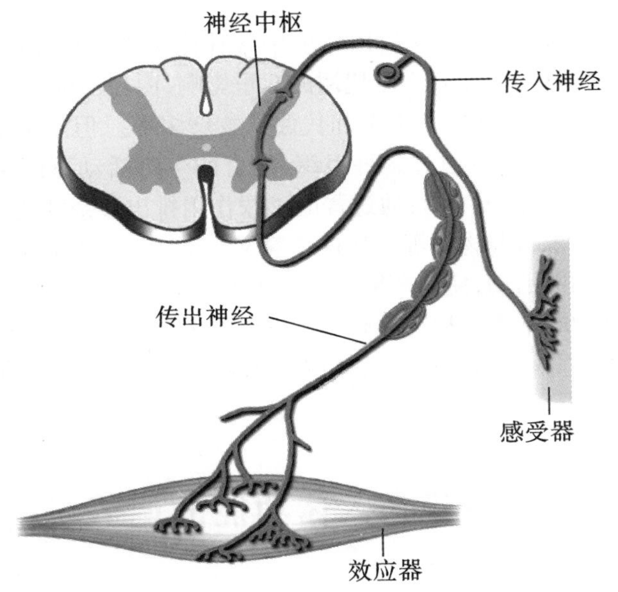

图 1-2　反射弧模式

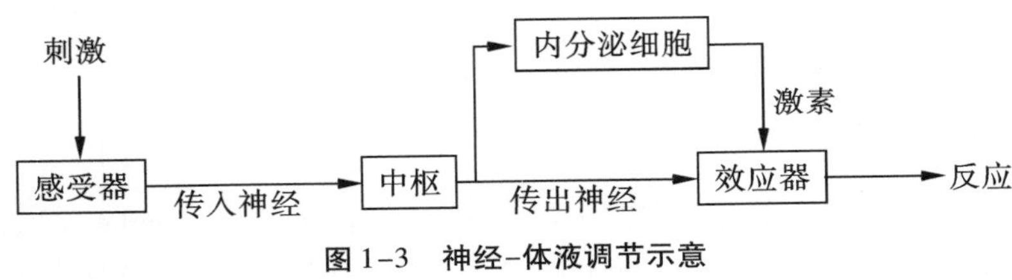

图 1-3　神经-体液调节示意

3. 自身调节　器官或组织不依赖外来神经和体液因素的作用，自身对刺激产生的适应性反应，称为自身调节。例如在一定范围内，心肌的前负荷对每搏输出量的影响，肾血流量的自身调节。一般来说，自身调节的幅度较小，有一定的生理范围。自身调节的特点是调节幅度和范围小，灵敏度低。

在机体内，神经调节、体液调节、组织器官的自身调节紧密联系、相互配合，共同调节机体的各项功能，从而使人体生理功能活动更趋完善。

二、人体功能调节的控制系统

根据控制论的基本原理，任何控制系统都由控制部分和受控部分组成。控制系统可分为自动控制系统、非自动控制系统和前馈控制系统三大类。非自动控制系统在人体生理功能的调节中非常少见，这里主要介绍自动控制系统和前馈控制系统。

1. 自动控制系统　自动控制系统又称反馈控制系统（图 1-4）。在该控制系统内，控制部分可发出控制信息控制受控部分的活动，受控部分能发出反馈信息反过来影响控制部分的活动。由于控制部分和受控部分存在着双向联系，这样便可以实现系统的自动控制。

由受控部分向控制部分发送反馈信息、对控制部分的功能状态施加影响的过程,称为反馈(feedback)。根据反馈作用的效果不同,可将反馈分为正反馈和负反馈两种。反馈信息与控制信息的作用相反称为负反馈(negative feedback)。也就是说,当受控部分活动增强时,反馈信息可抑制控制部分的活动,使原有的调节效应减弱,使受控部分的活动恢复适宜状态;相反,当受控部分的活动过弱时,反馈信息可加强控制部分的活动,使原有的调节效应增强。可见,负反馈的作用是使受控部分的活动保持在适宜的状态,其在维持各器官、系统的正常功能及内环境稳态中起重要作用。负反馈机制普遍存在于各种需要保持相对稳定的生理过程的调节中,例如,血压、血糖和体温的相对稳定就是通过负反馈调节实现的。反馈信息与控制信息的作用相同称为正反馈(positive feedback)。也就是说,受控部分发出的反馈信息能促进或加强控制部分的活动,从而使那些连续发生的生理过程不断增强,直至完成。在生理调节中正反馈机制很少,只见于一些速发速止需一次进行到底的活动,如血液凝固、排尿、排便、分娩、排卵等。正反馈和负反馈相比在机体功能调节中较少见。

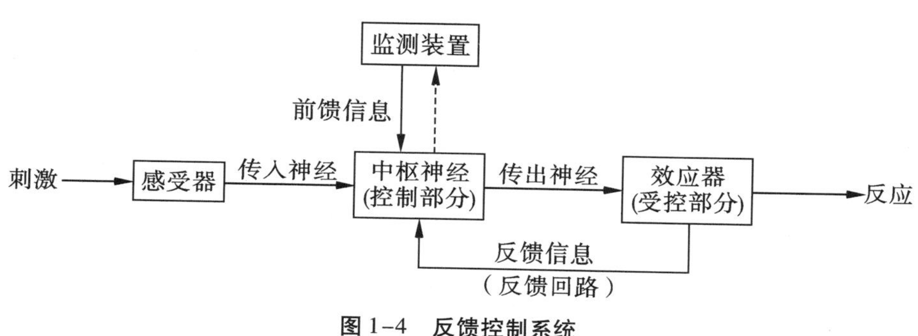

图 1-4 反馈控制系统

2. 前馈控制系统 前馈(feed forward)控制系统是指控制部分向受控部分发出指令的同时,又通过另一快捷途径向受控部分发出前馈信息,及时调控受控部分活动的控制系统。人体内前馈控制的例子很多,条件反射就是一种前馈控制。例如,人见到食物就能引起唾液、胃液等分泌,这比食物进入口腔后引起的分泌更快。又如,当人们听到天气预报未来几天要降温的消息,这个刺激信号传入大脑后,可反射性地发动人体的体温调控机制,增加产热,减少散热,这种调节是在机体进入寒冷的环境之前就已经开始了,所以属于前馈调节。职业运动员,在比赛开始之前尚未开始运动时,循环和呼吸等活动就开始发生改变,以适应运动时肌肉对氧的需求。可见,前馈控制比反馈控制更为迅速,而且前馈更富有预见性,适应性更大。

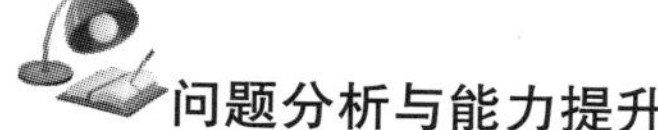

问题分析与能力提升

1. 试举例说明负反馈、正反馈和前馈在调节生理功能活动中的意义。
2. 刺激引起机体发生反应需要具备哪几个基本条件?其相互关系如何?
3. 请举日常生活的例子,来说明兴奋与兴奋性的区别。

(漯河医学高等专科学校 王福青)

第二章 细胞的基本功能

学习要点

细胞膜物质转运的方式及特点,细胞的信号转导途径,静息电位和动作电位的概念、特征及其产生原理,动作电位的传导,极化,去极化,反极化,复极化,超极化,锋电位,阈电位,局部电位及其特点,神经肌肉接头兴奋传递的过程、特点及影响因素,骨骼肌的兴奋收缩耦联,Ca^{2+}在耦联中的作用,骨骼肌的收缩形式,影响肌肉收缩的因素。

细胞(cell)是构成人体结构和功能的基本单位,也是完成和控制基本生命过程的最小单位。人体内所有的生理活动,都是在细胞及其产物的功能基础上进行的。研究细胞的功能活动,经历了显微水平、亚显微水平与分子水平。研究细胞有助于揭示生命活动的本质,了解整个人体及各器官、各系统的基本生命活动规律。尽管细胞的种类繁多,不同种类的细胞有其不同的功能,但它们都具有一些基本的功能特征。因此,要阐明人体各系统、器官的功能活动,首先要学习细胞的基本功能。本章重点介绍细胞膜的物质转运功能、细胞的跨膜信号转导功能、细胞的生物电现象和肌细胞的收缩功能。

第一节 细胞膜的物质转运功能

细胞膜(cell membrane)又称质膜(plasma membrane),是一种具有特殊结构和功能的半透膜,位于细胞的最外层。它将细胞内高度复杂的内容物与细胞的外环境(细胞外液)分隔开,使细胞成为一个相对稳定而又各不相同的独立单位。因此,细胞膜不仅在细胞与外环境之间起着屏障作用,还具有与外界进行物质、能量和信息交换的功能。此外,细胞膜还与机体的免疫、代谢调控以及与细胞的分裂、分化及癌变等生理和病理过程都有着密切的关系。

细胞膜的化学成分主要由脂质、蛋白质和糖类等物质组成。若以重量计算,蛋白质远远大于脂类;若以组成膜的分子数计算,脂质分子明显多于蛋白质分子。尽管不同类型的细胞膜中各种物质的比例和组成均不相同,但一般是以蛋白质和脂质组成为主,糖类仅占极少量。细胞膜的基本结构可以用目前已公认的液态镶嵌模型学说(fluid mosaic model)来描述(图 2-1)。其基本内容为:细胞膜的共同结构特点是以液态的

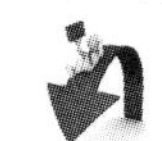

脂质双分子层为基架，其间镶嵌着许多具有不同结构和生理功能的蛋白质分子。细胞膜的脂质分子是组成细胞膜的主要成分，包括磷脂和胆固醇。其中磷脂约占细胞膜脂质的 70%，而胆固醇的量仅占脂质的 30% 左右。细胞膜的蛋白质分子是以 α-螺旋或球形的结构分散镶嵌在细胞膜的脂质双分子层中。细胞膜的各种功能一般都是通过细胞膜上的蛋白质分子来完成的。根据蛋白质分子在细胞膜上的分布位置和蛋白分离的难易程度，可将其分为两大类，即整合蛋白和表面蛋白。前者又称作跨膜蛋白或穿膜蛋白，数量较多，占细胞膜蛋白数量的 70% ~80%。这些蛋白质分子的肽链可一次或多次贯穿细胞膜的脂质双分子层；后者数量较少，主要附着于细胞膜的内表面或者外表面。细胞膜上的糖类含量极少，它们主要是一些寡糖和多糖链，以共价键的形式与细胞膜的脂质分子或蛋白分子相结合，形成糖脂或糖蛋白。

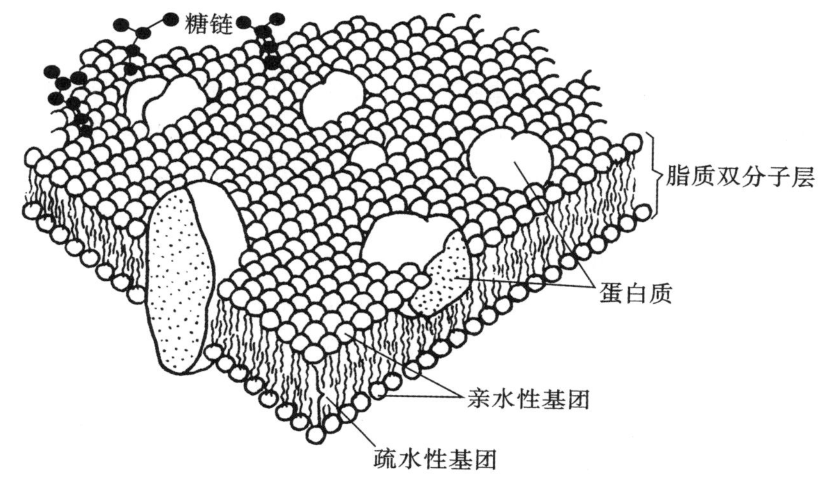

图 2-1　细胞膜液态镶嵌模型

细胞膜多种功能中最重要的一种是细胞膜的物质转运功能，主要通过细胞膜上的蛋白质来实现。由于细胞膜主要是由脂质双分子层构成，那么从理论上讲，只有脂溶性的物质才能够通过它。但事实上，一个不断进行着新陈代谢的细胞，必然有许多各种各样的物质进出细胞，包括各种营养物质、合成细胞的原料、中间代谢产物及终产物、维生素、O_2和 CO_2，以及 Na^+、K^+、Ca^+、Cl^-等离子。它们的理化性质各不相同，且多数不溶于脂质或者其脂溶性小于其水溶性，这些物质当中除极少数能够直接通过脂质双分子层进出细胞外，大多数分子或离子物质的跨膜转运，都与镶嵌在细胞膜上的各种特定的蛋白质分子有关，对于那些团块性固态或液态物质进出细胞（如细胞对细菌、病毒等异物的吞噬或分泌物的排出），则与细胞膜更复杂的生物学过程相关。

一、单纯扩散

单纯扩散（simple diffusion）是指一些脂溶性的物质和少数不带电荷的极性小分子物质通过细胞膜的脂质分子间隙由高浓度一侧向低浓度一侧移动的过程。该过程属于一种简单的物理扩散现象，没有生物学转运机制的参与，无须消耗能量，扩散的最终结果为此物质在细胞膜两侧的浓度差消失。细胞膜结构的基本组成是脂质双分子层，

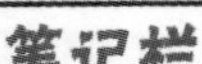

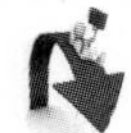

根据相似相溶的原理,脂溶性的小分子物质(如 O_2、CO_2、N_2、NH_3、乙醇、尿素等)很容易以单纯扩散的形式通过细胞膜。

在此值得提出的是,水分子虽然是极性分子,但其不带电荷且分子极小,所以它也可以通过细胞膜的脂质双分子之间的间隙跨越细胞膜进行转运。此外,它还可以通过细胞膜上的水通道(water channel)进行跨膜转运。

影响单纯扩散的因素有两个:即被转运物质在细胞膜两侧的浓度差和细胞膜对该物质的通透性。一般情况下,扩散的量与该物质在细胞膜两侧的浓度差成正比;细胞膜对各种物质的通透性(permeability)大小不一,所谓通透性指的是某物质通过细胞膜的阻力大小或难易程度。细胞膜对其通透性越大,物质越容易通过,扩散通量也就越大;反之,则扩散通量减小。

二、易化扩散

易化扩散(facilitated diffusion)是指在细胞膜结构中特殊蛋白质的协助下,一些非脂溶质的小分子物质或带电离子,顺浓度差和(或)电位差进行的跨膜转运。根据参与跨膜转运的蛋白质功能不同,将易化扩散分为载体介导的易化扩散和通道介导的易化扩散。

(一)载体介导的易化扩散

由载体介导的易化扩散(facilitated diffusion via carrier)又称为载体(carrier)转运,它是由细胞膜中特殊的载体蛋白介导来完成的(图 2-2)。载体蛋白上存在一个或多个与某物质结合的位点,在细胞膜高浓度的一侧,这些位点与某物质结合后,可通过载体蛋白分子构型的变化,使结合位点转向细胞膜低浓度的一侧,从而完成某物质的跨膜转运。随后载体蛋白又恢复到原来的结构,供下一次转运使用。一些小分子亲水物质,如葡萄糖、氨基酸的跨膜转运就属于这种类型的易化扩散。

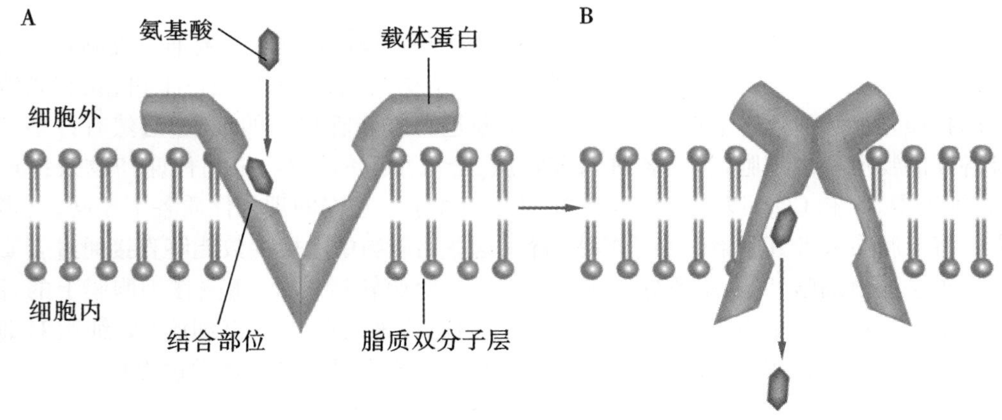

图 2-2 载体转运示意

A. 载体蛋白与被转运物结合;B. 载体蛋白与被转运物分离

经载体介导的易化扩散的特征有以下方面:

1. 结构特异性 即每种载体蛋白只能转运某一种或某几种特定的物质。例如,在同样浓度差的情况下，天然右旋葡萄糖的跨膜转运的通量大大超过了非天然的左旋葡萄糖（人体内可被利用的糖类都是右旋葡萄糖）。

2. 饱和现象　在一定范围内，载体蛋白的转运量与该转运物质在细胞膜两侧的浓度差呈正比例关系。即随着细胞膜一侧物质浓度的增加，物质的转运量也随之增加。但是，当细胞膜一侧的物质浓度增加到一定的程度以后，该物质的转运量便不再继续增大，这种现象称为载体转运的饱和现象（saturation）。这是由于位于细胞膜上的载体蛋白数目以及每一载体蛋白分子上的结合位点的数目都是有限的，超过了这个限度以后，转运量不再随被转运物质浓度的增加而增大。

3. 竞争性抑制（competition inhibition）　如果某载体蛋白对结构类似的 A、B 两种物质都有转运能力，那么增加 A 物质的浓度以后，便会减弱它对 B 物质的转运能力，这是缘于载体蛋白上一定数量的结合位点竞争性地被 A 物质占据的结果。

（二）通道介导的易化扩散

由通道介导的易化扩散（facilitated diffusion via channel）又称为通道转运。细胞内、外液中的带电离子（如 Na^+、K^+、Ca^{2+}、Cl^- 等离子）须在纵贯脂质双分子层通道蛋白的帮助下，顺浓度梯度和（或）电位梯度进行跨膜转运（图 2-3）。此种通道蛋白中央带有亲水性的孔道，由于转运的物质大部分都是离子，故又称为离子通道（ion channel）。

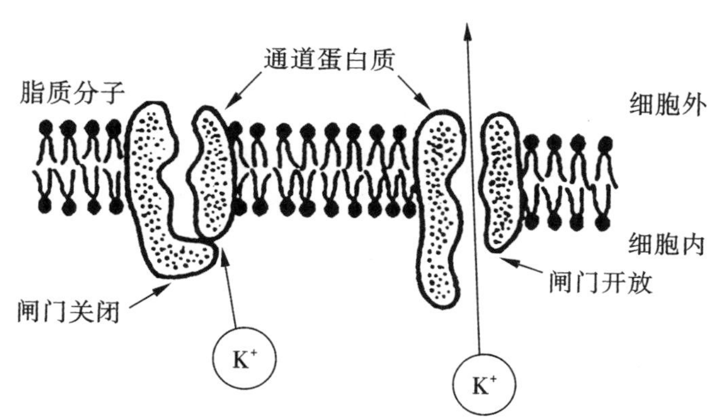

图 2-3　钾通道转运示意

经通道介导的跨膜转运特征有以下方面：

1. 离子选择性　离子选择性（ion selectivity）是指每一种通道都对某一种或某几种离子具有较高的通透性，而对其他的离子不通透或不易通透。通道对离子的选择性取决于通道开放时，该孔道的几何大小和孔道内壁的带电状况。如果孔道内壁为负电荷，则允许阳离子通过；反之，则允许阴离子通过。由于通道具有离子选择性，故可将其命名为 Na^+通道、K^+通道、Ca^{2+}通道和 Cl^-通道等。

2. 离子转运速度快　当离子通道开放时，每秒通过通道的离子数目可达 10^6 ~ 10^8个。

3. 离子通道的门控特性　离子通道的门控特性是指通道开放或者关闭往往是由通道蛋白结构中一个或两个“闸门”结构控制，此种闸门控制通道开放或者关闭的现象称为门控（gating）。根据控制通道开放和关闭的因素不同，可将离子通道分为三

笔记栏

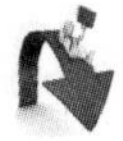

类:①电压门控通道(voltage-gated channel),这类通道通常在细胞膜去极化到一定电位时开放,因此又称为电压依从性离子通道,如骨骼肌和神经元上的Na^+、K^+通道。但是体内也存在少量的电压门控通道在细胞膜发生超极化时开放,如心肌细胞膜上的I_f通道。②化学门控通道(chemically-gated channel),这类通道的开放和关闭受细胞膜内、外环境中某些化学物质(如激素、神经递质和G蛋白等)的影响。例如,骨骼肌终板膜上的乙酰胆碱受体阳离子通道(acetylcholine receptor cation channel)。③机械门控通道(mechanically-gated channel),这种类型的通道一般是在细胞膜的局部受牵拉变形时被激活。如耳蜗毛细胞膜上的机械门控钾通道、动脉血管平滑肌细胞膜上的机械门控钙通道及神经纤维膜上的钾通道等。

在单纯扩散和易化扩散转运物质的过程中,转运物质的动力均来自细胞膜两侧存在的浓度差或电位差所含的势能,不需要直接利用细胞代谢提供能量,故将这两类转运方式称为被动转运(passive transport)。细胞膜两侧存在的浓度差和电位差合称为电-化学梯度,那么被动转运就是顺着电-化学梯度将物质进行跨膜转运的。

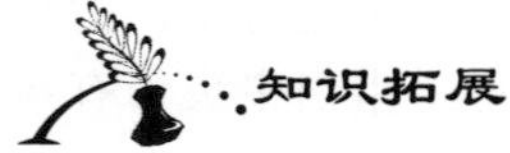

水通道

细胞膜上除了有离子通道外,还存在水通道(water channel)。水通道的发现使Peter Agre在2003年被授予诺贝尔化学奖。水分子可以通过单纯扩散的形式进出细胞膜,但其扩散的速度很缓慢。现实中,一些细胞对水分子的转运是非常迅速的。比如,将红细胞放入低渗溶液中后,水分子则迅速进入红细胞,使其膨胀以致红细胞膜破裂,发生溶血;另外,机体内还有一些组织的上皮细胞对水分子的转运能力也非常强大,如肾小管上皮细胞、集合管上皮细胞及肺泡上皮细胞等。在这些细胞的细胞膜上,存在有大量的水通道,它不但对水分子具有高度的通透性而且还总是处于开放的状态。因此水分子通常以单列的形式快速通过,其速率高达每秒2×10^9个。

三、主动转运

主动转运(active transport)是指某些小分子物质或离子在细胞膜特殊蛋白质的协助下,逆浓度梯度和(或)电位梯度跨膜转运的过程。根据蛋白载体是否直接消耗能量将主动转运分为两种:原发性主动转运和继发性主动转运,通常所说的主动转运是指原发性主动转运。

(一)原发性主动转运

细胞直接利用代谢产生的能量将物质逆着浓度梯度或电位梯度跨细胞膜进行转运的过程称为原发性主动转运(primary active transport)。通常被转运的物质为带电离子，所以介导这一过程的载体或膜蛋白称为离子泵（ion pump）。离子泵的化学本质为 ATP 酶，因此它可将细胞内的腺苷三磷酸（adenosine triphosphate，ATP）水解为腺苷二磷酸（adenosine diphosphate，ADP），并利用高能磷酸键储存的能量完成离子逆浓度梯度和电位梯度的跨膜转运。在生物体内有很多类似的离子泵，如钠泵、钙泵和氢泵等，其中研究最清楚，也是最多为钠泵。下面作为重点来做介绍。

1. 钠泵　哺乳动物细胞的细胞膜上普遍存在着一种钠－钾泵（sodium－potassium pump），简称钠泵。因其具有 ATP 酶的活性，又称 Na^+－K^+依赖式 ATP 酶（Na^+－K^+－ATPase）。它是由 α 亚单位和 β 亚单位共同组成的二聚体蛋白质。α 亚单位上具有分别与 1 个 ATP 分子、3 个 Na^+和 2 个 K^+结合的位点，其构型在 E1 和 E2 之间相互转换。例如，当 α 亚单位与 1 个 ATP 分子结合后，其构型为 E1，此时与离子结合的位点位于细胞膜的内侧，且位点与 Na^+的亲和力相对较高，故将已结合的 2 个 K^+释放在细胞膜内，同时结合了细胞膜内的 3 个 Na^+，结合后便使 α 亚单位上 ATP 酶激活，并很快水解，使 α 亚单位磷酸化，其构型由 E1 转变为 E2，此刻它与离子结合的位点转换到细胞膜的外侧，并对 K^+的亲和力相对较高，因此它将 3 个 Na^+释放到细胞膜外后，再与细胞膜外的 2 个 K^+结合，结合 K^+以后使 α 亚单位去磷酸化，随之再一次与另外 1 个 ATP 分子结合，使其构型由 E2 又转变为 E1。这样钠泵就完成了一个转运周期，其时程约 10 ms。

由此可见，钠泵的活动就是其每水解 1 分子 ATP 为 ADP 时，可以将细胞内的 3 个 Na^+移到细胞膜外，同时把细胞膜外的 2 个 K^+移入细胞内，从而维持了细胞膜外高 Na^+（约为细胞内 Na^+浓度的 12 倍）和膜内高 K^+（约为细胞外液 K^+浓度的 39 倍）的不均衡离子分布（图 2－4）。Na^+、K^+等离子在细胞膜两侧的不均衡分布，为神经和肌肉等组织的可兴奋细胞产生生物电奠定了基础。

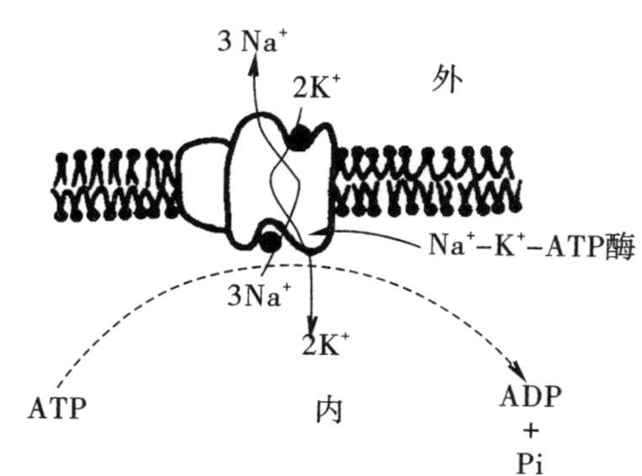

图 2－4　钠泵原发性主动转运示意

钠泵活动消耗的能量占人体细胞新陈代谢所产总能量的 20% ～30%，有些细胞甚至高达 70% 以上的能量用于钠泵的转运，如某种功能活动过程中的神经元。可见，钠泵对维持细胞正常功能活动的重要性。一般认为钠泵活动的生理意义主要有：①钠泵活动造成细胞膜内高 K^+环境是细胞内许多代谢过程的必需条件；②钠泵将 Na^+排出细胞，防止水分子大量进入细胞膜内，维持了细胞的正常体积、渗透压和离子的平衡；③钠泵的活动使细胞膜外形成较高浓度的 Na^+环境，这种高浓度所贮存的势能为

笔记栏

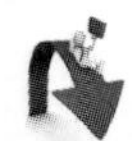

细胞内外 Na^+ 和 K^+ 等顺着浓度梯度和电位梯度移动提供了能量来源，同时也为继发性主动转运提供了能量；④钠泵活动的转运过程中产生了一个正电荷的净向外移，使细胞膜内的电位变得更低，因此钠泵具有生电的效应。

2. 钙泵　钙泵（calcium pump）也是广泛分布于哺乳动物细胞中的另一类离子泵，也称 Ca^{2+}－ATP 酶。通常我们将位于质膜上的钙泵称为质膜钙 ATP 酶（plasma membrance Ca^{2+}－ATPase，PMCA）而将位于肌细胞肌质网和其他细胞内质网膜中的钙泵称为肌质网和内质网钙 ATP 酶（sarcoplasmic and endoplasmic reticulum Ca^{2+}－ATPase，SERCA）。质膜钙 ATP 酶活动时，每分解 1 分子的 ATP，可将它结合的 1 个 Ca^{2+} 转运到质膜外；而肌质网和内质网钙 ATP 酶活动时，每分解 1 分子的 ATP，则可以将肌细胞内的 2 个 Ca^{2+} 转运到肌质网或内质网中。

它们共同的作用都是使细胞膜内 Ca^{2+} 浓度处于一个较低的水平，即细胞膜内 Ca^{2+} 浓度仅是膜外的万分之一。细胞对膜内 Ca^{2+} 浓度的增加极其敏感，因此经细胞膜上的钙离子通道内流进入细胞膜的 Ca^{2+} 成为启动多种生理过程的关键因子，如轴突末梢神经递质的释放、肌细胞的舒缩以及腺细胞的分泌等活动。

3. 质子泵　人体内相对重要的质子泵（proton pump）有两种类型：一种是存在于胃腺壁细胞膜及远端小管闰细胞膜上的氢－钾泵，又称 H^+－K^+ 依赖式 ATP 酶；另一种是普遍存在于机体各种细胞器膜上的氢泵，又称 H^+－ATP 酶。前者有两个亚单位构成，其中 α 亚单位的作用机制和钠泵相同，但氢－钾泵的主要作用是将 K^+ 摄入细胞内的同时把 H^+ 转出细胞膜。例如，在远端小管的闰细胞上，氢－钾泵活动后，使 H^+ 逆着浓度梯度分泌到尿液当中，完成肾的排酸功能。后者的活动过程中则不需要 K^+ 的参与，便将 H^+ 转运到溶酶体、内质网、高尔基复合体及突触小泡等细胞器中，从而维持细胞器的酸性和细胞内液的中性环境，不仅使机体中各种不同的酶均处于最适的 pH 值环境，还有利于细胞内溶质的跨膜运转。

（二）继发性主动转运

有些物质在进行主动转运的过程中，所需的能量不直接来源于 ATP 的分解，而是利用原发性主动转运所形成的某种离子浓度梯度而进行的逆浓度梯度或电位梯度的跨膜转运。继发性主动转运（secondary active transport）是在一种称为交换体的膜蛋白帮助下进行的，体内常见的交换体为 Na^+－Ca^{2+} 交换体或 Na^+－H^+ 交换体。根据物质转运的方向与 Na^+ 顺浓度梯度转运的方向是否一致，可将继发性主动转运分为同向转运和逆向转运。

例如，在完整的肾小管和小肠黏膜上皮细胞上，细胞的基底或侧膜上有钠泵存在，钠泵活动能够使细胞膜内的 Na^+ 浓度经常低于小管液和肠腔液，于是 Na^+ 便顺着浓度梯度由小管液和肠腔液进入细胞中，此过程中所释放的势能提供给葡萄糖分子逆浓度梯度进入细胞内。葡萄糖跨过细胞膜进入细胞过程中所需的能量不是直接来源于 ATP 的分解，而是来源于钠泵活动造成细胞膜外的高势能，但造成此高势能的钠泵活动是需要分解 ATP 来提供能量的，因此葡萄糖的跨膜转运所需的能量是间接地来源于 ATP，属于继发性主动转运，其转运方向与 Na^+ 顺浓度梯度转运的方向一致，可认为是同向转运（图 2-5）。

四、出胞和入胞

细胞对一些大分子物质或团块物质，可通过出胞和入胞的形式对其进行跨膜转运。在物质出胞和入胞过程中涉及膜的融合与断裂等一系列过程，在这些转运过程中，细胞膜的表面面积发生了变化，需要蛋白质参与而且消耗能量，属于主动转运。

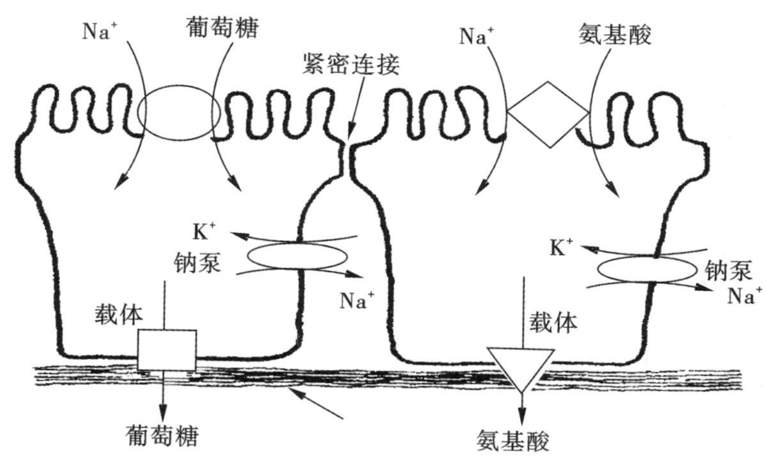

图 2-5　葡萄糖、氨基酸继发性主动转运示意

（一）出胞

出胞（exocytosis）指大分子物质或团块物质以分泌囊泡的形式由细胞内排出的过程（图 2-6）。多见于细胞的分泌活动，如内分泌腺细胞把激素分泌到细胞外液中、消化腺细胞分泌消化酶以及神经纤维末梢释放神经递质等过程。细胞的各种分泌物先是在粗面内质网上合成，然后到高尔基复合体被一层膜性结构所包裹，形成分泌囊泡，在多种蛋白质的介导下，囊泡逐渐向细胞膜内侧的特定部位移动，准备分泌时，囊泡膜和细胞膜在某点接触并相互融合，最后在融合处出现裂口，将囊泡内容物一次性排到细胞膜外，此时囊泡的膜也就变成细胞膜的一部分。

出胞有两种形式，即调节性出胞和持续性出胞。

1. 调节性出胞　当细胞受到化学刺激或者电刺激后，贮存在细胞膜内大量的分泌囊泡便与细胞膜发生融合，并将其内容物释放到细胞膜外的过程，称为调节性出胞。如神经肌肉接头处兴奋传递过程中 ACh 的释放。

2. 持续性出胞　处于安静状态下的细胞，其膜内的分泌囊泡自发性地与细胞膜发生融合，从而使内容物连续不断地释放到细胞膜外的过程，称为持续性出胞。它是细胞本身固有的功能活动，如小肠黏膜杯状细胞分泌黏液的过程。

（二）入胞

入胞（endocytosis）是指大分子物质或某些团块物质被细胞膜包裹后，以囊泡的形式进入细胞的过程，又称为内化（internalization）（图 2-7）。

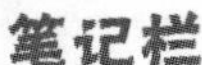
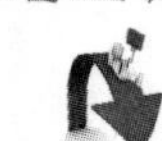

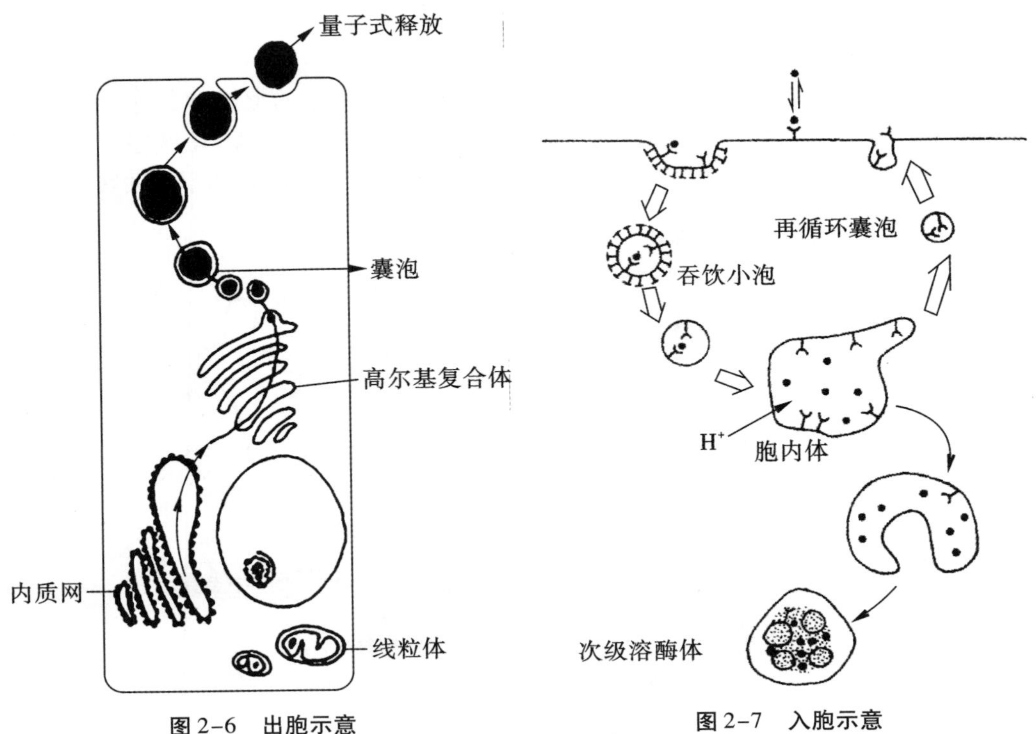

图 2-6　出胞示意　　　图 2-7　入胞示意

入胞的形式也有两种，即吞噬与吞饮。

1. 吞噬　如果进入细胞的物质为固体形态，称为吞噬（phagocytosis）。吞噬仅发生在中性粒细胞、单核细胞以及巨噬细胞等一些特殊的细胞上。比如，当一些颗粒形式的物质或团块（如细菌和细胞碎片等）靠近某些特殊的细胞时，其细胞膜便伸出伪足将其包绕、融合、随之与细胞膜离断，进入细胞膜内。

2. 吞饮　如果进入细胞的物质为液态，则称为吞饮或者胞饮（pinocytosis）。吞饮的过程可发生在体内所有细胞上，它是绝大多数大分子物质进入细胞的唯一途径。吞饮发生时，细胞外液中的某些物质与细胞膜接触以后，使该处的细胞膜发生内陷且逐渐形成袋状结构，随即将接触物包裹住，经过与细胞膜结构的融合以及断离后，被包裹的接触物连同包裹它的那一部分细胞膜整个进入细胞内。

吞饮又分为两种类型，即液相入胞与受体介导入胞。前者没有特异性，它指的是溶质连同细胞外液不间断地进入细胞内的吞饮方式。而后者则是接触物与细胞膜受体特异性地结合之后，有选择的进入细胞内的吞饮方式。与前者不同的是吞饮过程中很少有细胞外液进入细胞膜内。例如，血浆中的低密度脂蛋白（low - density lipoprotein，LDL）与肝细胞膜上的 LDL 受体结合以后，进入肝细胞内。这种入胞的方式就是受体介导入胞。LDL 进入肝细胞以后，很快就被溶酶体消化，使与其结合的胆固醇释放出来供机体所需。若 LDL 偏高或是 LDL 受体减少时，血浆中 LDL 浓度便会增高，引起动脉粥样硬化或高胆固醇血症。

笔记栏

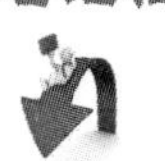

第二节 细胞的跨膜信号转导功能

人体是由众多细胞构成的有机整体,它除了要实现自身复杂的生理功能之外,还要适应内、外环境的各种变化,那么各个细胞之间必然要有复杂而完善的信息交流,即信号转导功能。通常我们所说的信号转导指的是跨膜信号转导(transmembrane signal transduction),即细胞膜外的信息(如激素、神经递质、细胞因子等)通过受体或离子通道激活或者抑制细胞功能的过程。简言之,信号由细胞外转入细胞内的过程。其本质就是细胞和分子水平的功能调节,也是机体生命活动中各种生理功能调节的基础。信号转导的结果多种多样,不但可以影响靶细胞的代谢、分化、生长发育及其功能,甚至能够对其形态结构及生存状态等方面造成严重的影响。

能在细胞之间传递信息的为信号分子,大概有几百种,多数是化学信号(可由体内细胞产生和释放,也可来源于外环境),如激素、神经递质和细胞因子等;也可以为物理信号,如电、光和机械牵张等。

信号转导过程中两个基本要素是受体和配体。受体(recepter)是指细胞中具有接受和转导信息功能的蛋白质。可分为存在于细胞膜上的膜受体和位于胞质内及核内的胞受体及核受体。配体(ligand)是指能够和受体发生特异性结合的活性物质。根据所介导的配体和受体的不同,信号转导方式可分为两种类型。一种为水溶性配体或者物理信号首先作用于细胞膜受体,然后再依次经过跨膜和细胞内的信号转导机制产生效应。在这种类型的信号转导过程中,由于参与细胞膜受体的分子结构和特性的不同,其信号转导的途径也不相同,主要的跨膜信号转导通路有离子通道受体介导的信号转导、G 蛋白偶联受体介导的信号转导、酶耦联受体介导的信号转导和招募型受体介导的信号转导;另一种则是脂溶性配体直接与胞受体或核受体结合,通过影响基因表达而发生效应。

一、G 蛋白偶联受体介导的信号转导

G 蛋白偶联受体被激活后与磷脂双层中及膜内侧的 G 蛋白(鸟苷酸结合蛋白)偶联,引发一系列以信号蛋白为主的级联反应从而完成信号的跨膜转导,称为 G 蛋白偶联受体介导的信号转导。

(一)主要信号蛋白和第二信使

1. G 蛋白偶联受体　G 蛋白偶联受体(G protein-linked receptor)(图 2-8)是广泛存在于细胞膜上的一种蛋白质,也是细胞膜受体中最庞大的家族。目前统计有 1 000 多种 G 蛋白偶联受体。G 蛋白偶联受体都是由 7 个跨膜区段单条多肽链组成(又称 7 次跨膜受体),每一个跨膜区段都由 20 ~ 27 个氨基酸残基构成 α 螺旋结构。G 蛋白偶联受体在胞外的 N 末端上有糖化位点,则在胞内侧的 C 末端有丝氨酸和苏氨酸的磷酸化位点,N 末端及跨膜区上可形成配体结合域,而连接跨膜区段的胞内环和 C 末端形成 G 蛋白结合域。由于 Lefkowitz 和 Kobilka 在研究 G 蛋白偶联受体中做出了重大贡献,而荣获 2012 年度诺贝尔化学奖。其配体的种类也很多,常见的有 5-羟色胺(5-

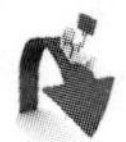

hydroxytryptamine,5-HT)、儿茶酚胺、乙酰胆碱、氨基酸类递质以及光子、嗅质和味质等。当配体和G蛋白偶联受体结合后，通过改变分子构象而结合G蛋白，并使之激活，经过一系列的级联反应将信号进行传递。由此可见，由G蛋白偶联受体介导的信号传递，其发生生物效应的过程相对比较缓慢。

2. G蛋白　G蛋白(G protein)即鸟苷酸结合蛋白(guanine nucleotide-binding protein)，在G蛋白偶联受体介导的信号转导通路中起着至关重要的作用。Gilman与Rodbell在G蛋白及其在信号传导中作用的研究方面取得重要的成就，于1994年共享了生理学和医学诺贝尔奖。G蛋白存在于细胞膜的内侧面，是一种由α、β和γ三个亚单位构成的异三聚体G蛋白。G蛋白主要功能的亚单位是α亚单位，它既能结合GTP或GDP，还有GTP酶活性；β和γ亚单位则常常形成功能复合体来发挥作用。根据α亚单位基因序列的同源性以及它们的功能不同，又可将G蛋白分为G_s、G_i、G_q和G_{12}等类型，每种类型又可以分为多种亚类型。虽然体内还存在有小G蛋白以及转录因子两种类型的G蛋白，但是它们一般情况下不能直接接受G蛋白偶联受体而被激活。

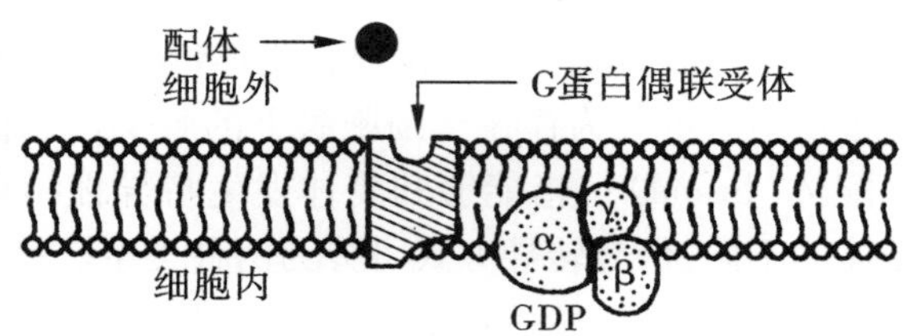

图2-8　G蛋白偶联受体与G蛋白示意

根据G蛋白结合的鸟苷酸不同，G蛋白的分子构象也不相同。它与GDP结合为失活态的G蛋白三聚体-GDP复合物，若与GTP结合后则转换为激活态。其构象在失活态与激活态之间相互转换，从而发挥信号转导的分子开关作用(moecular swith)。当G蛋白偶联受体与配体结合并激活后，激活态的G蛋白导通信号转导通路，而失活态的G蛋白中断信号转导通路。其过程中α-亚单位的GTP酶活性起关键作用。另外，激活态的G蛋白解离为两个部分，即α-亚单位-GTP复合物和βγ复合体，它们各自激活其下游的效应器，使信号转导至细胞内部。

3. G蛋白效应器　G蛋白效应器(G protein effector)是指与G蛋白发生作用的靶标，即效应器酶、膜转运蛋白及膜离子通道等。体内常见且主要的效应器酶有腺苷酸环化酶(adenylyl cyclase, AC)、磷脂酶C(phospholipase C, PLC)、磷脂酶A_2(phospholipase A_2, PLA_2)和磷酸二酯酶(phosphodiesterase, PDE)等。其作用是催化生成或分解第二信使；激活的G蛋白的α-亚单位和βγ复合体不但可以直接门控离子通道，还能够影响它的活性。由此可见，离子通道也是G蛋白效应器，且由G蛋白偶联受体介导的信号转导通路与离子通道耦联受体介导的信号转导通路之间存在着交互性。

4. 第二信使　第二信使(second messenger)是指第一信使(即如激素、神经递质和细胞因子等一些细胞外的信使分子)作用于细胞膜受体后产生的细胞内信号分子(即

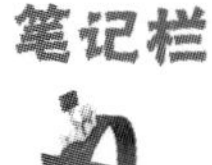

细胞的内底物被G蛋白激活的效应器酶分解后生成一些小分子物质)。第二信使可以继续激活蛋白激酶,发生级联反应或调控基因的表达,从而改变细胞功能。目前已知的第二信使为环腺苷酸(cyclic adenosine monophosphate,cAMP)、环鸟苷酸(cyclic guanosine monophosphate,cGMP)、二酰甘油(diacylglycerol,DG)、三磷酸肌醇(inositol triphosphate,IP_3)、Ca^{2+}、花生四烯酸(arachidonic acid,AA)以及它的代谢产物。其中,Sutherland在1971年发现cAMP的第二信使作用,而获得生理学或医学诺贝尔奖。

5. 蛋白激酶　蛋白激酶(protein kinase)是一种使ATP分子上的磷酸基团转移到蛋白质底物后并使其磷酸化的酶类。磷酸化的蛋白质底物构象发生改变的同时其电特性也发生了变化,以至于它的生物特性改变。如果蛋白质底物也是蛋白激酶,即可发生"瀑布样"的磷酸化级联反应(phosphorylation cascade)。细胞内的蛋白磷酸酶(protein phosphate)能够使蛋白质底物去磷酸化,从而终止了蛋白激酶引起的磷酸化反应。通常我们将第二信使激活的蛋白激酶称为第二信使依赖性蛋白激酶。如Ca^{2+}依赖性蛋白激酶(protein kinase C,PKC),即蛋白激酶C,以及cAMP依赖性蛋白激酶(protein kinase A,PKA),即蛋白激酶A等。

(二)信号转导通路

1. 受体-G蛋白-AC-cAMP-PKA通路　由于此通路的关键信号分子是第二信使cAMP,因此又称为cAMP第二信使系统。参与此通路中的G蛋白为G_s和G_i,激活态的G_s能使AC激活,活化后的AC在膜内侧的催化部位可将胞内的ATP分解生成cAMP,从而引起胞质内的cAMP水平升高;而G_i则与G_s的作用相反,其能抑制AC激活而使胞质内cAMP水平下降。可见,此通路中受体所耦联的G蛋白不同时,可产生相互拮抗的作用。例如,多巴胺D_1受体、β肾上腺素能受体以及前列腺素受体等均通过G_s激活AC激活,使cAMP水平升高并继续激活下游的通路;与之相反的是5-HT_1受体、多巴胺D_2受体及α_2肾上腺素能受体则激活G_i抑制AC,降低胞质内cAMP水平使信号传导的活动减弱。通常情况下,cAMP作为第二信使转导的信号通路都是通过激活PKA来完成的。其过程为,PKA以丝氨酸/苏氨酸蛋白激酶的形式,使ATP分子上的磷酸基团转移到蛋白质底物的丝氨酸与苏氨酸残基上,即蛋白质底物磷酸化的过程。磷酸基团高密度的电荷使蛋白质底物的构象发生改变,从而引起酶的活性、通道的状态、受体的反应性以及转录因子的活性发生一系列的变化。例如,在心肌细胞上的PKA使钙通道磷酸化以后,增强心肌收缩。

机体内cAMP作为信号分子介导的转导通路中,除了cAMP第二信使系统之外,cAMP还能够直接作用于细胞膜上的离子通道使信号转导,如超极化激活的环核苷酸门控阳离子通道的胞内侧存在有cAMP的结合域,其与胞内的cAMP相结合后能够使离子通道的状态发生变化,进而调节细胞的功能活动。

2. 受体-G蛋白-PLC-IP_3-Ca^{2+}和DG-PKC通路　此通路信号转导的过程中,关键的信号分子则为IP_3和DG,故此通路也可称为IP_3和DG第二信使系统。该通路信号转导的受体(如5-HT_2等受体)通常与G_q和G_i蛋白发生耦联使PLC激活,活化后的PLC将细胞膜脂质中的PIP_2分解为IP_3和DG。

水溶性的小分子IP_3很快就扩散到胞质中,继而激活内质网或者肌质网等Ca^{2+}库膜中的IP_3受体(IP_3 recepter,IP_3 R),作为化学门控的Ca^{2+}释放通道IP_3受体激活之后

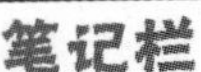
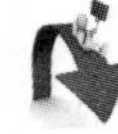

引起细胞内 Ca^{2+} 的释放，使胞质中的 Ca^{2+} 浓度增加，启动 Ca^{2+} 信号系统后使细胞发生诸多 Ca^{2+} 依赖的生理效应。IP_3 磷酸单脂酶能够将 IP_3 分解消除。

第二信使 DG 则属于脂溶性物质，它与 Ca^{2+} 以及细胞膜中的磷脂酰丝氨酸共同与膜内侧面结合且激活 PKC，其磷酸化蛋白底物后使细胞的功能发生改变。虽然 PLA_2 可将 IP_3 降解，但是降解后的物质（如 AA），又能够激活 PKC，同时 AA 的代谢产物如白三烯及前列腺素等物质又具有信号分子的功能，可继续将信号进行转导。

3. Ca^{2+} 信号系统　如前所述，作为化学门控的 Ca^{2+} 释放通道 IP_3 受体被激活后可引起胞质中的 Ca^{2+} 浓度增加。而在多数情况下，Ca^{2+} 则可通过细胞膜上的钙通道直接进入细胞内。Ca^{2+} 内流入胞后，不仅能够升高膜内的电位使细胞的功能发生变化，更主要的是其能够作为第二信使参与胞内的信号转导过程而发挥作用。细胞内能与 Ca^{2+} 结合的蛋白统称钙结合蛋白（calcium-binding protein，CaBP），如存在于横纹肌的 CaBP，Ca^{2+} 与其结合后，使肌肉发生收缩。在此需要注意的是 CaBP 是钙调蛋白，Ca^{2+} 与 CaM 形成 Ca^{2+}-CaM 复合物后，在机体内便会进行很多生理功能活动。如在血管内皮细胞上，Ca^{2+}-CaM 复合物可以激活一氧化氮合酶（nitric oxide synthase，NOS）产生的 NO 使血管舒张；此外 Ca^{2+}-CaM 复合物还能够激活 Ca^{2+}-CaM 依赖的蛋白激酶（如钙调磷酸酶、PDE 及 AC 等），影响多种功能性蛋白质的活性，从而激活其相应的基因表达，发挥更为广泛的生物效应。

二、离子通道耦联受体介导的信号转导

离子通道耦联受体（ion channel receptor）是一种具有双重功能的蛋白质分子，既具有受体的功能，又具备通道的条件。根据控制离子通道开闭的因素不同，可将离子通道分为化学门控通道、电压门控通道和机械门控通道三类。

化学门控通道本身就是一种受体，当配体与其结合以后，引起通道的开放。细胞膜对某种离子的通透性增加，某离子通过细胞膜发生内（外）流，从而引起细胞膜电位的变化，细胞的生理功能随之改变。这种类型的跨膜信号转导具有速度快，且路径简单等特点。例如，骨骼肌终板膜上的 N_2-ACh 受体通道被神经末梢释放的乙酰胆碱（acetylcho- line，ACh）激活后，引起 Na^+ 内流，同时伴有少量 K^+ 的外流，使细胞膜两侧离子浓度和电位发生变化，产生终板电位。从神经递质与受体结合到产生电位的变化，其时程仅约 0.5 ms。体内还有一些类似的受体，如甘氨酸受体和 γ-氨基丁酸受体等。

虽然电压门控通道和机械门控通道不称为受体，但事实上，它们也能接受电信号和机械信号和化学门控通道一样，通过通道的开放和关闭引起离子跨膜流动，将信号传导到细胞膜内。例如，血压增高时流动的血液对血管平滑肌的扩张刺激可激活平滑肌细胞膜的机械门控通道，使 Ca^{2+} 离子内流，从而引起血管收缩。

离子通道是镶嵌在细胞膜的脂质双分子层中，并贯穿整个细胞膜的大分子蛋白质，其中央形成可以允许某些离子通过的亲水性孔道。目前体内至少有三种类型的离子通道已被确定，它们可以对相应的刺激产生反应，完成信息的跨膜信号转导。

三、酶耦联受体介导的信号转导

酶耦联受体（enzyme-linked receptor）是指细胞膜上一些既具有受体作用又具有

笔记栏

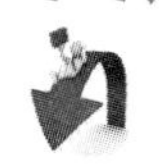

酶作用的蛋白质分子。此受体分子上只有一个跨膜区段，在胞外的结构域存在可与配体结合的位点，同时在胞内的结构域具有酶的活性或者具有与酶相结合的位点。机体内的酶耦联受体有很多种，其中比较常见的有酪氨酸激酶受体、酪氨酸激酶结合型受体、丝氨酸/苏氨酸激酶受体和鸟苷酸环化酶受体。细胞外的化学信号与细胞膜酶耦联受体结合以后，激活受体自身的酶活性，引起细胞内的一些生物化学反应来完成的信号跨膜转导。

1. 酪氨酸激酶受体和酪氨酸激酶结合型受体　酪氨酸激酶受体(tyrosine kinase receptor, TKR)又称为受体酪氨酸激酶，其胞内结构域具有酪氨酸激酶活性。这类受体的配体主要是各种生长因子，如表皮生长因子、肝细胞生长因子、胰岛素等。当配体在膜外与 TKR 结合之后，TKR 在胞内侧的酪氨酸激酶便被激活，从而磷酸化下游蛋白的酪氨酸残基。此时，如果是功能蛋白被磷酸化时，细胞的功能随即就会改变；但是被磷酸化的如果是信号蛋白，那么就会继续进行下游的信号转导通路活动。

酪氨酸激酶结合型受体(tyrosine kinase associated receptor, TKAR)与 TKR 不同的是它本身不具有酶的活性，只有在被激活后，其胞内侧才能与细胞内的酪氨酸激酶结合，并使其激活，继而磷酸化下游蛋白的酪氨酸残基，发生生物效应。与 TKAR 结合的配体则为各种生长因子及肽类激素。如促红细胞生成素、白细胞介素、干扰素、催乳素、生长激素及瘦素等。

虽然 TKR 与 TKAR 介导的信号转导通路很简单，但它们发生效应的速度却很慢。因此，这些转导通路多发生在细胞的生长代谢、增值、分化与存活等过程中。

2. 丝氨酸/苏氨酸激酶受体　与前者不同的是，丝氨酸/苏氨酸激酶受体的胞内结构域具有丝氨酸/苏氨酸激酶活性，而不是酪氨酸激酶活性。其与配体结合后，胞内域的丝氨酸/苏氨酸激酶活性便被激活，从而使下游的蛋白丝氨酸/苏氨酸残基发生磷酸化，继续进行信号转导过程，产生生物效应。例如，转化因子-β(transforming growth factor-β, TGF-β)激活其受体激酶后，使 Smad 蛋白的丝氨酸/苏氨酸残基发生磷酸化且被激活，转位到细胞核以后，调节某种特定蛋白质基因的表达。

3. 鸟苷酸环化酶受体　鸟苷酸环化酶(guanylate cyclase, GC)为单个跨膜 α 螺旋分子，它在胞外为配体结合域而胞内为 GC 活性的结构域。机体内激活 GC 受体的主要配体为脑钠肽(brain natriuretic peptide, BNP)和心房钠尿肽(atrial natriuretic peptide, ANP)。配体与 GC 受体在胞外相结合后，便会激活 GC，使胞内的 GDP 转化为 cGMP，cGMP 则激活依赖它的蛋白激酶 G(protein kinase G, PKG)，随后 PKG 又将蛋白质底物磷酸化，完成信号的转导。例如，气体信号分子一氧化氮通过 cGMP-PKG 通路引起血管平滑肌舒张，在此信号转导过程中，一氧化氮作用的受体为来源于胞质中游离的 GC。

四、招募型受体介导的信号转导

招募型受体(recruitment receptor)也是单个跨膜受体，在受体的胞内域没有任何酶的活性，因此不能进行生物信号的放大。但是，一旦配体与招募型受体的胞外域结合，其胞内域即可在胞质侧招募激酶或转接蛋白(adaptor protein)，激活下游不涉及经典第二信使的信号传导通路(如机体在调控造血细胞和免疫细胞的功能活动中，细胞因子受体介导的 JAK-STAT 信号通路)。酪氨酸激酶结合型受体(TKAR)也可认为是

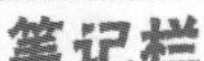
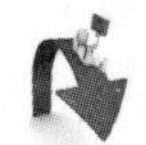

一种招募型受体。通常情况下,需要受体寡聚化或共受体来实现招募型受体对信号传导的特异性。细胞因子等是与招募型受体结合的主要配体,受体则涉及整联蛋白受体、细胞因子受体、T 细胞受体、肿瘤坏死因子受体、Toll 和 Toll-like 受体等诸多种类。

五、核受体介导的信号转导

脂溶性配体与水溶性配体不同的是前者可以直接进入细胞膜内与胞质受体及核受体结合而发挥作用。一般情况下,配体与胞质受体结合以后,也需要转入核内发挥作用,因此,常常把细胞内的受体统称为核受体(nuclear receptor)。实质上,核受体就是激素调控特定蛋白质所转录的一大类转录调节因子,包括类固醇激素受体(如盐皮质激素受体、糖皮质激素受体及性激素受体等)、维生素 D_3受体、甲状腺激素受体和维甲酸受体等。

核受体为多肽单链,其含有激素结合域、DNA 结合域、转录激活结合域以及铰链区等功能区段。其中,激素结合域由 220～250 个氨基酸残基组成,位于核受体的 C 末端。它不但可以和激素结合,还存在热休克蛋白(heat shock protein,HSP)结合位点、形成受体二聚体的片段及转录激活作用;DNA 结合域由 66～68 个氨基酸残基组成,存在 2 个锌指(zinc finger),即特异氨基酸序列片段。此结构使激素-受体复合物与 DNA 特定部位结合(在受体没有和激素结合时,锌指通常被遮盖,使受体与 DNA 的亲和力很低)。除此之外,还存在受体发生二聚体时分子间的作用位点;转录激活结合域由 25～603 个氨基酸残基组成,位于核受体的 N 末端,具有转录激活的作用;铰链区是位于激素结合域和 DNA 结合域之间的一段氨基酸序列,主要与核受体的核定位信号相关。

通常情况下,核受体处于静止状态,活化后才能够与靶基因 DNA 中的激素反应原件(hormone response element,HRE)结合,从而调控其转录过程。称为分子伴娘(molecular chaperone)的蛋白质(如 HSP70 和 HSP90 等热休克蛋白)能够参与胞质中类固醇激素受体活化。在活化的过程中,它们使类固醇激素受体锚定在胞质中,并且覆盖其 DNA 结合域,使之不能发挥作用(非 DNA 结合型受体)。当类固醇激素进入细胞质后,便与受体形成激素-受体复合物,此时的核受体便与热休克蛋白解离,使核受体域内的核转位信号暴露,于是激素-受体复合物便立即转位到核内,以二聚体的形式与核内靶基因上的 HRE 结合(DNA 结合型受体),从而调节靶基因转录并表达特定的蛋白质产物,引起细胞功能的变化。核受体由非 DNA 结合型转变为 DNA 结合型的过程即称为核受体的活化。配体与核受体的结合不仅可以去除热休克蛋白使受体活化,还能促使核受体磷酸化,进一步增强核受体与 HRE 结合的能力。此外,细胞核内还存在一类核受体(如甲状腺激素受体)在与配体结合之前就与靶基因的 HRE 结合在一起,当相应的配体与其结合后,便激活转录过程,此过程中不需要热休克蛋白的参与。

第三节　细胞的生物电现象

一切活细胞无论处于安静状态还是活动状态都伴有电现象,这种电现象称为细胞的生物电(bioelectricity)现象。由于细胞生物电发生在细胞膜的两侧,因此又称为跨

笔记栏

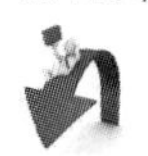

膜电位(transmembrane potential),简称膜电位(membrane potential,MP)。细胞的膜电位主要有两种表现形式:细胞安静时具有的静息电位和受刺激后兴奋活动状态下的动作电位。

一、静息电位

(一)静息电位的概念和测定

静息电位(resting potential,RP)是指细胞处于静息状态时,细胞膜内、外两侧存在着外正内负的电位差,又称跨膜静息电位。如图 2-9 所示,将参考电极 a 和测试电极 b(一种尖端小于 1 μm 的玻璃微电极,可插入细胞内且不明显损伤细胞)均放置在细胞膜的外表面(图 2-9A)或者均插入细胞膜内,示波器荧光屏的光点位于零点位,表明参考电极 a 和测试电极 b 之间不存在电位差;如果把测试电极 b 插入细胞内,而参考电极 a 仍旧留在细胞膜的外表面,在测试电极 b 插入细胞内的瞬间,荧光屏示波器的光点立刻下移,并停在一个稳定的电位值上(图 2-9B)(如神经纤维在-70 mV 左右)。这表明细胞膜内外存在电位差。通常情况我们认为细胞膜外的电位为零电位,那么细胞膜内的电位即为负值,这种电位差简称为“外正内负”。不同组织细胞的静息电位略有差别,大都在-10 ~ -100 mV 之间,也就是膜内电位比膜外电位低 10 ~ 100 mV。例如骨骼肌细胞的静息电位约为-90 mV,神经纤维约为-70 mV,平滑肌细胞约为-55 mV,红细胞约为-10 mV。大多数细胞的静息电位是一种稳定的直流电(一些自律性的心肌细胞和胃肠道平滑肌细胞除外),正常情况下,只要细胞未受到外来刺激,静息电位就相对稳定在某一恒定水平。

生理学中通常把细胞静息时膜外为正、膜内为负的状态称为极化(polarization)。当细胞受到刺激时,静息电位发生变化,膜内电位的数值向负值减小的方向变化,称为去极化(depolarization)。去极化到零电位之后膜电位如果逆转为正值,即膜内电位高于膜外的状态,称为反极化(reverse polarization)。细胞发生去极化之后,再向正常安静时的电位恢复的过程,称为复极化(repolarization)。膜内电位恢复到静息电位后,继续向负值加大的方向变化时,称为超极化(hyperpolarization)。

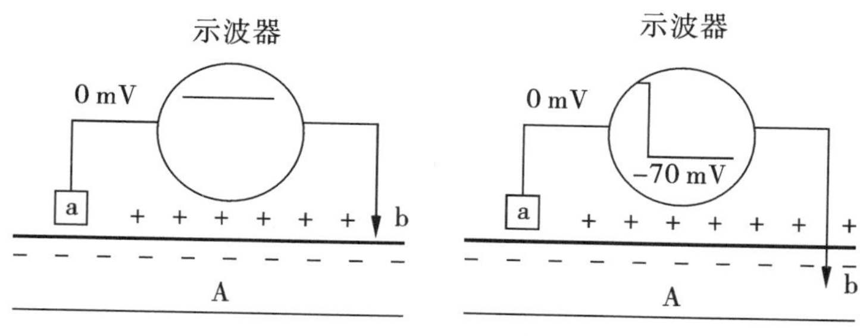

图 2-9　静息电位测定示意

(二)静息电位产生的机制

当细胞处于安静状态时,细胞膜内外各种离子的浓度分布不均,即细胞膜两侧存在浓度差。例如,哺乳动物细胞内 K^+浓度约为细胞外的 39 倍,大分子的有机负离子

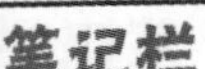
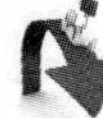

主要分布在细胞膜内，膜外极少；而在细胞外 Na^+ 浓度约为细胞内的 12 倍，Cl^- 约为细胞内的 39 倍，如表 2-1 所示。这种安静状态下的细胞膜对 K^+ 通透性最大，对 Na^+ 和 Cl^- 少量通透，而对一些大分子的有机负离子则完全不通透。由于细胞内 K^+ 浓度是细胞膜外的约 39 倍，于是 K^+ 在浓度梯度的作用下，由细胞膜内向细胞膜外扩散，此时膜内的有机负离子却不能够移出细胞膜。随着 K^+ 的移出，膜内正电荷逐渐减少，负电荷相对增多，而膜外的正电荷则越来越多。这样一来就形成了细胞膜外正内负的电位差。但是，K^+ 的这种扩散并不是无限制的进行，由于细胞膜外的正电位阻碍 K^+ 继续外移，而且随着 K^+ 移出的越多，这种阻碍就越大。当细胞膜内外的浓度差与电位差相抗衡后，K^+ 向细胞膜外的净扩散停止。因此，由于 K^+ 外流所造成的细胞膜两侧电位差稳定于某一恒定水平，就形成了静息电位。静息电位主要是 K^+ 外流达到平衡的电位，故又称静息电位为 K^+ 电-化学平衡电位。

表 2-1　哺乳动物神经轴突内外离子的浓度（mmol/L）和流动趋势

离子	细胞内液	细胞外液	细胞内外浓度比	离子流动趋势
K^+	155	4	30∶1	外向流
Na^+	12	145	1∶12	内向流
Cl^-	4	120	1∶30	内向流

事实上，静息电位的实际测定数值与 K^+ 平衡电位的理论数值有一定的偏差。比如，安静状态下乌贼巨大神经轴突的静息电位实际测定值为-77 mV，而其 K^+ 平衡电位的理论值为-87 mV。其主要原因为安静状态时，细胞膜允许 K^+ 通过的同时，也允许少量的 Na^+ 通过，这样实际测定的电位值通常比理论值要小。总的来说，静息电位的产生主要是由于 K^+ 的外流。

（三）影响静息电位的主要因素

1. 对 K^+ 的通透性　在静息状态时，细胞膜对 K^+ 的通透性越大静息电位就越大。

2. 细胞膜内外 K^+ 的浓度差　静息状态时细胞膜内、外 K^+ 浓度差越大静息电位就越大。因此，不同种类的动物及同种动物不同组织细胞静息电位的大小也不相同。这与实验中在细胞浸浴液中增加或减少 K^+ 的数量时所测得的结果很接近，进一步证明了形成静息电位的主要离子是 K^+。

3. 细胞代谢障碍　细胞代谢障碍会使静息电位逐渐减小，甚至消失。当细胞缺氧、缺血以及酸中毒时，导致细胞代谢发生障碍，从而影响钠泵的活动，不能顺利地将细胞内的 Na^+ 泵出，将细胞外的 K^+ 泵入，导致细胞内外 K^+ 的浓度差逐渐减小。

二、动作电位

（一）动作电位的概念

动作电位（action potential，AP）是指细胞在受到有效刺激后，在静息电位的基础上迅速产生的一个可扩布的电位变化（图 2-10）。动作电位是一个膜电位连续发生变化的过程,它一旦产生,就会迅速向四周扩布。

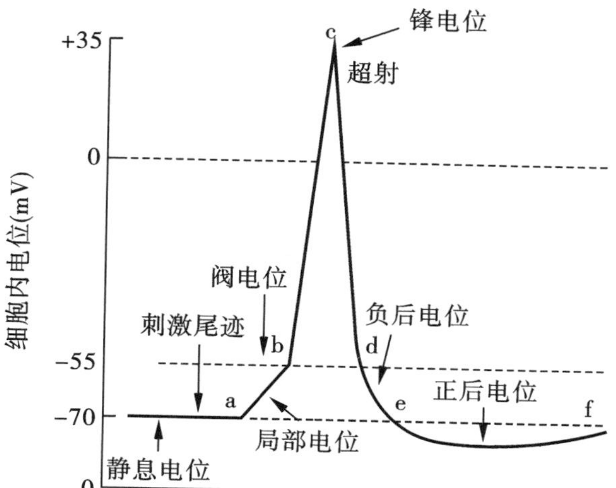

图 2-10　神经纤维的动作电位模式图

由图 2-10 可见,当神经纤维在安静状态下受到一次有效刺激后,细胞膜内原来的负电位迅速消失,进而转变成正电位,即膜内电位可在短时间内由静息时的-70 mV 上升到+35 mV,构成动作电位变化曲线的上升支(去极相),通常将动作电位上升支中零电位以上的部分,称为超射(overshoot)。但由刺激所引起的这种细胞膜内外电位的反转很短暂,随后膜电位迅速又下降恢复到静息电位水平,构成动作电位变化曲线的下降支(复极相)。通常把动作电位的上升支和下降支共同形成尖峰状的电位变化称为锋电位(spike potential)。它是构成动作电位的主要部分,可看作为动作电位的标志。在锋电位下降支恢复到静息电位水平以前,膜电位出现了缓慢的低幅波动,称为后电位(after potential),它包括负后电位和正后电位两部分。前者是指膜电位复极到静息电位水平以前维持一段较长时间的去极化状态,持续 5 ~ 30 ms;后者是指紧随负后电位之后的一段超过静息电位水平的超极化状态。后电位结束以后,膜电位又恢复到神经纤维受刺激前的静息电位水平。

(二)动作电位产生机制

通常用离子流学说来解释动作电位的产生机制。其内容为:动作电位的产生与细胞膜对 Na^+ 与 K^+ 的通透性有关,这两种离子是否能够通过细胞膜,主要取决于细胞膜上电压门控通道(Na^+ 通道和 K^+ 通道)的开放与关闭的状态。为了能够直接测定动作电位期间细胞膜对离子通透性的变化,Hodgkin 和 Huxley 在枪乌贼的巨轴突上成功地进行了电压钳(voltage clamp)试验,证实细胞膜对 Na^+ 和 K^+ 通透性的相继变化是动作电位产生的离子基础。1976 年,Neher 和 Sakmann 在电压钳试验的基础上创建了膜片钳(patch clamp)技术,又证实细胞膜中存在着离子通道。动作电位变化过程中,细胞膜内外发生了离子的跨膜流动。当正离子由膜外流入膜内或负离子由膜内流向膜外时,可使膜电位减小,细胞膜发生去极化。这种正电荷由膜外进入膜内的电流,称内向电流(inword current)。相反,当正离子由膜内流向膜外或负离子由膜外流入膜内时,

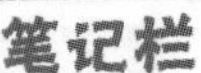
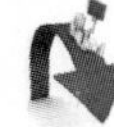

可使膜电位增大，细胞膜发生复极化或超极化。这种正电荷由膜内流到膜外的电流，称外向电流（outword current）。由此可见，动作电位的去极相是由内向电流形成，而复极相则是由外向电流形成的。

1. 去极相时期　当细胞受到有效刺激之后，细胞膜对离子的通透性突然发生了变化，引起细胞膜内外离子的流动。首先是细胞膜上受刺激的部位开始有少量的 Na^+ 通道开放，少量的 Na^+ 顺着浓度梯度进入细胞膜内，膜电位减小，当膜电位减小到某一数值（阈电位）时，会引起细胞膜上大量的 Na^+ 通道迅速开放，细胞膜的 Na^+ 电导迅速提高，Na^+ 便顺着电-化学梯度快速大量内流，这是一个正反馈的过程。细胞膜内的正电荷迅速增多，膜内的负电位迅速减小为零，并很快逆转为正电位。Na^+ 内流以后，所造成细胞膜内的正电位，对 Na^+ 的继续内流产生了电阻力，当由浓度差所造成的促进 Na^+ 内流的扩散力与细胞膜内外电位差所引起的阻止 Na^+ 内流的电阻力相等时，Na^+ 的内向净移动便停止了，细胞膜内、外的电位差不再变化且达到其峰值，形成动作电位的上升支。因此，动作电位的去极化过程是由于 Na^+ 的内流而产生的，其电位的峰值相当于 Na^+ 的电-化学平衡电位。

2. 复极相时期　当细胞膜去极化达到峰值以后，细胞膜上的 Na^+ 通道迅速失活而关闭，Na^+ 内流停止。与此同时，细胞膜去极化后使 K^+ 通道被激活，K^+ 电导增加，细胞膜内高浓度的 K^+ 便顺着电-化学梯度迅速向细胞膜外扩散，这也是一个正反馈的过程。膜内电位从峰值又逐渐下降，慢慢恢复到静息电位的水平，形成动作电位的下降支。所以，动作电位的下降支是 K^+ 外流的结果。细胞膜复极化之后，膜电位要经历一段相对缓慢的后电位，才能恢复到静息电位的水平。去极化的后电位可能是由于复极到一定程度后，大量外流的 K^+ 聚集在细胞膜附近，从而使 K^+ 外流的速度减慢；而超极化的后电位则可能是在这段时间内细胞膜对 K^+ 电导高于静息电位时的水平，因此，这段时间内的膜电位比静息电位更接近于 K^+ 平衡电位。最后，再经过一段很小幅度的去极后，完全恢复到静息电位水平。此时膜电位虽然已经处于静息电位水平，但细胞膜内、外的离子分布尚未恢复（细胞膜内 Na^+ 偏高，而细胞膜外 K^+ 偏高）。细胞膜内、外 Na^+ 和 K^+ 浓度的改变激活了细胞膜上的 Na^+-K^+ 依赖式 ATP 酶，即钠泵。钠泵开始转运，把进入细胞膜内的 Na^+ 泵到细胞膜外，同时把扩散到细胞膜外的 K^+ 泵入细胞膜内，从而使细胞恢复到静息状态时细胞内、外的离子分布，以维持细胞的正常兴奋性。

3. Na^+ 通道的功能状态　由于 Na^+、K^+ 通道的结构和功能的特点，使细胞膜的 Na^+、K^+ 电导在动作电位产生的过程中出现电压和时间的规律性变化。下面重点介绍 Na^+ 通道的结构和功能特点。

Hodgkin 和 Huxley 提出 Na^+ 通道的结构模式为 H-H 模式。依据这一模式，Na^+ 通道存在激活门和失活门，且两个门的开放和关闭具有先后顺序，即先是激活门开放，延迟一段时间后失活门才关闭。这两个门的开放与关闭使 Na^+ 通道具有三种不同的功能状态。

（1）静息态（resting state）　通道在受刺激前，激活门处于关闭状态，虽然此时失活门开放，但 Na^+ 不能通过通道。因此，静息态时细胞膜的 Na^+ 电导基本为零。

（2）激活态（activated state）　当适宜刺激作用于通道后，Na^+ 通道的激活门迅速开放，由于失活门对膜电位的变化反应比较缓慢，故仍然处于开放状态。这时两个门都同时处于开放的状态，Na^+ 便经通道进入细胞膜内，产生内向的 Na^+ 电流，Na^+ 电导迅速

笔记栏
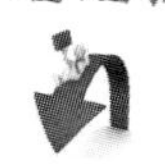

增加，使细胞膜进一步去极化，随后 Na^+通道开放的数量也越来越多。

(3)失活态(inactivated state)　当细胞膜去极接近峰值时，失活门才对膜电位的变化发生反应而关闭，整个 Na^+通道也因此关闭且失活。这时内向的 Na^+电流迅速减少，细胞膜的 Na^+电导也随之下降。在细胞膜复极化的最初阶段，失活态的 Na^+通道不能被再次激活，直到膜电位接近静息电位时，失活门再次开放，通道又恢复到之前的静息态，这一过程称为 Na^+通道的复活。由此可见，Na^+通道属于快通道，其激活和失活的速度都非常快，它的特异性阻断剂为河豚毒(tetrodotoxin，TTX)；与之相比，K^+通道的激活相对缓慢，四乙胺(tetraethylammonium，TEA)则可将 K^+通道阻断。目前，临床上很多药物都是通过作用于离子通道而发挥作用的。比如，Na^+通道阻断剂普鲁卡因等药物能够直接作用于神经纤维 Na^+通道的激活门，使其难以打开来抑制动作电位的产生和传导，从而发挥麻醉的作用；K^+通道阻断剂胺碘酮等可阻断心肌细胞上的 K^+通道，使动作电位的时程和不应期都延长，起到抗心律失常的作用；Ca^{2+}通道阻断剂硝苯地平等则可以阻断血管平滑肌细胞的 Ca^{2+}通道，使 Ca^{2+}内流减少，血管舒张，常常用于治疗高血压等疾病。

(三)阈电位

不是所有的刺激都能够触发细胞产生动作电位。当细胞处于静息状态时，受到阈刺激和阈上刺激作用后，便会引起细胞产生动作电位。其过程为：细胞膜受到有效刺激之后，细胞膜上 Na^+通道开放，且细胞由于 Na^+的内流，膜内电位发生去极化的变化，当去极化达到某一临界值时，能够引起细胞膜上大量的 Na^+通道开放，使 Na^+大量内流，从而引发一次动作电位。这个能够触发动作电位的膜电位临界值称为阈电位(threshold potential，TP)。但在某些情况下，刺激虽然为有效刺激，但并不能够引起细胞膜发生动作电位，而是使细胞膜内的负电位值增大，即细胞发生了超极化的变化。例如，一些抑制性的神经递质作用于细胞膜后，使细胞膜上的 Cl^-通道开放，Cl^-迅速进入细胞膜内，使细胞膜内的负电位增大，细胞的表现为抑制性的反应。可见，细胞由静息电位去极化达到阈电位是产生动作电位的必要条件。因此有人形象地将阈电位称为“燃点”。通常情况下，阈电位比其正常静息电位的绝对值小 10～20 mV，如神经纤维的静息电位约为-70 mV，则它的阈电位约为-55 mV。同时研究发现，细胞静息电位与其阈电位的差值变化也会影响其兴奋性的高低，且也呈反比例关系，即两者之间的差值越小，细胞的兴奋性越高；反之，细胞的兴奋性则变低。例如，超极化状态时静息电位值增大，使它与阈电位之间的差距变大，此时细胞受到刺激后，由静息电位水平去极化则相对不容易达到阈电位水平，因此，细胞在超极化的状态下其兴奋性明显下降。此外，有些细胞虽然不能产生动作电位，但是它们可能对其他形式的刺激比较敏感。故用产生动作电位的能力来定义兴奋性，显然是很片面的。

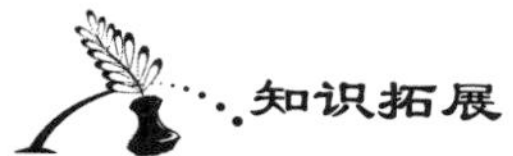

低钙惊厥

低钙惊厥主要是由于血钙浓度下降，使神经肌肉的兴奋性增高的结果。当血清游离的 Ca^{2+}减少后，肌肉发生不由自主地收缩，即抽筋。尤

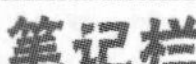

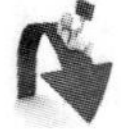

其多见于新生儿且和维生素 D 缺乏密切相关。故又称维生素 D 缺乏性手足抽搐症，俗称低钙惊厥。它最严重且最为致命的表现为喉痉挛，发作时可出现吸气性呼吸困难，严重可导致窒息死亡。因此，临床必须加以高度重视。防治工作需要适当补充钙及维生素 D 制剂的同时，还要常常食用富含钙质和优质蛋白的食物，多晒太阳。

（四）动作电位的特点

1. 呈“全或无”现象　如果刺激未能达到某一强度，即阈下刺激时，动作电位就不会产生（无），当刺激增加到一定的程度，即阈刺激或者阈上刺激时，就会迅速发生动作电位。动作电位一旦产生，其幅度就达到它的最大值（全），且其幅度不会随刺激强度的增加而增大。即动作电位要么不产生，一旦产生就是最大幅度。这就是动作电位的“全或无”（all or none）现象。

2. 不衰减性传播　动作电位一旦在细胞膜的某一部位产生之后，并不停留在受刺激处的局部细胞膜上，而是立即向四周传播，迅速传遍整个细胞膜，在传播的过程中，它的波幅不会因为传播距离的增大而减小，即动作电位在细胞膜上传播的过程中，其波形和幅度始终保持不变，而不会发生衰减。

3. 脉冲式发放　由于细胞在绝对不应期内，不能再次接受刺激而产生新的动作电位，故动作电位总是分离的，不能够融合叠加在一起。细胞受到连续刺激而产生的每一个动作电位之间总有一定的间隔，从而呈现出一个个分离的脉冲式图形。

（五）动作电位的传导

1. 动作电位在同一细胞上的传导　可兴奋细胞的细胞膜上一旦产生了动作电位之后，就会沿着细胞膜向周围不衰减地传播，乃至整个细胞膜，这是动作电位的一个主要特征。

关于兴奋传导的原理，可用局部电流学说来解释（图 2-11）。图中为枪乌贼无髓神经纤维的一小段，当其受到足够强大的外加刺激后，受刺激处的神经纤维细胞膜上产生了动作电位，此处细胞膜两侧电位发生了暂时性的倒转，即由原来静息时的内负外正变成内正外负的状态，但与该段神经相邻接的神经段仍然处于安静时的极化状态。细胞膜内、外两侧均是导电的溶液，于是在已经兴奋的神经段和与其相邻接的未兴奋神经段之间，形成了电位差。从而有了电荷的移动，产生局部电流（local current）。局部电流的运动方向为：在细胞膜内侧的正电荷由已兴奋段流向未兴奋段，与此同时，在细胞膜外侧的正电荷由未兴奋段流向已兴奋段，这样流动的结果使未兴奋段细胞膜内电位升高而细胞膜外电位却降低，引起了未兴奋处细胞膜的去极化，此过程相当于电紧张性扩布。当细胞膜去极化达到阈电位水平以后，就会大量激活该细胞膜处的 Na^+ 通道，继而大量的 Na^+ 迅速进入细胞膜内，从而爆发新的动作电位。因此，动作电位在同一细胞膜上的传导，实际是已兴奋的细胞膜部分通过局部电流的“刺激”使未兴奋的细胞膜部分爆发动作电位。这样的过程沿细胞膜表面连续进行下去，兴奋就迅速传遍至整个细胞膜。兴奋的传导也就是动作电位的传导，即沿着细胞膜不断地产生新的动作电位。因此传播过程中能保持原有的波幅和波形，而不会发生衰减。由于锋电位其电位变化的幅度和陡度都相当的大，所以在同一细胞膜上局部电流的强度远远超过了引起邻近细胞膜兴奋所必需的阈强度，两者之间的电位差值可高达100 mV，因而以局部电流为基础传导兴奋的过程是相当“安全”的，一般情况下不会发生因某处动作电位的不足而使邻接的细胞膜发生兴奋传导“阻滞”的现象，这点与一般的化学性突触处的兴奋传递有很大的差别。

虽然兴奋传导的原理是以无髓神经纤维为例，但其他可兴奋细胞（如骨骼肌细胞）的兴奋传导方式则与之存在着一定的差别。在有髓神经纤维的轴突外面包有一层相当厚的髓鞘组织，其主要构成成分的脂质是绝缘不导电的，或不允许带电离子通过，当有髓神经纤维受到有效刺激后，局部电流只能在髓鞘暂时中断的部位，即一个个郎飞结（Ranvier node）之间产生，并引发动作电位。其动作电位则表现为跨过每一段髓鞘组织，相继“跳跃”在相邻的郎飞结处，这种兴奋传导的方式称为跳跃式传导（salutatory conduction）（图 2-12）。

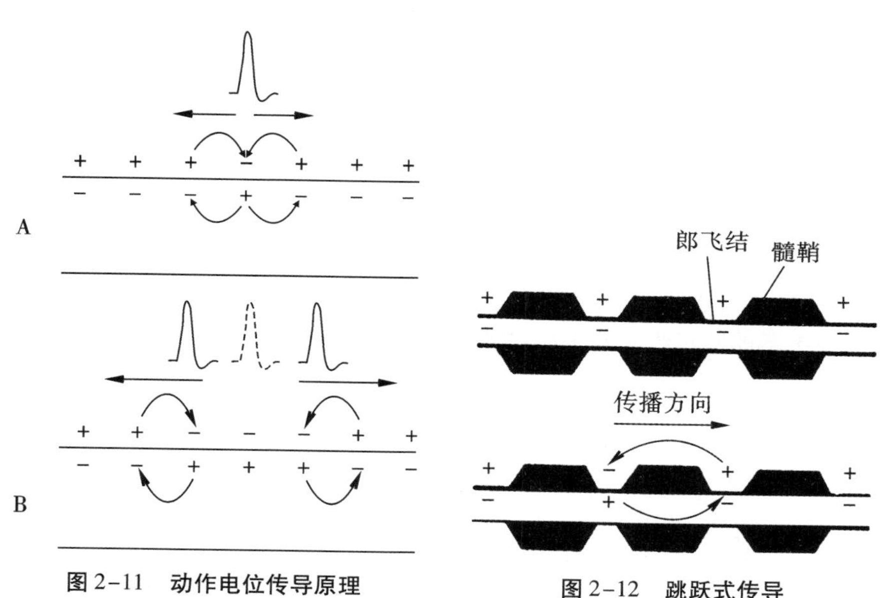

图 2-11　动作电位传导原理

图 2-12　跳跃式传导

相比较无髓神经纤维或一般细胞的兴奋传导速度，跳跃式传导兴奋的速度就比前者要快得多。在跳跃式传导兴奋的过程中，动作电位仅发生在脱去髓鞘组织的郎飞结部位，因此兴奋传递过程中跨越细胞膜流进和流出的离子量大大地减少，其中所消耗的能量也明显下降，可见它还是一种节能的传导方式。神经髓鞘的出现是一个兴奋传递进化的过程，它不仅增加了神经纤维的传导速度，还减少了生物能量的消耗。

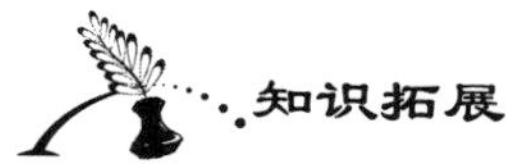

有髓神经纤维

有髓神经纤维及其跳跃式的兴奋传导都是生物进化的产物。无脊椎动物提高兴奋传导的方式是增加其轴突的直径，故枪乌贼的轴突直径

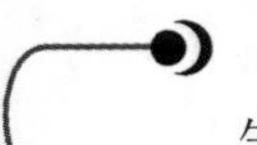

笔记栏

高达 1 mm，而高等动物则是以轴突的髓鞘化来提高传导速度。研究发现，直径仅为 4 μm 的有髓神经纤维竟和直径高达 600 μm 的无髓神经纤维的传导速度一样(25 μm/s)，另外，有髓神经纤维的最高传导速度甚至可达 100 m/s 以上。临床多发性硬化症属于自身免疫性疾病，病理发展过程中有髓神经纤维髓鞘进行性丢失，导致神经纤维传导速度减慢，严重时甚至出现完全中断，因此患者会出现感觉丧失或瘫痪等症状。

2. 动作电位在细胞之间的传导　由于细胞与细胞之间的联系方式不相同，故动作电位在细胞与细胞之间的传导方式也有区别。

(1)通过缝隙连接的传导　在机体内的某些组织，如心肌细胞、某些类型的平滑肌细胞以及脑内的某些核团，细胞之间存在着缝隙连接(gap junction)。它是一种细胞与细胞间特殊的连接方式，通过缝隙连接可以使动作电位直接传导给另一个细胞。在缝隙连接处，相邻两个细胞的细胞膜靠得非常近，其间的距离不超过 3 nm，每侧细胞膜上都规矩地排列着些许蛋白颗粒，即连接体，每个连接体都由 6 个连接蛋白单体(connexin)，又称连接子(connexon)，形成同源六聚体。每个连接体在中央围成一个亲水性的孔道(图 2-13)。两侧细胞膜上的连接子端端相连，使两个细胞膜上连接体的亲水性孔道对接在一起，形成了允许离子通过的缝隙连接通道(gap junction channel)，此通道属于非门控性通道，常常处于开放状态。当一个细胞产生了动作电位之后，局部电流可迅速通过缝隙连接传导给相邻细胞，使某些同类组织细胞同步活动。如心肌细胞的同步收缩和平滑肌细胞的同步收缩。

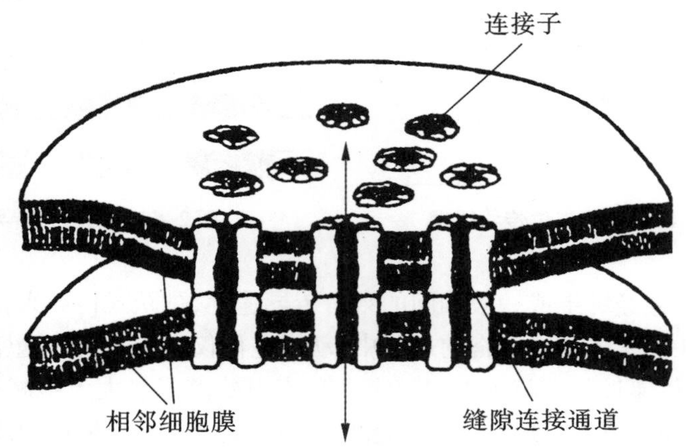

图 2-13　缝隙连接

(2)通过神经突触或神经肌接头的传导　神经细胞之间的缝隙连接称为电突触(electrical synapse)。神经细胞通过电突触传导的兴奋，具有双向传播且传播速度快等特点，可以使一些功能相同的神经细胞发生同步活动。当 pH 值降低或者细胞膜内 Ca^{2+} 浓度增加时，缝隙连接通道便关闭；躯体运动神经纤维与骨骼肌细胞之间的兴奋传导是通过一系列复杂的电-化学-电的变化来完成传导的。

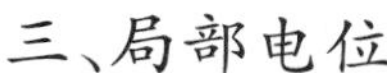

笔记栏

三、局部电位

如前所述，在正常情况下，阈刺激和阈上刺激能够使细胞膜去极化，去极化达到阈电位时，便引发细胞产生动作电位，而阈下刺激却只能引起局部细胞膜上少量的 Na^+ 通道开放，少量的 Na^+ 内流之后，使原有的静息电位减小，但未达到阈电位的水平，因此它不能引起细胞产生可以传导的动作电位。这种由阈下刺激使局部细胞膜发生去极化，其电位的变化只局限在受刺激的局部范围而不能远传的电位波动，称之为局部电位(local potential)。由于局部电位的强度较弱，而且很快被外流的 K^+ 所抵消，因此不能发展成为真正的兴奋或动作电位。如图 2-14 所示，记录一组这样的实验曲线。表明在阈下刺激的范围内，随着刺激强度的不断增大，将引起细胞膜的去极化即局部电位的幅度越来越大(由静息电位水平线段上方的各条曲线所表示)，并且延续的时间也随之增加。当局部电位的幅度融合叠加后达到阈电位水平时，细胞膜去极化的速度突然增大，此时局部电位就发展成为动作电位。

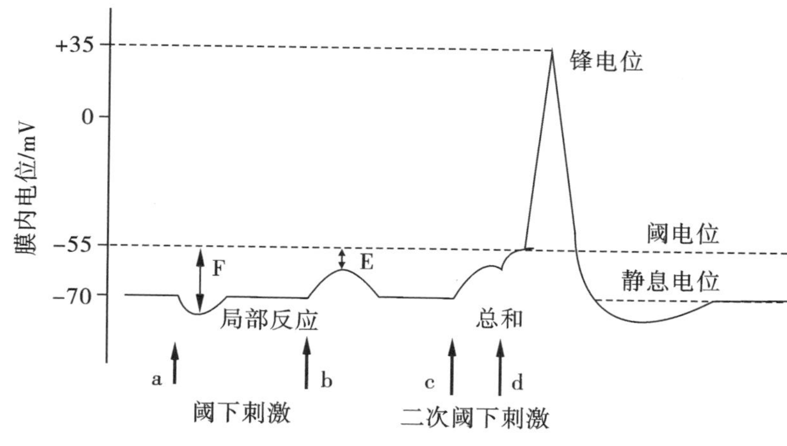

图 2-14　局部电位及其总和现象

a 和 b 阈下刺激引起的细胞膜去极化达不到阈电位，只能引起局部电位，不能产生动作电位；c 和 d 均为阈下刺激，但在 c 引起局部电位时，再给予 d，c 和 d 的局部电位发生时间性总和，达到阈电位后，产生动作电位。

局部电位有以下几个基本的电学特征：

1. 等级性电位　局部电位的波幅会随着刺激强度的增加而增大，不具有动作电位“全或无”的特征。

2. 呈衰减性传导　只在局部形成且向周围逐渐衰减的电紧张扩布，随着传导距离的增加，波幅越来越小，甚至消失。它不能像动作电位那样沿细胞膜进行不衰减的传播。

3. 总和反应　局部电位是可以相互叠加总和的。当细胞膜某一处产生的局部电位由于电紧张传播致使邻近细胞膜也出现程度较小的去极化后，而该处又因另一个刺激也产生了一个局部电位，虽然两者单独出现时都不能够引发一次动作电位，但假如它们遇到一起时，其局部电位便可以叠加起来，若叠加总和之后达到了阈电位水平，从而引发一次动作电位，这种现象称为兴奋的空间总和(spatial summation)；局部电位的

笔记栏

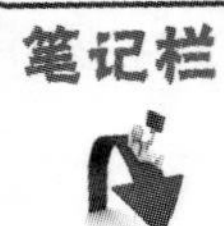

叠加总和也可以发生如下种情况中，例如，细胞膜上的某一部位连续受到数个阈下刺激的作用以后，所产生的局部电位发生叠加总和。即当前一个刺激引起的局部电位还没有消失时，后面的刺激引起的局部电位便与之发生叠加，称为兴奋的时间总和(temporal summation)。机体内许多部位的电信号都具有以上所述局部反应的电学特征，如肌细胞的终板电位、感受器细胞的感受器电位和神经元突触处的突触后电位等。

第四节　肌细胞的收缩功能

人体各种形式的运动，主要依靠肌细胞的收缩活动来完成。根据肌肉组织形态结构和功能特点的不同，可将其分为横纹肌和平滑肌。横纹肌又分为心肌和骨骼肌，其中心肌属于非随意肌，受自主神经的支配和控制(见第四章)；而骨骼肌则属于随意肌，受躯体运动神经的支配和控制。骨骼肌是体内最多的肌肉组织，占人体体重的40%左右。在骨和关节的配合下，通过骨骼肌的收缩和舒张活动，完成人体各种形式的躯体运动。本节主要讨论如下几个内容：①躯体运动神经的兴奋如何传递给骨骼肌细胞而使之产生兴奋；②骨骼肌细胞的兴奋后如何发生收缩；③骨骼肌细胞的收缩机制；④骨骼肌的收缩形式以及影响其收缩的因素；⑤平滑肌的收缩功能。

一、骨骼肌神经肌肉接头处兴奋的传递

(一)骨骼肌神经肌肉接头处的结构

骨骼肌的神经肌肉接头(neuromuscular junction)是由接头前膜、接头间隙和接头后膜(运动终板)三个部分组成(图2-15)。接头前膜(prejunctional membrane)即运动神经末梢嵌入肌细胞膜的部位，它是神经轴突末梢的细胞膜。运动神经纤维的神经末梢接触肌细胞膜处变得膨大，且失去髓鞘，其中含有约3×10^5个直径50 nm的囊泡，称为突触小泡(synaptic vesicle)，一个突触小泡内约含有10^4个乙酰胆碱(acetylcholine，ACh)分子。与接头前膜相对应的肌细胞膜是接头后膜(postjunctional membrane)，又称终板膜(endplate membrane)。它比一般的细胞膜厚，并有规律地向膜内凹陷，形成许多皱褶，增加了与接头前膜的接触面积，有利于兴奋的传递。在接头后膜上密集地分布着与ACh特异结合的N_2型乙酰胆碱受体，即N_2型乙酰胆碱阳离子通道。此外，在终板膜的外表面上还分布有水解ACh的胆碱酯酶(acetylcholinesterase)，可将ACh分解为胆碱和乙酸；接头前膜和接头后膜之间并没有直接接触，而是被20～30 nm的接头间隙(junctional cleft)隔开，其间充满了细胞外液。

(二)骨骼肌神经肌肉接头处兴奋的传递过程

神经肌肉接头处的兴奋传递具有电-化学-电的传递特征。当神经冲动沿神经纤维传到运动神经末梢时，使接头前膜发生去极化，该处膜上电压门控的Ca^{2+}通道开放，细胞外液中大量的Ca^{2+}顺浓度梯度进入轴突末梢，促使Ca^{2+}依赖性突触小泡向接头前膜移动，并与其融合、破裂。随后将突触小泡内的ACh释放进入接头间隙中，每一个突触小泡释放ACh的时候，总是将突触小泡内的ACh分子全部释放出来，这种倾囊释放的形式称为量子释放(quantal release)，进入接头间隙的ACh，通过扩散到达终板

笔记栏

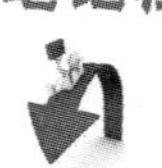

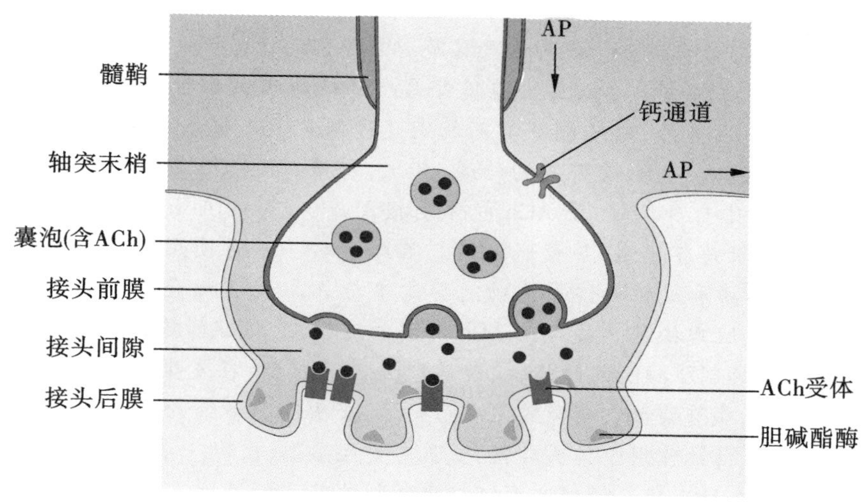

图 2-15　神经肌肉接头结构与兴奋传递

膜,与终板膜上的 N_2 型乙酰胆碱受体结合,使终板膜上的 Na^+ 通道开放,引起 Na^+ 内流和少量的 K^+ 外流,其结果是终板膜去极化,此处去极化的电位变化称为终板电位(endplate potential,EPP)。终板电位属于局部电位,以电紧张扩布的形式向周围传播,使邻近普通肌细胞膜去极化,当去极化达到阈电位水平时,肌细胞膜上的 Na^+ 通道大量开放,肌细胞膜迅速去极化,从而爆发动作电位,并向整个肌细胞膜进行传导,引起肌肉发生收缩。神经肌肉接头处每次兴奋所释放的 ACh,在引起肌细胞兴奋收缩以后就会被终板膜外侧的胆碱酯酶及时水解而失活,因此一次神经兴奋仅能引起一次肌肉收缩。以上神经肌肉接头处兴奋传递过程的实质是运动神经纤维的电活动转化为骨骼肌细胞的电活动。

(三)骨骼肌神经肌肉接头处兴奋传递的特征

1. 单向传递　神经递质 ACh 只能由神经末梢释放,而接受神经递质的乙酰胆碱受体仅位于接头后膜上,因此兴奋传递只能从运动神经末梢传给骨骼肌肌肉,而不能反向传递。

2. 时间延搁　相比较兴奋在同一细胞上的传导,神经肌肉接头处兴奋传递的速度要慢得多,主要原因是兴奋在传递的过程中,要经历电-化学-电的复杂变化,这些变化过程均需要消耗时间。

3. 容易受环境和药物的影响　在神经肌肉接头处兴奋传递的复杂过程中,涉及 ACh 的合成、释放、与其受体结合以及失活等多个环节,因此很容易受各种因素的影响。如,温度、细胞外液的 pH 值及细菌和病毒等。

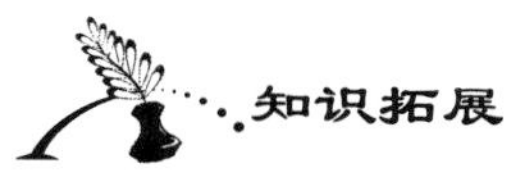
知识拓展

神经肌肉接头处兴奋传递

神经肌肉接头处兴奋传递涉及多个环节的信号传导,任何一个环节

笔记栏

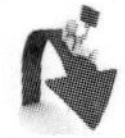

出现异常都会引起肌肉收缩功能障碍。临床上许多药物及神经肌肉接头疾病都能影响兴奋传递的这些环节。首先,在ACh释放的过程中,高镁血症、肉毒杆菌中毒以及细胞膜外Ca^{2+}降低等因素都可以使ACh合成释放减少;另外,氨基糖苷类药物则通过阻碍Ca^{2+}进入神经末梢,使ACh的释放减少,影响兴奋的传递;其次,重症肌无力是由于机体产生了ACh受体自身抗体,使ACh受体受损或减少,影响ACh与其受体结合从而中断兴奋传递,导致肌无力。临床外科手术时使用的肌肉松弛剂,如筒箭毒和戈拉碘铵等药物能够竞争与ACh受体结合而阻断兴奋传导,引起肌肉松弛。最后在ACh降解的过程中,胆碱酯酶抑制剂新斯的明能够抑制胆碱酯酶的活性,改善肌无力的症状;在发生有机磷农药中毒时,胆碱酯酶被农药磷酸化后而失活,接头间隙多余的ACh得不到及时清除,持续作用于接头后膜,使肌肉发生痉挛,出现一系列类似副交感神经兴奋的表现。解磷定则可以恢复胆碱酯酶的活性。

二、骨骼肌的兴奋收缩耦联

(一)骨骼肌细胞的结构

骨骼肌细胞又称为肌纤维,细胞内含有大量的肌原纤维以及高度发达的肌管系统。

1. 肌原纤维　肌原纤维(myofibril)由粗肌丝和细肌丝构成,它们按照一定的规则沿肌细胞的长轴排列而成(图2-16)。在显微镜下可见明、暗交替的横纹,分别称为明带(light band)和暗带(dark band)。明带的中央有一条横线,称为Z线。它是细肌丝附着的结构。相邻两条Z线之间的区域称为一个肌小节(sarcomere),是肌肉收缩和舒张的基本功能单位。在暗带的中央也有一条横线,称为M线。而它则是粗肌丝附着的结构。M线两侧有相对较亮的区域称为H带,此区域内只有粗肌丝。

2. 肌管系统　肌管系统(sarcotubular),是指包绕于每一条肌原纤维周围的膜性囊管状结构(图2-16)。在骨骼肌细胞有两组独立的肌管系统,它们的来源和功能各不相同。一组肌管的走行方向与肌原纤维相垂直,称为横管(transverse tubule),又称T管(T tubule)。它是由肌细胞的表面膜向内凹陷而形成,并向深部延伸。其作用是将肌细胞兴奋时出现在细胞膜上的电变化沿横管膜传入肌细胞的内部;肌原纤维周围还有另外一组肌管系统,即肌质网(sarcoplasmic reticulum,SR),它们的走行方向与肌小节平行,称为纵管(longitudinal tubule)。纵管包绕在肌原纤维周围,且交织成网,形成纵行肌质网,其膜中有Ca^{2+}泵,可逆着浓度梯度将Ca^{2+}由胞质转运到纵行肌质网。纵管在接近肌小节两端的横管时,管腔出现膨大,称为终池(terminal cisterna),它使纵管以较大的面积与横管相靠近。终池内贮存了大量的Ca^{2+},其膜上镶嵌有Ca^{2+}释放通道,它们的分布与横管膜上的L型Ca^{2+}通道相对应。肌质网与终池的共同作用是通过对Ca^{2+}的贮存、释放和再积聚,触发肌小节发生收缩或者舒张;横管和来自两侧肌小节的终池,构成三联管(triad)结构。三联管结构的作用则是将肌细胞膜的电变化与肌细胞内的收缩过程耦联起来的关键部位。

笔记栏

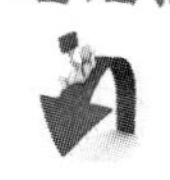

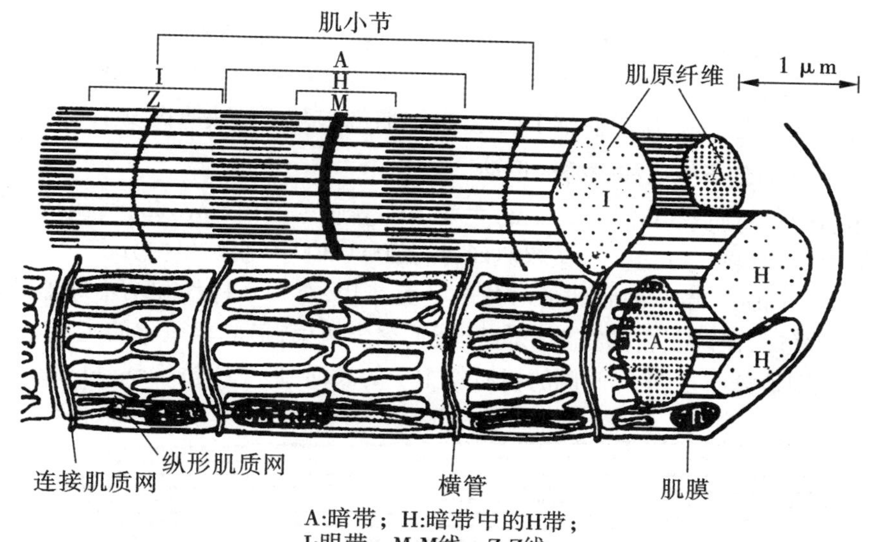

图 2-16　骨骼肌的肌原纤维和肌管系统

（二）骨骼肌的兴奋收缩耦联

将以细胞膜的电变化为特征的兴奋过程和以肌丝滑行为基础的机械收缩过程联系在一起的过程称为兴奋收缩耦联（excitation-contraction coupling）。兴奋收缩耦联的因子为 Ca^{2+}，兴奋收缩耦联的过程包括三个步骤：

1. 肌膜上的动作电位　通过横管系统传向肌细胞的深处　由于横管膜是肌细胞膜的延续部分，当刺激作用于肌细胞并使肌细胞兴奋以后，肌细胞膜上的动作电位便沿着肌细胞膜传到肌细胞深处的三联管结构。

2. 三联管结构处的信息传递　肌膜去极化后能够引起肌细胞膜上 L 型 Ca^{2+} 通道的分子构象发生改变，从而激活相近终池膜上的 Ca^{2+} 释放通道。

3. 肌质网对 Ca^{2+} 的释放与再聚积　Ca^{2+} 释放通道开放以后，终池内贮存的大量的 Ca^{2+} 顺着浓度梯度迅速扩散到胞质中，使胞质中的 Ca^{2+} 浓度快速升高，从而触发肌肉收缩。

胞质中的 Ca^{2+} 在引发肌肉收缩后，高浓度的 Ca^{2+} 同时也激活了存在于肌质网膜结构中的钙泵。钙泵逆浓度梯度将胞质中的 Ca^{2+} 转运到肌质网中，胞质中的 Ca^{2+} 浓度随之降低，而且很快与肌钙蛋白解离，引起肌肉舒张。钙泵是一种 $Ca^{2+}-Mg^{2+}$ 依赖式 ATP 酶，占肌质网膜蛋白总量的 60% 左右，在胞质中 Ca^{2+} 浓度升高时便被激活，通过分解 ATP 获得能量。由此可见，肌肉舒张的过程也需要消耗能量的。

三、骨骼肌的收缩机制

目前公认解释骨骼肌收缩机制的是肌丝滑行学说（myofilament sliding theory）。其主要内容是：当肌肉收缩时，虽然从外观上可以看到肌纤维缩短了，但事实上肌细胞内并没有肌丝或者是它们所含的分子结构缩短，而是在每个肌小节内发生了细肌丝向

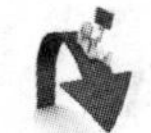

笔记栏

粗肌丝之间的滑行后引起的肌小节缩短。在光镜下观察到，当肌细胞发生收缩时，Z线向中央的暗带移动，使细肌丝与粗肌丝发生了更大程度的重叠，暗带中央的H带变窄，但暗带的长度并没有发生变化，与此同时明带变短，相邻的Z线彼此都互相靠近，肌小节的长度随之缩短，从而使整个肌原纤维、肌细胞乃至整块肌肉发生收缩。

（一）肌丝的分子组成和横桥的运动

1. 粗肌丝　粗肌丝（thick filament）主要由许多肌球蛋白（myosin）所组成，肌球蛋白又称肌凝蛋白（图2-17）。一条粗肌丝含有200～300个肌球蛋白分子，由6条肽链构成，长约1.6 μm。单个的肌球蛋白分子呈豆芽状，有一个杆部和两个球形的头部。在组成粗肌丝时，肌球蛋白的杆部朝向M线而聚合成束，形成粗肌丝的主干。球状的头部则有规则地分布在M线两侧的粗肌丝主干的表面，形成横桥（cross-bridge）。

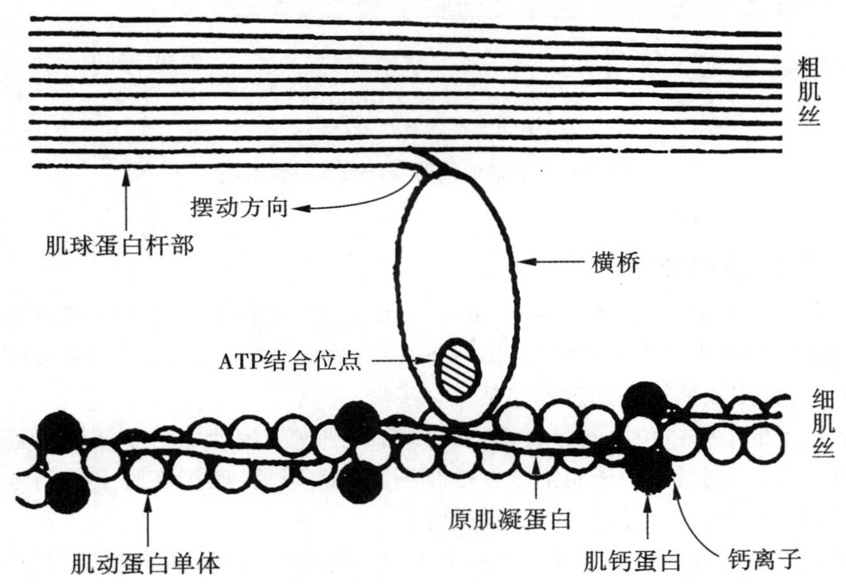

图2-17　肌丝分子结构示意

现已证明，横桥所具有的生物化学特性对肌丝的滑行有着重要的意义。横桥有两个主要特性：一是横桥在某种条件下可以和细肌丝上的肌动蛋白分子呈可逆性的结合，同时横桥向M线的方向摆动，随后横桥和细肌丝发生解离、复位，然后再与细肌丝上另外一位点结合，出现新的摆动，如此反复的过程使细肌丝继续向M线方向移动；二是横桥具有ATP酶的活性，可以水解ATP，作为供给横桥摆动和做功的能量来源。

2. 细肌丝　细肌丝（thin filament）长约1.0 μm，由3类蛋白质分子构成，分别为肌动蛋白、原肌球蛋白和肌钙蛋白，三者之间的比例为7∶1∶1（图2-17）。肌动蛋白（actin）也称为肌纤蛋白，其单体呈球状，它们在细肌丝中聚合成两条互相缠绕的双螺旋结构，构成细肌丝的主体，其上有能与横桥结合的位点。原肌球蛋白（tropomyosin）也称为原肌凝蛋白，它们首尾相接也聚合成双螺旋结构，与肌动蛋白的双螺旋结构相伴行。肌肉处于舒张状态时，原肌球蛋白恰好遮盖住肌动蛋白上与横桥结合的位点，阻止了横桥与肌动蛋白的结合；当肌肉收缩时，原肌球蛋白发生扭动，使肌动蛋白上的结合位点暴露出来，便于两者相互作用。肌钙蛋白（troponin）的分子呈球形，含有 3 个亚单位（即肌钙蛋白 T、肌钙蛋白 I 和肌钙蛋白 C）。它间隔一定距离出现在原肌球蛋白的双螺旋结构上，它是 Ca^{2+} 受体，其与 Ca^{2+} 结合以后，引起自身分子构象发生改变，牵拉原肌球蛋白发生移位，暴露出与横桥结合的位点。

以上所述的肌丝蛋白中，肌球蛋白和肌动蛋白直接参与肌丝滑行，被称为收缩蛋白质；原肌球蛋白和肌钙蛋白虽然没有直接参与肌丝间的相互作用，但它们可以调控收缩蛋白质之间的相互作用，故称之为调节蛋白质。

3. 肌丝滑行的基本过程　粗、细肌丝之间的相互滑行是通过横桥周期（cross-bridge cycling）来完成的。横桥周期是指肌球蛋白头部的横桥与肌动蛋白结合以后，发生摆动、脱离、复位及再结合的过程（图 2-18）。肌肉处于安静状态时，原肌球蛋白遮盖住肌动蛋白上与横桥结合的位点，使横桥不能与肌动蛋白上的位点相结合。当肌细胞受到刺激后，产生的动作电位引起 Ca^{2+} 浓度的升高，此时作为 Ca^{2+} 受体的肌钙蛋白结合了足够数量的 Ca^{2+}，引起肌钙蛋白分子构象的改变，这种改变“传递”给原肌球蛋白，使其分子构象也发生改变，继而原肌球蛋白的双螺旋结构出现扭转，暴露出肌动蛋白上与横桥结合的位点，于是横桥便与位点相结合，拖动肌动蛋白向 M 线方向滑行。完成一次滑行以后横桥便与肌动蛋白脱离，接着再与下一个肌动蛋白上的横桥位点结合，如此结合、摆动、脱离、复位及再结合的循环过程，使肌小节逐渐缩短，肌肉发生收缩。胞质中 Ca^{2+} 浓度的增加，使肌质网膜上的钙泵被激活，钙泵活动将胞质中的 Ca^{2+} 转运回终池当中，胞质中 Ca^{2+} 浓度逐渐下降后，Ca^{2+} 便与肌钙蛋白分离，肌钙蛋白与原肌球蛋白又重新恢复到安静时的状态，肌肉开始舒张。

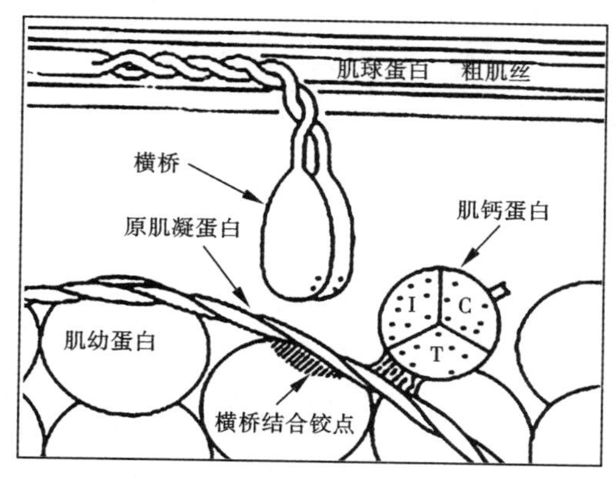

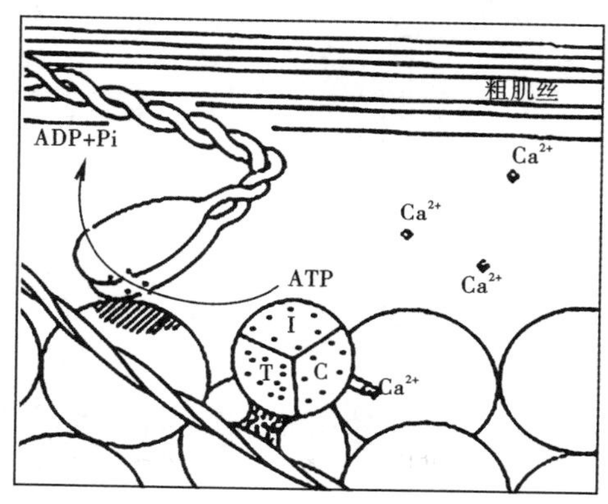

图 2-18　肌丝滑行

四、骨骼肌的收缩形式

根据肌肉收缩时肌肉缩短和产生张力的情形不同，可将肌肉收缩分为等长收缩和等张收缩；由于刺激形式的不同，骨骼肌收缩还可表现为单收缩和强直收缩。

1. 等长收缩和等张收缩　等长收缩（isometric contraction）是指肌肉收缩过程中仅

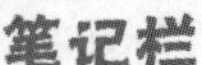
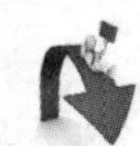

有肌肉张力的增加而长度不变的收缩形式。例如，上肢正在提起一个很重的物体，上肢的屈肌虽然在用力收缩做功，但肌肉只能张力增加而不发生缩短将重物提起。这种情况就是肌肉的等长收缩；等张收缩（isotonic contraction）是指肌肉收缩时，肌肉的张力不变而长度缩短的收缩形式。例如，上肢提起一个不太重的物体，上肢的屈肌收缩做功肌肉张力增加，当张力足以克服物体的重力后便不再增加，肌肉缩短将物体提起。在机体内骨骼肌的收缩属于混合型，既增加肌肉张力又改变其长度。

2. 单收缩和强直收缩　在肌肉收缩实验过程中，如果给予骨骼肌一次有效的刺激，将引起肌肉一次迅速地收缩和舒张，这种肌肉收缩形式称为单收缩（twitch）。收缩过程可分为潜伏期、收缩期和舒张期三个时期，潜伏期时间最短而舒张期持续时间较长。如果肌肉受到连续的有效刺激时，当刺激频率达到某一程度，可引起肌肉收缩的融合而出现强且持续的收缩，称为强直收缩（tetanus）。刺激频率的高低可以引起肌肉发生不同形式的强直收缩。当后一个刺激作用在前一个肌肉收缩的舒张期内，即前一个肌肉收缩的舒张期还没有结束这个刺激引起的收缩就已经开始，这种肌肉收缩形式称为不完全强直收缩（incomplete tetanus）；如果继续增大刺激的频率，使后一个刺激作用在前一次肌肉收缩的收缩期内，此时肌肉产生的收缩形式称为完全强直收缩（complete tetanus）（图2-19）。在生理情况下，躯体运动神经纤维传出的冲动总是连续的，因此，骨骼肌的收缩几乎都是以完全强直收缩的形式进行的，这样有利于产生强大的收缩效能，完成躯体的各种功能活动。

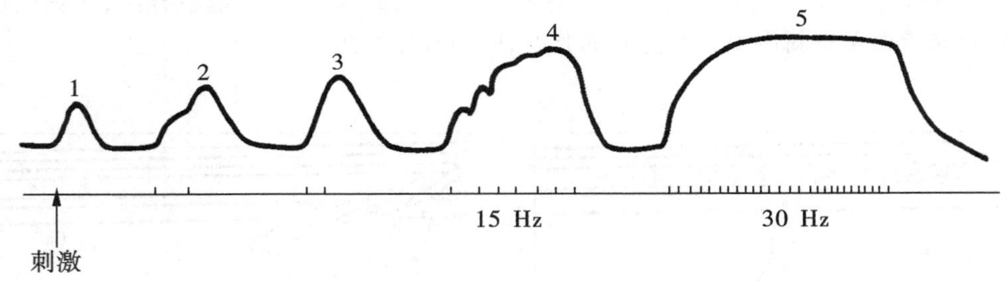

图2-19　肌肉收缩曲线

1. 单收缩；2、3. 单收缩的复合；4. 不完全强直收缩；5. 完全强直收缩

五、影响骨骼肌收缩的主要因素

影响肌肉收缩的因素有主要三个，即前负荷、后负荷和肌肉收缩能力。前负荷和后负荷均是来自外部的力作用于骨骼肌，而肌肉收缩能力则是指骨骼肌肌肉本身的功能状态和内在的收缩能力。

1. 前负荷　肌肉在收缩之前所承受的负荷，称为前负荷（preload）。前负荷的作用使肌肉在收缩前便处于某种程度被拉长的状态，让它具有一定的长度，称为肌肉的初长度（initial）。通常可将前负荷与初长度看成同义词，在进行肌肉收缩实验时，常用初长度代表前负荷。比如，在离体的肌肉实验过程中，保持其他条件恒定不变，改变前负荷观察肌肉收缩张力的变化，进行描记作图，便可得到两者的关系曲线，即长度-张力曲线（图2-20）。由曲线可知，当逐渐增大肌肉的初长度时，它每次收缩时所产生的

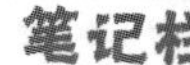

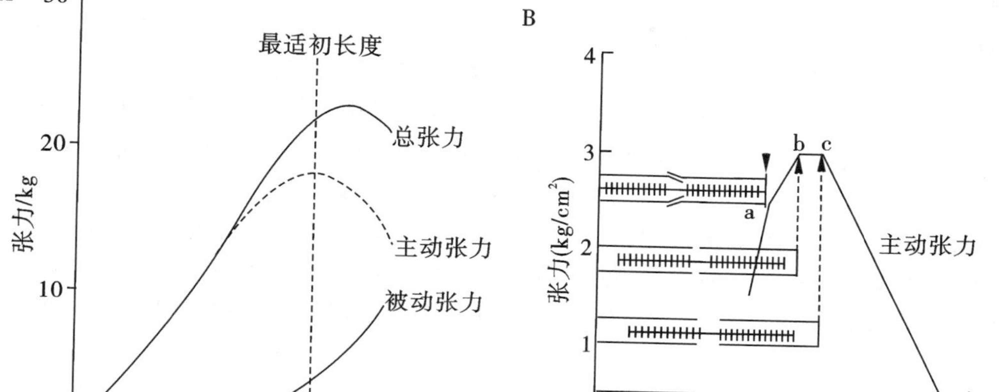

图 2-20　长度-肌张力曲线

A. 肌肉的长度-张力关系曲线，主动张力等于总张力减去被动张力

B. 肌节的长度-张力关系曲线

肌张力也随之相应的增大。但初长度超过某一限度后，再增加初长度，肌张力反而会越来越小，甚至下降为零。可见，在一定范围内肌肉的初长度和肌张力呈正比例关系，但过度增加初长度则会使肌张力下降。表明肌肉在收缩时存在一个最适初长度(optimal initial length)或前负荷，即产生最大收缩张力的初长度或前负荷。

体内骨骼肌所处的自然长度，基本上相当于它们的最适初长度。此时粗肌丝和细肌丝重叠的程度处于最理想的状态，肌肉收缩时参与肌丝滑行的横桥数量达到最多，因而肌肉出现最大效能的收缩。如果肌小节的初长度小于或超过最适初长度时，参与肌丝滑行的横桥数目均会减少，肌肉收缩效果也就减弱。

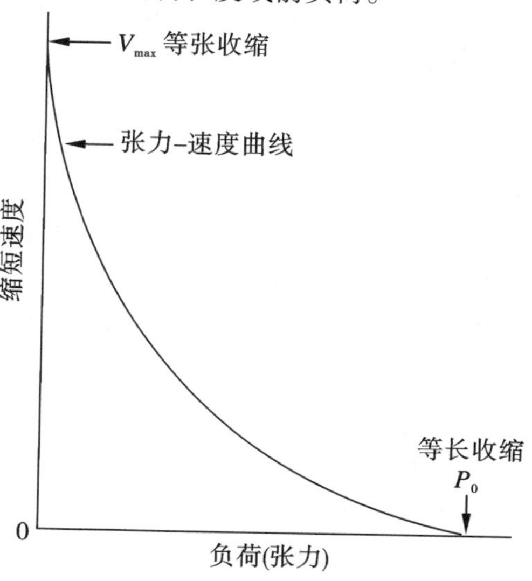

图 2-21　肌张力-速度曲线

2. 后负荷　肌肉在收缩之后所承受的负荷称为后负荷(afterload)，即是肌肉收缩的阻力。肌肉在收缩时，保持其他条件不变的情况下改变后负荷，将肌肉产生的张力和它的缩短的速度绘制成坐标曲线，可得到的肌张力-速度曲线(图 2-21)。

由曲线所示，横坐标表示肌肉张力，纵坐标表示肌肉缩短的速度。当肌肉收缩时，随着肌肉张力的增大，其缩短的速度反而减小，两者之间呈反比例关系。利用此曲线还能够算出不同后负荷时肌肉的输出功率，当肌肉张力增大到某种程度时，即肌肉产生最大张力(P_o)，此时肌肉缩短的速度为零，即肌肉不再缩短，故不利于做功。这

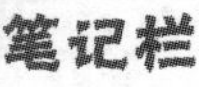
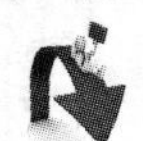

就是前面所述的等长收缩。相反，当肌肉收缩时张力为零（理论上后负荷为零），肌肉的收缩速度最大（V_{max}）。此时肌肉没有张力，所以并不做功，无功率输出。其他因素不变的情况下，只有在后负荷约为最大肌张力的30%时，肌肉的输出功率最大。

3. 肌肉收缩能力　肌肉收缩能力（contractility）是指与前负荷和后负荷均无关，能够影响肌肉收缩效能的内在特性。肌肉的这种内在收缩特性与多种因素都相关，如兴奋收缩耦联过程中Ca^{2+}的水平、肌原纤维是否肥大、肌球蛋白ATP酶的活性、细胞内各种功能蛋白及其亚型的表达水平等。更重要的是体内很多神经递质、激素、疾病时的病理变化以及一些药物都能够通过调节和影响肌肉的收缩能力来改变肌肉的收缩效能。例如，肾上腺素、咖啡因和钙离子等体液因素可以通过影响肌肉的收缩机制来增强肌肉的收缩力，从而提高肌肉的收缩效能。而酸中毒、缺氧以及其他原因能够引起的兴奋收缩耦联或横桥功能特性发生改变，使肌肉收缩力减小，降低肌肉收缩的效能。

六、平滑肌的收缩功能

人体的气道、消化道、血管以及泌尿生殖器等器官组织的主要成分为平滑肌。平滑肌的紧张性收缩使器官保持正常的位置和形态，并完成器官的各种运动功能。平滑肌在细胞结构和收缩机制方面与骨骼肌存在很大的差别。

（一）平滑肌细胞的分类

1. 单个单位平滑肌细胞　单个单位平滑肌细胞（single-unit smooth muscle），又称内脏平滑肌（visceral smooth muscle），主要分布在消化道、膀胱、输尿管以及子宫等一些中空器官上。肌细胞间存在有大量的缝隙连接，类似于心肌细胞。一个肌细胞发生的电活动后，可直接通过缝隙连接传导给邻近肌细胞，使它们一起进行舒缩活动，即功能合胞体样活动。此外，这类平滑肌细胞中还有少量的起搏细胞（pacemaker cell），它们具有自律性（autorhythmicity），不仅可以自发地产生节律性兴奋及舒缩活动，还能够引领整个平滑肌细胞机械收缩。

2. 多单位平滑肌　多单位平滑肌（multi-unit smooth muscle）主要分布于虹膜、睫状肌、气道和大血管等组织的平滑肌上，肌细胞之间没有缝隙连接，常各自独立工作，类似于骨骼肌。这种类型的平滑肌没有自律性，其收缩活动受自主神经支配，收缩的强度则取决于神经冲动的频率和被激活的肌纤维数量。

（二）平滑肌的结构特点

平滑肌细胞体积很小，呈纺锤形，肌细胞的长度20～500 μm，其直径1～5 μm。平滑肌细胞内的细肌丝数量明显多于粗肌丝，为粗肌丝总量的10～15倍。粗、细肌丝之间相互平行且按照一定的顺序排列，但没有肌小节，因此在光镜下看不到横纹。平滑肌细胞上没有类似于骨骼肌细胞的Z盘结构，它的细肌丝而是附着在肌细胞膜的致密体和致密斑上，致密体和致密斑通过肌细胞内的中间丝连接在一起，形成平滑肌细胞的结构网架。另外，粗、细肌丝的结构也和骨骼肌不相同，即在不同的方位上方向相反地伸出横桥，使不同方位的细肌丝相向滑行，且滑行的范围延伸到整个细肌丝。平滑肌细胞之间通过两种结构彼此连接，分别是机械连接的致密带和电耦联的缝隙连接。

平滑肌细胞的肌管系统不发达，肌细胞膜上没有向膜内凹入的 T 管，因此平滑肌细胞膜上的动作电位不能很快地传导到细胞深部，致使平滑肌收缩活动比较缓慢。此外平滑肌细胞的 SR 数量也不多，但在 SR 上存在钙释放通道作用的 RYR 和 IP_3受体。

（三）平滑肌细胞的生物电现象

平滑肌细胞的静息电位为-50～-60 mV，静息状态下的平滑肌细胞膜对 Na^+的通透性比较高。单个单位平滑肌细胞的静息电位不稳定，会出现缓慢的节律性波动，即慢波。

由于平滑肌细胞的类型和存在部位不同，其动作电位也有差别。例如，输尿管和膀胱部位的平滑肌细胞以 Na^+的内流引起肌细胞去极化，而输精管部位平滑肌细胞的动作电位去极化主要是 Ca^{2+}内流。动作电位的复极化则都是依赖于 K^+的外流。平滑肌细胞完成一次动作电位需要 10～50 ms，其时程比骨骼肌要长得多。

（四）平滑肌细胞的收缩机制

1. 平滑肌收缩的启动因子　平滑肌与骨骼肌发生收缩的因子都为 Ca^{2+}，但前者肌细胞内 Ca^{2+}浓度的调控主要有两种方式，分别是药物-机械耦联和电-机械耦联。

（1）药物-机械耦联　是指在没有产生动作电位的情况下，受到化学因素的刺激后直接引起肌细胞膜内 Ca^{2+}浓度的增高。平滑肌细胞膜外的化学因素激活 G 蛋白偶联受体-PLC -IP_3通路后生成 IP_3，IP_3与 SR 膜上的对应受体结合后使 SR 内的 Ca^{2+}释放到肌细胞内，引起肌细胞膜内 Ca^{2+}浓度增高。

（2）电-机械耦联　是指平滑肌细胞在接受化学或牵张刺激后产生动作电位，然后再通过兴奋收缩耦联使平滑肌细胞膜内 Ca^{2+}浓度增高。

SR 膜上钙泵将 Ca^{2+}又重新转运到 SR 膜内，同时肌细胞膜上的 Na^+-Ca^{2+}交换体和钙泵将 Ca^{2+}转运到肌细胞膜外，这样肌细胞膜内 Ca^{2+}的浓度就会下降，继而平滑肌发生舒张。由此看来，平滑肌舒张的过程也比骨骼肌缓慢。

2. 平滑肌细胞的肌丝滑行　在大部分平滑肌细胞中，肌细胞膜内升高的 Ca^{2+}可与钙调蛋白（CaM）结合形成 Ca^{2+}-CaM 复合物，此复合物再与肌细胞中的肌球蛋白轻链激酶（MLCK）结合并使其活化，活化后的 MLCK 使横桥中的 MLC 磷酸化，引发肌丝滑行及肌肉收缩活动。相反，当肌细胞膜内 Ca^{2+}浓度下降时，磷酸化的 MLC 在肌细胞中肌球蛋白轻链磷酸酶（MLCP）的作用下去磷酸化，从而引起平滑肌舒张。

（五）平滑肌活动的调节

绝大多数平滑肌受到交感神经与副交感神经的双重支配，作用相对缓慢且广泛。通常情况下自主神经可以直接控制多单位平滑肌的收缩活动，而对于一些有自律性的内脏平滑肌而言，自主神经则主要是调节它们的兴奋性和收缩强度。

问题分析与能力提升

1. 物质的跨膜转运方式有几种？各转运何种物质？
2. 水分子进入细胞膜的方式有几种？并分别举例说明其机制。
3. 为什么临床上可以使用硝苯地平来治疗高血压？
4. 试用肌丝滑行理论解释骨骼肌的舒缩过程。

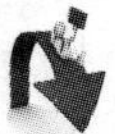

5. 你可以又高又快地举起一个很轻的物体，但是要举起一个很重的物体时，举得就会很慢很低甚至不能将其举起来，原因是什么？运用本章所学的知识分别描述在举起这两个物体的过程中，肌肉的收缩形式都发生了什么变化。

6. 刘某，女，33 岁。近 3 个月来感觉全身乏力和易疲劳。近 1 周上述症状明显加重，梳头困难并伴有眼睑下垂，上楼时多次跌倒在地，但上述症状休息后便可缓解。使用新斯的明治疗后肌力恢复。体格检查：血中抗胆碱能受体数量增多；肌电图示重复刺激运动神经元时骨骼肌的反应下降。

诊断：重症肌无力。

思考：①简述神经肌肉接头处兴奋传递的过程和特点。②何谓兴奋收缩耦联？其基本过程是什么？③简述影响骨骼肌收缩的主要因素。

7. 周某，女，29 岁。一个多小时前和家人吵架自服美曲磷酯（敌百虫）200 mL，20 min 后出现腹痛、恶心、呕吐、多汗、流涕、流涎，全身有紧束感，解稀水样大便一次，伴头痛，起病以来，患者未进食，小便未解。体格检查：T 36.4 ℃，P 72 次/min，R 22 次/min，BP 93/54 mmHg，嗜睡，有蒜臭味。皮肤湿冷，面部肌肉有抽搐，口腔流涎，皮肤、巩膜无黄染，瞳孔针尖样大，两肺有散在湿啰音，腹部平软，全腹无明显压痛。化验：血红蛋白 125 g/L，白细胞 7.4×10^9/L，中性粒细胞 68%，淋巴细胞 30%，单核细胞 2%，血小板 156×10^9/L。

诊断：有机磷中毒。

思考：①有机磷农药中毒的机制是什么？②有机磷农药中毒的特效解毒剂是什么？并简述其作用机制。

（河南医学高等专科学校　杨丽娜）

第三章 血液

学习要点

血细胞比容的概念，血浆晶体渗透压和血浆胶体渗透压的形成及生理意义，血细胞的正常值及生理功能，红细胞生成的条件，血液凝固的概念，血液凝固的基本步骤，ABO血型的分型原则及输血原则。

血液（blood）是在心血管系统内循环流动的红色液体组织，属于结缔组织的范畴。通过血液循环，将新陈代谢需要的O_2和营养物质运送到各器官、组织，把内分泌腺分泌的激素运输到相应的靶器官，同时把代谢过程中产生的CO_2及其他代谢产物运到排泄器官排出体外，所以血液具有运输功能。血液中含有调节酸碱平衡的缓冲对，能中和进入血液的酸性或碱性物质，使血浆的pH值维持相对稳定，故血液能够缓冲酸碱平衡。血液中的水分比热较大，经血液循环将热量散发至体表，因此血液有调节体温的功能。由此可见，血液在维持机体稳态方面起着重要作用。血液还能抵抗细菌、病毒、寄生虫等病原微生物引起的感染和免疫反应，血小板参与生理性止血，所以血液有防御保护功能。

当机体患某些疾病时，血液的化学成分和理化性质会发生改变，因此，在临床上，检测血液中的相关指标，对疾病的诊断有重要的临床意义。

第一节　血液的组成与理化性质

一、血液的组成

血液由血浆（plasma）和悬浮于血浆中的血细胞（blood cells）两部分组成，血细胞包括红细胞、白细胞和血小板。取一定量的新鲜血液置入加有抗凝剂的比容管中混匀，以每分钟3 000 r的速度离心30 min，血液分为三层：上层淡黄色的透明液体为血浆，下层深红色的为红细胞，两层之间有一薄层灰白色的是白细胞和血小板（图3-1）。

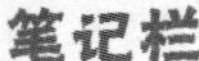

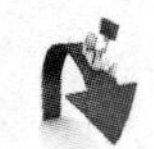

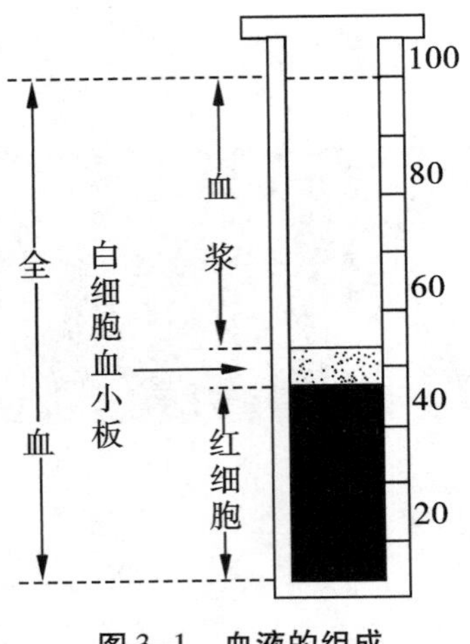

图 3-1　血液的组成

(一) 血浆

血浆占血液总容积的 50% ~60%。它是位于血管内、血细胞外的淡黄色透明液体,占人体体重的 5%,是机体内环境的重要组成部分,同时它也是沟通各部分体液与外界环境之间进行物质交换的重要媒介,是各部分体液中最活跃的部分。正常情况下,血浆成分保持相对稳定,但当机体患病时,血浆成分或血液的理化性质会发生相应变化,因此,测定血浆成分,对于临床正确地诊断疾病有重要意义。

血浆由水和溶质组成,溶质占 8% ~9%,包括血浆蛋白、无机盐、小分子有机物(营养物质、代谢产物、某些激素等)和一些气体组成(图 3-2)。

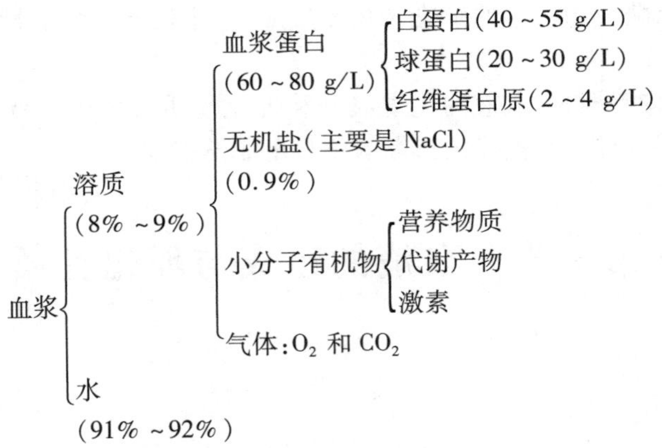

图 3-2　血浆的组成

1. 水分　水分占血浆的 91% ~92%。营养物质和代谢产物溶解于水中,实现血液的物质运输功能;水的比热较大,能吸收机体深部的热量,经血液循环,把热量带至体表散发出去,参与机体的体温调节。

2. 血浆蛋白　血浆蛋白(plasma proteins)是血浆中多种蛋白质的总称,正常成人血浆蛋白的总含量为 60 ~80 g/L,用盐析法可将血浆蛋白分为白蛋白、球蛋白和纤维

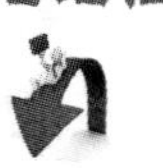

蛋白原三种,用电泳法又可进一步地将球蛋白分为 α_1、α_2、β 及 γ 球蛋白等。血浆蛋白的分类、正常值及其功能见表 3-1。

表 3-1 正常成人血浆蛋白的分类、正常值及生理功能

血浆蛋白分类	正常值(g/L)	主要生理功能
白蛋白	40～50	形成血浆的胶体渗透压,调节血管内外的水平衡,维持正常的血浆容量
球蛋白	20～30	抵御病原微生物的入侵,发挥免疫作用,也参与物质运输
纤维蛋白原	2～4	主要参与血液凝固、抗凝和纤溶等生理过程

白蛋白、α_1、α_2、β 球蛋白均产生于肝,γ-球蛋白产生于浆细胞,正常情况下,血浆中白蛋白和球蛋白的比值(A/G)为(1.5～2.5):1。当肝实质细胞受损、间质细胞增生时,γ-球蛋白生成增加,血浆蛋白总量和白蛋白含量减少,白蛋白/球蛋白比值下降甚至倒置。因此,血浆蛋白总量、白蛋白的含量及白蛋白/球蛋白比值的测定是反映肝功能的重要指标。

3. 无机盐　血浆中的无机盐含量占血浆总量的 0.9%,主要以离子状态存在,包括阳离子和阴离子两种形式。血浆中的阳离子有 Na^+、K^+、Ca^{2+}、Mg^{2+} 等,以 Na^+ 为主,阴离子有 Cl^-、HCO_3^-、HPO_4^{2-}、$H_2PO_4^-$ 等,以 Cl^- 为主。无机盐的生理功能主要包括:①形成血浆晶体渗透压;②缓冲酸碱平衡;③维持神经、肌肉的兴奋性等。

4. 小分子有机物　小分子有机物包括三类:①营养物质(例如葡萄糖、氨基酸、脂类、维生素等);②代谢终产物(例如尿素、尿酸、肌酐等);③激素。还可以根据是否含有氮元素分为非蛋白含氮有机物和非蛋白不含氮有机物。非蛋白含氮有机物是指血浆中除蛋白质以外的所有含氮化合物的总称,包括尿素、尿酸、肌酐、肌酸、胆红素等。临床上把非蛋白含氮有机物中的含氮量总称为非蛋白氮(non-protein-nitrogen, NPN)。正常成人 NPN 含量为 20～35 mg/dL(14～25 mmol/L),其中尿素氮占 1/3～1/2,非蛋白氮是蛋白质的代谢产物,主要经肾排出体外,所以测定 NPN 既可以了解蛋白质的代谢情况,又可以了解肾的排泄功能。非蛋白不含氮有机物包括葡萄糖、脂类、维生素、激素、酮体、乳酸等。

5. 气体　血浆中还含有 O_2 和 CO_2 等气体。水和电解质、小分子有机物分子量小,可自由通过毛细血管与组织液进行物质交换,因此血浆中的电解质含量与组织液基本相同,通过临床检测血浆中各种电解质的浓度可间接反映组织液中该物质浓度。血浆蛋白分子量大,不易通过毛细血管壁,因此血浆蛋白的含量与组织液差别较大。

(二)血细胞

血细胞包括红细胞(red blood cell, RBC)、白细胞(white blood cell, WBC)和血小板(platelet)。用离心方法可测出血细胞在血液中所占的容积百分比,称为血细胞比容(hematocrit)。正常成年男性的血细胞比容为 40%～50%,成年女性为 37%～48%。在血液中,数量最多的是红细胞,约占血细胞总数的 99%,白细胞和血小板含量很少,约占血细胞总数的 1%,所以血细胞比容可作为反映红细胞相对浓度的指标。当红细胞的数量或血浆的容量发生变化时,血细胞比容都会发生改变。例如某些贫血患者,

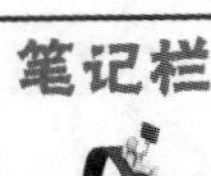

因红细胞数量减少，血细胞比容降低；严重脱水（如大量的出汗、严重的呕吐或腹泻）或大面积烧伤患者，因体液中水分大量丢失，血浆容量减少，导致血细胞比容升高。

二、血量

血量（blood volume）是指人体内血液的总量。正常的成年人血量占自身体重的7% ~8%，即每千克体重有70 ~80 mL的血液。例如60 kg体重的人，体内的血量为4 200 ~4 800 mL，平均4 500 mL。血量包括循环血量和储备血量。大部分血液在心血管系统内循环流动称为循环血量，血液流速快；小部分血液滞留在肝、肺、腹腔静脉及皮下静脉丛称为储备血量，血液流动慢。

正常情况下，人体内的血量能够保持相对稳定，这对于维持机体正常的血压和保证组织足够的血液灌流有重要的意义。一个健康的成年人一次失血只要不超过总血量的10%，通过心脏活动增强，血管收缩和储备血量的释放入血等代偿作用，循环血量能够迅速恢复正常，不出现明显的临床症状。因此一个健康的成人，一次献血200 ~300 mL，不会损害身体，通过组织液的回流，血浆中丢失的水和无机盐在1 ~2 h内可迅速得到补充；血浆蛋白在24 h内通过肝的合成能够恢复正常；红细胞在1个月内通过红骨髓生成可以恢复到正常。但若一次失血超过20%，通过代偿，机体的循环血量仍低于正常，患者会出现血压下降、脉搏细速、四肢厥冷等临床表现，甚至昏迷。若一次失血超过30%，就会危及生命，应及时输血抢救，以挽救生命。

三、血液的理化特性

（一）血液的颜色

动脉血呈鲜红色，静脉血呈暗红色。血液的颜色主要取决于血红蛋白的含量和血液中所含氧气的量。动脉血含氧丰富，大量的血红蛋白是以氧合血红蛋白的形式存在，由于氧合血红蛋白的颜色是鲜红色，故动脉血呈鲜红色；静脉血中含氧较少，血红蛋白多以去氧血红蛋白的形式存在，由于去氧血红蛋白呈暗红色，故静脉血呈暗红色。

（二）血液的比重

正常人全血的比重为1.050 ~1.060，血浆的比重为1.025 ~1.030。由于血液中红细胞的比重较大，故全血的比重取决于血液中红细胞的数量；血浆中血浆蛋白的比重较大，所以血浆的比重取决于血浆中血浆蛋白的含量。

（三）血液的黏滞性

血液的黏滞性（viscosity）是由血液的内部分子之间或颗粒之间存在的摩擦力形成的。血液黏滞性是通过毛细管式黏度计测定的，即在一定条件下，使相同体积的血液或血浆通过一定长度和内径的毛细玻璃管所需时间与等体积的水流过同一毛细玻璃管所需时间的比值。经测定，正常成人全血的黏滞性是水的4 ~5倍，血浆的黏滞性是水的1.6 ~2.4倍，前者主要决定于血液中红细胞的含量，后者主要取决于血浆中血浆蛋白的含量。血液的黏滞性是形成血流阻力的重要因素之一。当微循环发生障碍时，血液的流速变慢，红细胞发生叠连，血液的黏滞性增加，血流阻力增大，微循环的血液灌流量将减少。

（四）血浆渗透压

渗透压（osmotic pressure）是指溶液中的溶质吸引水分子通过半透膜的力量，是渗透现象发生的动力。渗透压的大小与溶液中溶质的种类和溶质的颗粒大小没有关系，主要取决于单位体积溶液中溶质颗粒（分子或离子）数目的多少。渗透压的单位通常用渗透摩尔（osmole Osm）表示，因为血浆中溶质的浓度较低，故医学上常用毫渗透摩尔（mOsm）作为渗透压的单位，简称为毫渗。

1. 血浆渗透压的组成和正常值　血浆渗透压的正常值约为 300 mOsm/L（即 300 mOsm/kg · H_2O），相当于 770 kPa。血浆渗透压是由血浆晶体渗透压（crystal osmotic pressure）和血浆胶体渗透压（colloid osmotic pressure）两部分组成。血浆晶体渗透压一般为 298.5 mOsm/L（即 298.5 mOsm/kg · H_2O），是由血浆中的晶体物质形成，如无机盐、葡萄糖、尿素等，血浆晶体渗透压的 80% 是由 Na^+、Cl^- 形成的。血浆胶体渗透压是由血浆中的大分子胶体物质形成的，即由血浆蛋白形成，其中白蛋白因为含量多且分子量小，颗粒数目多，所以白蛋白是形成血浆胶体渗透压的主要成分，占血浆胶体渗透压的 75% ~80%。血浆中虽然含有多量的蛋白质，但由于血浆蛋白的分子量大，其分子数量少，所形成的渗透压较小，仅为 1.5 mOsm/L。

2. 血浆渗透压的生理功能　因为细胞膜具有选择通透性，水分子可自由通过，而细胞外液中的晶体物质大多不易通过细胞膜，而且细胞外液的晶体渗透压保持相对稳定，这对维持细胞内、外水的平衡和保持细胞的正常形态有着重要的作用。而毛细血管壁通透性较大，水和晶体物质可以自由通过，所以血浆晶体渗透压和组织液晶体渗透压差异不大，所以血浆晶体渗透压对毛细血管内、外的水平衡影响不大；血浆蛋白因为分子量大，不易通过毛细血管壁进入组织液，而组织液中的蛋白质很少，这就造成了血浆胶体渗透压高于组织液胶体渗透压，水分由组织液进入毛细血管，因此血浆胶体渗透压的作用是调节血管内、外的水平衡，维持正常的血容量（图 3-3，表 3-2）。肝肾疾病患者，因血浆中的白蛋白含量减少，血浆胶体渗透压明显降低，组织液中的水分增多，引起水肿。

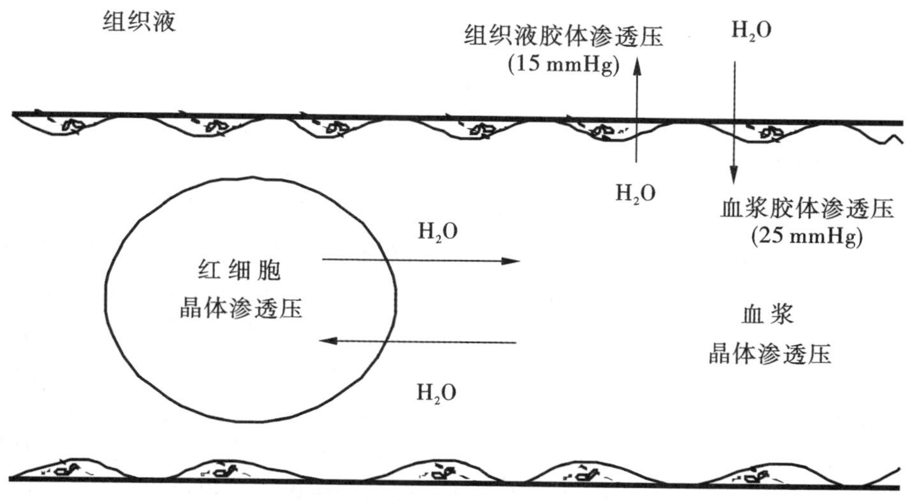

图 3-3　血浆晶体渗透压和胶体渗透压作用示意

图示红细胞内与血浆晶体渗透压基本相等，可维持红细胞正常状态；而血浆胶体渗透压大于组织液胶体渗透压，可将组织液中的水转移到血管（图中数字的单位为 mmHg）

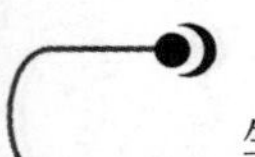

笔记栏
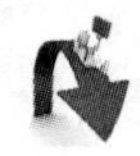

表 3-2　血浆渗透压的组成、形成及生理功能

组成	正常值	形成	生理功能
血浆晶体渗透压	298.5 mOsm/kg · H_2O	由血浆中的晶体物质形成，最主要的是 NaCl	保持细胞内、外的水平衡，维持红细胞正常的形态
血浆胶体渗透压	1.5 mOsm/kg · H_2O	由血浆蛋白形成，最主要的是白蛋白	维持毛细血管内、外的水平衡，维持正常的血容量

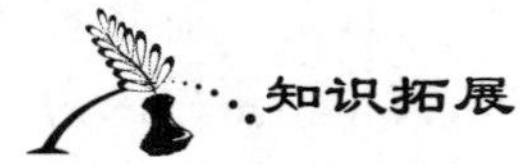

知识拓展

等渗溶液和等张溶液

根据渗透压与血浆渗透压的关系，可将临床上和生理实验中使用的溶液分为：渗透压等于血浆渗透压的溶液，称为等渗溶液（iso-osmotic solution），渗透压高于血浆渗透压的溶液称为高渗溶液，渗透压低于血浆渗透压的溶液称为低渗溶液。0.9% 的 NaCl 注射液和 5% 的葡萄糖注射液均为等渗溶液，红细胞悬浮于其中，形态和大小保持正常。1.9% 的尿素溶液虽与血浆渗透压相等，但将红细胞放于该溶液后，红细胞发生溶血。这是因为尿素是脂溶性小分子物质，可顺着浓度差进入红细胞，使红细胞内渗透压增高，水由膜外进入膜内，红细胞膨胀、破裂，发生溶血。NaCl 不易通过红细胞膜，因而不会发生上述现象。我们把能够使悬浮于其中的红细胞保持正常形态和大小的溶液称为等张溶液（isotonic solution）。所以，0.9% 的 NaCl 溶液既是等渗溶液，也是等张溶液；而 1.9% 尿素是等渗溶液，但不是等张溶液。

（五）血浆的酸碱度

正常人血浆 pH 值为 7.35～7.45，略偏碱性。血浆的 pH 值能维持相对稳定有赖于血液中的缓冲系统及肺、肾调节，其中血液中的缓冲系统在调节酸碱平衡中发挥着至关重要的作用。当酸性或碱性物质进入血液时，血浆中的缓冲对能有效地缓冲酸性或碱性物质对血浆 pH 值的影响。血液中的缓冲对有 $NaHCO_3/H_2CO_3$、Na_2HPO_4/NaH_2PO_4 和蛋白质钠盐/蛋白质等，其中 $NaHCO_3/H_2CO_3$ 是血液中最重要的缓冲对，只要二者比值维持在 20∶1 的水平，血浆的 pH 值就能维持正常。在病理情况下，当体内的酸过多或碱过多时，超出了机体的缓冲能力，血浆的 pH 值会发生变化，当血浆的 pH 值低于 7.35 时，称为酸中毒，高于 7.45 时，称为碱中毒。如果血浆的 pH 值过低或过高，将危及生命，可见血浆 pH 值的相对稳定是机体生命活动的必要条件。

第二节 血细胞

一、红细胞

(一)红细胞的形态、数量和功能

1.红细胞的形态 正常成熟的红细胞直径平均为7~8 μm,周边厚,中间薄,正面观,呈双面凹的圆盘形,侧面观呈哑铃状,这种形态,既增加了红细胞的表面积,有利于气体交换;又增大了红细胞的可塑变形能力,使红细胞能顺利地通过直径比它小的毛细血管及血窦间隙。正常成熟的红细胞没有细胞核,没有细胞器,胞质中充填了大量的血红蛋白。

2.红细胞的数量 红细胞(red blood cell,RBC)是血液中数量最多的血细胞。临床上常用每升血液中红细胞的个数来表示红细胞的数量。我国成年男性红细胞的正常值为$(4.0\sim5.5)\times10^{12}/L$,女性为$(3.5\sim5.0)\times10^{12}/L$。红细胞内含有丰富的血红蛋白(hemoglobin,Hb),红细胞的功能主要是由血红蛋白来完成的。我国成年男性血红蛋白的正常值为120~160 g/L,成年女性为110~150 g/L。新生儿的红细胞为$(6.0\sim7.0)\times10^{12}/L$,血红蛋白为170~200 g/L,均高于成年人,出生后数周红细胞数量和血红蛋白的含量均减少,儿童低于成年人,青春期接近于成人水平。高原地区的人红细胞数量和血红蛋白含量均高于平原地区。若血液中红细胞的数量和血红蛋白的含量低于正常值,称为贫血(anemia)。

3.红细胞的功能 红细胞的主要功能是运输O_2和CO_2。血液中98.5%的O_2与血红蛋白结合形成氧合血红蛋白,这是O_2运输的主要形式,CO_2的运输主要有碳酸氢盐和氨基甲酸血红蛋白两种形式,前者占88%,后者占7%。红细胞运输O_2的功能主要是通过红细胞内的血红蛋白来完成的,当发生溶血时,血红蛋白逸出,将丧失运输O_2的功能。此外,红细胞还能缓冲酸碱平衡。

(二)红细胞的生理特性

红细胞的生理特性包括可塑变形性、悬浮稳定性和渗透脆性,这些生理特性都与红细胞的形态(双面凹的圆盘形)有关。

1.可塑变形性 可塑变形性(plastic deformation)是指正常红细胞在外力作用下发生变形的能力。双面凹的圆盘形结构增大了红细胞的表面积,增加了表面积与体积比,使红细胞有很强的变形能力。红细胞在血管中循环流动时,需通过变形才能通过口径比它小的血管和血窦孔隙,通过后又恢复双面凹的圆盘形,这说明红细胞具有可塑变形的特性。正常的红细胞可塑变形性很大,衰老的红细胞以及球形红细胞的可塑变形能力显著降低。

2.悬浮稳定性 将血液加入放有抗凝剂的血沉管中垂直静置,虽然红细胞的比重大于血浆,但是正常时红细胞下沉缓慢。我们把红细胞能相对稳定地悬浮于血浆中不易下沉的特性称为悬浮稳定性(suspension stability)。临床上通常用红细胞沉降率(erythrocyte sedimentation rate,ESR)来表示红细胞悬浮稳定性的大小。红细胞沉降率通常用红细胞在第一小时末下沉的距离来表示,简称血沉。用魏氏法测定血沉的正常值

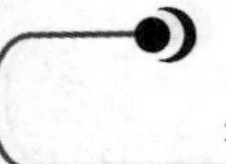

笔记栏

为:正常成年男性为 0 ~ 15 mm/h,成年女性为 0 ~ 20 mm/h。沉降率越快,说明红细胞的悬浮稳定性越小。

红细胞能悬浮于血浆而不易下沉,是由于红细胞与血浆之间的摩擦力阻碍了红细胞下沉。双凹圆盘形的红细胞具有较大的表面积,使其表面积与体积比增大,产生的摩擦力增大,故红细胞沉降率减慢。当机体患活动性肺结核、风湿热、恶性肿瘤等疾病时,红细胞彼此之间以凹面相贴,称为红细胞叠连(rouleaux formation)。红细胞的叠连使红细胞的表面积与体积比减小,摩擦力减小,红细胞沉降率加快。红细胞是否叠连,其原因不在于红细胞本身,主要取决于血浆成分的改变。当血浆中的球蛋白、纤维蛋白原和胆固醇的含量增多时,可加速红细胞叠连,使红细胞沉降率加快;当血浆中的白蛋白、卵磷脂增多时,会抑制红细胞叠连的发生,使红细胞沉降率减慢。所以将红细胞沉降率加快患者的红细胞放入正常人的血浆中,红细胞沉降率正常,而把正常人的红细胞放入红细胞沉降率加快患者的血浆中,红细胞发生叠连而使红细胞沉降率加快。

3. 渗透脆性　红细胞在低渗盐溶液中发生膨胀破裂的特性称为红细胞渗透脆性(osmotic fragility),简称脆性。将红细胞放入等渗的 0.9% NaCl 注射液中,因水进出平衡,故红细胞的形态和大小保持正常。若将红细胞放入 0.6% ~0.8% 的 NaCl 注射液中,在渗透压差的作用下,水由膜外进入膜内,红细胞发生膨胀;当 NaCl 浓度降至 0.42% 时,部分红细胞开始破裂,发生溶血;当 NaCl 浓度降至 0.35% 时,红细胞全部破裂,血红蛋白逸出,发生溶血。上述实验说明红细胞对低渗盐溶液具有一定的抵抗力。衰老的红细胞对低渗盐溶液的抵抗力较小,即脆性大;幼稚的红细胞对低渗溶液的抵抗力较大,即脆性小。有些疾病,如遗传性球形红细胞增多症患者的红细胞脆性变大。因此红细胞渗透脆性的测定有助于某些疾病临床诊断。

(三)红细胞的生成

1. 红细胞的生成部位　卵黄囊、肝、脾、骨髓分别是胚胎发育不同阶段的造血器官,出生后,红骨髓是造血的唯一场所。红骨髓内的造血干细胞增殖分化成为红系定向祖细胞,再经过原红细胞、早幼红细胞、中幼红细胞、晚幼红细胞和网织红细胞阶段,最终成为成熟的红细胞进入血液。从原红细胞到网织红细胞释放入血,经历 6 ~7 d。在红细胞发育成熟的过程中,红细胞的体积由大到小,细胞核从有到无,血红蛋白从无到有,红细胞的功能从幼稚到成熟。当机体在受到大量放射线(如 γ 射线、X 射线)照射或某些化学物质(如氯霉素、苯、抗癌药等)作用时,红骨髓的造血功能受到抑制,全血细胞减少,导致再生障碍性贫血。由此可见,红骨髓具有正常的造血功能是红细胞生成的前提条件。

2. 红细胞生成所需的原料　红细胞中含有大量的血红蛋白。铁和蛋白质则是合成血红蛋白的主要原料。正常成人每天需要 20 ~30 mg 铁用于红细胞的生成,其中每天从食物中摄入的铁仅有 1 mg,其余的铁均来自体内铁的再利用,即巨噬细胞吞噬衰老的红细胞,分解血红蛋白释放出的铁用于血红蛋白的合成。当铁的摄入不足或吸收障碍以及长期慢性失血,都会导致铁的不足,使血红蛋白合成减少,引起缺铁性贫血,因患者血红蛋白合成减少,红细胞体积较小,所以缺铁性贫血又叫小细胞低色素性贫血。因此,红细胞的生成还需要有足够的造血原料——铁和蛋白质。

3. 红细胞成熟因子　叶酸和维生素 B_{12} 是 DNA 合成过程中的重要辅酶。叶酸在

笔记栏

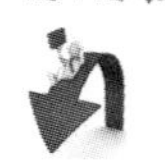

体内只有转化为四氢叶酸才能参与 DNA 的复制，维生素 B_{12} 能增加四氢叶酸在体内的利用。正常情况下，通过食物摄入的叶酸和维生素 B_{12} 能满足红细胞生成的需要，但维生素 B_{12} 的吸收需要内因子的参与，由胃泌酸腺壁细胞分泌的内因子与维生素 B_{12} 结合形成复合物，使维生素 B_{12} 免受消化酶的破坏，促进维生素 B_{12} 在回肠的吸收。因此当胃大部分切除或萎缩性胃炎患者，因胃腺的壁细胞数量减少，合成的内因子减少，引起维生素 B_{12} 的吸收障碍，进而导致叶酸的利用障碍。由此可见，当内因子、叶酸和维生素 B_{12} 缺乏时，都会导致骨髓中幼红细胞 DNA 合成障碍，使红细胞分裂增殖速度减慢，使红细胞停留在幼稚的阶段，细胞体积大，血红蛋白含量少，导致巨幼红细胞性贫血。

（四）红细胞生成的调节

正常情况下，红细胞的生成主要受促红细胞生成素和雄激素的调节，以保持红细胞数量的相对恒定。

1. 促红细胞生成素　促红细胞生成素（erythropoietin，EPO）是一种由 165 个氨基酸残基组成的糖蛋白，促红细胞生成素主要由肾产生。EPO 主要促进晚期红系祖细胞的增殖，并向原红细胞分化；还能加速幼红细胞的分裂增殖及血红蛋白的合成，并促进网织红细胞的成熟与释放。组织缺氧是刺激 EPO 合成和分泌的主要原因。当肾供氧不足时（如贫血、缺氧、肾血流减少或正常人由平原进入高原地区等），肾合成与分泌的 EPO 增加，使外周血中的红细胞数量和血红蛋白含量增多，提高血液的运氧能力，使机体的缺氧症状能够得到缓解。当红细胞数量增多时，通过负反馈的调节使肾合成和分泌的 EPO 减少，使红细胞生成减少，从而维持血液中红细胞数量的相对稳定。临床上，当患者双肾实质严重受损时，肾合成的 EPO 减少，红骨髓造血功能低下，出现难以纠正的贫血症状，称为肾性贫血。

2. 雄激素　雄激素通过刺激肾合成和分泌 EPO，使红骨髓造血功能增强，促进红细胞的生成。此外，有实验结果显示，雄激素还可直接地刺激红骨髓，促进红骨髓红系祖细胞的增殖，此效应先于体内 EPO 的增加，说明雄激素可以直接刺激红骨髓，促进红细胞的生成。其中前者的作用是主要的。这可能是成年男性红细胞数量和血红蛋白含量多于女性的原因。

（五）红细胞的破坏

正常人的红细胞平均寿命约为 120 d。红细胞的破坏有血管内破坏和血管外破坏。衰老的红细胞可塑变形能力减退，难以通过微小的血窦间隙，易滞留于肝血窦和脾血窦，被巨噬细胞吞噬，称为血管外破坏。巨噬细胞吞噬红细胞后，分解血红蛋白，释出铁、氨基酸和胆红素，铁和氨基酸在体内可被再利用，胆红素经肝随胆汁排出体外。同时衰老的红细胞脆性增加，在血管中因机械冲撞而破损，称为血管内破坏。红细胞在血管内破坏后，释放出血红蛋白，与血浆中的触珠蛋白结合，被肝摄取，血红素经代谢释放出铁，生成胆红素经胆汁排出，但当血管内的红细胞大量破坏，血浆中血红蛋白浓度过高超出触珠蛋白的结合能力时，未能与触珠蛋白结合的血红蛋白将经肾排出，出现血红蛋白尿。若脾功能亢进时，可使红细胞破坏增加，发生脾性贫血。

二、白细胞

白细胞（white blood cell，WBC）是一类无色、有核的血细胞，体积比红细胞大，在血

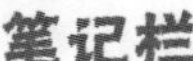
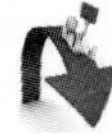

液中呈球形。

(一)白细胞的分类及数量

根据胞质中有无嗜色颗粒将白细胞分为粒白细胞和无粒白细胞两类。粒细胞包括中性粒细胞(neutrophil)、嗜酸性粒细胞(eosinophil)和嗜碱性粒细胞(basophil),无粒细胞包括淋巴细胞(lymphocyte)和单核细胞(monocyte)(表3-3)。正常成年人血液中白细胞总数为(4.0～10.0)×10^9/L,其中中性粒细胞占50%～70%,嗜酸性粒细胞占0.5%～5%,嗜碱性粒细胞占0%～1%,单核细胞占3%～8%,淋巴细胞占20%～40%。正常人血液中白细胞的数量可随年龄、机体所处的功能状态不同而发生变化,如新生儿白细胞数较高,正常值为15.0×10^9/L,剧烈运动、进食、疼痛、妊娠等情况下白细胞数会升高。

表3-3　我国健康成人白细胞正常值及主要功能

名称	平均值	百分比(%)	主要功能
有粒白细胞			
中性粒细胞	4.5×10^9/L	50～70	吞噬细菌与坏死细胞
嗜酸性粒细胞	0.1×10^9/L	0.5～5.0	抑制组胺的释放
嗜碱性粒细胞	0.025×10^9/L	0～1.0	释放组胺与肝素
无粒白细胞			
淋巴细胞	1.8×10^9/L	20～40	参与机体免疫
单核细胞	0.45×10^9/L	3～8	吞噬细菌与衰老的红细胞

(二)白细胞的功能

白细胞通过变形、游走、趋化和吞噬等特性,参与机体的防御和保护功能。除淋巴细胞外,其他的白细胞都能伸出伪足,通过变形运动,穿过毛细血管壁进入组织间隙,这一过程称为白细胞渗出(diapedesis)。渗出到血管外的白细胞通过变形运动在组织内游走,白细胞朝向某些化学物质运动的特性,称为趋化性(chemotaxis),能吸引白细胞发生定向运动的化学物质,称为趋化因子(chemokine)。趋化因子包括人体细胞的降解产物、细菌、细菌毒素、抗原-抗体复合物等。当机体发生炎症时,白细胞在趋化因子的吸引下游走到炎症部位,把细菌吞噬,在白细胞溶酶体内水解酶的作用下将细菌消化、杀灭。白细胞还可分泌白细胞介素、干扰素等多种细胞因子,参与局部炎症和免疫反应的调控。

1. 中性粒细胞　中性粒细胞具有很强的变形、游走能力和非特异性吞噬能力,是血液中主要的吞噬细胞。当病原微生物(特别是化脓性细菌)入侵时,中性粒细胞在炎症区域产生的趋化因子作用下,从毛细血管内渗出,游走到炎症部位,能够吞噬和杀灭细菌。中性粒细胞溶酶体特别发达,含有大量的水解酶,能将吞噬的细菌进行水解,以防炎症的扩散。当中性粒细胞吞噬过多的细菌后,便自我溶解,释放的各种水解酶将周围的组织进行溶解,形成脓液。血液中有一半的中性粒细胞在血管内循环流动,称为循环池,临床上白细胞计数反映的就是循环池中的中性粒细胞的数量;还有一半的

笔记栏

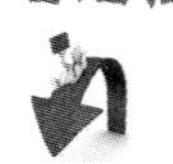

中性粒细胞在小血管的内皮细胞上滚动,称为边缘池。此外,在红骨髓中还储备有约 2.5×10^{12} 个成熟的中性粒细胞。当机体发生化脓性炎症时,在趋化因子的作用下,骨髓内储存的中性粒细胞和边缘池中的中性粒细胞在数小时内大量进入循环池,使外周血液中白细胞的总数和中性粒细胞所占的百分比均升高,有利于更多的中性粒细胞进入炎症区域。当血液中中性粒细胞数减少到 1.0×10^9/L 时,机体的抵抗力就会明显降低,容易发生感染。此外,中性粒细胞还可吞噬和清除衰老的红细胞和抗原抗体复合物等。

2. 嗜碱性粒细胞　嗜碱性粒细胞胞浆中含有粗大的碱性染色颗粒,颗粒内含有肝素、组胺、过敏性慢反应物质、嗜酸性粒细胞趋化因子 A 等多种生物活性物质。当抗原再次进入致敏状态的机体时,嗜碱性粒细胞的细胞膜稳定性降低,通透性增强,细胞内颗粒脱出,释放出生物活性物质,其中的肝素有抗凝血作用,组胺和过敏性慢反应物质导致支气管平滑肌收缩,腺体分泌,小血管和毛细血管扩张和通透性增加,出现哮喘、荨麻疹等Ⅰ型超敏反应的症状,嗜酸性粒细胞趋化因子 A 可吸引嗜酸性粒细胞,使之聚集于过敏反应的部位,以限制嗜碱性粒细胞在过敏反应中的作用。所以,嗜碱性粒细胞主要参与形成过敏反应的症状。

3. 嗜酸性粒细胞　嗜酸性粒细胞胞浆中含有较大的嗜酸性颗粒,颗粒内含有过氧化物酶和碱性蛋白等。嗜酸性粒细胞吞噬能力较弱,基本上无杀菌作用。嗜酸性粒细胞的主要作用有:①限制嗜碱性粒细胞和肥大细胞在Ⅰ型超敏反应中的作用。其作用机制是:一方面抑制嗜碱性粒细胞合成和释放肝素、组胺、过敏性慢反应物质等生物活性物质,另一方面能够吞噬嗜碱性粒细胞和肥大细胞释放的颗粒,并灭活嗜碱性粒细胞释放生物活性物质。②参与对蠕虫的免疫反应。在 IgG、IgE 抗体和补体 C_3 的作用下,嗜酸性粒细胞可借助细胞表面的 Fc 受体和 C_3 受体黏着于多种蠕虫的幼虫上,释放的碱性蛋白、过氧化物酶等,损伤幼虫虫体。但其成虫在体内和体外均能抵抗嗜酸性粒细胞的损伤作用。因此,在机体发生过敏反应或寄生虫感染时,常伴有嗜酸性粒细胞数目增多。

4. 淋巴细胞　淋巴细胞在特异性免疫应答过程中起核心作用。根据淋巴细胞生长发育的过程、细胞表面标志和功能不同,淋巴细胞被分为 T 淋巴细胞、B 淋巴细胞和自然杀伤细胞(natural killer,NK)三大类。T 淋巴细胞主要参与细胞免疫,B 淋巴细胞主要参与体液免疫,NK 细胞能杀伤肿瘤细胞和病毒感染细胞。

5. 单核细胞　单核细胞体积较大,胞质中没有嗜色颗粒。在血液中仅停留 2～3 d,游走到组织后,细胞体积增大,胞质中的溶酶体和线粒体的数目增多,具有强大的吞噬能力,可吞噬更多、更大的细菌和颗粒,称为巨噬细胞(macrophage)。巨噬细胞的溶酶体中还含有大量的酯酶,可消化结核杆菌的脂膜。当细菌侵入机体时,组织中的巨噬细胞能立即发挥抗感染作用。与中性粒细胞相比,单核细胞的趋化迁移速度较慢,需要数日甚至数周才能成为炎症局部的主要吞噬细胞,其作用表现为:①吞噬和清除病原微生物或衰老损伤的血细胞;②参与激活淋巴细胞的特异性免疫功能;③识别和杀伤肿瘤细胞。

三、血小板

(一) 血小板的形态和数量

血小板(platelet,PLT)体积小,无色,无核,呈双凸的圆盘状,直径为 2～3 μm。血

笔记栏

小板是骨髓成熟的巨核细胞脱落的细胞质碎片。当血小板激活时，伸出伪足，呈不规则形状。

我国正常成人血小板的数量为(100～300)×10^9/L。血小板的数量可在6%～10%范围内波动。午后的血小板数量较清晨高，冬季的较春季高，剧烈运动后血小板数量增多，妇女月经后较月经前数量高，妊娠中、晚期的血小板数量增加，静脉血中的血小板数量较毛细血管多。血小板有助于维持血管壁的完整性，当血小板的数量少于50×10^9/L，微小的创伤即可引起皮肤和黏膜下出现瘀点、瘀斑甚至紫癜，称为血小板减少性紫癜，如果血小板数量过多，易形成血栓。

(二)血小板的生理特性

1.黏附　血小板黏附(platelet adhesion)是指血小板与非血小板表面的黏着。当血管受损时，内皮细胞脱落，胶原纤维暴露，血小板黏附于胶原纤维的表面。血小板黏附是生理性止血过程中十分重要的步骤之一。当血小板黏附功能受损时，患者有出血的倾向。

2.聚集　血小板聚集(platelet aggregation)是指血小板与血小板之间相互黏着，是血小板血栓形成的基础。血小板的聚集包括两个时相：第一时相的聚集是由受损组织释放的ADP(即外源性的ADP)引起，发生迅速，但也可迅速解聚，为可逆性聚集；第二时相的聚集是由血小板释放的ADP(即内源性的ADP)引起，发生缓慢，但不能解聚，为不可逆性聚集。血小板释放的血栓烷A_2(即TXA_2)也有强烈聚集血小板的作用，但血小板内没有储存TXA_2，血小板内的磷脂酶A_2在血小板激活时被活化，膜磷脂被裂解，产生花生四烯酸，花生四烯酸在环加氧酶作用下生成前列腺素G_2(PGG_2)和前列腺素H_2(PGH_2)，二者在血小板血栓烷合成酶的催化下生成TXA_2。TXA_2对血小板的聚集有正反馈调节作用。药物阿司匹林能抑制环加氧酶(cyclic oxygenase，COX)，使生成的TXA_2减少，对抗血小板的聚集。同时，血管内还存在与TXA_2相抗衡的前列环素(即PGI_2)能抑制血小板聚集。内皮细胞中PGH_2在前列环素合成酶的作用下转化为前列环素(prostacyclin，PGI_2)。

3.释放　血小板释放(platelet release)是指血小板受刺激后，将储存在致密体、α-颗粒或溶酶体内的生物活性物质排出到血小板外的过程。血小板释放的物质有腺苷二磷酸(adenosine diphosphate，ADP)、腺苷三磷酸(adenosine triphosphate，ATP)、5-羟色胺(5-HT)、Ca^{2+}、β-血小板球蛋白、血小板因子4(PF_4)等。血小板释放的物质多数能促进血小板的激活、聚集，进一步加速生理性止血的过程。

4.吸附　血小板能吸附血浆中的多种凝血因子，启动血液凝固的过程。血管内皮受损，血小板黏附、聚集于此，使局部的凝血因子浓度升高，加速血液凝固和生理性止血的过程。

5.收缩　血小板具有收缩能力，其收缩能力与血小板中的收缩蛋白密切相关。血小板中含有肌动蛋白、肌球蛋白等类似于肌肉的收缩蛋白。当血凝块形成后，在血小板收缩蛋白的作用下，血凝块回缩形成坚实的血栓，堵塞出血口，有利于止血。当血小板数量减少或血小板功能发生障碍时，血凝块回缩不良，导致生理性止血功能障碍，使出血时间延长。

(三)血小板的生理功能

1.维持血管内皮的完整性　当内皮细胞脱落时，在电子显微镜下可见血小板黏附

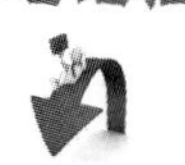

并融合到血管内皮中，以填补内皮细胞脱落留下的间隙（图 3-4），并能促进血管内皮细胞、平滑肌细胞等细胞的增殖，有助于受损血管的修复。当血小板数量减少至 $50\times10^9/L$ 时，血管内皮的完整性破坏，出现血小板减少性紫癜。

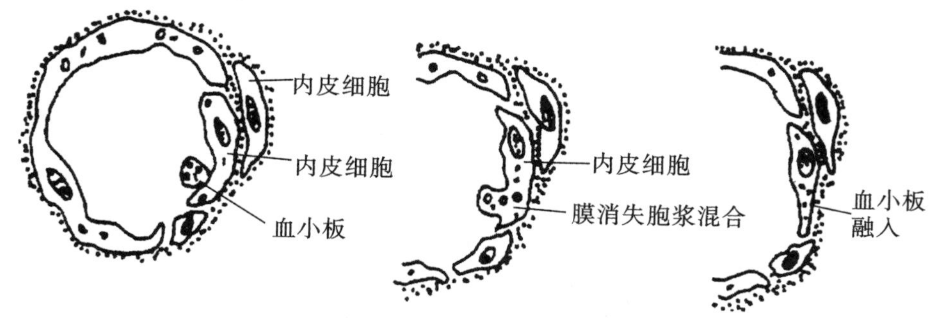

图 3-4　血小板融合到毛细血管内皮细胞过程示意

2. 参与生理性止血　正常情况下，小血管受损后引起的出血在数分钟内就会自行停止，称为生理性止血（hemostasis）。生理性止血的过程包括受损血管收缩、血小板血栓形成和血液凝固三个环节（图 3-5）。当血管受损时，血小板激活，释放缩血管物质（如 5-HT、儿茶酚胺等），反射性地引起受损血管收缩，裂口缩小，血流速度减慢，有助于止血；当血管受损时，内皮细胞脱落，胶原纤维暴露，通过血小板的黏附，识别损伤部位，使止血栓能正确定位。受损组织释放的 ADP 及局部凝血过程中生成的凝血酶使活化的血小板释放 ADP 和 TXA_2，使血小板第一时相的聚集变为第二时相的聚集，形成血小板血栓，堵塞受损血管，起到暂时的止血作用；血管受损后，激活凝血系统，在局部迅速发生血液凝固，使血浆中可溶的纤维蛋白原转变为不溶的纤维蛋白，交织成网，形成凝血块，血块回缩，形成坚实的血栓，从而达到永久性止血的目的。

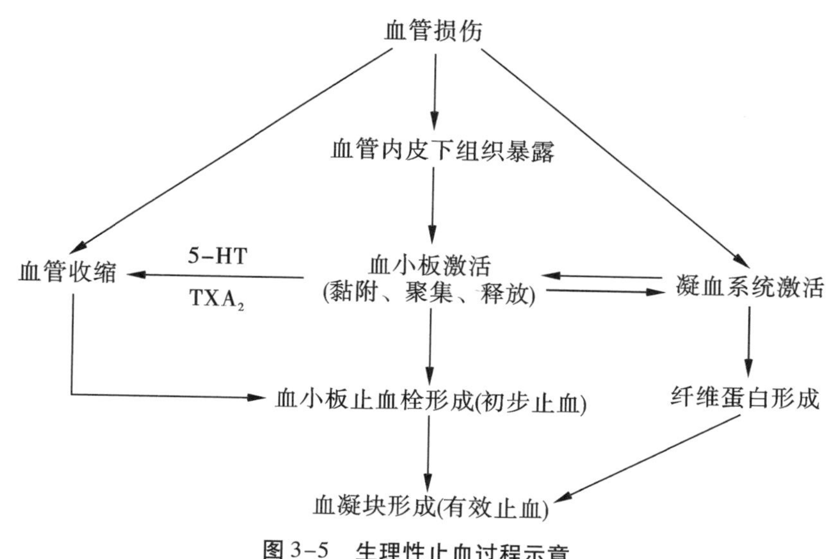

图 3-5　生理性止血过程示意

生理性止血是机体重要的保护机制之一。生理性止血与血小板的功能和数量有

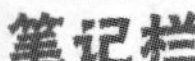
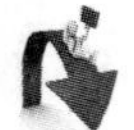

密切关系。临床上刺破指尖或耳垂使血液自然流出，测定出血延续的时间，这段时间称为出血时间(bleeding time)。正常为1～3 min。若血小板数量减少或功能障碍，出血时间将延长。

3. 促进血液凝固　血小板激活，释放血小板因子，加速凝血酶原的激活。同时，血小板还能吸附凝血因子，促进血液凝固。

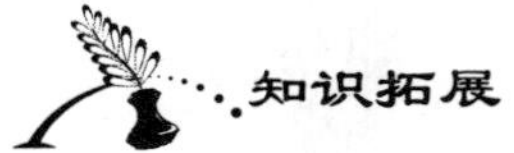

知识拓展

造血干细胞

各类血细胞均起源于造血干细胞。造血(hemopoiesis)的过程是各类造血细胞发育和成熟的过程。根据造血细胞的功能与形态特征，一般把造血过程分为造血干细胞(hemopoietic stem cells)、定向祖细胞(committed progenitors)和形态可辨认的前体细胞(precursors)三个阶段。造血干细胞具有自我复制(self renewal)和多向分化的能力。通过自我复制可保持自身细胞数量的稳定；通过多向分化则可形成各系定向祖细胞。此外，造血干细胞大多处于细胞周期之外，也即处于不进行细胞分裂的相对静止状态(G_0 期)。一旦机体需要，可以有更多的造血干细胞从 G_0 期进入细胞周期。因此，造血干细胞具有很强的增殖潜能。发育到定向祖细胞的阶段时，已经限定进一步分化的方向。将各系列的定向祖细胞在体外培养时，可形成相应血细胞的集落，即集落形成单位(colony forming unit，CFU)。形成红细胞集落的定向祖细胞称为红系定向祖细胞(CFU-E)，同理，定向祖细胞还有粒-单核系祖细胞(CFU-GM)、巨核系祖细胞(CFU-MK)和TB淋巴系祖细胞(CFU-TB)。在前体细胞阶段，造血细胞已发育成为形态学上可辨认的各系幼稚细胞，这些细胞进一步分化成熟，便成为具有特殊功能的各类终末血细胞，然后有规律地释放入血液循环。由于造血干细胞主要存在于骨髓，临床上可抽取正常人的骨髓，给造血或免疫功能低下的病人进行骨髓造血干细胞移植(又称骨髓移植)，可重建造血和免疫功能。

第三节　血液凝固和纤维蛋白溶解

一、血液凝固

血液凝固(blood coagulation)是指血液由流动的液体状态变成不流动的凝胶状态的过程。血液凝固是由一系列凝血因子参与的酶促反应。血液凝固的实质是血浆中可溶性的纤维蛋白原转变成了不溶性的纤维蛋白。血液凝固后1～2 h，血凝块回缩，

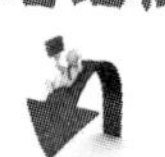

在血凝块的周围析出淡黄色透明液体，称为血清(serum)。血清与血浆的主要区别在于血清中不含纤维蛋白原和被消耗的凝血因子。

(一)凝血因子

血浆与组织中直接参与血液凝固的物质，统称为凝血因子(blood coagulation factor 或 clotting factor)。迄今已知的凝血因子有 14 种，世界卫生组织(World Health Organization，WHO)统一命名的凝血因子有 12 种(表 3-4)，按照发现的先后顺序用罗马数字进行编号，即凝血因子 Ⅰ ～ XⅢ(即 FⅠ ～FXⅢ)，FⅥ不是一个独立的凝血因子，是 FV 的激活形式；另外两种凝血因子是前激肽释放酶和高分子激肽原。

凝血因子的特点包括：①在这些凝血因子中，除了 FⅢ(组织因子)外，其余的凝血因子都在血浆中；②除了 FⅣ是 Ca^{2+}外，其余的凝血因子都是蛋白质；③大部分凝血因子是以无活性的酶原形式存在，在其他酶的作用下激活，成为有活性的形式，习惯上在凝血因子的右下角加上一个“α”表示其活化型，如 FX 被激活为 FX_{α}；④多数凝血因子在肝合成，其中 FⅡ、FⅦ、FⅨ、FX 的合成需要维生素 K 的参与，所以它们被称为依赖维生素 K 的凝血因子。因此，当肝功能严重受损或维生素 K 缺乏时，可导致凝血功能障碍，患者有出血倾向。

表 3-4　按世界卫生组织命名编号的凝血因子

编号	同义名	合成部位	作用
Ⅰ	纤维蛋白原	肝	形成纤维蛋白
Ⅱ	凝血酶原	肝	被激活为凝血酶，促进纤维蛋白原转变为纤维蛋白
Ⅲ	组织因子	组织细胞	启动外源性凝血的过程
Ⅳ	钙离子	从饮食和骨释放中获得	参与凝血的多个过程
Ⅴ	前加速素	内皮细胞和血小板	加速Xa 对凝血酶原的激活
Ⅶ	前转变素	肝	与组织因子形成Ⅶa-组织因子复合物，激活X，参与外源性凝血
Ⅷ	抗血友病因子	肝	作为辅因子，加速Ⅸa 对X的激活
Ⅸ	血浆凝血激酶	肝	Ⅸa 与Ⅷa 形成因子X酶复合物，激活X为Xa
X	斯图亚特因子	肝	形成凝血酶原激活物，激活凝血酶原
Ⅺ	血浆凝血激酶前质	肝	激活因子Ⅸ为Ⅸa
Ⅻ	接触因子	肝	激活因子Ⅺ和前激肽释放酶
XⅢ	纤维蛋白稳定因子	肝和血小板	使纤维蛋白单体变为纤维蛋白多聚体

注明：FⅥ被证实是活化的第五因子，已被取消命名

(二)凝血过程

血液凝固是凝血因子按照一定的顺序相继激活的过程。血液凝固的过程可分为

笔记栏

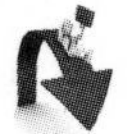

三个基本步骤:凝血酶原激活物的形成;凝血酶的形成;纤维蛋白的形成(图3-6)。

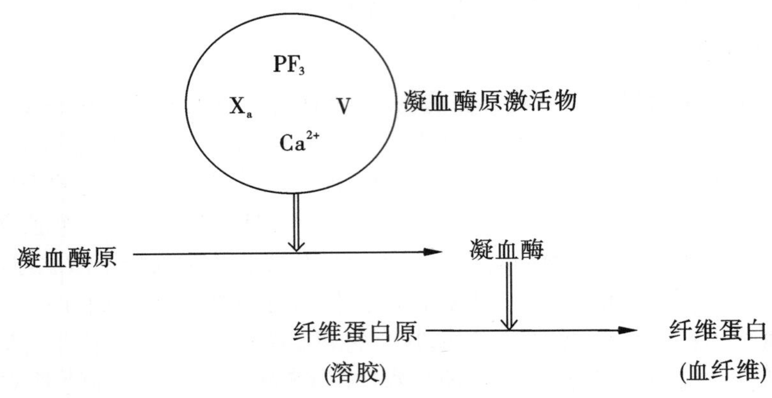

图3-6 血液凝固的基本过程

→示演变方向;⇒示催化作用

1.凝血酶原激活物的形成 凝血酶原激活物是由 FX_α、Ca^{2+}、FV、血小板第三因子(简称为 PF_3)组成,根据激活 FX_α需要的凝血因子是否都在血浆中,将凝血的过程分为内源性凝血途径和外源性凝血途径(图3-7)。

(1)内源性凝血途径 内源性凝血途径(intrinsic pathway of blood coagulation)是指参与凝血的凝血因子全部来自于血浆。当血液与带负电荷的异物表面(胶原纤维、玻璃、白陶土、硫酸酯等)接触时,血浆中的FⅫ首先结合于异物表面,并被激活为FⅫa,被激活的FⅫa一方面将FⅪ激活为FⅪa,另一方面将前激肽释放酶(PK)激活为激肽释放酶(K),后者通过正反馈作用能促进FⅫ的激活,形成大量有活性的FⅫa。从FⅫ结合于异物表面到FⅪa的形成过程称为表面激活,高分子量激肽原作为辅因子可加速表面激活的过程。FⅪa在Ca^{2+}的作用下将FⅨ激活为FⅨa,FⅨa在Ca^{2+}的作用下与FⅧ在活化的血小板提供的膜磷脂表面形成因子X酶复合物,此复合物激活FX为FXa。在此过程中,FⅧ是一个辅因子,可使Ⅸa因子激活X因子的速度提高20万倍。

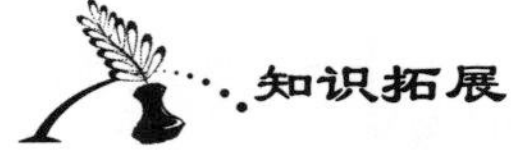

知识拓展

血友病

血友病可分为A、B、C三型。血友病A是凝血因子Ⅷ缺乏导致的出血性疾病,约占先天性出血性疾病的85%,根据世界卫生组织报道,血友病A的发病率为15~20/10万人口,欧美各国统计,为5~10/10万人,中国血友病A发病率为3~4/10万人口;血友病B是凝血因子Ⅸ缺乏症,占血友病的15%~20%,发病率为1.0~1.5/10^5;血友病C是凝血因子Ⅺ缺乏导致的凝血障碍。

笔记栏

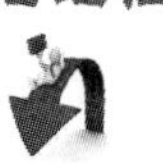

(2)外源性凝血途径　外源性凝血途径(extrinsic pathway)是由来自血管外的组织因子(tissue factor,TF)启动的凝血过程。组织因子广泛存在于血管外的大多数组织中,尤其是在脑、肺和胎盘组织中含量特别丰富。正常情况下,血浆中没有组织因子,当血管受损时,受损组织释放组织因子,与 FⅦa 相结合形成 FⅦa-组织因子复合物,后者在磷脂和 Ca^{2+}存在的情况下迅速将 FⅩ激活。

综上所述,由内源性凝血和外源性凝血途径激活的 FⅩa 与 FⅤ、Ca^{2+}、PF_3形成凝血酶原激活物,进一步激活凝血酶原。内源性凝血和外源性凝血二者最本质区别在于启动因子不同,内源性凝血的启动因子是 FⅫ,外源性凝血的启动因子是 FⅢ。此外,内源性凝血的速度慢,外源性凝血的速度快。

2. 凝血酶的形成　凝血酶原在凝血酶原激活物的作用下,迅速被激活为凝血酶(Ⅱa)。凝血酶的主要作用是将纤维蛋白原分解为纤维蛋白。凝血酶原激活物中的 FⅤa 是辅因子,能使 FⅩa 激活凝血酶原的速度增加 10 000 倍。此外,凝血酶在 Ca^{2+}的帮助下,将 FⅩⅢ激活为 FⅩⅢa。

3. 纤维蛋白的生成　在凝血酶的作用下,纤维蛋白原被激活分解为纤维蛋白单体。纤维蛋白单体在 FⅩⅢa 的作用下聚合成不溶性的纤维蛋白多聚体。后者交织成网,网罗红细胞形成血凝块,完成凝血过程。

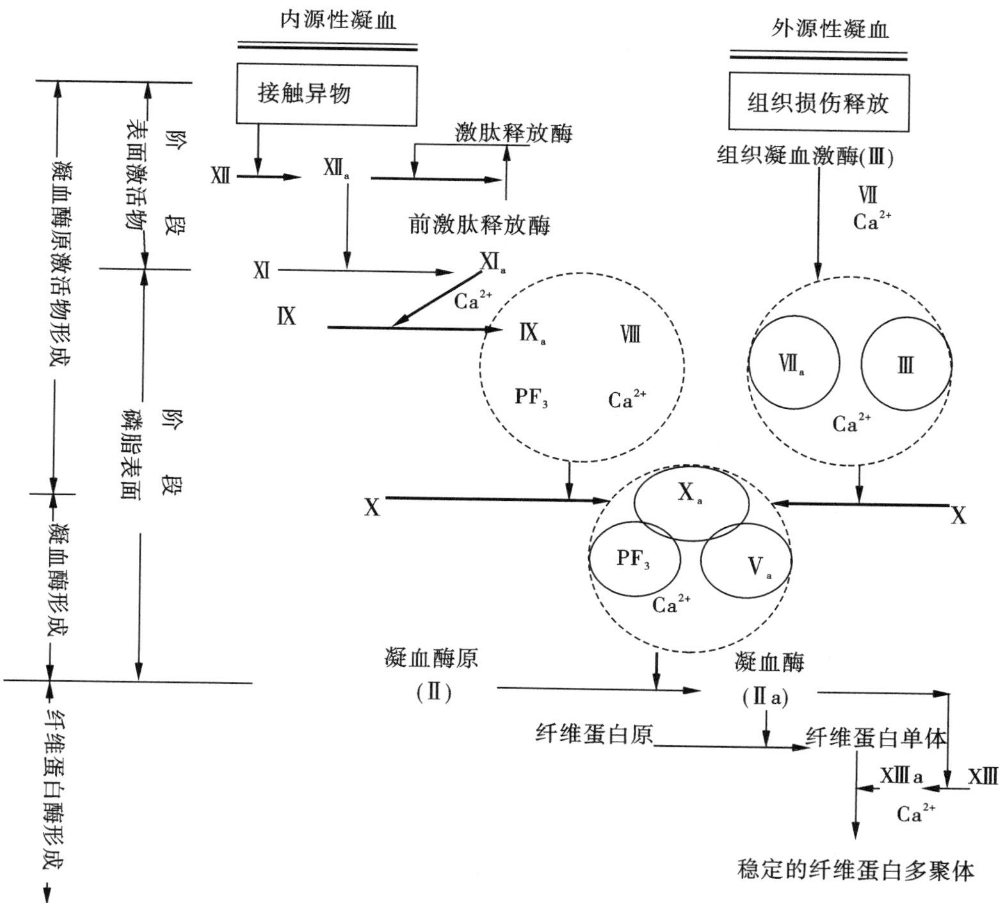

图 3-7　凝血全过程示意

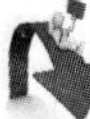

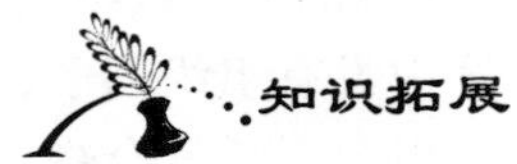

知识拓展

体内生理性凝血机制

当体内的组织器官受损时，组织因子释放入血，启动外源性凝血途径，胶原纤维暴露，激活FⅫ，启动内源性凝血途径。但在临床实验中，发现先天性缺乏FⅫ和前激肽释放酶或高分子量激肽原，患者几乎没有出血症状，这表明上述凝血因子参与的表面接触激活过程在体内生理性凝血的启动中不起重要作用，不是机体生理性止血机制所必需的。目前认为，外源性凝血途径在体内生理性凝血反应的启动中起关键性作用，组织因子是生理性凝血反应过程的启动物。由于组织因子镶嵌在细胞膜上，可起"锚定"作用，有利于使生理性凝血过程局限于受损血管的部位。

目前认为，体内凝血过程分为启动和放大两个阶段。当组织因子与FⅦa结合成复合物后，可激活FⅩ，生成FⅩa，从而启动凝血反应。由于组织因子途径抑制物（详见后）对FⅩa与FⅦa-组织因子复合物有灭活作用，在启动阶段由外源性凝血途径仅能形成少量凝血酶，尚不足以维持正常止血功能。但这些少量的凝血酶通过对FⅤ、FⅧ、FⅪ和血小板的激活作用而产生放大效应，通过"截短的"内源性途径，激活足量的FⅩa，形成大量的凝血酶原复合物，从而激活凝血酶，促进纤维蛋白的形成。因此，组织因子是生理性凝血反应的启动物，而"截短的"内源性途径在放大阶段对凝血反应开始后的维持和巩固起非常重要的作用。FⅧ或FⅨ缺陷的患者可有明显的出血倾向。

（三）影响血液凝固的因素

由上可知，血液凝固是一系列凝血因子相继激活的过程，一个环节受阻则整个凝血过程就会受到影响，甚至停止。因此，临床上经常采取一些措施，以加速和延缓血液凝固的过程。

1.温度　血液凝固是一系列的酶促反应。在一定范围内，温度升高，酶的活性增强，凝血的速度加快。因此，临床上在外科手术中常用温热的盐水纱布压迫止血，加速凝血的过程，以减少术中出血。

2.接触面的光滑程度　粗糙的异物表面能激活FⅫ，并加速血小板的黏附、聚集、释放，加速凝血，减少出血。相反，光滑的异物表面，FⅫ不能激活，也减少了血小板的黏附、聚集和释放，从而延缓凝血的发生。因此临床上常用纱布或明胶海绵压迫止血。

3.Ca^{2+}　因为血浆中的Ca^{2+}参与了血液凝固的多个环节，所以把血浆中的游离Ca^{2+}消耗掉，就能起到抗凝的作用。在血液检验时，将草酸盐加入血液中，由于草酸根与血浆中的Ca^{2+}结合形成草酸钙沉淀，去除了血液中游离的Ca^{2+}，从而达到抗凝的作

笔记栏

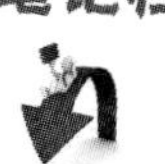

用。因草酸盐有毒，输血时，常加入枸橼酸钠与血浆中Ca^{2+}结合形成柠檬酸钙，因柠檬酸钙是不易解离的络合物，去除血浆中的游离的Ca^{2+}，达到抗凝的作用。

4. 维生素K　由于FⅡ、FⅦ、FⅨ、FⅩ在肝合成，且需要维生素K的参与，所以术前为了防止维生素K的缺乏引起术中大出血，常规在术前注射维生素K，以促进凝血因子FⅡ、FⅦ、FⅨ、FⅩ在肝的合成，使血液凝固的速度加快。

临床上通过测定凝血时间来判断凝血功能是否正常。凝血时间(clotting time，CT)是指将静脉血放入玻璃试管中，自采血开始到血液凝固所需的时间。正常值为4～12 min，凝血时间延长多见于凝血因子缺乏。

(四)抗凝系统

正常人的血液中含有多种凝血因子，但血液在血管中仍能保持流动状态而不发生凝固。其原因在于：①血管内皮作为一个屏障，阻碍FⅫ与胶原纤维的接触，不易被激活为FⅫa，故不能启动内源性凝血途径；②血浆中不含组织因子，不能启动外源性凝血途径；③血浆中即使有部分凝血因子被活化，由于血液流速快，活化的凝血因子被血流稀释，并被单核巨噬细胞吞噬，使凝血过程不能发生；④血浆中存在着抗凝物质，包括丝氨酸蛋白酶抑制物、蛋白质C系统、组织因子途径抑制物和肝素四类。

1. 丝氨酸蛋白酶抑制物　血浆中含有多种丝氨酸蛋白酶抑制物，其中抗凝血酶Ⅲ是最重要的抑制物，由肝和内皮细胞生成。抗凝血酶Ⅲ通过与凝血酶、FⅨa、FⅩa、FⅪa、FⅫa等凝血因子活性中心的丝氨酸残基结合使其失活，从而阻止血液凝固。

2. 蛋白质C系统　是由蛋白质C、凝血酶调节蛋白、蛋白质S等构成。蛋白质C由肝合成，其合成需要维生素K的参与。蛋白质C是以没有活性的酶原形式存在于血浆中。当凝血酶与凝血酶调节蛋白结合后，可激活蛋白质C，后者使FⅧa和FⅤa灭活，抑制FⅩ和凝血酶原的激活，从而避免凝血过程向周围的扩散。此外，活化的蛋白质C还能促进纤维蛋白的溶解。蛋白质S是活化蛋白质C的辅因子，可大大增强活化蛋白质C对FⅧa和FⅤa的灭活。

3. 组织因子途径抑制物　组织因子途径抑制物(tissue factor pathway inhibitor，TFPI)是由血管内皮细胞产生的一种糖蛋白，是外源性凝血途径的特异性抑制物。TFPI首先与FⅩa结合抑制FⅩa的活性，在Ca^{2+}的作用下，再与FⅦa-组织因子复合物结合，形成组织因子-FⅦa-TFPI-FⅩa复合物，从而使FⅦa-组织因子复合物失去活性，进一步阻断组织因子对外源性凝血途径的启动。目前认为，TFPI是体内主要的生理性抗凝物质。

4. 肝素　肝素(heparin)主要由肥大细胞和嗜碱性粒细胞产生。肝素有很强的抗凝作用，但在缺乏抗凝血酶Ⅲ时，其抗凝作用很弱，但当抗凝血酶Ⅲ存在时，其抗凝作用增强2 000倍，说明肝素是通过增强抗凝血酶Ⅲ的活性，间接地发挥抗凝作用的。

二、纤维蛋白溶解

纤维蛋白在纤维蛋白溶解酶的作用下，被分解液化的过程称为纤维蛋白溶解(fibrinolysis)，简称纤溶。纤溶系统主要有纤维蛋白溶解酶原(plasminogen，即纤溶酶原)、纤溶酶(plasmin)、纤溶酶原激活物(plasminogen activator)与纤溶抑制物。纤溶可分为纤溶酶原的激活与纤维蛋白(或纤维蛋白原)的降解两个基本过程(图3-8)。

笔记栏

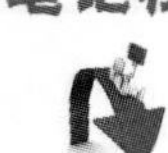

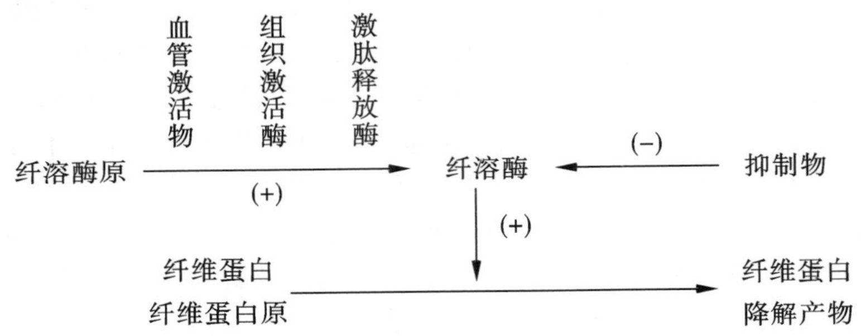

图3-8　纤维蛋白溶解系统激活与抑制示意

(+)催化作用;(-)抑制作用

1. 纤溶酶原　血浆中的纤溶酶原主要由肝合成,是以没有活性的酶原形式存在。纤溶酶原在纤溶酶原激活物的作用下,被水解为有活性的纤溶酶。纤溶酶能将纤维蛋白分解为很多可溶性的小分子肽。

2. 纤溶酶原激活物　根据来源不同,可将纤溶酶原激活物(plasminogen activator,PA)分为三类:①血管激活物,是由小血管内皮细胞合成后,释放于血液中。②组织激活物,存在于很多组织中,尤以子宫、前列腺、肺、甲状腺等处较多(这些器官术后易渗血是由于这些组织中含有大量的组织激活物),如主要由肾合成的尿激酶型组织激活物,在临床上已被广泛应用于溶栓。③激肽释放酶,可激活纤溶酶原。当血液与异物表面接触激活FⅫ时,一方面启动内源性凝血的过程,另一方面能激活激肽释放酶,进而激活纤溶系统,从而使凝血与纤溶保持动态的平衡。

3. 纤维蛋白的降解　在纤溶酶作用下,纤维蛋白和纤维蛋白原可被分解为许多可溶性小肽,称为纤维蛋白降解产物(fibrin degradation products, FDP)。纤维蛋白的溶解使血凝块溶解消失,被堵塞的血管重新开放。此外,部分小肽还具有抗凝血作用。当纤溶系统功能亢进时,患者会有出血倾向。

4. 纤溶抑制物　正常人的体内还存在纤溶抑制物,主要有两种:一种是纤溶酶原激活物抑制物,能与纤溶酶原激活物竞争,抑制纤溶酶原的激活;另一种是抗纤溶酶,通过与纤溶酶结合形成复合物,使之失去活性,从而抑制纤维蛋白的降解。

凝血系统与纤溶系统是两个既对立又统一的功能系统,它们之间的动态平衡使人体在出血时既能有效地止血,又能防止血块堵塞血管,从而维持血流的正常状态。在血管内,当凝血功能亢进,将会发生血栓;当纤溶系统功能亢进,有出血的倾向。

第四节　血型与输血

一、血型

血型(blood group)是指红细胞膜上特异性抗原的类型。当红细胞膜上的抗原遇到了与之相对抗的抗体,红细胞会凝集成簇,称为红细胞凝集反应(agglutination)。红

笔记栏

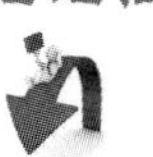

细胞凝集反应实质上是抗原-抗体反应。红细胞膜上特异性的抗原称为凝集原,在红细胞凝集反应中起抗原作用;能与红细胞膜上的凝集原起反应的特异性抗体称为凝集素,存在于血清中,在红细胞凝集反应中起抗体作用;若给人体输入血型不相容的血液时,在血管内发生红细胞凝集反应,在补体的作用下,红细胞破裂,发生溶血,甚至危及生命。出现这种情况是由于血型不合所导致的。因此,在输血前要进行血型鉴定。现已发现 30 个不同的红细胞血型系统,如 ABO、Rh、MNSs 等,其中,与临床关系密切的血型系统是 ABO 血型系统和 Rh 血型系统。

(一)ABO 血型系统

1. ABO 血型的分型依据　根据红细胞膜上凝集原(即抗原)的有无和类别,将 ABO 血型系统分为四个基本的类型,即 A 型、B 型、AB 型和 O 型。在 ABO 血型系统中,红细胞膜上含有 A 抗原(即 A 凝集原)和 B 抗原(即 A 凝集原)两种类型,红细胞膜上只含 A 抗原的血型是 A 型血;只含 B 抗原的是 B 型血;既有 A 抗原,又有 B 抗原的是 AB 型血;两种抗原都没有的是 O 型血。ABO 血型中,血清中含有两种凝集素(即抗体),即抗 A 凝集素(或抗 A 抗体)和抗 B 凝集素(或抗 B 抗体)。通常情况下,血清中不会含有与自身红细胞抗原相对抗的抗体,即 A 型血的血清中含有抗 B 抗体;B 型血者的血清中含有抗 A 抗体;AB 型血的血清中既无抗 A 抗体,也无抗 B 抗体;O 型血的血清中既有抗 A 抗体,又有抗 B 抗体。ABO 血型系统的抗体都是天然的抗体,即 IgM 抗体,分子量大,不易通过血胎屏障。此外,ABO 血型系统还存在着几种亚型,其中 A 型血有 A_1 亚型和 A_2 亚型,AB 型血有 A_1B 亚型和 A_2B 亚型。A_1 亚型的红细胞上含有 A 抗原和 A_1 抗原,血清中只含有抗 B 抗体;A_2 亚型红细胞上仅含有 A 抗原,血清中则含有抗 B 抗体和抗 A_1 抗体;A_1B 亚型的红细胞上含有 A 抗原、A_1 抗原、B 抗原,血清中无抗 A、抗 A_1 和抗 B 抗体;A_2B 亚型的红细胞上含有 A 抗原、B 抗原,血清中含有抗 A_1 抗体(表 3-5)。在我国汉族人群中,A_2 亚型和 A_2B 亚型仅占 A 型和 AB 型人群的不足 1%,由于 A_1 亚型红细胞与 A_2 亚型血清中的抗 A_1 抗体会发生凝集反应,而 A_2 亚型和 A_2B 亚型红细胞上的抗原性比 A_1 型和 A_1B 型红细胞弱得多,在用抗 A 抗体做血型鉴定时,容易将 A_2 亚型和 A_2B 亚型误判为 O 型和 B 型。因此在输血时仍应注意 A_2 和 A_2B 亚型的存在。

表 3-5　ABO 血型系统的抗原和抗体

血型		红细胞膜上的抗原	血清中的抗体
A 型	A_1 亚型	$A+A_1$	抗 B 抗体
	A_2 亚型	A	抗 B 抗体+抗 A_1 抗体
B 型		B	抗 A 抗体
AB 型	A_1B 亚型	$A+A_1+B$	无抗 A 抗体,无抗 A_1 抗体,无抗 B 抗体
	A_2B 亚型	$A+B$	抗 A_1 抗体
O 型		无 A,无 B	抗 A 抗体+抗 B 抗体

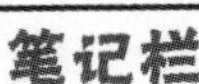
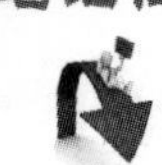

2. ABO 血型的鉴定　ABO 血型的鉴定是依据红细胞凝集反应，即当红细胞膜上的抗原遇到了血清中相应的抗体，会发生抗原抗体反应，红细胞凝集成簇的原理设计的。用已知的抗体与某人的红细胞混悬液混合，观察有无凝集反应，推断此人红细胞膜上的抗原类型，再根据红细胞膜上的抗原的有无和类别来判断血型（图 3-9）。

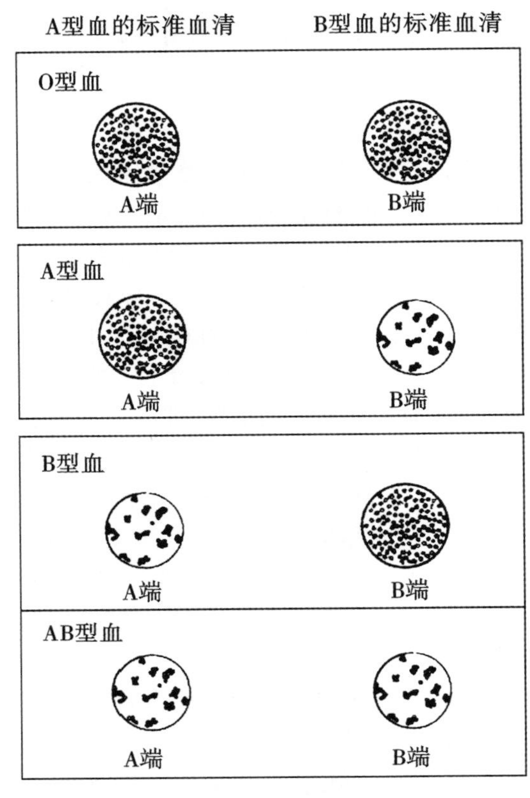

图 3-9　ABO 血型的鉴定示意

3. 血型的遗传　ABO 血型的遗传是由 9 号染色体上的 A、B、O 三个等位基因来控制的，这对染色体上只能含有两个等位基因，其中一个基因来自父亲，一个基因来自母亲，这两个等位基因决定了子代血型的基因型。在这三个等位基因中，A 基因和 B 基因是显性基因，O 基因为隐性基因。因此，它们可能有六种基因型，分别是 AA、AO、BB、BO、AB、OO，其中 A 型血的基因型可为 AA 或 AO，B 型血的基因型可为 BB 或 BO，O 型血的基因型只能是 OO，AB 型血的基因型为 AB。例如 A 型的父亲与 O 型血母亲生下的子女可以是 A 型血，也可以是 O 型血。因此根据 ABO 血型的遗传规律，可以通过父母的血型推知子女可能的血型，从而推断亲子关系（表 3-6）。但必须注意的是，法医学上依据血型来判断亲子关系时，只能做出否定的判断，不能做出肯定的判断。

（二）Rh 血型系统

1940 年，Landsteiner 和 Wiener 将恒河猴（Rhesus monkey）的红细胞反复多次注射到家兔体内，家兔接受恒河猴红细胞上的抗原刺激，发生免疫反应，产生抗恒河猴红细胞的抗体,再用含有该抗体的家兔的血清与人的红细胞混合,发现大多数人的红细胞都与家兔的血清发生凝集反应,证明这些人的红细胞膜上含有与恒河猴红细胞膜上相同的抗原,由于该抗原最先发现于恒河猴的红细胞,故取前两个字母,故将该血型系统命名为 Rh 血型系统 。

表 3-6　ABO 血型的遗传特点

父母的血型	子女的血型	不可能出现的血型
A+A	A、O	B、AB
A+B	AB、A、B、O	无
A+AB	A、AB、B	O
A+O	A、O	B、AB
B+B	B、O	A、AB
B+AB	AB、B、A	O
B+O	B、O	A、AB
AB+AB	A、AB、B	O
AB+O	A、B	AB、O
O+O	O	A、B、AB

1. Rh 血型系统的分型和分布　Rh 血型系统的红细胞膜上含有 40 多种抗原,其中与临床关系密切的抗原有五种,即 C、c、D、E、e,其中 D 抗原的抗原性最强,所以通常根据红细胞上是否含有 D 抗原进行分型。红细胞膜上含有 D 抗原者为 Rh 阳性,不含 D 抗原者为 Rh 阴性。在汉族和其他大部分民族人群中,Rh 阳性者约占 99%,Rh 阴性者约占 1%。在某些少数民族人群中,Rh 阴性者相对较多,如塔塔尔族约占 15.8%,苗族约 12.3%,布依族和乌孜别克族约 8.7%。在这些民族居住的地区,Rh 血型的问题应受到特别重视。

2. Rh 血型的特点及其临床意义　Rh 血型系统与 ABO 血型系统最显著的区别在于 Rh 血型的血清中不含抗 Rh 的天然抗体。只有 Rh 阴性的人接受了 Rh 阳性的血液输入,通过免疫反应产生抗 Rh 抗体。所以,Rh 血型系统的临床意义通常是针对 Rh 阴性的人而言:①Rh 阴性的人在第一次输入 Rh 阳性的血液时,由于血清中没有天然抗体,不会发生红细胞凝集反应,但是在接受 Rh 阳性的血液输入后,会刺激机体产生抗 Rh 抗体,此抗体是 IgG 抗体,输血后 2～4 个月血清中抗 Rh 抗体水平达到高峰。因此,Rh 阴性的人在第二次输入 Rh 阳性的血液后,会发生红细胞凝集反应,红细胞凝集成簇,破裂而发生溶血,所以 Rh 阴性的人可以输入 Rh 阳性的血液,但只能输入一次。②Rh 阴性母亲第一次孕育 Rh 阳性的胎儿,在妊娠或分娩时,胎儿的红细胞会进入母亲体内,胎儿红细胞膜上的 D 抗原会刺激母亲产生抗 D 抗体,当母亲第二次孕育 Rh 阳性的胎儿时,由于抗 D 抗体是 IgG 抗体,分子量小,能通过血胎屏障进入胎儿体内,引起新生儿溶血,严重时可致胎儿死亡。若在 Rh 阴性母亲生育第一胎后,及时输注特异性抗 D 免疫球蛋白,中和进入母体的 D 抗原,可避免 Rh 阴性母亲致敏,预防

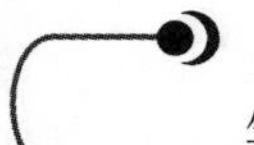

笔记栏

第二次妊娠时新生儿溶血的发生。

二、输血

输血已成为治疗某些疾病、抢救生命和保证某些手术得以顺利进行的一种重要的治疗措施。但若输血不当，就会给病人造成严重的损害，甚至死亡。为保证输血安全，提高输血效果，我们要严格地遵守以下的输血原则。

（一）输血原则

1. 交叉配血试验　交叉配血试验（cross match test）是把供血者的红细胞与受血者的血清相混，观察有无发生凝集反应，称为交叉配血试验的主侧，再将受血者的红细胞与供血者的血清相混，观察有无发生凝集反应，称为交叉配血的次侧（图 3-10）。

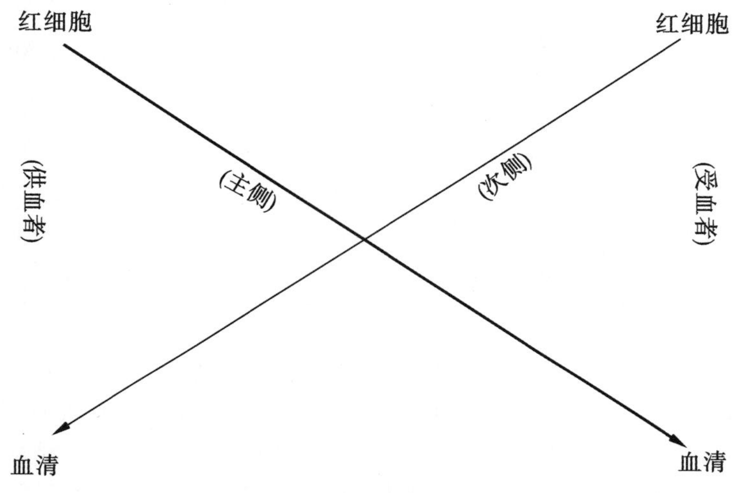

图 3-10　交叉配血试验示意

2. 输血原则　临床上输血以输入同型血为原则，即使同型血相输，输血前也要进行交叉配血试验，如果主侧、次侧均不凝集，为配血相合，可以输入；如果主侧凝集，为配血不合，是输血的禁忌；如果主侧不凝集，次侧凝集，在紧急的情况下，如找不到同型血，可以少量、缓慢地输入，并在输血过程中密切观察受血者的情况，如发生输血反应，必须立即停止输血。

（二）输血关系

当红细胞膜上的抗原与相应的抗体相遇时，可发生特异性免疫反应，使红细胞凝集成簇，凝集的红细胞破裂发生溶血，出现输血反应。因此在输血时以输入同型血为原则，以避免发生红细胞凝集反应。如果找不到同型血，只要供血者红细胞不被受血者的血清所凝集，可以少量、缓慢地输入。ABO 血型之间的输血关系见表 3-7。

笔记栏

表 3-7　ABO 血型之间的输血关系

供血者的血型及红细胞膜上的抗原	受血者的血清(抗体)			
	O 型(抗 A 抗 B)	A 型(抗 B)	B 型(抗 A)	AB 型(无)
O 型(无抗原)	-	-	-	-
A 型(含 A 抗原)	+	-	+	-
B 型(含 B 抗原)	+	+	-	-
AB 型(含 A、B 抗原)	+	+	+	-

注:+表示有凝集反应;-表示无凝集反应

从表中可见,O 型血可输给其他各型血,这是因为 O 型的红细胞膜上既无 A 凝集原,又无 B 凝集原,因此 O 型血的红细胞不会被受血者的血清所凝集,通常被称为“万能供血者”。同样,AB 型血的血清中不含有抗 A、抗 B 凝集素,因而不会使供血者红细胞发生凝集。由于 O 型血血浆中含有抗 A 和抗 B 凝集素,当 O 型血输给其他血型的受血者时,如输入 O 型血的量较大时,仍有可能凝集受血者体内的红细胞发生广泛的凝集反应。因此,异型血相输,应少量、缓慢地输入。

问题分析与能力提升

1. 试述血浆渗透压的组成、成因、生理意义以及临床上常用的等渗溶液有哪些。
2. 根据红细胞的生成与破坏,分析临床上常见贫血的类型及产生的原因。
3. 试述血小板的生理特性及生理功能。
4. 简述血液凝固的基本过程。
5. 只知道一个人的血型为 B 型血,现在没有标准血清,能否判断另一个人的血型?
6. 患者,女,35 岁,主诉腹痛、发热来诊。检查:右下腹压痛、反跳痛。血常规化验结果:红细胞 4.5×10^{12}/L,血红蛋白 140 g/L,白细胞总数为 50×10^{9}/L,中性粒细胞 90%,嗜酸性粒细胞 1%,淋巴细胞 30%,单核细胞 5%。

诊断:急性化脓性阑尾炎。

思考:①试述红细胞和血红蛋白的正常值。②试述白细胞总数、分类及功能。

7. 患者,薛某,男,41 岁,1 个月前劳累或活动后出现心慌、气喘、无头痛、头晕,无咳嗽、咳痰,无胸痛不适,休息后可缓解,未在意。5 d 前到当地医院检查血常规示血红蛋白减少,余检查结果不详。今为求进一步治疗,遂以“贫血待查”收入院。入院查体,T 36.6,P 112 次/min,R 27 次/min,BP 152/74 mmHg。一般情况:自发病以来,食欲正常,睡眠正常,大便正常,小便增多,体重减轻 3 kg,皮肤黏膜苍白,精神稍差。辅助检查:血常规,白细胞 8.7×10^{9}/L,血红蛋白 60 g/L,血小板 123×10^{9}/L,血清铁蛋白减少。

诊断:缺铁性贫血。

思考:①试述红细胞、白细胞、血小板和血红蛋白的正常值。②试述红细胞的生理功能。③试述红细胞生成的条件。

(南阳医学高等专科学校　马凤巧)

第四章 血液循环

学习要点

心室肌细胞和浦肯野细胞的跨膜电位及其形成机制，心肌细胞的生理特性，正常心电图的波形及意义，心动周期，心脏泵血的基本过程及特点，心音，心输出量的概念及影响因素，心脏射血功能的评价，动脉血压的形成、正常值及影响因素，中心静脉压的概念及意义，影响静脉回心血量的因素，组织液生成和回流的机制及影响因素，心脏和血管的神经调节和体液调节。

循环系统(circulation system)由心脏、血管和存在于心腔和血管内的血液组成。通过心脏节律性地收缩和舒张，推动血液在心脏和血管中周而复始地流动，称为血液循环(blood circulation)。心脏是血液循环的动力器官，血管是输送血液的管道系统。血液循环的主要功能是完成体内的物质运输，维持机体内环境的稳态和新陈代谢的正常进行，以及参与机体的体液调节和防卫免疫等功能。

本章主要讨论心肌细胞的生物电现象和生理特性、心脏的泵血功能、血管生理以及心血管活动的调节。

第一节 心脏的功能

心脏是由心肌细胞构成的肌性器官。组成心脏的心肌细胞分为自律细胞和非自律细胞两大类。自律细胞主要包括窦房结、房室交界区的房结区和房室束以及浦肯野细胞，它们组成心内特殊传导系统，大多没有稳定的静息电位，因含肌原纤维甚少几乎没有收缩功能，其主要功能是产生和传播兴奋，控制心脏的节律性活动。非自律细胞主要包括心房肌和心室肌细胞，它们有稳定的静息电位，因含有丰富的肌原纤维而具有收缩功能，故又被称为工作细胞。

在生命过程中，心脏不断地进行有节律地收缩与舒张，将血液从静脉吸入心脏并射入动脉，实现泵血功能。心脏的这种节律性收缩和舒张产生的泵血活动是在心肌细胞生理特性的基础上产生的，而心肌细胞的各种生理特性又与心肌细胞的生物电活动密切相关。因此，本节主要从以下几个方面阐明心脏的生理功能：心肌细胞的跨膜电位、正常心电图、心肌细胞的生理特性、心脏的泵血功能及其影响因素。

一、心肌细胞的跨膜电位

与神经细胞跨膜电位的形成机制类似，心肌细胞的跨膜电位也是由跨膜离子流形成的。但是心脏不同部位的细胞，因其自身的结构和功能特征，它们在电活动过程中有着各自的跨膜离子流，故产生的跨膜电位在振幅、波形和时程等方面均存在明显差异。由于心室肌细胞、窦房结P细胞和浦肯野细胞的电活动和生理功能均具有代表性，下面重点介绍这三种心肌细胞的跨膜电位及其离子机制。

（一）心室肌细胞的跨膜电位

1. 静息电位　心室肌细胞的静息电位为−90 mV，其离子机制与神经纤维相似：细胞在静息状态下对K^+有较高的通透性，而心肌细胞内的K^+浓度比细胞外高，因此K^+顺浓度梯度由细胞内向细胞外扩散，形成K^+的电−化学平衡电位。

2. 动作电位　心室肌细胞的动作电位可分为0期、1期、2期、3期和4期共5个时期（图4−1）。与神经纤维和骨骼肌细胞的动作电位相比较，心室肌细胞动作电位的形成机制更为复杂。

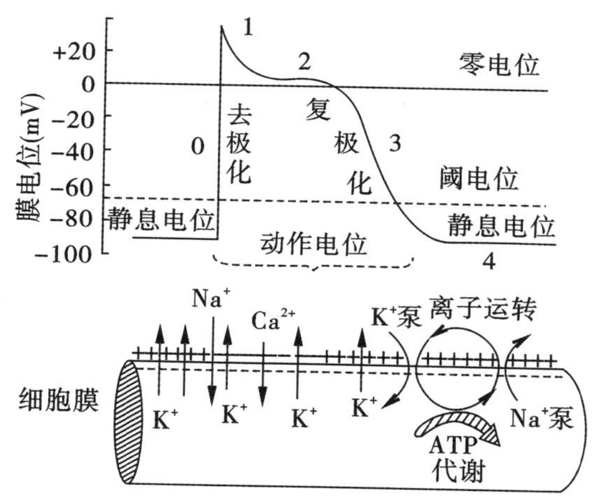

图4−1　心室肌细胞动作电位和主要离子流

（1）0期（快速去极期）　在适宜刺激作用下，心室肌细胞的膜电位由静息状态时的−90 mV迅速上升到+30 mV左右，即膜两侧由原来的极化状态迅速转变为反极化状态，构成了动作电位的上升支。0期去极化的时间为1～2 ms，十分短暂。此期的产生机制和神经纤维、骨骼肌细胞基本相同。刺激引起细胞膜上少量的钠通道开放，Na^+顺浓度差和电位差由细胞外向细胞内流动，使细胞膜局部发生去极化；当去极化达到阈电位水平（−70 mV）时，细胞膜上钠通道开放的数量迅速增多，出现再生性Na^+内流，引起细胞膜上钠通道开放的数量进一步增多，Na^+内流速率加快；当膜电位迅速升高达0 mV左右时，钠通道开始失活，Na^+内流的速率减慢；在膜电位达+30 mV时，Na^+内流停止，接近Na^+的平衡电位。决定0期去极化的钠通道是一种快通道，它激活和失活的速度都很快，开放时间为1 ms左右。

（2）1期（快速复极初期）　动作电位达到峰值后，出现快速短暂的复极化，膜电

笔记栏

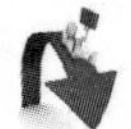

位迅速由+30 mV 恢复到 0 mV 左右,此期历时约 10 ms,故称快速复极初期。0 期去极化和 1 期复极化的速度均较快,在动作电位图形上呈尖峰状,两者合称为锋电位。此时快钠通道已经失活,同时激活了一种一过性外向电流(I_{to}),从而使膜电位迅速复极到 0 mV。近年来,根据 I_{to}可被四乙胺等钾通道阻断剂所阻断,认为 K^+是 I_{to}的主要离子成分,即 K^+一过性外向流动是快速复极初期的主要产生机制。

(3)2 期(平台期或缓慢复极期) 1 期复极结束时,复极化过程变得非常缓慢,膜电位维持在 0 mV 左右,历时 100~150 ms,形成坡度很小的平台,故称为平台期或缓慢复极期,这是心室肌细胞动作电位区别于神经纤维和骨骼肌细胞动作电位的主要特征。

在膜去极化达-40 mV 左右时,膜上的钙通道开始激活。在 2 期开始时,钙通道处于全面激活状态,引起 Ca^{2+}内流;由于 K^+外流同时存在,而且 Ca^{2+}内流和 K^+外流的跨膜电荷量相当,使膜电位维持在 0 mV 左右,形成平台期。随后钙通道逐渐失活,导致 Ca^{2+}内流停止,K^+外流使膜电位逐渐下降进入复极 3 期。与钠通道相比,钙通道的激活和失活均较慢,故称为慢通道。该通道可以被维拉帕米所阻断。

(4)3 期(快速复极末期) 在平台期结束时,伴随膜上钙通道失活关闭,膜上钾通道的通透性随时间而增大,K^+外流逐渐增多,使膜电位迅速下降到-90 mV。此期历时 100~150 ms。因膜电位迅速恢复至静息电位水平,故称为快速复极末期。

从 0 期去极化开始到 3 期复极化结束的这段时间,称为动作电位时程(action potential duration,APD)。心室肌细胞的 APD 通常为 200~300 ms。

(5)4 期(静息期) 3 期结束时,膜电位基本稳定于-90 mV 水平,但细胞膜内外的离子分布状态尚未恢复。离子浓度的变化激活了细胞膜上的钠泵,钠泵在分解 1 分子 ATP 的同时,逆浓度梯度将进入细胞内的 3 个 Na^+泵出并将细胞外的 2 个 K^+泵入,以恢复细胞内外离子的正常浓度梯度,从而维持心室肌细胞的正常兴奋性。动作电位期间进入细胞的 Ca^{2+},多数通过细胞膜上的 Na^+-Ca^{2+}交换体,少数由膜上的钙泵将其转运到细胞外。

心房肌细胞动作电位的形态和产生机制与心室肌细胞基本相同。由于心房肌细胞膜对 K^+的通透性较心室肌大,K^+外流致复极速度快,故动作电位持续时间较短,为 150~200 ms。

(二)窦房结 P 细胞的跨膜电位

窦房结 P 细胞属于自律细胞,其跨膜电位与心室肌细胞明显不同。图 4-2 为窦房结 P 细胞的跨膜电位示意图。当动作电位 3 期复极达到最大值(称为最大复极电位)后,4 期的膜电位不像心室肌细胞等工作细胞那样稳定于这一水平,而是立即发生自动去极化,而且此去极化过程随时间推移而逐渐增强,当去极化达到阈电位时就会产生另一次动作电位。自律细胞正是如此周而复始地产生动作电位的。所以,4 期自动去极化是自律细胞的共同特点,也是自律细胞产生自动节律性兴奋的基础。

目前认为,窦房结 P 细胞 4 期自动去极化的机制有以下三种因素:①钾通道逐渐失活导致 K^+外流的进行性衰减;②Na^+内流的进行性增强;③钙通道开放,引起 Ca^{2+}内流。三种因素共同作用,使膜自动去极化达到阈电位水平,引起 0 期去极化。

窦房结 P 细胞 4 期自动去极化速率(约 0.1 V/s)要比浦肯野细胞(约 0.02 V/s)

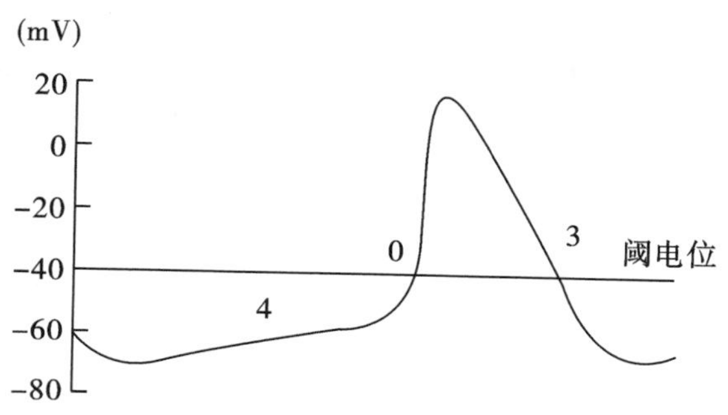

图 4-2　窦房结 P 细胞的跨膜电位示意

快得多，是心脏自律细胞 4 期自动去极化速率中最快的细胞。

窦房结 P 细胞对 Na^+ 的通透性较大，因此经常有少量的 Na^+ 内流，故其最大复极电位的绝对值较小，约为-70 mV。当 4 期自动去极化达到阈电位时，慢钙通道开放，引起 Ca^{2+} 内流，形成了动作电位的上升支。由于 Ca^{2+} 内流速度比较缓慢，所以窦房结 P 细胞为慢反应细胞。与心室肌细胞相比，窦房结 P 细胞跨膜电位 0 期去极化的速率慢、幅度低，复极过程没有明显的 1 期和 2 期，只有 3 期和 4 期。

房室交界区的房结区和结希区细胞的跨膜电位形成机制与窦房结 P 细胞的相似，但 4 期自动去极化速率较慢。结区细胞也具有自律性，但在整体和组织水平，这种自律性不表现出来。

窦房结和结区等部位心肌细胞的 0 期去极化都是由慢钙通道开放、Ca^{2+} 内流所致，故称为慢反应细胞。

（三）浦肯野细胞的跨膜电位

浦肯野细胞跨膜电位 0～3 期的形态和离子机制与心室肌细胞基本相同；但 4 期膜电位不稳定，具有自动去极化的能力，其自动去极化是由 K^+ 外流逐渐减弱、Na^+ 内流逐渐增强所致（图 4-3）。

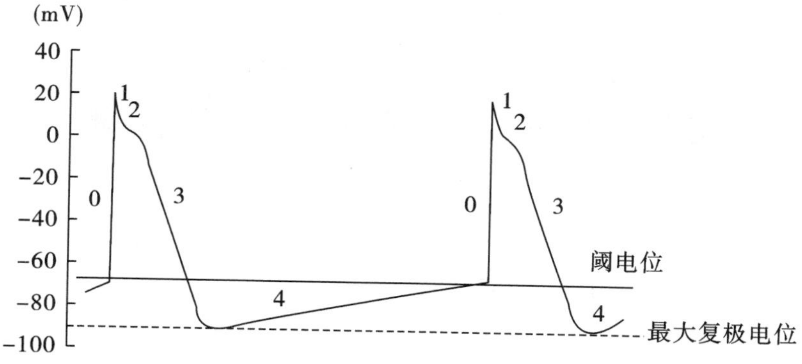

图 4-3　浦肯野细胞的跨膜电位

浦肯野细胞和心室肌细胞的去极化都是由膜上快钠通道开放、Na^+ 内流所致，故被称为快反应细胞，前者为快反应自律细胞，后者为快反应非自律细胞。

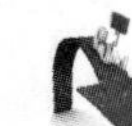

以上介绍的心肌细胞跨膜电位，是应用细胞内微电极技术，记录在体或离体灌流心脏的同一个细胞在静息或兴奋状态下膜内外的电位差。在心房肌和心室肌细胞，这种电位差的绝对值可达110~120 mV。对于在体或离体的完整心脏，还可以用测量电极在体表或心脏表面，引导出已兴奋部位和未兴奋部位之间的电位变化，这种电位变化是心电图波形产生的基础。

二、正常体表心电图

心肌活动时产生的生物电变化是无数心肌细胞生物电变化的综合，它不仅可以直接从心脏表面测量到，而且还可以通过心脏周围的导电组织和体液传导至全身，使体表各部位在每一个心动周期中都发生规律的电变化。将引导电极置于身体表面一定部位记录出来的心电变化曲线，称为心电图(electrocardiogram，ECG)。心电图是反映心内兴奋产生、传导和恢复过程中电位变化的综合波形。测量电极的安放位置和连线方式(即导联系统)不同，记录到的心电图波形就会有所不同，但基本上都会包括一个P波，一个QRS波群和一个T波，有时在T波后还可出现一个小的U波，正常人的心电模式图如图4-4所示。心电图对诊断某些心脏疾病有着重要的参考价值。

心电图记录纸上纵线代表电压，每1 mm为0.1 mV；横线代表时间，标准纸速(25 mm/s)时，每1 mm为0.04 s。根据记录纸可以测量出心电图各波的电位值和时间。临床检查心电图时，一般需要记录12个导联，不同导联描记出的心电图具有各自的波形特征。标准Ⅱ导联的波形较为典型，下面以它为例介绍心电图的各波和间期的形态及其意义。

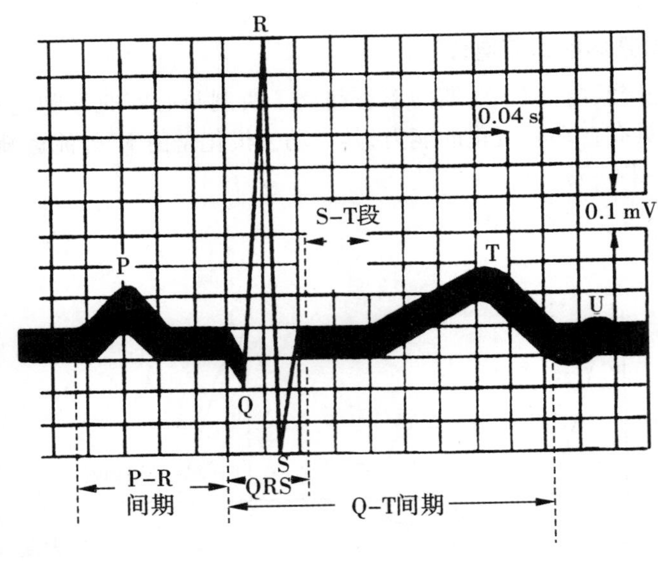

图4-4　正常体表心电模式图

1. P波　P波反映左、右两心房的去极化过程。正常P波为圆屋顶形，历时0.08~0.11 s，幅度不超过0.25 mV。当心房肥厚时，P波的时间和波幅超过正常。

2. QRS波群　QRS波群反映左、右两心室去极化的过程。典型的QRS波群包括

笔记栏

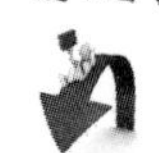

三个紧密相连的电位波动：首先是向下的 Q 波，接着是向上的高而尖锐的 R 波，最后是向下的 S 波。在不同导联中，这 3 个波不一定都出现。正常 QRS 波群历时 0.06 ~ 0.10 s，代表兴奋在心室内传播的时间；波幅在不同导联中变化较大，肢体导联为 0.6 ~ 1.5 mV。在心室肥厚或心室内兴奋传导异常等情况时，QRS 波群将发生改变。

3. T 波　T 波反映心室各部分的复极化过程。正常 T 波方向与 QRS 波群的主波方向一致；波幅为 0.1 ~ 0.8 mV，一般不低于同导联 R 波的 1/10；历时 0.05 ~ 0.25 s。当心肌损伤、心肌缺血或血中离子浓度发生变化时，T 波将发生改变。

4. U 波　U 波是 T 波后 0.02 ~ 0.04 s 可能出现的一个低而宽的波。波宽 0.1 ~ 0.3 s，波幅大多在 0.05 mV 以下，方向一般与 T 波一致。U 波的意义和成因均不十分清楚。

5. PR 间期（或 PQ 间期）　PR 间期是指从 P 波起点到 QRS 波群起点之间的这段时间。它代表由窦房结产生的兴奋，经过心房、房室交界和房室束到达心室，并引起心室肌开始去极化所需的时间，故也称房室传导时间。正常为 0.12 ~ 0.20 s，若时间延长，则表示有房室传导阻滞。PR 间期包括 P 波和 PR 段两部分。PR 段是指从 P 波终点到 QRS 波起点之间的时段，心电图所记录到的 PR 段通常与基线同一水平，主要是因为兴奋在通过房室交界时传导极慢，电位变化很弱，一般记录不到电位的改变。

6. QT 间期　QT 间期是指从 QRS 波群的起点到 T 波终点之间的这段时间。它表示心室从去极化开始到复极化结束所经历的时间，正常为 0.36 ~ 0.44 s。QT 间期与心率成反变关系，心率愈快，则 QT 间期愈短。QT 间期延长，多见于心肌炎、心功能不全及血中 Ca^{2+} 浓度过低。

7. ST 段　ST 段是指从 QRS 波群终点到 T 波起点之间的线段。由于此期心室肌细胞全部处于去极化状态，心室肌细胞之间没有电位差，所以正常时 ST 段和基线平齐，一般上移不超过 0.1 mV，下移不超过 0.05 mV。若偏离超过正常范围，常表示心肌有损伤或冠状动脉供血不足。

上述心电图波形中，没有反映心房复极化过程中产生的电变化。这是由于心房复极化的电位很低，并被 PR 段、QRS 波群所掩盖，因此在心电图上看不到心房复极化的波形。

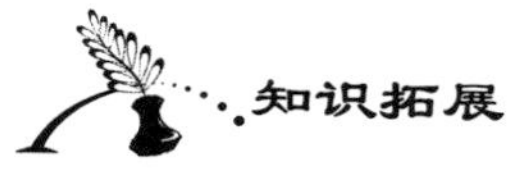

心电监护

普通心电图只能观察患者被记录时刻的心电活动情况。心电监护则可以连续不间断地对患者进行心电活动的监测，及时反映患者的瞬间电生理变化，有利于实时观察病情，尤其适用于病情危重的患者，以期达到早发现、早诊断、及时治疗的目的。临床上所用的多功能心电监护仪，除了可以监测患者的心电图、心率和心律外，还可以监测患者的呼吸、体温、血压和脉搏等生理指标。

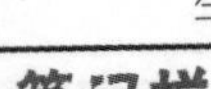

笔记栏

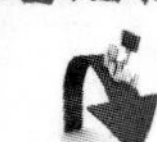

三、心肌细胞的生理特性

心肌细胞的生理特性包括自动节律性（自律性）、兴奋性、传导性和收缩性。其中自律性、兴奋性和传导性以心肌细胞的生物电活动为基础，属于心肌的电生理特性；而收缩性以细胞内收缩蛋白的功能活动为基础，属于心肌的机械特性。

（一）自动节律性

自动节律性（autorhythmicity），简称自律性，是指组织或细胞在脱离神经和体液因素以及其他外来刺激的条件下，具有自动发生节律性兴奋的能力或特性。自律性的高低用单位时间内自动发生兴奋的次数来衡量。具有自律性的组织或细胞称为自律组织或自律细胞。

1. 心脏的起搏点　心脏的自律细胞分别存在于窦房结、房室交界和浦肯野细胞。但其自律性高低存在较大差异，其中窦房结 P 细胞的自律性最高，约 100 次/min，但由于受心迷走神经紧张性的影响，安静时其自律性表现为 70 次/min 左右；房室交界次之，约 50 次/min；浦肯野细胞的自律性最低，约 25 次/min。正常情况下，整个心脏的活动总是按照自律性最高的组织所发出的节律性兴奋来活动的。由于窦房结 P 细胞 4 期自动去极化速率最快，单位时间（分钟）内所产生兴奋的频率最快，通过抢先占领和超速驱动压抑的机制，实现对心脏其他部位活动的控制而成为全心活动的起搏点（pacemaker）。

由窦房结发出兴奋控制整个心脏所表现出的节律性活动，称为窦性心律（sinus rhythm），窦房结是心脏活动的正常起搏点。心脏其他部位自律细胞的自律性较低，正常情况下受到来自窦房结冲动的控制，其本身的自律性表现不出来，只起到传导兴奋的作用，故称为潜在起搏点（latent pacemaker）。某些异常情况下，窦房结的自律性降低、兴奋传导受阻或其他自律组织的自律性异常升高时，这些潜在起搏点的自律性就会表现出来，取代窦房结引发心房或心室的兴奋和收缩。这些异常的起搏部位称为异位起搏点（ectopic pacemaker），由异位起搏点引起的心脏活动称为异位心律。

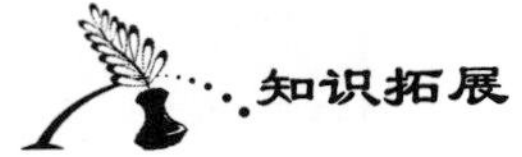

人工心脏起搏

利用人工心脏起搏器将脉冲发生器通过电极与心内膜相连，脉冲发生器可以发放一定频率和振幅的电脉冲，通过电极刺激心脏，以代替心脏起搏点发放冲动，使心脏有规律的收缩。当心脏系统有严重病变或心脏起搏点功能失常时，使用人工心脏起搏器可以达到人为地控制心率以维持心脏泵功能的作用。

2. 影响心肌自律性的因素　如前所述，自律细胞具有 4 期自动去极化的能力，一旦从最大复极电位去极化达到阈电位水平，即可以引起下一次兴奋。因此，单位时间

笔记栏

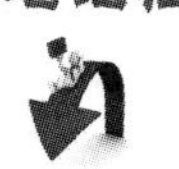

内发生兴奋频率的快慢，取决于4期自动去极化的速率、最大复极电位与阈电位之间的差距，其中以4期自动去极化速率为主要因素（图4-5）。

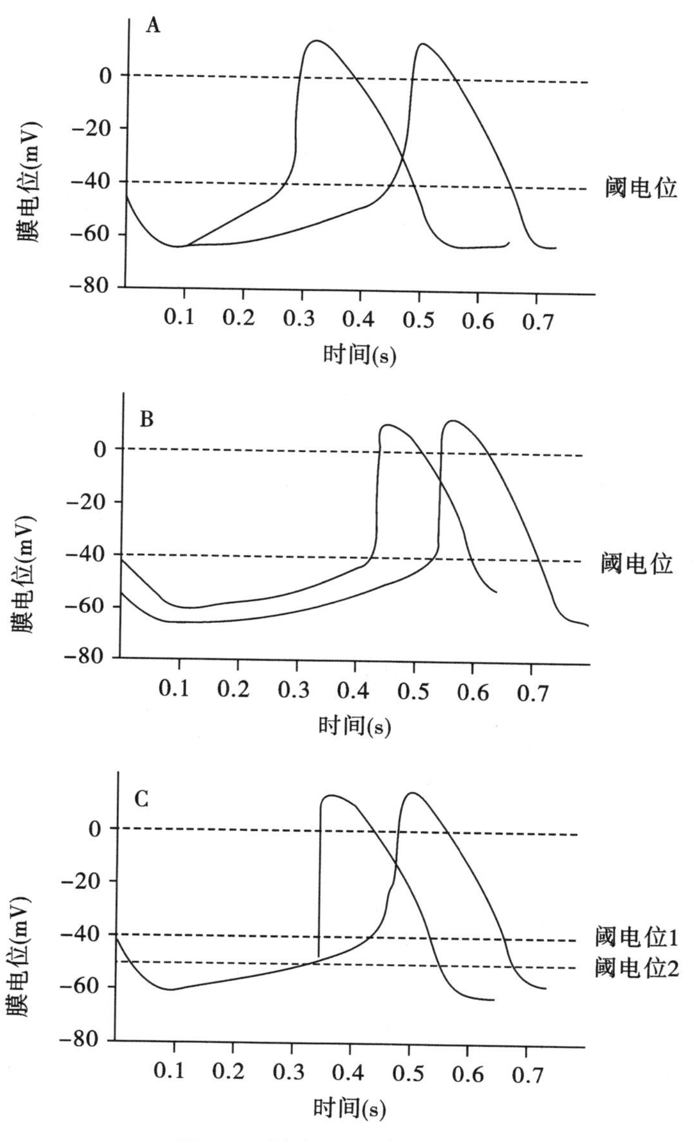

图4-5 影响心肌自律性的因素

（1）4期自动去极化的速率　4期自动去极化的速率越快，达到阈电位所需要的时间越短，单位时间内发生兴奋的次数就越多，即自律性增高；反之则自律性降低。交感神经兴奋时，其末梢释放的去甲肾上腺素通过提高窦房结P细胞的细胞膜对Na^+和Ca^{2+}的通透性，使Na^+和Ca^{2+}内流增多，4期自动去极化的速率加快，使自律性增高；当迷走神经兴奋时，末梢释放的乙酰胆碱提高了细胞膜对K^+的通透性，导致4期K^+外流衰减减慢，4期自动去极化速率减慢，使自律性降低。

（2）最大复极电位与阈电位之间的差距　最大复极电位与阈电位之间的差距缩

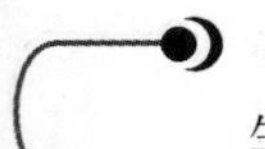

笔记栏

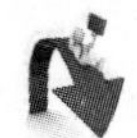

小,使4期自动去极化达到阈电位所需要的时间缩短,则自律性增高;反之则自律性降低。

(二)兴奋性

心肌细胞和神经、骨骼肌细胞一样,都属于可兴奋细胞。心肌的兴奋性(excitability)是指心肌细胞受到刺激后产生兴奋(动作电位)的能力。衡量心肌兴奋性高低的指标是阈值,阈值越低,表示兴奋性越高;阈值越高,则表示兴奋性越低。

1.兴奋性的周期性变化　心肌细胞每产生一次兴奋,其膜电位就发生一系列有规律的变化,细胞的兴奋性也随之发生周期性的改变。现以心室肌细胞为例,介绍在一次兴奋过程中心肌细胞兴奋性的周期性变化及其特点。

(1)绝对不应期与有效不应期　心肌细胞受到刺激时,从动作电位0期到3期复极化至-55 mV时,由于钠通道处于完全失活的状态,膜的兴奋性完全丧失,对任何强度的刺激都不能产生反应,此时期称为绝对不应期(absolute refractory period,ARP)。膜电位由复极-55 mV到-60 mV这段时间内,由于少量钠通道开始复活而处于备用状态,此时如果给予足够强的刺激,可以产生局部的去极化反应,但仍不能产生动作电位。从动作电位的0期到3期复极至-60 mV的这段时间内,给予任何强度的刺激都不能使心肌细胞再次产生动作电位,因此这段时间称为有效不应期(effective refractory period,ERP)。

(2)相对不应期　膜电位从复极-60 mV至-80 mV的这段时间,若给予心肌细胞一个阈上刺激,可以使细胞产生新的动作电位;若给予一个阈刺激,则不能产生新的动作电位,因此这段时间被称为相对不应期(relative refractory period,RRP)。在此期内,只有部分钠通道由失活状态转为备用状态,受到刺激后,钠通道开放的数量较少,Na^+内流的速率较慢,故动作电位的幅度较正常偏小,兴奋性较低,且兴奋传导的能力较弱,易于产生传导阻滞。

(3)超常期　在膜电位从复极-80 mV至-90 mV这段时间,若给予一个适宜的阈下刺激就可以使心肌细胞产生动作电位,这段时间称为超常期(supranormal period,SNP)。由于此期Na^+通道已大部分或全部处于备用状态,加之膜电位在恢复到静息电位的过程中,同阈电位的差距较小,故兴奋性高于正常。但是,因膜电位的绝对值较正常静息电位的小,使0期Na^+内流的电位梯度减小,故动作电位幅度仍较正常的小,兴奋传导的能力亦较弱。

2.影响心肌兴奋性的因素　心肌细胞兴奋的产生包括两个环节:细胞的膜电位去极化达到阈电位水平;激活0期去极化的相关离子通道。凡能影响这两个环节的因素,都可以影响心肌的兴奋性。

(1)静息电位或最大复极电位水平　阈电位水平不变,静息电位或最大复极电位的绝对值增大,引起心肌兴奋所需的刺激阈值就增大,兴奋性就降低。反之,静息电位或最大复极电位的绝对值减小则兴奋性增高。

(2)阈电位水平　阈电位水平下移,静息电位或最大复极电位与之差距减少,兴奋性增高;反之兴奋性则降低。同静息电位或最大复极电位比较,阈电位较少发生改变。

(3)钠通道的状态　钠通道具有激活、失活和备用三种功能状态,通道处于何种状态取决于当时的膜电位水平和有关的时间进程。当膜电位处于-90 mV时,膜上钠

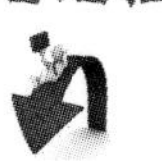

通道全部处于备用状态。当细胞膜去极化达到阈电位水平时，膜上钠通道被大量激活而开放，处于激活状态的时间约1 ms，随后钠通道失活而关闭。钠通道在失活关闭状态下，任何强度的刺激均不能使之马上再次激活，须待膜电位复极化到-60 mV或更负时，钠通道才开始复活，并且复活需要一段时间过程。随着时间和膜电位的发展，转为备用状态的钠通道数量逐渐增多。当膜电位恢复到-90 mV时，钠通道又全部处于备用状态。只有钠通道处于备用状态时，心肌细胞受到刺激才可以使之激活开放。由此可见，钠通道处于不同的功能状态，是心肌细胞兴奋性发生周期性变化的内在机制。

3. 兴奋性周期性变化的意义　可兴奋细胞在一次兴奋过程中，其兴奋性发生着周期性的变化。与神经细胞和骨骼肌细胞相比，心肌细胞的有效不应期特别长，从心脏收缩期开始一直持续至舒张早期（图4-6）。因此，心肌在一次收缩之后必定有一个舒张期，不会发生强直收缩。这就使心脏始终保持收缩与舒张交替进行，从而保证心脏有序的充盈与射血活动。

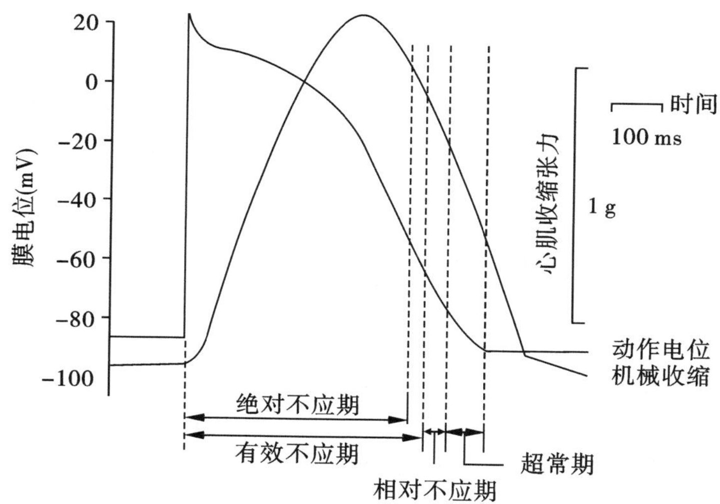

图4-6　心肌细胞动作电位、肌张力和兴奋性在时间上的关系

正常情况下，整个心脏是按照窦性节律进行活动的。但是在某些情况下，如果在心房或心室有效不应期之后，于下一次窦房结的兴奋到达之前，受到一次阈值或阈值以上的人工刺激或受到来自潜在起搏点发出兴奋的刺激，就可以引起一次提前出现的兴奋和收缩，分别称为期前兴奋（premature excitation）和期前收缩（premature systole）。临床上，频繁或多发的期前收缩可以由心脏的炎症或缺血引起；正常人由于过度疲劳、饮入过多的浓茶和咖啡等亦可以引起偶发性期前收缩。期前收缩也有自己的有效不应期，如果正常窦房结的兴奋恰好落在期前收缩的有效不应期内，就不能引起心室兴奋，即出现一次兴奋的"脱失"，需待下一次窦房结的兴奋传来时才能引起心室的兴奋和收缩。因此，在一次期前收缩之后往往出现一段较长时间的心室舒张期，称为代偿间歇（compensatory pause）（图4-7），然后再恢复窦性心律。

笔记栏

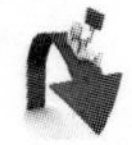

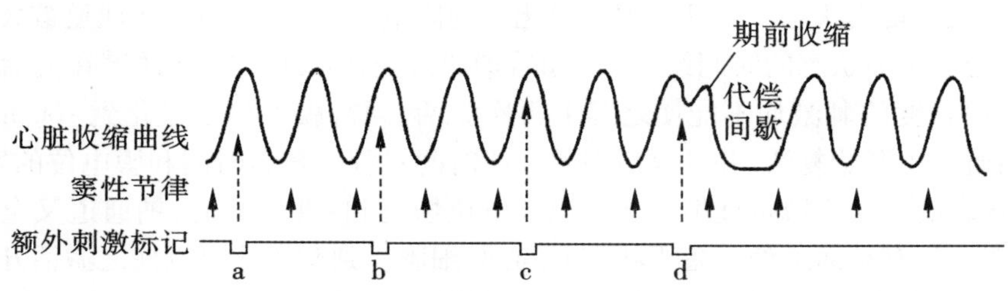

图 4-7 期前收缩与代偿间歇

刺激 a、b、c 落在有效不应期内不引起反应

刺激 d 落在相对不应期内引起期前收缩和代偿间歇

（三）传导性

心肌细胞具有传导兴奋的能力或特性，称为传导性(conductivity)。传导性的高低可用兴奋的传播速度来衡量。

1. 心脏内兴奋传播的途径和意义

(1)兴奋传播的途径　相邻的心肌细胞之间以闰盘相连接，闰盘处的缝隙连接属于低电阻区，可使兴奋以局部电流的形式直接传给相邻的细胞。由于兴奋在细胞间迅速传播，使左右心房和左右心室各自构成一个功能合胞体，从而实现同步的收缩和舒张。但心房与心室之间有纤维结缔组织环将二者隔开，兴奋能够在心内传播是因为心脏内有特殊传导系统。心脏的特殊传导系统由窦房结、房室交界、房室束(或称 His 束)和浦肯野纤维网共同组成。房室交界可分为三个功能区，自上而下分别为房结区、结区和结希区；房室束主要分为左束支和右束支；浦肯野纤维在心内膜下交织成网，垂直向心外膜侧延伸与普通心室肌细胞相连接。

正常情况下，窦房结发出的兴奋通过心房肌直接传到右心房和左心房，引起两心房的兴奋和收缩；同时沿着由心房肌细胞组成的“优势传导通路”迅速传播至房室交界区；再经房室束、左束支和右束支以及浦肯野纤维网传至心室内膜，再由心内膜向心外膜传播而引起左右心室兴奋(图 4-8)。

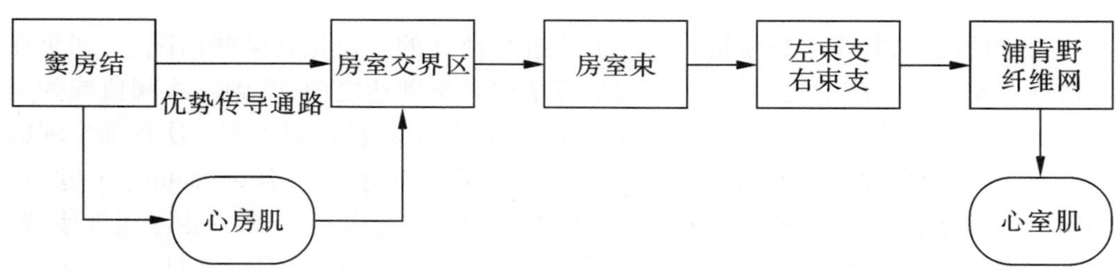

图 4-8 心脏内兴奋传播途径

(2)兴奋传播的速度及意义　兴奋在心脏各部位传导的速度不同，心房肌的传导速度约为 0.4 m/s，兴奋传遍右、左心房仅需要 0.06 s，使两侧心房肌细胞几乎同步兴奋和收缩。窦房结的兴奋通过心房内的“优势传导通路”迅速传播至房室交界，其传导速度为 1.0～1.2 m/s。兴奋在房室交界的传导速度很慢，其中结区仅为 0.02 m/s。浦肯野纤维的传导速度最快，可达 4 m/s。心室肌的传导速度为 1 m/s，兴奋从房室束

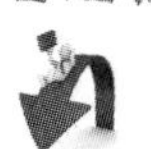

传遍左、右心室仅需 0.06 s。因此，两侧心室肌细胞也是几乎同步兴奋和收缩的。

正常成年人在安静状态下，由于兴奋在房室交界的传导速度很慢，耗时可达 0.1 s。因此，兴奋由心房传到心室要经过一段时间延搁，这个现象称为房-室延搁(atrio-ventricular delay)。房-室延搁具有重要的生理意义，使心房收缩完毕后心室才开始收缩，心房和心室不能同时收缩，有利于心室的充盈和射血。但也使得房室交界区成为传导阻滞的好发部位，房室传导阻滞是临床上极为常见的一种心律失常。

2. 影响心肌传导性的因素　心脏各部位传导速度的快慢，主要与其结构特点和电生理特性有关。

(1)结构因素　细胞的直径越小，对电流的阻力越大，传导速度越慢；反之则传导速度越快。例如，末梢浦肯野细胞的直径约为 70 μm，传导速度最快；窦房结 P 细胞的直径为 5～10 μm，传导速度较慢；房室交界结区细胞的直径为 3 μm，传导速度最慢。

(2)动作电位 0 期去极化的速率和幅度　心肌细胞的电生理特性是影响心肌细胞传导性的主要因素。心肌细胞已兴奋部位的动作电位 0 期去极化速率越快，局部电流的形成越快，邻近未兴奋部位去极化达到阈电位水平所需要的时间越短，兴奋的传导速度越快。动作电位 0 期去极化的幅度越大，已兴奋部位与未兴奋部位之间的电位差越大，形成的局部电流越强，兴奋扩布的范围越大，传导速度越快。反之，传导速度则越慢。

(3)邻近未兴奋细胞膜的兴奋性　兴奋的传导是细胞膜依次发生兴奋的过程，因此，相邻未兴奋部位细胞膜的兴奋性必定影响兴奋的传导。当邻近未兴奋部位细胞的静息电位或最大复极电位绝对值增大和(或)阈电位水平上移时，两者之间的差距加大，膜去极化达到阈电位水平所需的时间延长，兴奋性就降低，传导速度则减慢；反之，兴奋的传导速度加快。

(四)收缩性

心肌细胞的收缩机制与骨骼肌细胞相似，但是心肌细胞的结构和电生理特性与骨骼肌细胞不完全相同，故心肌收缩有其自身的特点。

1. 心肌收缩的特点

(1)不发生强直收缩　心肌细胞在一次兴奋过程中的有效不应期特别长，相当于整个收缩期和舒张早期。在有效不应期内，任何强度的刺激均不能使心肌细胞再次兴奋而产生收缩。因此，心肌在一次收缩之后必定有一个舒张期，不会发生强直收缩。这就使心肌始终保持收缩与舒张的交替进行，从而保证心脏有序的充盈与射血活动。

(2)同步收缩　由于心肌细胞之间存在的缝隙连接，兴奋可在细胞间迅速传播，使左、右心房和左、右心室各自成为一个功能合胞体。在有效不应期之后，只要刺激强度达到阈值，就可以使所有的心房肌细胞或心室肌细胞几乎同步收缩，称为“全或无”式收缩。这种同步收缩的特性，有利于心脏产生强大的射血力量。

(3)对细胞外 Ca^{2+} 的依赖性　兴奋收缩耦联的关键因子是 Ca^{2+}，心肌细胞的肌质网不如骨骼肌的发达，贮备的 Ca^{2+} 量较少，兴奋-收缩耦联过程所需要的 Ca^{2+} 一部分要从细胞外液转运到细胞内(平台期 Ca^{2+} 内流)。因此，细胞外液 Ca^{2+} 浓度在一定范围内升高，细胞兴奋时内流的 Ca^{2+} 量增多，可使心肌收缩力增强；反之，则收缩力减弱。当细胞外液 Ca^{2+} 浓度降低到一定程度时，心肌虽然可以兴奋，但不会发生收缩，称为“兴奋收缩脱耦联”。

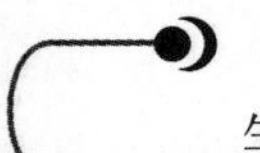

笔记栏

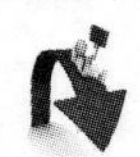

2. 影响心肌收缩性的因素　许多因素都可以影响心肌的收缩性。例如,机体在运动状态下,体内交感-肾上腺髓质系统兴奋,心肌收缩能力增强,射出更多的血量以满足机体的代谢需要;各种因素所致的缺氧、代谢紊乱、能量供应不足、酸性产物生成增多等因素,均可使心肌的收缩力减弱。

四、心脏的泵血功能

心脏是由心肌构成并具有瓣膜结构的空腔器官,其主要功能是泵血。心脏不停地进行收缩与舒张的交替活动,收缩时把心腔内的血液射入压力较高的动脉,舒张时把静脉内的血液抽吸回心脏,在心内瓣膜的配合下推动血液沿单一方向流动。心房和心室有节律地收缩和舒张是实现心脏泵血功能的基本活动。

(一)心动周期与心率

1. 心率　每分钟心搏的次数称为心搏频率,简称心率(heart rate)。正常成年人安静状态下心率为60~100次/min,平均约75次/min。心率可因年龄、性别及不同生理状态而有所差异。例如,新生儿的心率较快,可达130次/min以上,此后随着年龄的增长而逐渐减慢,至15~16岁时接近成人水平;女性比男性的心率稍快;安静或睡眠状态下心率较慢;运动或情绪激动时心率加快;经常进行体育锻炼或从事体力劳动者的心率较慢。心率是临床常用的诊疗指标之一,评价心率时要充分考虑各种生理因素的影响。

2. 心动周期　心房或心室每收缩和舒张一次称为一个心动周期(cardiac cycle),或称为一次心跳。在一个心动周期中,心房和心室的活动均可分为收缩期和舒张期。由于心室在心脏泵血活动中起主要作用,故心动周期通常指的是心室的活动周期。

一个心动周期中首先两心房同时收缩,称为房缩期;然后两心房开始舒张的同时两心室开始收缩,称为室缩期;最后心房、心室共同舒张,称为全心舒张期。心动周期的时间与心率有关,以成年人安静时心率75次/min计算,一个心动周期的时间为0.8 s,其中心房收缩期为0.1 s,舒张期为0.7 s;心室收缩期为0.3 s,舒张期为0.5 s;全心舒张期为0.4 s(图4-9)。

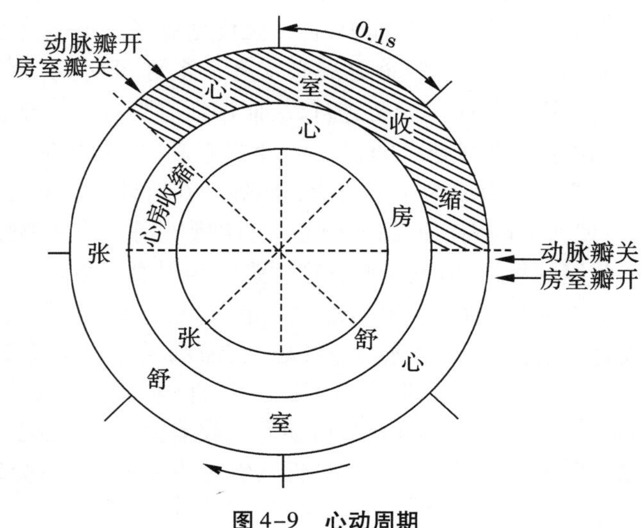

图4-9　心动周期

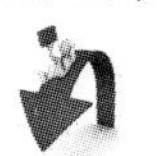

在心动周期中，无论心房或心室，其舒张期均比收缩期长，使心脏有足够时间接纳由静脉回流的血液，既保证了心室有充分的血液充盈，又能让心肌得到充分的休息。心动周期的长短与心率呈反比，心率减慢时，心动周期延长；心率加快时，心动周期缩短。心动周期的延长和缩短主要影响舒张期，收缩期虽然也有相应变化，但其变化幅度远远小于舒张期。因此，心率增快时，心脏工作的时间相对延长，这对心脏的充盈和持久活动不利。

（二）心脏泵血过程与机制

在心脏的泵血过程中，心室起着主要的作用，由于左、右心室的活动基本一致，故通常以左心室为例，分析一个心动周期中心室内压力、瓣膜开闭、血流方向以及心室容积的动态变化过程（图 4-10，图 4-11）。

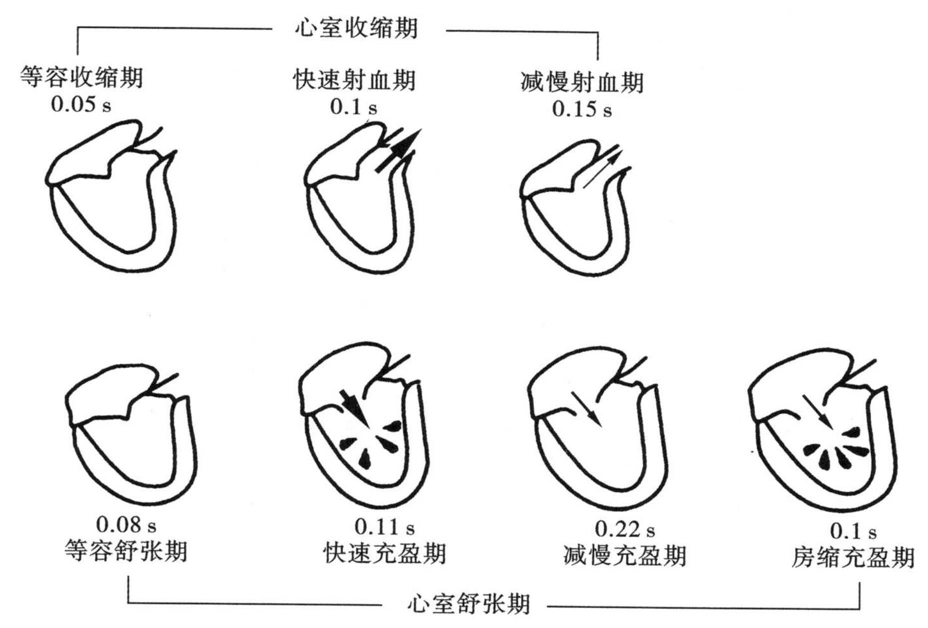

图 4-10 心室射血过程

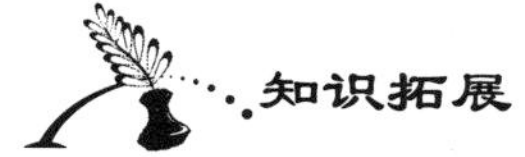

心脏电除颤

心脏电除颤也称心脏电复律，它是利用除颤器发出高能量短时限的脉冲电流，电流通过心肌纤维的瞬间同时除极，造成心脏短暂的电活动停止，从而消除折返激动，抑制异位心律，恢复正常心律。心脏电除颤是心肺复苏的关键技术，是治疗快速心律失常（如心房扑动、心房颤动等）的常用方法。

笔记栏

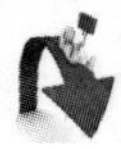

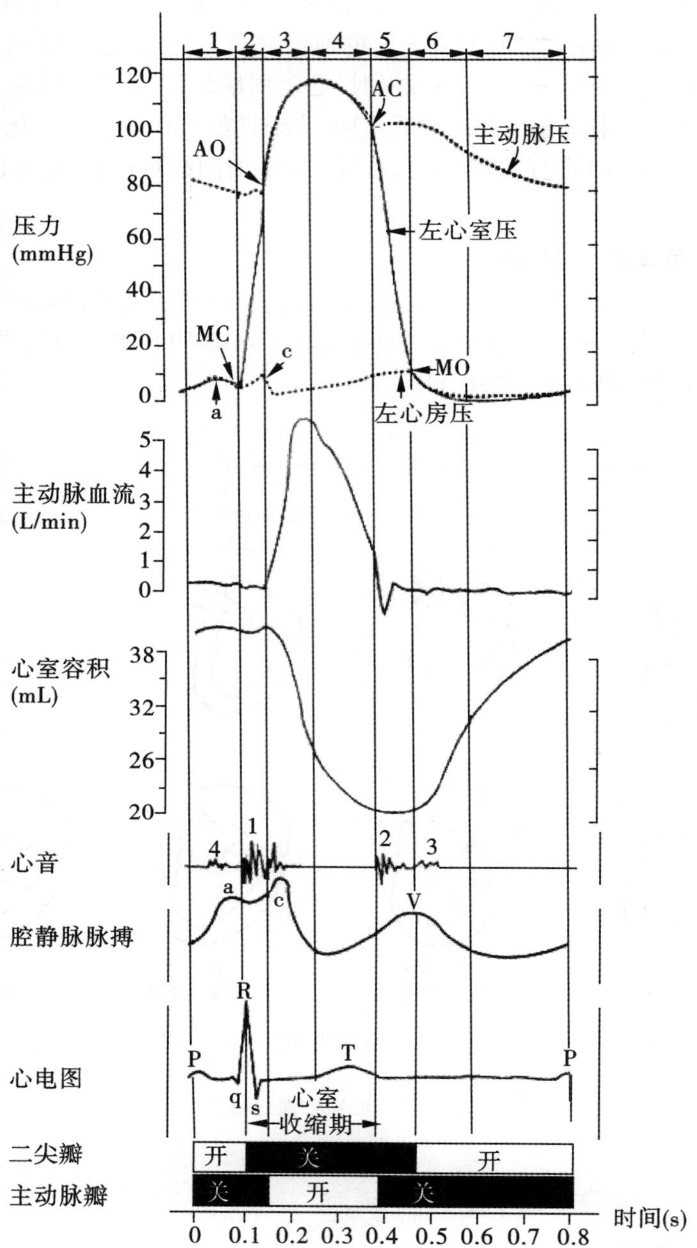

图 4-11　心动周期各时相中左心室内压力、容积和瓣膜等的变化

1. 心房收缩期;2. 等容收缩期;3. 快速射血期;4. 减慢射血期;

5. 等容舒张期;6. 快速充盈期;7. 减慢充盈期

AO 和 AC:分别表示主动脉瓣开放和关闭

MO 和 MC:分别表示二尖瓣开放和关闭

1. 心室收缩期　根据心室内压力和容积等变化,心室收缩期可分为等容收缩期、快速射血期和减慢射血期。

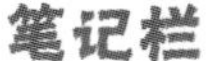

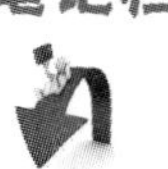

（1）等容收缩期　心室开始收缩前，室内压低于房内压和主动脉压，此时半月瓣关闭而房室瓣开放，血液不断流入心室。心室开始收缩后，室内压迅速升高，当超过房内压时，心室内的血液推动房室瓣使其关闭，防止血液倒流入心房。但此时室内压尚未超过主动脉压，半月瓣仍处于关闭状态，心室成为一个封闭的腔。因此，从房室瓣关闭到主动脉瓣开放的这段时期，心室收缩但其容积不变，故称为等容收缩期（period of isovolumic contraction）。等容收缩期持续约 0.05 s，该期的长短与心肌收缩力的强弱以及动脉血压的高低有关，心肌收缩力减弱或动脉血压升高时，等容收缩期将延长。

（2）快速射血期　随着心室肌的继续收缩，室内压继续上升，当室内压一旦超过主动脉压，心室内的血液将半月瓣冲开，迅速射入动脉，心室容积随之缩小。此时，由于心室肌强烈收缩，室内压可继续上升至峰值。此期血液射入动脉的速度很快，故称为快速射血期（period of rapid ejection），历时约 0.1 s。此期射血量约占整个心缩期内全部射血量的 2/3。

（3）减慢射血期　快速射血期后，因大量血液进入主动脉，主动脉内压力上升；与此同时，由于心室内血液减少和心室收缩强度减弱，导致射血速度逐渐变慢，称为减慢射血期（period of reduced ejection），历时约 0.15 s。在减慢射血期内，室内压已略低于主动脉压，但此时血液仍具有较高的动能，依靠惯性作用，继续流入动脉。减慢射血期末，心室容积缩至最小。

2. 心室舒张期　按心室内压力和容积的变化，心室舒张期可分为等容舒张期和心室充盈期，心室充盈期又可分为快速充盈期、减慢充盈期和心房收缩期三个时期。

（1）等容舒张期　心室开始舒张，室内压下降，主动脉内的血液向心室方向反流，推动半月瓣使之关闭。此时室内压仍高于房内压，房室瓣仍处于关闭状态，心室再次形成封闭的腔。从半月瓣关闭到房室瓣开启之前，心室肌舒张，室内压大幅下降但心室容积并不改变，称为等容舒张期（period of isovolumic relaxation），持续 0.06～0.08 s。

（2）快速充盈期　随着心室继续舒张，室内压继续下降，当室内压低于房内压时，心房内的血液顺压力差冲开房室瓣快速流入心室，使心室容积急剧增大，称为快速充盈期（period of rapid filling），历时约 0.11 s。此时心房也处于舒张状态，心房内的血液向心室快速流动的原因，主要是由于心室舒张时室内压下降形成的“抽吸”作用，同时使大静脉内的血液也经心房流入心室。因此，心室有力地收缩和舒张，不仅有利于向大动脉内射血，而且有利于静脉血向心房回流和向心室充盈。在快速充盈期进入心室的血液量约占心室总充盈量的 2/3。

（3）减慢充盈期　随着心室内血液的充盈，心房和心室之间的压力梯度逐渐减小，血流速度减慢，称为减慢充盈期（period of reduced filling），持续约 0.22 s。

（4）心房收缩期　在心室舒张的最后 0.1 s，心房开始收缩，房内压升高，血液顺压力差进入心室，使心室进一步充盈。由于心房壁较薄，收缩力较弱，由心房收缩进入心室的血量仅占心室总充盈量的 10%～30%。心房收缩期持续约 0.1 s。心室充盈过程至此完成，并开始进入下一个心动周期。

综上所述，在一个心动周期中，心室收缩与舒张引起的心室内压力变化是造成室内压与房内压、室内压与动脉压之间压力差变化的主要原因，而压力差又是引起瓣膜开闭，推动血液在心房、心室和动脉之间流动的动力。由此可见，心脏泵血过程是在心室活动的主导下进行的，心房的舒缩不起主要作用。临床上心房纤颤时，心房不能正

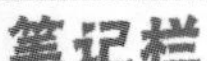
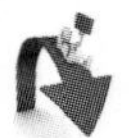

常收缩，使心室充盈量虽有所减少，尚不致引发严重后果。但是如果心室纤颤，心室不能正常射血，心脏的泵血功能则立即发生障碍，将危及患者生命。

（三）心脏泵血功能的评价

心脏的主要功能是泵血，心脏能不断地泵出一定量的血液以适应机体新陈代谢的需要。因此，单位时间内从心脏射出的血量是衡量心脏功能的基本指标。对心脏泵血功能进行正确的评价，具有重要的生理学意义和临床价值，常用的评定指标有以下几种。

1. 每搏输出量和射血分数　一侧心室一次收缩所射出的血量，称为每搏输出量，简称搏出量（stroke volume）。心室舒张期末充盈量最大，此时心室的容积称为舒张末期容积；心室射血期末容积最小，这时的心室容积称为收缩末期容积。搏出量相当于心室舒张末期容积与收缩末期容积之差。正常成年人安静时的搏出量约为 70 mL（60 ~80 mL），左心室舒张末期容积约为 125 mL，可见，每一次心室收缩，并不能将心室内的血液全部射入动脉。搏出量占心室舒张末期容积的百分比称为射血分数（ejection fraction），正常成年人的射血分数为 55% ~65%。心室肌收缩力增强时，射血分数增大；当心室出现病理性扩大、心功能减退时，由于心室舒张末期容积增大，搏出量与正常人的差异不大，但射血分数却明显下降。因此，射血分数比搏出量能更为全面地评价心脏的泵血功能。

2. 每分输出量和心指数　一侧心室每分钟射出的血量，称为每分输出量，也称心输出量（cardiac output），等于搏出量乘以心率。如心率按 75 次/min 计算，搏出量为 60 ~80 mL，则心输出量为 4.5 ~6.0 L/min，平均约为 5 L/min。左、右心室的心输出量基本相等。女性比同体重男性的心输出量约低 10%；青年时期的心输出量高于老年时期；重体力劳动或剧烈运动时，心输出量可比安静时提高 5 ~7 倍；情绪激动时心输出量可增加 50% ~100%；麻醉情况下则可降低至 2.5 L/min。

心输出量可因性别、年龄、体型等差异而有所不同，临床工作中可用心指数来评价不同个体间的心脏泵血功能。以每平方米体表面积计算的心输出量[$L/(min \cdot m^2)$]称为心指数（cardiac index）。我国中等身材的成年人体表面积为 1.6 ~1.7 m^2，静息和空腹时心输出量为 4.5 ~6.0 L/min，故心指数为 3.0 ~3.5 $L/(min \cdot m^2)$，称为静息心指数。心指数是分析、比较不同个体心脏功能的评价指标，可因不同生理条件而不同。一般 10 岁左右儿童的静息心指数最大，可达 4 $L/(min \cdot m^2)$ 以上；以后随着年龄增长逐渐下降，到 80 岁时静息心指数接近于 2 $L/(min \cdot m^2)$；运动、妊娠、情绪激动和进食等情况下，心指数均增高。

3. 心脏做功量　心室所做的功也是衡量心功能的指标之一。心室一次收缩射血所做的功，称为每搏功（stroke work）；心室每分钟收缩射血所做的功，称为每分功或分功（minute work）。左心室每搏功可由下式计算：左心室每搏功（J）= 搏出量（L）×血液比重×（平均动脉压-左心房平均压）（mmHg）×13.6×9.807×（1/1000）。由此可见，心脏做功不仅与心输出量有关，还与动脉血压有关。因此，与单纯的心输出量相比，用心脏做功量来评价心脏泵血功能更为全面、更有意义，特别是在动脉血压不相等的情况下。正常情况下左、右心室的心输出量基本相等，但肺动脉平均压仅为主动脉平均压的 1/6，所以右心室做功量也只有左心室的 1/6。

(四)影响心输出量的因素

心输出量决定于搏出量和心率,因此凡能影响搏出量和心率的因素均可以影响心输出量。因搏出量取决于心室肌的收缩强度和速度,所以,搏出量也受前负荷、后负荷和肌肉收缩能力的影响。

1. 影响搏出量的因素

(1)心肌的前负荷　心肌的前负荷是指心室肌收缩前所承受的负荷,通常用心室舒张末期容积或压力来表示。为了分析前负荷对搏出量的影响,在实验中可逐步改变心室舒张末期的压力,测量其对应的搏出量或每搏功,绘制出心室功能曲线。实验结果显示,在相当大的范围内,随着左心室舒张末期压力的增加,左心室搏功也增加;当左心室舒张末期压力达到 12 ~ 15 mmHg 时,搏功达到最大;之后,搏功不再随着心室舒张末期压力增加而加大。这表明左室心肌的最适前负荷为 12 ~ 15 mmHg,这时心肌细胞的长度为最适初长度。在一般情况下,左心室舒张末期压力为 5 ~ 6 mmHg,这表明心室肌具有较大程度的初长度贮备。可见,在一定范围内,心肌的前负荷增大,心肌初长度增加,心肌的收缩力增强,搏出量增多;反之,当前负荷减少时,心肌的收缩力也将减弱(图 4-12)。这种通过改变心肌初长度而引起心肌收缩力改变的调节,称为异长自身调节(heterometric autoregulation)。其调节机制是在一定范围内,随着心肌细胞的初长度增加,肌小节中粗肌丝与细肌丝有效重叠的程度随之增加,横桥与细肌丝结合位点的连结数目相应增多,其结果使心肌收缩强度增加。

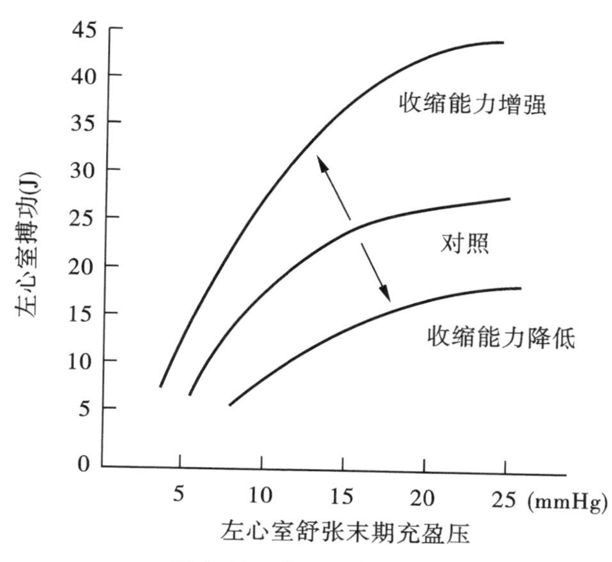

图 4-12　左心室功能曲线

在心室充盈压超过最适前负荷后,心室功能曲线表现平坦,不像骨骼肌那样出现明显的下降支。这是因为心肌细胞外间质内含有大量胶原纤维,使心肌有较强的抵抗被过度延伸的特性。所以,在正常情况下,心脏不会因前负荷过大而出现搏出量和搏功明显减小的现象;只有心室发生严重病变时,心室功能曲线才会出现下降支。

心脏异长自身调节的生理意义在于对搏出量进行精细的调节,使充盈量与搏出量保持平衡,从而使心室舒张末期容积和压力保持在正常范围。例如,当体位改变使静

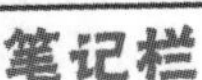
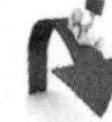

脉回心血量增加时，通过异长自身调节作用，心脏能将增加的回心血量泵出，不让过多的血液滞留在心腔中，防止心室舒张末期压力和容积发生过多和过久的改变。

(2)心肌的后负荷　后负荷是指肌肉收缩后遇到的负荷。心室肌收缩射血时，必须克服来自动脉血压的阻力，大动脉血压就是心肌的后负荷。因此，动脉血压的变化可影响心室肌的收缩，从而影响搏出量。当其他因素不变，动脉血压升高时，心肌后负荷增大，导致等容收缩期延长，射血期缩短，搏出量必然减少。在正常情况下，搏出量的减少必然会造成心室内剩余血量增多，如果此时静脉回心血量不变，将使心室舒张末期容积增加，即心肌的初长度增加，通过上述心肌自身调节的作用，使心室肌收缩力增强，搏出量可逐步恢复到原有水平。但如果动脉血压长期持续性增高，心室肌长期加强收缩，将会导致心室肌肥厚等病理性变化，进而导致心力衰竭。因此，对于由后负荷增大引起的心力衰竭患者，临床上常用扩张血管的药物降低动脉血压，从而改善患者的心功能。

(3)心肌收缩能力　心肌收缩能力(myocardial contractility)是指心肌细胞不依赖于外部负荷而改变其力学活动的一种内在特性。它与心肌初长度无关，通过改变心肌本身的收缩强度和速度来影响心肌收缩力。心肌收缩能力主要取决于兴奋收缩耦联过程中横桥活化的数量和ATP酶的活性。在一定初长度的条件下，粗、细肌丝具有一定的有效重叠程度，活化的横桥数目增多，心肌细胞的收缩能力增强，搏出量就增大；反之则减少。这种调节方式不受初长度的影响，故称为等长自身调节(homometric autoregulation)。神经、体液和药物等多种因素都可通过改变心肌收缩能力来调节心脏搏出量。例如，交感神经兴奋、血液中肾上腺素增多以及使用强心药物(如洋地黄)时，心肌收缩能力增强，搏出量则增加；迷走神经兴奋或乙酰胆碱增多时，心肌收缩能力减弱，搏出量则减少。

2. 心率对心输出量的影响　在一定范围内，心率加快则心输出量增加。但如果心率过快(超过180次/min)，心动周期缩短，尤其是舒张期大大缩短，导致心室充盈量不足，搏出量和心输出量就会相应减少。如果心率过慢(低于40次/min)，心输出量亦会减少，这是因为心室舒张期过长，心室充盈早已接近最大限度，再延长心舒期也不能相应增加充盈量和搏出量，故心输出量也会减少。

(五)心脏泵血功能的储备

心输出量能随机体代谢需要而增加的能力，称为心力储备(cardiac reserve)。正常成年人在安静状态下心输出量约为5 L，强体力劳动时可增加至30 L左右，此时的心输出量称为最大输出量。最大输出量与安静时心输出量的差值可表示心力储备的大小，正常成年人的心力储备约为25 L。心力储备的大小可以反映出心脏泵血功能对机体代谢需求的适应能力，取决于搏出量和心率能够提高的程度。

1. 搏出量储备　正常成年人安静时搏出量为60～80 mL，剧烈活动时可达150 mL左右，搏出量储备为70～90 mL。搏出量储备包括收缩期储备和舒张期储备两部分。

(1)收缩期储备　安静时，左心室收缩末期容积约为75 mL；当心室做最大程度收缩，提高射血分数，可使心室收缩末期容积减少到15～20 mL。因此，动用收缩期储备，可使搏出量增加55～60 mL。可见，收缩期储备是通过提高心肌收缩能力实现的。

(2)舒张期储备　安静时，左心室舒张末期容积约为125 mL，运动或激动时回心血量增加，心室舒张末期容积最大可达到140 mL左右，因此舒张期储备仅15 mL左

笔记栏

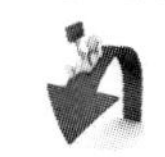

右。因为心肌组织富含胶原纤维,伸展性很小,所以舒张期储备较小。

2. 心率储备　健康成年人安静时,心率为60～100次/min;剧烈运动时可增加至180～200次/min。一般情况下,动用心率储备是提高心输出量的主要途径,充分动用心率储备可使心输出量增加1～1.5倍。此时虽然心率增快很多,但不会因心舒期缩短而使心输出量减少。这是因为剧烈运动或重体力劳动时,静脉回流速度加快,心室充盈量增大,心肌收缩力亦增强。

心力储备在很大程度上可以反映心脏的功能状况。经常进行体育锻炼可使心肌发达,收缩力增强,心肌血液供应增加,对急性缺氧的耐受性提高,心力储备增大,心脏的射血能力增强。例如运动员的最大心输出量可增大到安静状态下的8倍。而缺乏锻炼或患有心脏疾病的人,虽然在安静状态下心输出量能满足机体的代谢需要,但因心力储备较小,当上楼、爬山等体力活动增加时,心输出量不能相应增加,因而出现心慌、气短等供血不足的现象。

(六)心音

心音(heart sound)是指在心动周期中产生的声音,它是由心肌舒缩、瓣膜开闭、血液流速改变和血流冲击等引起的机械振动而产生的。在一个心动周期中可产生4个心音,即第一、第二、第三和第四心音。临床上使用听诊器一般只能听到第一心音和第二心音;在某些健康儿童和青年人可听到第三心音;第四心音在心音图上可以出现,通常听不到。

1. 第一心音　第一心音发生在心缩期,是心室收缩开始的标志。第一心音主要是由于心室肌收缩、房室瓣关闭以及心室射出的血液冲击动脉壁引起振动而形成的,其特点是音调较低、持续时间较长,为0.12～0.14 s,在心尖部听得最清楚。第一心音的强弱可反映心室肌的收缩强弱,其性质可反映房室瓣的功能状态。

2. 第二心音　第二心音发生在心舒期,是心室舒张开始的标志。第二心音主要是由于动脉瓣关闭、血液返回冲击动脉根部引起振动而形成的,其特点是音调较高,持续时间较短,为0.08～0.10 s,在心底部听得最清楚。第二心音的强弱主要取决于主动脉和肺动脉压力的高低,压力越高,动脉和心室间压力差越大,第二心音越响;其性质可反映半月瓣的功能状态。

3. 第三心音　第三心音发生在快速充盈期末,由于心室从快速充盈转为减慢充盈时,血流突然减速,使心室壁和瓣膜产生振动而形成的。

4. 第四心音　第四心音发生在心室舒张晚期,是心房收缩时血液注入心室引起振动而形成的,故又称心房音。

由于心音可反映心脏舒缩和瓣膜开闭的情况,因而在心肌发生病变或瓣膜开闭发生障碍时,可出现杂音或其他异常的心音。例如,房室瓣关闭不全或半月瓣狭窄时,在第一心音后可出现杂音,称为收缩期杂音;半月瓣关闭不全或房室瓣狭窄时,在第二心音后可出现杂音,称为舒张期杂音。临床听诊心音或记录心音图,对心脏病的诊断具有重要价值。

笔记栏

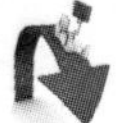

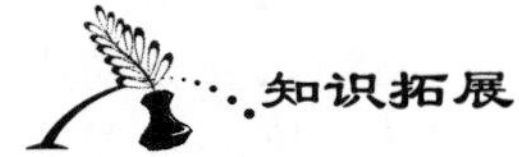

心脏听诊

心脏听诊是一项经典而且非常实用的技术，尤其在检查心脏瓣膜功能方面具有重要意义。例如，可根据第一心音和第二心音判断心脏的收缩期和舒张期，诊查房室瓣和半月瓣的功能；可根据心脏不同时期产生的特定杂音为诊断心脏瓣膜疾病提供重要信息。

第二节　血管生理

血管是血液运行的管道，人体的血管包括动脉、毛细血管和静脉，它们与心脏一起构成心血管系统。在体循环和肺循环中，由心室射出的血液均经动脉、毛细血管和静脉后返回心房，如此循环往复。因此，血管的功能首先是输送血液，同时在形成和维持血压，调节组织器官血流量，实现血液和组织细胞之间的物质交换等方面都具有重要的生理意义。各类血管因管壁结构和所在部位不同，功能上各有特点。

一、各类血管的功能特点

1. 弹性储器血管　弹性储器血管是指血管中的大动脉，包括主动脉、肺动脉主干及其发出的最大分支。这类血管的管壁坚厚，富含弹性纤维，具有较大的弹性和可扩张性。心室收缩射血时，一方面推动血液向前流动，另一方面使大动脉被动扩张，容积增大，暂时储存部分血液，并起到缓冲收缩压的作用；心室舒张时，被扩张的大动脉发生弹性回缩，将射血期多容纳的那部分血液向外周方向推动，既维持了血流的连续性，又维持了动脉的舒张压。大动脉的这种功能被称为弹性储器作用。

2. 分配血管　大动脉之后的中动脉，在途经各个器官的过程中不断发出分支，其血管壁主要由平滑肌组成，功能是把血液输送至各器官组织，故称为分配血管。

3. 阻力血管　小动脉和微动脉的管径较小，对血流的阻力较大；其管壁内含有丰富的平滑肌，通过血管平滑肌的收缩和舒张可以改变血管口径，对血流阻力和所在器官的血流量都有控制作用。因此，小动脉和微动脉被称为毛细血管前阻力血管，又称阻力血管。

4. 交换血管　真毛细血管数量多、分布广，其管壁由单层内皮细胞和基膜构成，具有良好的通透性，是血液与组织液之间物质交换的场所，故称为交换血管。

5. 容量血管　容量血管是从微静脉到大静脉的整个静脉系统。静脉血管的数量多、管径大、管壁薄、易扩张，故其容量大，安静状态下，60% ~70% 的循环血量容纳在静脉系统中。静脉口径发生较小变化时，其容纳的血量可发生很大的变化，且静脉内

笔记栏

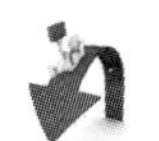

的压力变化很小。因此,静脉系统具有血液储存库的作用,被称为容量血管。

二、血流量、血流阻力和血压

血液在心血管系统内流动的力学称为血流动力学。血流动力学主要研究的是血流量、血流阻力和血压以及它们之间的相互关系。

1. 血流量　单位时间内流经血管某一横截面的血量,称为血流量(blood flow),也称容积速度,通常用 mL/min 或 L/min 表示。单位时间内流经某器官的血量,称为该器官的血流量。按照流体力学理论,液体在某段管道中的流量与该管道两端的压力差成正比,与管道对液体的阻力成反比。在封闭的管道系统中,各个总截面的流量都是相等的。将此规律应用于体内的循环系统,动脉、毛细血管和静脉血管的总流量是相等的,都等于心输出量。如果用 Q 代表心输出量,用 ΔP 代表主动脉压与右心房压之差,用 R 代表血流阻力,那么三者之间的关系可以用下列公式表示:

$$Q=\frac{\Delta P}{R}$$

对于某个器官而言,公式中的 Q 为器官血流量,如肝血流量、肾血流量等。器官血流量的多少则取决于灌注该器官的平均动脉压与静脉压之差(ΔP)和该器官内的血流阻力(R)。由于正常情况下静脉血压很低,可以忽略不计;供应各器官的动脉血压基本相等,故决定器官血流量的主要因素是器官内的血流阻力。

2. 血流速度　血流速度是指血液在血管内流动的直线速度,即单位时间内一个质点在血流中前进的距离。血流速度与血流量成正比,与血管的横截面积成反比。在循环系统中,毛细血管的数量极多,其总的横截面积最大,主动脉总的横截面积最小。据估计,毛细血管的总横截面积为主动脉横截面积的 220 ~ 440 倍。因此,主动脉内的血流速度最快,为 180 ~ 220 mm/s;毛细血管内的血流速度最慢,为 0.3 ~ 0.7 mm/s(图 4-13)。

3. 血流阻力　血液在血管中流动时所遇到的阻力,称为血流阻力(blood resistance)。血流阻力是由血液内部的摩擦力和血液与血管壁之间的摩擦力所形成的。血流阻力与血管的长度(L)和血液的黏滞性(η)成正比,与血管半径(r)的 4 次方成反比。三者关系可用下列公式表示:

$$R=\frac{8\eta L}{\pi r^4}$$

在生理情况下,血管长度和血液黏滞性很少发生变化,π 为常数。因此,血流阻力主要取决于血管口径。如某种因素使血管口径发生微小的变化,即可引起血流阻力发生显著的改变。

在神经和体液因素的作用下,体内血管的口径不断发生变化。若血管平滑肌收缩,血流阻力就会加大,血流量也会相应减少;反之亦然。在整个循环系统中,随着动脉不断发出分支,血管半径逐渐变小,血流阻力也相应增大,至小动脉和微动脉时血流阻力最大,可达体循环血流阻力的 47%。大动脉、毛细血管和静脉的阻力分别占 19%、27% 和 7%。通常情况下把心脏和大血管看作是循环系统的“中心部位”,把小血管中的血流阻力称为“外周阻力(peripheral resistance)”。小动脉和微动脉是产生外周阻力的主要部位。

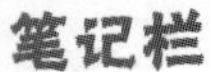

笔记栏

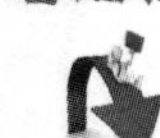

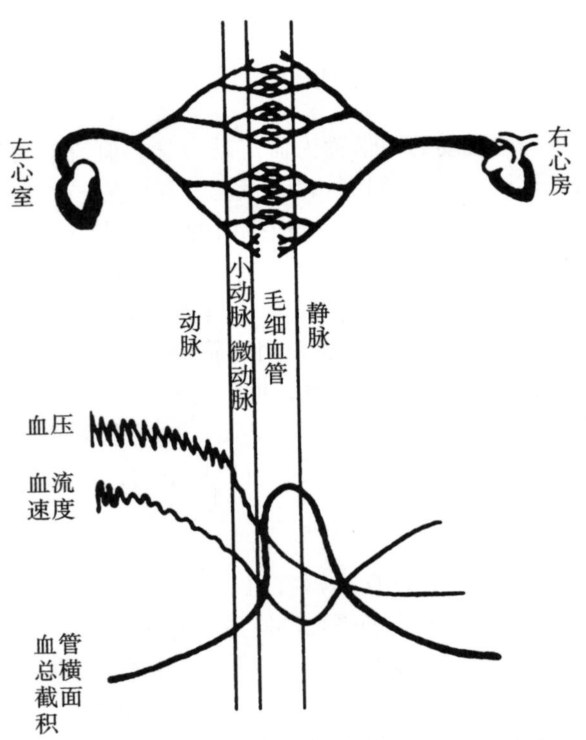

图 4-13 血管系统中压力、流速和总横截面积之间的关系

4. 血压 血管内流动的血液对单位面积血管壁的侧压力，称为血压(blood pressure,BP)。血压的计量单位用毫米汞柱(mmHg)或千帕(kPa)来表示(1 mmHg＝0.133 kPa)。血管系统的各个部分都具有血压，分别称为动脉血压、毛细血管血压和静脉血压。通常所说的血压指的是动脉血压。

在体循环和肺循环中，各类血管的血压均不相同，具有如下几个特点：①整个血管系统中存在着压力差，即动脉血压>毛细血管血压>静脉血压，这个压力差是推动血液流动的基本动力。②动脉血压在心动周期中呈周期性波动，心缩期血压上升，心舒期血压下降。③血液从大动脉向心房流动的过程中，由于克服阻力而不断消耗能量，血压逐渐降低，其中流经小动脉和微动脉时的血压降幅最大，到腔静脉时血压已接近于零。

三、动脉血压与动脉脉搏

(一)动脉血压的正常值及其相对稳定的意义

1. 动脉血压的概念 动脉血压(arterial blood pressure)通常指的是主动脉血压。在一个心动周期中，动脉血压随心脏的收缩和舒张发生周期性的变化。心室收缩时，动脉血压升高的最高值称为收缩压(systolic pressure)。心室舒张时，动脉血压下降的最低值称为舒张压(diastolic pressure)。收缩压与舒张压之差称为脉搏压(pulse pressure)，简称脉压，脉压可以反映一个心动周期中动脉血压的波动幅度。在整个心动周期中，动脉血压的平均值称为平均动脉压(mean arterial pressure)，约等于舒张压

笔记栏

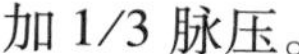

加1/3 脉压。

2. 动脉血压的正常值　由于大动脉中血压降落甚微，故测量上臂肱动脉所得的血压数值，基本上可以代表主动脉血压。临床上动脉血压的记录方法是：收缩压/舒张压值 mmHg（kPa）。我国健康成年人在安静时收缩压为 100～120 mmHg（13.3～16.0 kPa），舒张压为 60～80 mmHg（8.0～10.6 kPa），脉压为 30～40 mmHg（4.0～5.3 kPa），平均动脉压为 100 mmHg（13.3 kPa）。成年人安静时的收缩压≥140 mmHg（18.6 kPa）和（或）舒张压≥90 mmHg（12.0 kPa），可视为高血压。如果收缩压持续低于 90 mmHg（12.0 kPa），舒张压低于 60 mmHg（8.0 kPa），则视为低血压。

3. 动脉血压的生理变异　健康成年人在安静状态下血压比较稳定，但也存在个体差异，并随年龄、性别和生理情况而有所不同。一般情况下，女性在更年期前动脉血压比同龄男性低，更年期后动脉血压升高。男性和女性的动脉血压都会随年龄的增长而逐渐升高，收缩压的升高比舒张压更为显著。同一个体在不同的生理状态下，动脉血压也可发生变化，如情绪激动或体力劳动时，动脉血压可暂时升高。

4. 动脉血压相对稳定的意义　动脉血压保持相对稳定具有重要的生理意义。动脉血压过高，心室肌后负荷长期过重，可导致心室肥厚，甚至发生心力衰竭。相反，如果动脉血压过低，可导致各器官血流量减少，特别是心、脑等重要脏器会由于缺血缺氧造成严重后果。

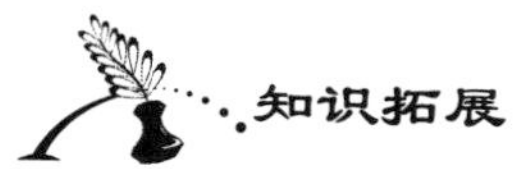

动脉血压的测量方法

直接测量法：这种方法常用于生理学实验中，测量动物的血压。将导管的一端插入动脉，另一端连接一个装有水银的“U”形管，两边水银面的高度差即为测定部位的血压数值。直接测量法的原理简单，但由于这种测量方法有一定的创伤性，且操作技术要求较高，因而在临床上难以普及推广。

间接测量法：常用的是袖带法，测量部位通常为肱动脉。血液在血管内顺畅流动时是没有声音的，如果血流通过狭窄处形成涡流，则可发出声音。利用袖带充气加压以造成血管瘪陷，再缓慢放气以逐渐降低袖带内的压力，同时借助听诊器听取由此产生的“血管音”来测量血压。

（二）动脉血压的形成

动脉血压形成的前提条件是循环系统内有足够的血液充盈。血液充盈的程度可用循环系统平均充盈压表示，平均充盈压的大小取决于循环血量和血管容量之间的相对关系。如果循环血量减少或血管容量增大，循环系统平均充盈压就降低；相反，循环血量增多或血管容量缩小，循环系统平均充盈压就增高。通常血管总是处于一定程度的收缩状态，故循环血量比血管的总容积要稍多一些，以维持正常动脉血压。动物实验中，用电刺激造成心室颤动使心脏暂时停止射血，血流也就暂停，此时循环系统中各

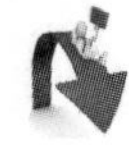
笔记栏

处的压力均为7 mmHg,这一数值即为循环系统平均充盈压。

动脉血压形成的必要条件是心室的收缩射血。心室收缩所释放的能量可分为两部分:一部分表现为血液的动能,用于推动血液向前流动;另一部分形成势能,表现为血液对血管壁的侧压力,使动脉管壁扩张,储存血液。心脏舒张时,大动脉发生弹性回缩,使一部分势能转化为动能,推动血液继续向前流动。如果心脏停止搏动,动脉血压则会立即下降。

动脉血压形成的另一个基本因素是外周阻力。如果没有外周阻力,心室射出的血液将全部快速流向外周,进入毛细血管网,动脉内不能保持足够的血量,也就不能形成和维持动脉血压。

另外,大动脉管壁的弹性储器作用也是形成动脉血压的重要因素。以左心室为例,心室收缩时,由于大动脉管壁的弹性储器作用和外周阻力的存在,射入主动脉内的血液只有1/3流向外周,另外2/3的血液储存在主动脉和大动脉内,因此收缩期动脉血压升高,但由于大动脉管壁的弹性扩张,收缩压不至于过高(图4-14)。心室舒张时射血停止,由于弹性储器血管的弹性回缩,把心缩期时储存在主动脉和大动脉内的那部分血液推向外周,使血液在心舒期内继续以一定的速度向前流动。因此,大动脉管壁的弹性可起到缓冲收缩压、维持舒张压,并将心室间断射血变为血液在动脉内连续流动的作用。

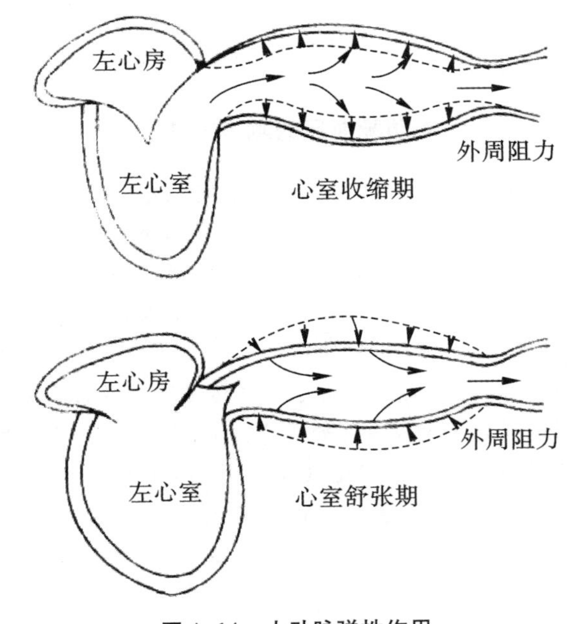

图4-14　大动脉弹性作用

(三)影响动脉血压的因素

凡能影响动脉血压形成的因素,均可影响动脉血压。

1. 搏出量　当心率和外周阻力不变时,搏出量增加,射入主动脉和大动脉内的血量增多,血液对动脉管壁的侧压力增大,故收缩压明显升高。同时由于动脉血压升高,血流速度加快,流向外周的血量增多,至心室舒张末期,大动脉内存留的血量和搏出量

笔记栏

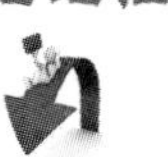

增多之前相比，增加的并不多，故舒张压升高较少，脉压增大。反之，当心肌收缩无力、搏出量减少时，主要表现为收缩压降低，脉压减小。因此，收缩压的高低主要反映搏出量的多少。

2. 心率　若其他因素不变，心率加快时，对动脉血压的影响表现为舒张压明显升高，收缩压升高不明显，脉压减小。这是因为心率加快时，心舒期的缩短较心缩期明显，致使心舒期流向外周的血量减少，心舒期末存留在大动脉内的血量增多，使舒张压升高。由于血压升高，使血流速度加快，在心缩期内有较多的血液流至外周，故收缩压的升高不如舒张压显著，脉压减小。相反，心率减慢时，舒张压明显降低，脉压增大。因此，心率的改变主要影响舒张压。

3. 外周阻力　若其他因素不变，外周阻力增大时，收缩压和舒张压均升高，但舒张压升高明显，故脉压减小。这是因为外周阻力增大时，血液流向外周的速度减慢，心舒期末存留在动脉中的血量增多，故舒张压升高。舒张压升高又导致心缩期动脉血压升高，血流速度加快，故收缩压升高不如舒张压明显，脉压减小。反之，外周阻力减小时，舒张压降低也较收缩压明显，脉压增大。因此，舒张压的高低主要反映外周阻力的大小。临床上常见的原发性高血压多是由于小动脉和微动脉的弹性降低、管腔变窄，使外周阻力增大所致，故以舒张压的增高为主。

4. 循环血量与血管容积　循环血量与血管容积相适应，才能使血管系统足够充盈，产生一定的体循环平均充盈压。正常情况下，血管系统充盈程度变化不大。但急性大失血时，血管容量不变而循环血量减少，可使心血管充盈不足，收缩压和舒张压都会明显下降，严重时还会危及生命，故应及时补充血量。而醛固酮增多症的患者，血管容量不变而血量增多，心血管过度充盈，使收缩压和舒张压都升高。若血管容积增大而血量不变，例如药物过敏或中毒性休克时，由于全身小血管扩张，血管内血液充盈度降低，血压亦随之明显下降。

5. 大动脉管壁的弹性　大动脉管壁弹性对动脉血压起缓冲作用，使收缩压不至于过高，舒张压不至于过低。老年人因血管硬化使大动脉管壁的弹性降低，缓冲动脉血压的能力下降，导致收缩压升高，舒张压降低，脉压明显增大。但由于老年人多伴有小动脉、微动脉硬化，以致外周阻力增大，因而舒张压也常常升高，但升高不如收缩压明显，因此老年人的脉压较大。

上述分析，都是在假设其他因素不变的前提下，只分析某一因素对动脉血压的影响。但在完整的机体内，上述各种影响动脉血压的因素可同时发生多种变化，动脉血压相对稳定的维持是多种因素综合作用的结果。

（四）动脉脉搏

动脉管壁发生的周期性搏动称为动脉脉搏（arterial pulse），简称脉搏。在皮肤表面可以用手指触及浅表的动脉脉搏，也可以用仪器记录下脉搏波。临床上常选用桡动脉作为观察脉搏的部位。脉搏的强弱与心输出量、动脉的可扩张性和外周阻力有密切关系。因此，动脉脉搏是反映心血管功能的一项指标。

1. 脉搏的发生与传播　脉搏的形成与扩布有赖于心室的舒缩和动脉管壁的弹性扩张。心室周期性地收缩和舒张，导致动脉内压力的周期性升降，同时也引起这部分血管的周期性扩张与回缩，因而形成动脉脉搏。

动脉脉搏起源于主动脉根部，沿动脉管壁传播。由于脉搏的传播需要消耗能量，

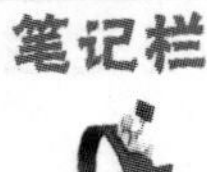
笔记栏

所以远端动脉的脉搏逐渐变弱，传播至毛细血管时，脉搏就基本消失了。脉搏波的传播速度与动脉管壁的顺应性关系密切，顺应性愈小，传播速度愈快。主动脉的弹性最大，脉搏的传播最慢，只有 3 ~ 5 m/s，大动脉为 7 ~ 10 m/s，小动脉可增快至 15 ~ 35 m/s。因老年人的血管弹性下降，脉搏波的传播速度较快，如 80 岁老人的约为 8.6 m/s，而 5 岁幼儿的只有 5.2 m/s。

2. 脉搏波及其意义　用脉搏描记仪记录到的动脉脉搏的波形称为脉搏图（图 4-15）。正常脉搏图由上升支和下降支组成。下降支中间有一个小波，称为降中波，降中波左侧的切迹称降中峡。

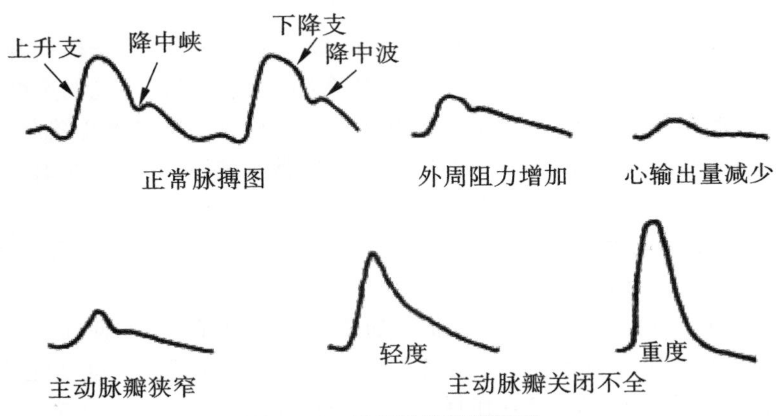

图 4-15　颈总动脉脉搏波形

心室快速射血时，血管充盈量增加，使动脉血压迅速上升，从而引起相应血管壁的骤然扩张，形成了脉搏波中的上升支。上升支的斜率和幅度可反映射血速度、心输出量、血管的可扩张性、主动脉瓣的状态以及射血时所遇阻力的大小。射血时遇到的阻力大，射血速度慢，心输出量减少，则上升支的斜率小，幅度也会降低；反之亦然。动脉硬化时，大动脉的可扩张性减小，动脉血压的波动幅度增大，所以脉搏波上升支的斜率和幅度也增大。而主动脉瓣狭窄时，射血时遇到的阻力高，故脉搏波上升支的斜率和幅度都降低。

心室射血后期，射血速度减慢，被扩张的动脉血管开始回缩，形成了脉搏波下降支的前段。降中波的形成是由于心室舒张，主动脉瓣突然关闭，血液冲击瓣膜而形成血流折返，使动脉血压小幅度上升而引起的。此后，心室继续舒张，血液不断向外流动，动脉血压逐渐下降，形成了下降支的后段。下降支的波形可大致反映外周阻力的大小。当外周阻力增高时，下降支的下降速度减慢，降中峡位置较高，降支后段的坡度较陡；反之亦然。当主动脉瓣关闭不全时，舒张期有部分血液倒流入心室，所以下降支很陡，降中波不明显。

四、静脉血压与血流

静脉系统既是血液回流入心脏的通路，又是重要的血液储存库。人体安静时，60% ~70% 的循环血量容纳于静脉系统内。静脉的收缩与舒张可使其容积发生较大的变化，有效地调节回心血量和心输出量，以适应机体不同情况下的需要。

笔记栏

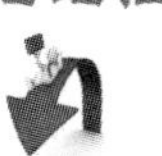

(一)静脉血压

当体循环血液通过毛细血管汇集到小静脉时,由于不断克服阻力,消耗能量,血压已降至15~20 mmHg(2.0~2.7 kPa);流经下腔静脉时,血压为3~4 mmHg(0.4~0.5 kPa);到右心房时,血压降至最低,已接近于零。

1.中心静脉压　中心静脉压(central venous pressure,CVP)通常指的是右心房和胸腔内大静脉的血压。由于中心静脉压较低,常用水检压计测量,并以厘米水柱(cmH_2O)为单位,其正常值为0.4~1.2 kPa(4~12 cmH_2O)。

中心静脉压的高低与心脏射血能力和静脉回心血量有关。如心脏的射血能力强,能及时将回心血液射入动脉,则中心静脉压较低;反之,心脏的射血能力弱,不能将回心血液及时射出,血液淤积在腔静脉和右心房内,则中心静脉压升高。在心脏射血能力不变的情况下,如果静脉回心血量过多或静脉回流速度过快,则中心静脉压升高;反之则降低。临床上输液抢救危重患者时,除需观察动脉血压等的变化以外,也要掌握中心静脉压的情况。中心静脉压如大于1.6 kPa(16 cmH_2O),或有进行性升高的趋势时,则提示输液量过多、速度过快或心功能减弱,输液需慎重或暂停。如中心静脉压偏低或有下降趋势,常提示输液量不足。

2.外周静脉压　外周静脉压(peripheral venous pressure)是指各器官的静脉压。各外周静脉压的平均数值大致如下,足背静脉15 cmH_2O;门静脉13 cmH_2O;肘静脉10 cmH_2O;颈外静脉10 cmH_2O。通常以人体平卧时的肘静脉压代表外周静脉压。当心功能减弱导致中心静脉压升高时,静脉血回流速度将减慢,血液会滞留于外周静脉内,出现外周静脉压增高的现象。因此,外周静脉压也可作为判断心功能的参考指标。

(二)影响静脉回心血量的因素

单位时间内由外周静脉回流入右心房的血量,称为静脉回心血量。心血管系统是一个闭合系统,正常情况下,静脉回心血量和心输出量是相等的。促进静脉血回流的动力是外周静脉压与中心静脉压之间的压力差,所以,凡能改变两者之间压力差的因素,都能影响静脉回心血量。此外,由于静脉管壁薄、易扩张,静脉血流还会受到重力、体位和血管外组织压力的影响。

1.循环系统平均充盈压　循环系统平均充盈压是反映血管系统充盈程度的重要指标,它取决于血管容量和循环血量之间的相对关系。当循环血量增加或容量血管收缩时,循环系统平均充盈压升高,静脉回心血量则增多;反之,静脉回心血量则减少。

2.心脏收缩力　心脏收缩力是影响静脉回心血量最重要的因素。心脏收缩力越强,搏出量越多,心舒期心室内压越低,对心房和大静脉内血液的抽吸作用就越强,静脉回心血量越多。相反,心脏收缩力减弱则不利于静脉回流。例如当右心衰竭时,因右心室收缩力降低,搏出量减少,血液淤积于右心房和腔静脉内,使静脉回心血量减少,此时静脉系统淤血,患者可出现颈静脉怒张、肝充血肿大、下肢水肿等体征。若左心衰竭,左心房和肺静脉压力升高,则会出现肺淤血和肺水肿的表现。

3.重力和体位　机体在平卧时,全身静脉与心脏基本处于同一水平,血液重力对静脉回心血量的影响不大。机体由平卧(或蹲位)变为直立时,心脏水平以下部位的静脉因跨壁压增大而扩张充血,可多容纳大约500 mL的血液,因而静脉回心血量减少。这种变化在健康人由于神经系统的迅速调节不易被察觉。但长期卧床或体弱久

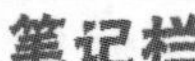

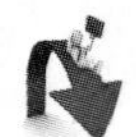

病的人,由于静脉管壁的紧张性较低、更易扩张,加之肌肉无力,对静脉的挤压作用减弱,会造成静脉回心血量减少,心输出量减少,动脉血压骤降,引起眼前发黑(视网膜缺血)甚至晕厥(脑缺血)的现象。

4. 骨骼肌的挤压作用　骨骼肌收缩时,可挤压肌肉内或肌肉间的静脉,促进静脉血液回流。由于外周静脉内存在静脉瓣,因而静脉内的血液只能向心脏方向回流,不能逆流。骨骼肌舒张时,静脉不受挤压,使静脉内血压降低,又促使毛细血管内的血液流入静脉。因此,骨骼肌的节律性舒缩活动,对克服重力影响、降低下肢静脉压、促进肢体静脉血液回心具有重要的"肌肉泵"作用。长期站立工作的人,不能充分发挥肌肉泵的作用,易引起下肢静脉淤血,形成静脉曲张。

5. 呼吸运动　呼吸运动也能影响静脉回流。由于胸膜腔内压低于大气压(参见第五章),吸气时胸膜腔内负压增大,使胸腔内薄壁的心房和大静脉易于扩张,降低了中心静脉压,可加速静脉血液回流。相反,呼气时胸膜腔内负压减小,静脉回流也相应减慢。因此,呼吸运动对静脉回流也起着"泵"的作用,被称为"呼吸泵"。

五、微循环

微循环(microcirculation)是指微动脉与微静脉之间的血液循环。微循环的基本功能是进行血液与组织之间的物质交换,调节组织器官的血流量。

(一)微循环的组成

微循环遍布于全身各组织与器官,全身各处微循环的结构与组成有所不同,典型的微循环由微动脉、后微动脉、毛细血管前括约肌、真毛细血管、通血毛细血管、动-静脉吻合支和微静脉七部分组成(图 4-16)。

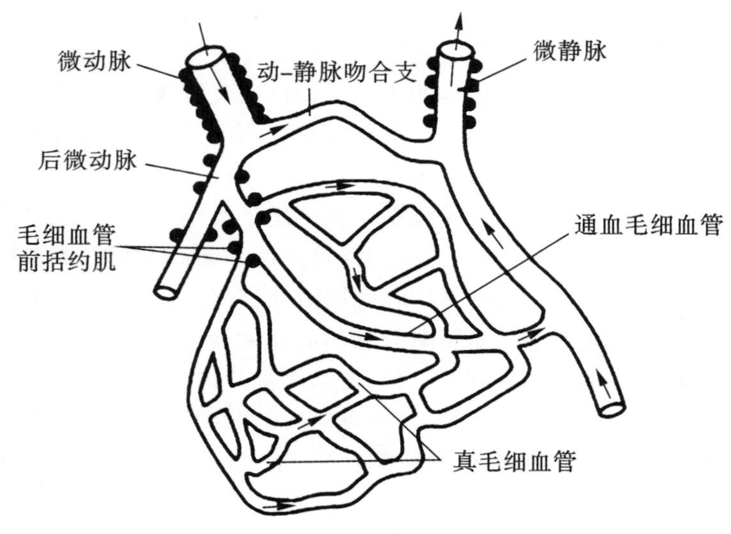

图 4-16　微循环的组成

黑色圆点表示血管壁上的平滑肌

微动脉是小动脉的末梢分支,其管壁内有完整的平滑肌层,收缩能力强。微动脉的收缩和舒张可以控制微循环的血流量。微动脉继续延伸形成后微动脉,后微动脉只

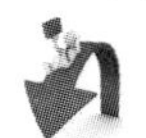

有不完全的平滑肌纤维，也有一定的收缩能力。每根后微动脉向一根至数根真毛细血管供血。真毛细血管起始部通常有1~2个平滑肌细胞形成的毛细血管前括约肌，它的收缩状态决定着进入真毛细血管的血流量。真毛细血管壁由单层的内皮细胞组成，通透性较大，所以真毛细血管是微循环真正进行物质交换的部位。毛细血管的血液经微静脉进入静脉，较大的微静脉管壁内有完整的平滑肌，其舒缩状态可以影响毛细血管血压。通血毛细血管是直接连接后微动脉和微静脉的毛细血管，口径较粗，血液从后微动脉经过通血毛细血管可以直接流至微静脉。动-静脉吻合支是存在于微动脉与微静脉之间的吻合支，其管壁结构与微动脉相似，这种结构多见于皮肤和皮下组织的微循环中。

（二）微循环的血流通路

微循环有三条血流通路，它们具有不同的生理意义。

1. 迂回通路　迂回通路指的是血液流经微动脉→后微动脉→毛细血管前括约肌→真毛细血管网→微静脉的通路。这是一条迂回曲折的小路。因为真毛细血管管壁薄，通透性好，交织成网状，穿行于组织细胞间隙，而且血流经过迂回通路时速度缓慢，所以真毛细血管是血液和组织细胞之间进行物质交换的场所，所以此通路又称营养通路。真毛细血管的开放是交替进行的，开放的多少取决于所在组织器官的代谢水平。如在紧张思考时，脑组织的代谢水平升高，真毛细血管大量开放，以补充足够的营养物质；而安静时骨骼肌中大约只有20%的真毛细血管处于开放状态。

2. 直捷通路　直捷通路指的是血液流经微动脉→后微动脉→通血毛细血管→微静脉的通路。机体在安静状态下，直捷通路经常处于开放状态，微循环的大部分血流走这条通路。由于通血毛细血管的口径较粗、阻力较小、血流较快，管壁的通透性较小，所以直捷通路的主要功能是使一部分血液迅速通过微循环返回心脏，同时可进行少量的物质交换。

3. 动静脉短路　动静脉短路指的是血液流经微动脉→动-静脉吻合支→微静脉的通路。动-静脉短路时，血流速度快，加之动-静脉吻合支管壁较厚，故不能进行物质交换，因此又被称为非营养通路。这类通路在皮肤和皮下组织内存在较多，一般情况下，这类通路处于关闭状态。当环境温度升高时，此通路开放，皮肤的血流量增加，皮肤温度升高，利于机体散热；当环境温度降低时，通路关闭，皮肤血流量减少利于保存热量。因此，这种通路有调节体温的作用。但动静脉短路开放，相对地会减少组织对血液中氧的摄取。在某些病理情况下例如感染性休克时，动静脉短路大量开放，可加重组织的缺氧状况（表4-1）。

表4-1　微循环通路的主要途径、开放情况和生理功能

血流通路	血流主要途径	开放情况	主要生理功能
直捷通路	通血毛细血管	经常开放	保证静脉血回流
迂回通路	真毛细血管	交替轮流开放	实现物质交换
动静脉短路	动-静脉吻合支	需要时开放	体温调节

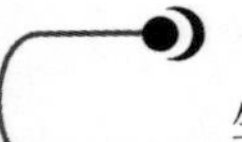

笔记栏

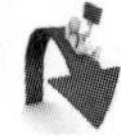

（三）微循环的调节

微循环的血流量受毛细血管前、后阻力的影响。毛细血管前阻力来自微动脉、后微动脉和毛细血管前括约肌的收缩。尤其是微动脉，其收缩和舒张控制着微循环的血流量，称之为微循环的“总闸门”。后微动脉和毛细血管前括约肌控制着微循环内血液的分流量，称之为微循环的“分闸门”。微静脉是微循环的后阻力血管，其舒缩活动决定着微循环内血液的流出量，称之为微循环的“后闸门”。生理情况下，微静脉的舒缩活动不明显，对微循环血流量的调节作用较小；但在病理情况下如休克时，微静脉收缩使后阻力增加，大量的血液滞留在真毛细血管内，使回心血量减少，心输出量减少，可加重病情的发展。

微循环血管的舒缩活动受到神经和体液因素的调节。

1. 神经调节　交感神经支配微动脉、后微动脉和微静脉的血管平滑肌，以微动脉为主。交感神经兴奋时，血管平滑肌收缩，血管口径变小，由于交感神经对微动脉的收缩作用大于微静脉，所以微循环的血流量减少，血压下降。相反，当交感神经抑制时，微循环的血流量增多，血压升高。

2. 体液调节　在微循环中，微动脉和微静脉既受交感神经的支配，又受体液因素的影响；而后微动脉和毛细血管前括约肌则主要受体液因素的影响。

（1）全身性体液调节　血管平滑肌的舒缩活动受全身性缩血管活性物质的调节，如肾上腺素、去甲肾上腺素以及血管紧张素等使微动脉收缩，微循环的血流量减少。

（2）局部代谢产物调节　局部组织代谢产生的乳酸、CO_2和组胺等物质，可使后微动脉和毛细血管前括约肌舒张，微循环的血流量增加。后微动脉和毛细血管前括约肌的舒缩活动主要是由这些局部代谢产物进行反馈调节的。当毛细血管前括约肌舒张时，其后的真毛细血管开放，血流量增加，带来氧气和营养物质，同时带走由代谢产生的舒血管物质，于是后微动脉和毛细血管前括约肌又受到血液中缩血管物质的作用而收缩，使真毛细血管关闭；当真毛细血管关闭一段时间后，由于代谢产物堆积，舒血管物质增多，又导致这部分真毛细血管开放。如此周而复始，真毛细血管交替开放，每分钟交替5～10次，其反馈环路见图4-17。当组织代谢活动增强时，开放的真毛细血管增多，使血液和组织之间的交换面积增大。正常情况下，20%的真毛细血管处于开放状态，80%的真毛细血管经常处于关闭状态，这对维持循环血量和动脉血压的稳定具有重要意义。

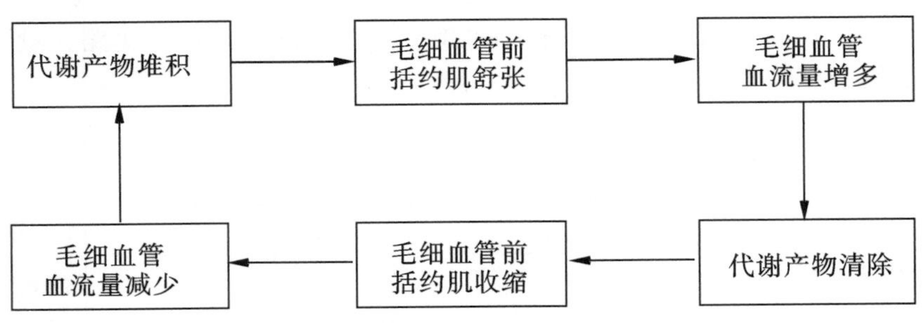

图4-17　微循环血流量调节

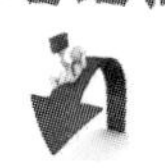

(四)微循环的物质交换

体内毛细血管的数量极多,总长度超过9万千米,可绕地球两周半,占全身血管总长度的90%以上。毛细血管的容量极大,如肝的毛细血管全部开放,则可以容纳全身的血液,平时仅20%左右的毛细血管处于开放状态。毛细血管的表面积也很大,据估计体循环毛细血管中血管内皮的总面积接近60 m^2,肺循环约40 m^2。毛细血管的上述特点,保证了体内有足够的面积进行物质交换。

毛细血管的管壁很薄,由单层内皮细胞构成,厚度约0.5 μm,在细胞核的部分稍厚。内皮细胞之间相互连接处存在着细微的裂隙,成为毛细血管内外沟通的孔道。所以毛细血管有着良好的通透性,这是物质进出毛细血管的结构基础。

血液与组织液之间通过毛细血管管壁进行物质交换的方式,主要有以下三种:

1. 扩散　扩散是血液和组织液之间进行物质交换的主要方式,扩散的速度主要取决于毛细血管两侧物质的浓度差。脂溶性物质如 O_2、CO_2 分子可以直接通过毛细血管壁的内皮细胞进行扩散,整个毛细血管壁都成为扩散面,单位时间内扩散的速率很高。水溶性物质如 Na^+、Cl^-、葡萄糖以及尿素等不能直接通过细胞膜,只能通过毛细血管壁上的孔隙进行扩散。虽然毛细血管壁上孔隙的总面积很小,但由于分子运动的速度很快,是血流速度的几十倍,所以血液流经毛细血管时,水溶性物质的交换仍然可以充分进行。

2. 滤过和重吸收　滤过是指由于管壁两侧静水压和胶体渗透压的差异而引起的液体由毛细血管内向毛细血管外的移动;液体向相反方向的移动称为重吸收。当毛细血管两侧压力不相等时,水分子就会通过毛细血管壁上的孔隙从压力高的一侧向压力低的一侧流动。水中直径小于孔隙的溶质分子,则也会同水分子一起出入毛细血管。当毛细血管壁两侧的渗透压不相等时,也可以导致水分子从渗透压低的一侧向渗透压高的一侧移动。由于血浆蛋白质等胶体物质难以通过毛细血管壁的孔隙,因此血浆的胶体渗透压能限制血浆中的水分子向毛细血管外移动;同样,组织液的胶体渗透压则限制组织液中的水分子向毛细血管内移动。这种方式的物质交换主要在于组织液的生成和回流,只占总物质交换的一小部分。

3. 吞饮　毛细血管内皮细胞能将其一侧的较大分子包围并吞饮入细胞内,形成吞饮小泡,运送至细胞的另一侧并排出细胞。这是一种主动运输过程,大分子物质如血浆蛋白可通过这种方式进行交换。

以上介绍的是血液与组织液通过毛细血管壁进行的物质交换,组织液与组织细胞之间的物质交换则是通过我们以前所介绍的“细胞膜的物质转运功能”来实现的。

六、组织液生成和淋巴液回流

在细胞外液中,存在于组织间隙的液体称为组织液(interstitial fluid)。绝大部分组织液呈胶冻状,不能自由流动,故不会因重力作用而流至身体的低垂部位,也难从组织间隙中抽吸出来。只有极少部分的组织液呈液态,可以自由流动。组织液中除蛋白质浓度明显低于血浆外,其他各种离子成分与血浆相同。组织液是组织细胞生存的环境,是血液与组织进行物质交换的介质。一部分组织液进入毛细淋巴管即成为淋巴液,经淋巴管流入静脉,形成淋巴循环。

笔记栏

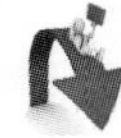

(一)组织液的生成和回流

组织液是血浆成分从毛细血管滤出而形成的,毛细血管壁的通透性是组织液生成的结构基础。在生理情况下,组织液由毛细血管的动脉端不断产生;同时,一部分组织液又经毛细血管的静脉端返回到毛细血管内,另一部分组织液则经淋巴管回流入血液循环。因此,正常组织液的量处于动态平衡之中,其生成和回流取决于四种力量(图4-18)。毛细血管血压和组织液胶体渗透压是促使液体从毛细血管内向毛细血管外滤过的力量;血浆胶体渗透压和组织液静水压促使组织液重吸收回毛细血管。滤过的力量减去重吸收的力量之差,即为有效滤过压,可用下式表示:

有效滤过压=(毛细血管血压+组织液胶体渗透压)-(血浆胶体渗透压+组织液静水压)

可见,当有效滤过压为正值时,液体从毛细血管内滤出生成组织液;当有效滤过压为负值时,液体被重吸收回毛细血管,即组织液回流。正常情况下,人体毛细血管动脉端的血压平均为 30 mmHg(4.0 kPa),组织液胶体渗透压约为 15 mmHg(2.0 kPa),血浆胶体渗透压约为 25 mmHg(3.33 kPa),组织液静水压约为 10 mmHg(1.33 kPa)。按上式可算出,毛细血管动脉端的有效滤过压约为(30+15)-(25+10)= 10 mmHg(1.33 kPa),促使血浆中的一部分液体滤出而生成组织液。当血液由毛细血管的动脉端流到静脉端时,血压下降到 12 mmHg(1.60 kPa)左右,而其他三个因素变化不大,故静脉端的有效滤过压约为-8 mmHg(-1.06 kPa)。上述结果表示,在毛细血管动脉端,有效滤过压为正值,组织液不断生成;而在毛细血管静脉端,有效滤过压为负值,组织液则不断回流。从数值上看,滤过的力量 10 mmHg(1.33 kPa)大于重吸收的力量 8 mmHg(1.06 kPa)。所以大约只有 90% 的组织液被重吸收回血液,其余约 10% 进入毛细淋巴管成为淋巴液,经淋巴系统回流入血。

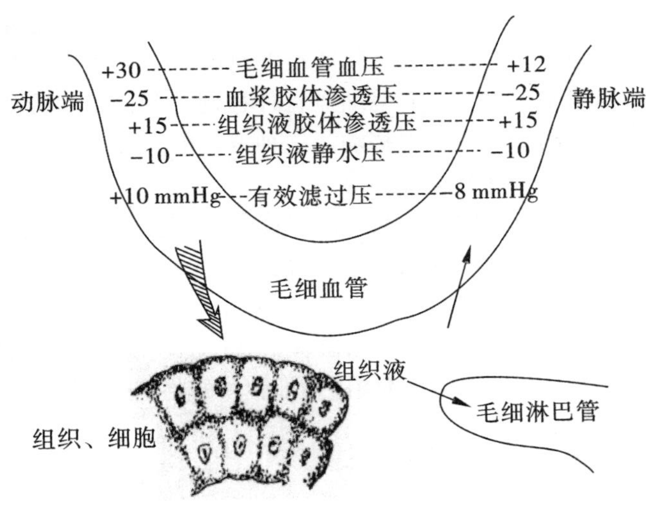

图 4-18 组织液生成与回流

+:表示液体滤出毛细血管的力量;-:表示液体吸收回毛细血管的力量

(二)影响组织液生成和回流的因素

如前所述,组织液的生成与回流在正常情况下保持着动态平衡,以保证体液的正

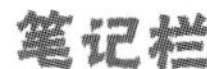

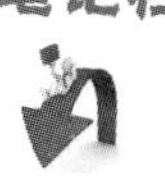

常分布。一旦平衡受到破坏，组织液生成增多或回流减少，均可导致液体在组织间隙潴留，形成水肿。凡能影响有效滤过压、毛细血管壁通透性以及淋巴循环的因素，都能影响组织液的生成与回流。

1. 毛细血管血压　毛细血管血压是促进组织液生成的主要因素。在其他因素不变的情况下，毛细血管血压升高，有效滤过压增大，可使组织液生成增多、回流减少。毛细血管血压的高低与毛细血管前、后阻力变化有关。例如炎症部位微动脉扩张，使毛细血管前阻力降低，进入毛细血管的血量增加，使毛细血管血压增高，有效滤过压增大，组织液生成增多，造成局部水肿。右心衰竭时，静脉回流障碍，全身毛细血管后阻力增大，毛细血管内血量增多，毛细血管血压增高，可引起心源性水肿。

2. 血浆胶体渗透压　血浆胶体渗透压是由血浆蛋白形成的，血浆胶体渗透压下降时，有效滤过压增大，组织液的生成会增多。如某些肾脏疾病，蛋白质可随尿排出；肝脏疾患时合成的血浆蛋白减少，均可使血浆胶体渗透压下降，有效滤过压升高，使组织液生成增多而发生水肿。

3. 淋巴液回流　已知从毛细血管滤出的组织液中约有 10% 经淋巴系统回流入血液，如果淋巴回流受阻，组织液可以在组织间隙中积聚而形成水肿。当局部淋巴管病变或被肿物压迫，使淋巴管阻塞时，受阻部位远心端的组织液回流受阻，可出现局部水肿。丝虫病、肿瘤压迫等可出现这种现象。

4. 毛细血管壁通透性　正常情况下，血浆蛋白不易通过毛细血管壁，这就使血浆胶体渗透压和组织液胶体渗透压总能保持一定差距。当毛细血管壁通透性异常增大（如过敏、烧伤等情况）时，一部分血浆蛋白进入组织液，使病变部位的组织液胶体渗透压升高，造成有效滤过压升高，组织液生成过多而发生局部水肿。

（三）淋巴循环

组织液进入毛细淋巴管即生成淋巴液（lymph fluid），淋巴液在淋巴系统内流动称为淋巴循环。淋巴系统是血液循环的一个组成部分，由淋巴管、淋巴结、脾和胸腺等组成，其主要功能是运输全身淋巴液进入静脉回心，可以说它是静脉回流的辅助系统。根据现代观点，毛细淋巴管还是广义微循环的一个组成部分。此外，淋巴结、扁桃体、脾、胸腺等淋巴器官，具有生成淋巴细胞、清除进入体内微生物等有害物质和生成抗体等重要的防御功能。

1. 淋巴液的生成与回流　毛细淋巴管起始于组织间隙，管壁仅由一层内皮细胞构成，管壁外无基膜，相邻的内皮细胞边缘呈瓦片状相互覆盖，形成只向管腔开放的单向活瓣（图 4-19）。毛细淋巴管的通透性极大，组织液及其中的蛋白质、脂滴、红细胞、细菌等颗粒，都可以通过这种活瓣进入毛细淋巴管却不能倒流。进入淋巴管的淋巴液，途中要经过淋巴结并在这里获得淋巴细胞，经全身淋巴管汇集后，最后由胸导管和右淋巴导管分别从左、右静脉角注入血液循环。

正常成人在安静状态下大约每小时有 120 mL 淋巴液流入血液循环，其中约 100 mL 经由胸导管、20 mL 经由右淋巴导管进入血液。以此推算，每天生成的淋巴液总量为 2 ~ 4 L，大致相当于全身的血浆总量。由于组织液和毛细淋巴管内淋巴液的压力差是组织液进入淋巴管的动力，因此组织液压力升高时，能加快淋巴液的生成速度。如前所述，组织液中约有 10% 是经淋巴系统回流入血的，如果淋巴回流受阻，组织液可以在组织间隙中积聚而形成水肿。

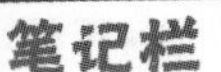
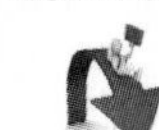

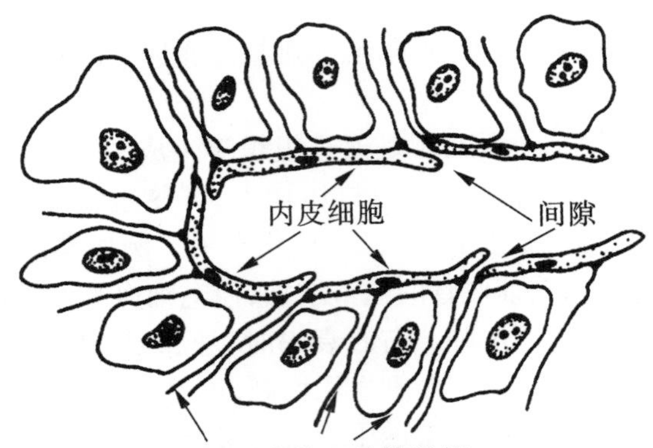

图4-19　毛细淋巴管盲端结构

2. 淋巴循环的生理意义

(1)回收蛋白质　这是淋巴循环最为重要的功能。由毛细血管逸出的少量蛋白质可经毛细淋巴管运回血液,使组织液的蛋白质保持较低水平(每日可回收蛋白质75～200 g)。这对维持血管内外胶体渗透压及水平衡具有重要生理意义。

(2)运输脂肪和其他营养物质　由小肠吸收的营养物质尤其是脂肪可经小肠绒毛的毛细淋巴管吸收而进入血液,这是脂肪的主要吸收途径。

(3)调节体液平衡　成人每天有2～4 L的淋巴液通过淋巴循环回流入血,相当于全身的血浆总量。因此,淋巴循环对血浆和组织液之间的液体平衡起着调节作用,若淋巴回流受阻,会导致受阻部位发生水肿。

(4)防御免疫作用　淋巴液在流经淋巴结时,巨噬细胞可将进入淋巴液中的红细胞、细菌等异物清除,同时淋巴结所产生的淋巴细胞和浆细胞还参与免疫反应。因此,淋巴循环对人体具有防御免疫作用。

第三节　心血管活动的调节

机体在不同的生理状态下,各组织器官的代谢水平不同,对血液的需求量也不相同。循环系统能及时通过其活动的变化,协调各器官之间的血流分配,以适应机体在不同情况下的需求。例如,运动时,骨骼肌需要大量的血液供应,而消化系统的活动减弱,需要的血供较少。此时,通过心血管活动的调节,可以使心输出量加大,骨骼肌血管扩张,消化道血管收缩,这样就保证了骨骼肌所需的大量血供。心血管活动的这些变化,主要是在神经和体液因素的调节下实现的。

一、神经调节

心肌和血管平滑肌均接受交感神经和副交感神经的双重支配。心血管活动的神经调节是通过各种心血管反射实现的。以下主要介绍心脏和血管的神经支配、心血管中枢和几个重要的心血管反射。

（一）心脏的神经支配

支配心脏的神经包括心交感神经和心迷走神经。

1. 心交感神经及其作用　心交感神经的节前纤维起自脊髓胸 1 ~ 5 段侧角神经元，在星状神经节或颈交感神经节换元，其节后纤维组成心上、心中、心下神经进入心脏。心交感神经支配心脏的各个部分，包括窦房结、房室交界、房室束、心房肌和心室肌。但左、右心交感神经在心脏内的分布不对称，右侧心交感神经主要支配窦房结，左侧心交感神经则主要支配房室交界。

心交感神经兴奋时，其节后纤维末梢释放去甲肾上腺素，与心肌细胞膜上的 β_1 肾上腺素能受体结合，使细胞膜对 Ca^{2+} 的通透性增高而对 K^+ 的通透性降低，使 Ca^{2+} 内流增多，从而使心率加快，房室交界的传导加快、心房肌和心室肌的收缩力加强，这些效应分别称为正性变时作用、正性变传导作用和正性变力作用。普萘洛尔等 β 受体阻断剂，可以阻断心交感神经对心脏的兴奋作用。

2. 心迷走神经及其作用　心迷走神经的节前纤维起自延髓的迷走神经背核和疑核，进入心脏后在心内神经节交换神经元，其节后纤维支配窦房结、心房肌、房室交界、房室束及其分支。心室肌虽然也受迷走神经的支配，但由于纤维数目较少而作用甚微。两侧迷走神经对心脏的支配有一定的差异，右侧迷走神经对窦房结的影响占优势，主要影响心率；左侧迷走神经对房室交界的作用较为明显。

心迷走神经兴奋时，其节后纤维末梢释放乙酰胆碱，与心肌细胞膜上的 M 型胆碱能受体结合，使细胞膜对 K^+ 的通透性增加而对 Ca^{2+} 的通透性降低，增强 K^+ 外流，从而使心率减慢、房室传导速度减慢、心房肌收缩力减弱，这些效应分别被称为负性变时作用、负性变传导作用和负性变力作用。刺激迷走神经时也能使心室肌收缩力减弱，但其效应不如心房肌明显。阿托品是 M 型胆碱能受体的阻断剂，可以阻断心迷走神经对心脏的抑制作用。

心迷走神经和心交感神经对心脏的作用是相互拮抗的。但是当二者同时对心脏发生作用时，总的效应并不等于二者分别作用时发生效应的代数和。多数情况下，心迷走神经的作用占有较大的优势。在动物实验中如果同时刺激心迷走神经和心交感神经，常出现心率减慢的效应。

（二）血管的神经支配

除真毛细血管外，血管壁内都有平滑肌分布。平滑肌的舒缩除后微动脉和毛细血管前括约肌主要受局部代谢产物的影响外，其余均受自主神经的支配。支配血管平滑肌的神经纤维根据所产生效应的不同，可分为缩血管神经和舒血管神经两大类。与心脏的双重神经支配不同，人体内绝大多数血管只接受缩血管神经的单一支配，只有一小部分血管兼有舒血管神经支配。

1. 缩血管神经纤维　目前已知的缩血管神经均属于交感神经，故又称为交感缩血管神经。其节前纤维起自脊髓胸、腰段侧角神经元，在椎旁或椎前神经节换神经元，节后纤维几乎支配全身的血管平滑肌。不同部位的血管中缩血管神经纤维分布的密度不同，皮肤血管中分布最密，骨骼肌和内脏的血管次之，冠状血管和脑血管中分布较少。在同一器官中，动脉中缩血管神经纤维的密度高于静脉，微动脉中密度最高，毛细血管前括约肌中密度最低，而毛细血管不受神经纤维支配。

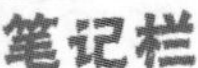
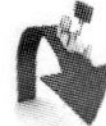

交感缩血管神经节后纤维末梢释放的递质是去甲肾上腺素。血管平滑肌细胞膜上有 α 和 $β_2$ 两种肾上腺素能受体，去甲肾上腺素与 α 受体结合，使血管平滑肌收缩；与 $β_2$ 受体结合，使血管平滑肌舒张。在人体内，去甲肾上腺素与 α 受体结合的能力比与 $β_2$ 受体结合的能力强。因此，交感缩血管神经兴奋时，产生的作用以缩血管效应为主。

体内绝大多数血管只接受交感缩血管神经纤维的支配。安静状态下，交感缩血管神经纤维持续发放 1 ~3 Hz 的神经冲动，称为交感缩血管紧张。这种紧张性活动，使血管平滑肌经常维持一定程度的收缩状态。当交感缩血管紧张增强时，交感神经发放冲动增多，血管收缩加强，外周阻力增大，血压升高；当交感缩血管紧张减弱时，交感神经发放冲动减少，使血管平滑肌收缩程度减低，血管舒张，外周阻力减小，血压下降。不同生理状态下，交感缩血管神经纤维通过发放冲动频率的改变，使血管口径在一定范围内发生变化，调节不同器官的血流阻力和血流量。

2. 舒血管神经纤维　体内有少部分血管除接受缩血管神经纤维支配外，还接受舒血管神经纤维的支配，舒血管神经纤维主要有下列两种。

(1)交感舒血管神经纤维　有些动物如狗和猫，支配骨骼肌血管的交感神经中除了有缩血管纤维以外，还有舒血管纤维。其节后神经纤维末梢释放乙酰胆碱，与血管平滑肌上的 M 型受体结合，使血管舒张。人体内可能也有交感舒血管神经纤维的存在。安静状态下，交感舒血管神经纤维无紧张性活动，只有在情绪激动、恐慌或运动时才发放冲动，使骨骼肌血管舒张，血流量增加。

(2)副交感舒血管神经纤维　这类神经纤维主要分布于脑、唾液腺、胃肠外分泌腺和外生殖器等少数器官的血管平滑肌上。副交感舒血管神经的节后神经纤维末梢释放的递质是乙酰胆碱，与血管平滑肌上的 M 受体结合，使血管舒张。其活动只对组织器官的局部血流量起调节作用，对循环系统总外周阻力的影响甚小。

(三)心血管中枢

在中枢神经系统中，控制心血管活动的神经元集中的部位称为心血管中枢(cardiovascular center)。研究发现，控制心血管活动的神经元并不是集中在中枢神经系统内的某个部位，而是广泛地分布在从脊髓至大脑皮质的各级水平上。各级中枢对心血管活动的调节具有不同的功能，它们互相联系、密切配合，使心血管系统的活动协调一致，以适应整个机体的需要。

1. 延髓心血管中枢　动物实验观察到，从中脑向延髓方向逐渐横断脑干，只要保存延髓与脊髓之间的神经联系，动物的血压就无明显的变化，刺激坐骨神经引起的升血压反射也存在。但如果将横断水平逐步移向脑干尾端，则动脉血压就逐渐降低，刺激坐骨神经引起的升血压反射效应也逐渐减弱。当横断水平移至延髓下 1/3 时，破坏了延髓的神经结构，即使没有离断延髓和脊髓之间的联系，动脉血压也将低至约 5.3 kPa(40 mmHg)。这些结果说明，心血管的基本中枢位于延髓，只要保留延髓及其以下中枢部分的完整，就可以维持心血管正常的紧张性活动，并完成一定的心血管反射活动。

延髓心血管中枢，主要有心迷走中枢、心交感中枢和缩血管中枢。心迷走中枢位于延髓的迷走神经背核和疑核，心迷走神经的节前纤维即是从这里发出的。在延髓腹外侧部存在心交感中枢和缩血管中枢，分别发出神经纤维控制脊髓内心交感神经和交

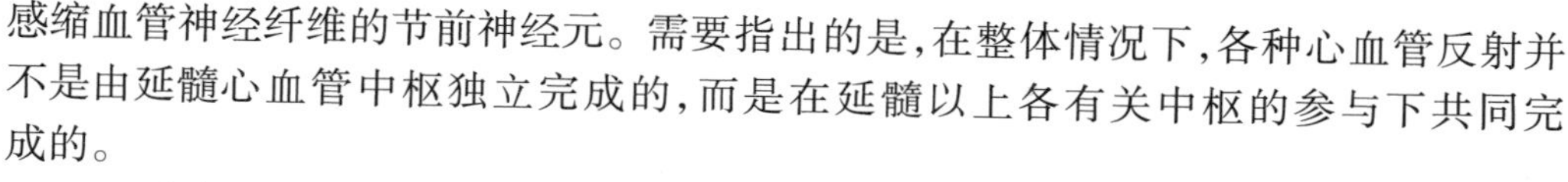

感缩血管神经纤维的节前神经元。需要指出的是，在整体情况下，各种心血管反射并不是由延髓心血管中枢独立完成的，而是在延髓以上各有关中枢的参与下共同完成的。

2. 延髓以上的心血管中枢　在延髓以上的脑干、下丘脑、小脑和大脑中，也都存在与心血管活动有关的神经元，它们对心血管活动的调节作用更加高级，主要表现为在心血管活动和机体其他功能之间进行更加复杂的整合作用。例如，电刺激下丘脑的防御反应区，可立即使动物进入警觉状态，骨骼肌张力增加，表现出一系列准备防御的行为；与此同时，心血管活动也发生相应的改变，如心搏加快加强、皮肤和内脏血管收缩、骨骼肌血管舒张、血压稍有升高等。心血管的上述反应与机体所处的状态相协调，能够更好地完成防御、搏斗等行为。

3. 心血管中枢的紧张性活动　心交感中枢、心迷走中枢和缩血管中枢经常发放一定频率的冲动，通过各自的传出神经调节心脏和血管的活动，这种现象称为中枢的紧张性活动。前述交感缩血管纤维的低频神经冲动就是来自缩血管中枢的紧张性活动。心交感中枢和心迷走中枢的紧张性活动对心脏的作用是相互拮抗的。人体在安静状态下心迷走中枢的紧张性占优势，使窦房结的自律性受到一定抑制，心率保持在75次/min左右。运动或情绪激动时，心交感中枢的紧张性活动增强，使心率明显增快。

（四）心血管反射

机体处于不同的生理状态，如睡眠、运动、改变姿势，或机体的内、外环境发生变化时，心输出量和各器官的血管收缩状况可以发生相应的改变，动脉血压也会发生变动。这些变化是通过各种心血管反射实现的，其生理意义在于使循环系统的功能适应于机体当时所处的状态或环境的变化，维持机体内环境的相对稳定。

1. 颈动脉窦和主动脉弓压力感受性反射　压力感受性反射是调节心血管活动最重要的心血管反射。

（1）反射弧　在颈动脉窦和主动脉弓血管壁的外膜下，有着丰富的感觉神经末梢，其分支末端膨大呈卵圆形，称为颈动脉窦和主动脉弓压力感受器（图4-20）。它们可以感受血压对血管壁的机械牵张程度，并不能直接感受动脉血压的变化。当动脉血压升高时，血管壁扩张的程度升高，感受器受到刺激发出的神经冲动也就增多。实验表明，在一定范围内，压力感受器的传入冲动频率与血管壁的扩张度（即血管内压力）成正比。

颈动脉窦压力感受器的传入神经是窦神经，它并入舌咽神经后进入延髓；主动脉弓压力感受器的传入神经是主动脉神经，它并入迷走神经后进入延髓。它们都首先到达延髓的孤束核，然后再到达心交感中枢、心迷走中枢和交感缩血管中枢。传出神经分别为心交感神经、心迷走神经和交感缩血管神经纤维；效应器则是心脏和血管。

（2）反射效应　正常血压对动脉管壁已具有一定的牵张作用。因此，颈动脉窦和主动脉弓压力感受器经常发放一定的传入冲动，经舌咽神经和迷走神经传入延髓心血管中枢。这些传入冲动对心迷走中枢的作用是兴奋的，而对心交感中枢和交感缩血管中枢的作用则是抑制的。

当动脉血压升高时，血管壁被扩张的程度增大，压力感受器发出传入冲动的频率增加，冲动到达中枢后，使心迷走中枢的紧张性活动增强、心交感中枢和交感缩血管中

笔记栏

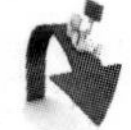

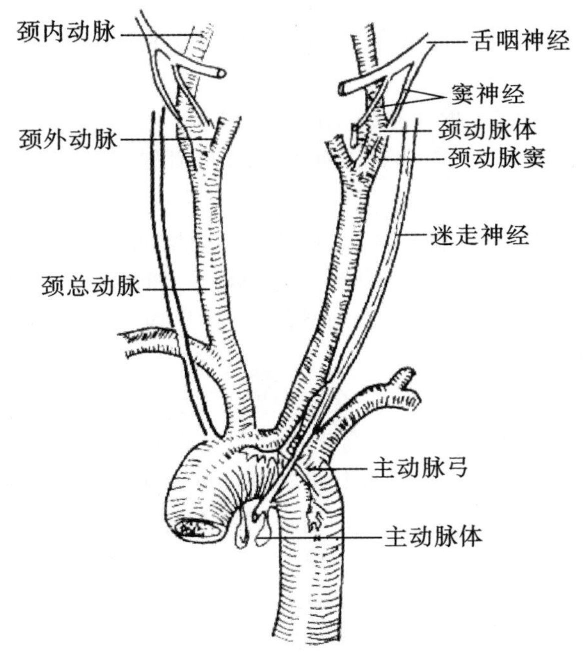

图 4-20　颈动脉窦和主动脉弓区的压力感受器和化学感受器

枢的紧张性活动减弱,并分别通过心迷走神经、心交感神经和交感缩血管神经传到心脏和血管。产生的效应是心率减慢、心肌收缩力减弱,使心输出量减少;血管平滑肌舒张,使外周阻力下降,结果导致动脉血压回降至正常水平。因此这一反射又被称为减压反射。

相反,当动脉血压降低时,压力感受器的传入冲动减少,使心迷走中枢的紧张性活动减弱,心交感中枢和交感缩血管中枢的紧张性活动增强,于是心率加快,心输出量增加,外周阻力增大,血压回升。

动物实验中,人为地改变颈动脉窦区的灌注压可以引起体循环动脉血压的变化,借以观察窦内压与全身动脉血压之间的关系,并画出压力感受性反射功能曲线(图 4-21)。由图可见,当窦内压处于 9.3 ~ 18.6 kPa(70 ~ 140 mmHg)之间时,曲线的陡度最大;窦内压<9.3 kPa(70 mmHg)或>18.6 kPa(140 mmHg)时,曲线渐趋平坦。这说明当窦内压在相当于正常动脉血压水平的范围内发生变动时,压力感受性反射最为敏感,纠正偏离正常水平血压的能力最强;动脉血压偏离正常水平愈远,压力感受性反射的纠正能力愈弱。

(3)生理意义　压力感受性反射是一种负反馈调节,其生理意义在于经常监控动脉血压的变动。在动脉血压发生突然变化时,进行快速、准确的调节,使动脉血压稳定在正常范围之内,不至于发生过大的波动。

压力感受器对血压的急骤变化最为敏感,并且对血压突然降低比对血压突然升高更敏感。如果病人发生急性大出血时,压力感受器所受的牵张刺激减弱,可反射性地引起血压暂时回升。压力感受器对长期而缓慢的血压变化不敏感,例如高血压患者的压力感受器已产生适应现象,对牵张刺激的敏感性降低,压力感受器在一个高于正常

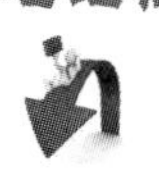

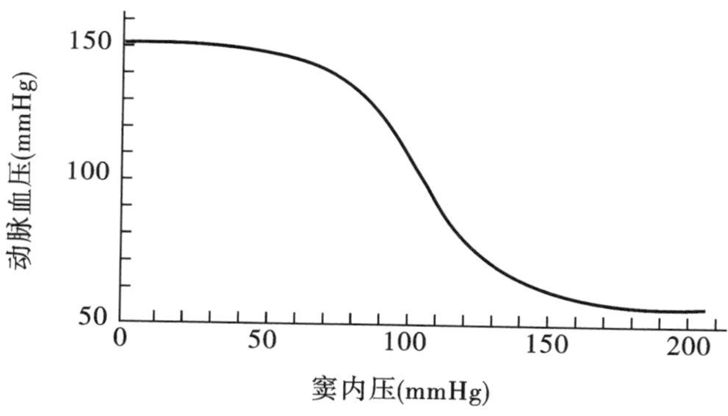

图 4-21　压力感受性反射功能曲线

水平的范围内工作，所以血压保持较高水平。研究还发现，老年人压力感受性反射的敏感性比青年人低，可能是老年人因血管壁硬化、可扩张性减小而影响压力感受器的敏感性。

2. 颈动脉体和主动脉体化学感受性反射　在颈总动脉分叉处和主动脉弓的下方，存在着能感受血液中某些化学成分变化（如缺 O_2、CO_2分压升高、H^+浓度增高）的球形小体，称为颈动脉体和主动脉体化学感受器。当血液 O_2分压降低、CO_2分压升高和 H^+浓度增高时，均可刺激化学感受器，其兴奋沿窦神经和迷走神经传入延髓，主要兴奋延髓呼吸中枢，使呼吸加深、加快，肺通气量增多；同时也提高缩血管中枢的紧张性，交感缩血管神经传出的冲动增多，从而使血管收缩，动脉血压升高。

颈动脉体和主动脉体化学感受性反射主要对呼吸具有经常性调节作用，对维持血中 O_2和 CO_2含量的相对稳定起着重要作用。正常情况下对心血管的调节作用不明显，只有在机体缺氧、窒息、失血以及酸中毒等异常情况下，能提高缩血管中枢的紧张性，使血压升高、血量重新分配，以保证心、脑的血液供应。

3. 心肺感受器引起的心血管反射　在心房、心室和肺循环大血管中存在许多感受器，称为心肺感受器，其传入纤维主要走行于迷走神经干内。引起心肺感受器兴奋的刺激有两类：一类是机械牵张刺激，当心房、心室或肺循环大血管的压力升高或血容量增大时，心脏或血管壁受到牵拉，感受器发生兴奋；生理条件下，心房壁的牵张主要是由血容量增多引起的，故心房壁的牵张感受器也叫容量感受器。另一类是化学物质刺激，如前列腺素、缓激肽和腺苷等。这些反射在循环血量和细胞外液量以及其成分的调节中有着重要的生理意义。

此外，身体其他部位也存在影响心血管活动的感受器，它们接受刺激兴奋后，通过传入冲动也可以引起心血管功能活动的改变。例如，胃、肠、膀胱等空腔器官受到扩张以及睾丸受到挤压时，常可引起心率减慢和外周血管舒张；压迫眼球可反射性地引起心率变慢，称为眼心反射；脑血流量减少时，可引起交感缩血管神经紧张性显著加强，外周血管强烈收缩，血压明显升高；疼痛、冷热刺激或运动时，可以引起心跳加快加强，心输出量增加，外周血管收缩，动脉血压升高。这些反射说明，循环系统的活动与各器官、各系统之间有着密切的联系。

笔记栏

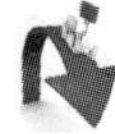

二、体液调节

心血管活动的体液调节，指的是血液和组织液中的一些化学物质对心脏和血管平滑肌活动的调节作用。这些化学物质有些通过血液运输，广泛作用于心血管系统；有些则主要作用于局部的血管平滑肌，对局部血流起调节作用。

（一）全身性体液因素

1. 肾上腺素和去甲肾上腺素　血液中的肾上腺素和去甲肾上腺素主要是由肾上腺髓质分泌的，二者都属于儿茶酚胺类，其中肾上腺素约占80%，去甲肾上腺素约占20%。交感神经节后纤维末梢释放的去甲肾上腺素一般只在局部发挥作用，只有极少量进入血液循环。

肾上腺素和去甲肾上腺素对心血管的作用有许多相似之处，但又不完全相同，主要是因为二者与受体的结合能力不同，不同受体被激活后产生的效应也不相同。

肾上腺素能受体分为α受体和β受体两种，β受体又分为β_1和β_2两个亚型。α受体和β_2受体主要分布在血管平滑肌上，α受体兴奋时使血管平滑肌收缩，β_2受体兴奋时使血管平滑肌舒张。β_1受体主要分布在心肌上，兴奋时使心肌收缩力增强，心率加快。

肾上腺素与α、β_1和β_2受体结合的能力均较强。因此，肾上腺素对心脏的作用主要是兴奋效应，引起心率加快，传导加速，心肌收缩力增强，心输出量增多。临床上常用它作为“强心”的急救药。肾上腺素对血管的作用则因α和β_2受体的分布不同而有所差异，肾上腺素使α受体占优势的腹腔血管、皮肤血管收缩；而使β_2受体占优势的冠状血管、骨骼肌血管舒张，因此对总外周阻力的影响不大。

去甲肾上腺素主要激活α受体和β_1受体，与β_2受体的结合力很弱，因此对全身的血管平滑肌（冠状血管除外）普遍具有收缩作用，使外周阻力增大，动脉血压显著升高。去甲肾上腺素对心脏的直接作用与肾上腺素相似，但作用较弱。在整体条件下，由于去甲肾上腺素使外周阻力增大而升高血压，可引起压力感受性反射的活动加强，使心率减慢的效应超过了去甲肾上腺素对心脏的直接作用，故心率反而减慢。因此，临床工作中常把去甲肾上腺素作为缩血管的升压药物。

2. 肾素-血管紧张素系统　肾素是一种酸性蛋白酶，由肾的球旁细胞合成并分泌。生理情况下，肾血流量充足，分泌的肾素很少，并很快被血管紧张素酶分解，对血压的调节作用不大。但当机体大失血引起血压显著下降，肾血流量减少时，可刺激球旁细胞大量分泌肾素，从而参与血压的调节作用。

肾素经肾静脉进入血液循环后，使血浆中的血管紧张素原水解成十肽的血管紧张素Ⅰ（angiotensin Ⅰ，ANG Ⅰ），后者经肺循环在血管紧张素转换酶作用下水解生成八肽的血管紧张素Ⅱ（ANG Ⅱ），ANG Ⅱ在脱去一个氨基酸残基后形成七肽的血管紧张素Ⅲ（ANG Ⅲ）。

血管紧张素Ⅰ的作用是刺激肾上腺髓质分泌肾上腺素和去甲肾上腺素，间接产生强心升压效应。血管紧张素Ⅱ是已知最强的缩血管活性物质之一，具有强大的升压作用：①促进全身小动脉和微动脉收缩，使外周阻力升高；促进静脉收缩，使回心血量增加。②作用于交感神经节后纤维，使其释放递质的数量增多。③作用于第四脑室后缘

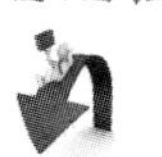

区，使交感缩血管神经元的紧张性加强。④刺激肾上腺皮质分泌醛固酮，后者有促进肾小管对 Na^+和水的重吸收作用，使循环血量增加。血管紧张素Ⅲ的主要作用是促进肾上腺皮质分泌醛固酮。由于肾素、血管紧张素和醛固酮之间的功能密切相关，故称之为肾素-血管紧张素-醛固酮系统（见第八章）。

3. 血管升压素　血管升压素（vasopressin，VP）又称抗利尿激素（antidiuretic hormone，ADH），是下丘脑视上核和室旁核的一些神经元合成的肽类物质，经下丘脑-垂体束运输到神经垂体储存，需要时释放入血。生理情况下，血管升压素经常少量释放入血，其主要作用是促进集合管对水的重吸收，使尿量减少。只有当其血浆浓度明显升高时，血管升压素才作用于血管平滑肌上的受体，引起血管平滑肌强烈收缩，具有很强的缩血管作用，使血压升高。所以，正常情况下血管升压素只有抗利尿的作用，在血压调节中并不起主要作用；但当机体大量失血、严重失水的情况下，血管升压素大量释放，对保持循环血量和维持动脉血压具有重要作用。

4. 心房钠尿肽　心房钠尿肽（atrial natriuretic peptide，ANP）是心房肌细胞合成和释放的多肽类激素。心房壁受牵拉可引起心房钠尿肽的释放，心房钠尿肽主要作用于肾，抑制肾小管对 Na^+的重吸收，具有强大的排钠和利尿作用。心房钠尿肽还可使血管舒张，降低外周阻力；使心率减慢，故心输出量减少。此外，心房钠尿肽还能抑制肾素、血管紧张素、醛固酮和血管升压素的释放。这些作用都可导致体内细胞外液量减少，血压降低。

5. 血管内皮细胞生成的血管活性物质　血管内皮是衬在心脏和血管腔面的一层单层细胞组织。实验证明，血管内皮细胞能生成和释放多种血管活性物质，引起血管平滑肌的收缩或舒张，以下重点介绍两种。

（1）内皮舒张因子　内皮舒张因子（endothelium-derived relaxing factor，EDRF）是一种较为重要的舒血管物质，近年来认为可能就是一氧化氮（nitric oxide，NO）。一氧化氮激活血管平滑肌细胞内的鸟苷酸环化酶，使环鸟苷酸（cGMP）浓度升高，游离 Ca^{2+}浓度降低，故血管舒张。与此同时，内皮舒张因子还可减弱缩血管物质对血管平滑肌的收缩效应。

（2）内皮素　内皮素（endothelin，ET）是内皮缩血管物质中研究比较深入的。它是由 21 个氨基酸组成的多肽，是目前已知的最强烈的缩血管物质之一。其作用机制是与血管平滑肌上的特异性受体结合，促进肌质网释放 Ca^{2+}，从而使血管平滑肌收缩加强。

（二）局部性体液因素

局部性体液因素主要有激肽、组胺、组织代谢产物和前列腺素等，大部分对血管有舒张作用，对心血管活动也有调节作用。

1. 前列腺素　前列腺素（prostaglandin，PG）存在于全身各种组织中，是一类活性强、种类多、功能复杂的脂肪酸衍生物。不同类型的前列腺素对血管平滑肌的作用有所不同。例如前列腺素 E_2具有强烈的舒血管作用；而前列腺素 F_2则通常使血管收缩。去甲肾上腺素和血管紧张素Ⅱ等缩血管物质引起血管平滑肌收缩的同时，也使血管平滑肌产生前列腺素，使血管平滑肌对去甲肾上腺素和血管紧张素Ⅱ的敏感性降低。可见，前列腺素在交感神经-血管平滑肌接头处起着一种局部负反馈调节作用。

2. 激肽释放酶-激肽系统　激肽是一类具有生物学活性的多肽类物质，主要包括

笔记栏

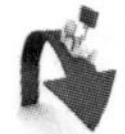

缓激肽和血管舒张素,二者是目前已知最强的舒血管物质。缓激肽能够使血管平滑肌舒张和毛细血管的通透性增大;但对其他平滑肌则起收缩作用。循环血液中的激肽也参与动脉血压的调节,使全身血管舒张,外周阻力减小,血压降低。

3. 组胺　皮肤、肺和肠黏膜的肥大细胞中含有大量的组胺。组织损伤、炎症或过敏反应,都可促使组胺的释放。组胺有强烈的舒血管作用,并增加毛细血管和微静脉管壁的通透性,形成局部组织水肿;严重时造成血管容积增大,循环血量相对减少,致使血压下降,甚至引起休克。

4. 组织代谢产物　CO_2、乳酸、H^+、腺苷等代谢产物都具有舒血管作用。在机体组织器官活动加强时,代谢产物增多,可使微血管明显舒张,增加局部血流量以移去代谢产物和改善缺氧。

在心血管活动的调节中,除了神经调节和体液调节,还存在心血管活动的自身调节,主要包括心脏泵血功能的自身调节和器官血流量的自身调节。实验证明,当去除了神经和体液因素以后,血压在一定范围内变动,某些组织器官的血流量仍然可以保持相对的稳定,这些就是通过局部血管的自身舒缩活动来实现的。与神经、体液因素相比,心血管的自身调节作用处于局限、次要的地位。

三、社会心理因素对心血管活动的影响

人具有社会属性,其循环功能时刻会受到各种社会心理因素的影响,如激动时心动过速、愤怒时血压升高、害羞时面部血管扩张及一些语言刺激所引起的心血管反应等。

研究证实,许多心血管疾病的发生和发展与社会心理因素有着密切的关系。例如,长期的工作生活压力可以使人精神紧张,从而产生一系列复杂的心理和生理反应:使肾上腺皮质和髓质激素的分泌量增加、交感神经兴奋等,这些都可以使血压升高以及产生心脏疾患。长期的环境污染会使机体产生高血压和心动过速。调查显示,1991年北京市成人高血压患病率为22.6%,而在一些偏僻地区生活比较安定的人群中,高血压的患病率却小于1%。在有吸烟、酗酒等不良生活习惯的人群中,高血压、冠心病的发病率明显高于无此类不良习惯的人群。个体心理因素也可以影响心血管的功能,如性格急躁、容易激动、争强好胜的人更容易患上心血管疾病。这说明社会心理因素对心血管系统的生理活动以及心血管疾病的发生发展有着不可忽视的影响,在医疗实践中应充分重视。

第四节　重要器官的血液循环特点

人体各器官的血流量取决于该器官动、静脉之间的压力差以及该器官的血流阻力。由于各器官的结构功能及内部血管分布的特点不同,因此,各器官血流量的调节除遵从血流动力学的一般规律,又有其各自特征。本节主要讨论心、肺、脑等几个重要器官的血液循环特点。

笔记栏

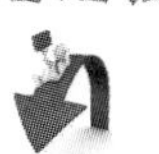

一、冠脉循环

(一)冠状血管的解剖特点

心肌的血液供应来自左、右冠状动脉。一般情况下,左冠状动脉主要供应左心室的前部,右冠状动脉主要供应左心室后部和右心室;左冠状动脉的血液流经毛细血管和静脉后经冠状窦流回右心房,右冠状动脉的血液则经心前静脉直接流回右心房。

冠状动脉的主干走行于心脏表面,其小分支常以垂直于心脏表面的方向穿入心肌,沿途发出分支,分支最终形成毛细血管网分布于心肌纤维之间,并与之平行地走行。心肌的毛细血管网分布极为丰富,心肌毛细血管数与心肌纤维数的比例可达1∶1,因此,心肌和冠脉之间的物质交换能迅速进行。虽然心肌毛细血管很丰富,但冠状动脉之间的侧支吻合都在心内膜下的末梢血管处,由于侧支细小且血流量少,当冠状动脉突然阻塞时,因不易建立有效的侧支循环常导致心肌梗死,严重者可危及生命。

(二)冠脉循环的血流特点

冠脉循环途径短,循环时间只几秒,其血流有如下特点。

1. 血压高、流速快、流量大　冠状动脉开口于主动脉根部,并直接流入较小的血管,故压力较高。心脏仅占人体重量的0.5%左右,安静时冠脉血流量为225 mL/min,占心输出量的4%～5%;平均每百克心肌每分钟血流量为60～80 mL。进行剧烈运动时,每百克心肌每分钟血流量可增至300～400 mL,为安静状态时的4～5倍。可见,冠状动脉的血流量大且储备丰富,这一特点可适应心脏工作量大、耗氧量多的需要。

2. 冠脉血流量受心肌收缩影响显著　由于冠状血管的分支垂直穿行于心肌组织之中,心室收缩时,心肌压迫小血管,使冠脉血流阻力增大,血流量减少;心室舒张时,血管受压减轻,血流阻力减小,血流量增多。因此,心舒期是冠脉流量最多的阶段,约占心动周期中冠脉血流量的80%(图4-22)。舒张压的高低和心舒期的长短是影响冠脉流量的重要因素,心率加快时,由于心舒期缩短,冠脉血流量减少;动脉舒张压愈高,冠脉的灌注压也愈高,冠脉血流量愈大。由于右心室肌肉比较薄弱,心室收缩对血流的影响不如左心室明显。

(三)冠脉循环的调节

冠脉循环的血流量虽受神经、体液因素的调节,但心肌自身代谢水平的调节作用更为重要。

1. 心肌代谢水平的影响　心肌代谢水平是调节冠脉血流量最重要的因素。在肌肉运动、精神紧张等情况下,心肌的代谢活动增强,耗氧量也随之增加;此时,机体主要通过冠脉血管舒张,增加冠脉血流量来满足心肌对氧的需求。实验证明,冠脉血流量与心肌代谢水平成正比;并且在没有神经支配和激素作用的情况下,这种关系仍旧存在。心肌组织中低氧引起冠脉血管舒张的原因主要是心肌代谢产物(如H^+、CO_2、乳酸、缓激肽、腺苷)的作用,其中以腺苷最为重要。腺苷是心肌代谢增强和局部氧含量降低的情况下,ATP分解过程中的产物,它对小动脉有较强的扩血管作用,使冠状动脉的血流量增加。腺苷生成后,在几秒内即被破坏,因此不会引起其他器官的血管舒张。

2. 神经调节　冠状血管接受交感神经和迷走神经的双重支配。交感神经对冠状血管的直接作用是使其收缩;但交感神经兴奋又同时激动心肌的β肾上腺素能受体,

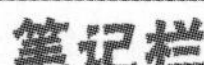

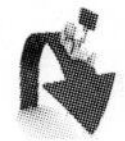

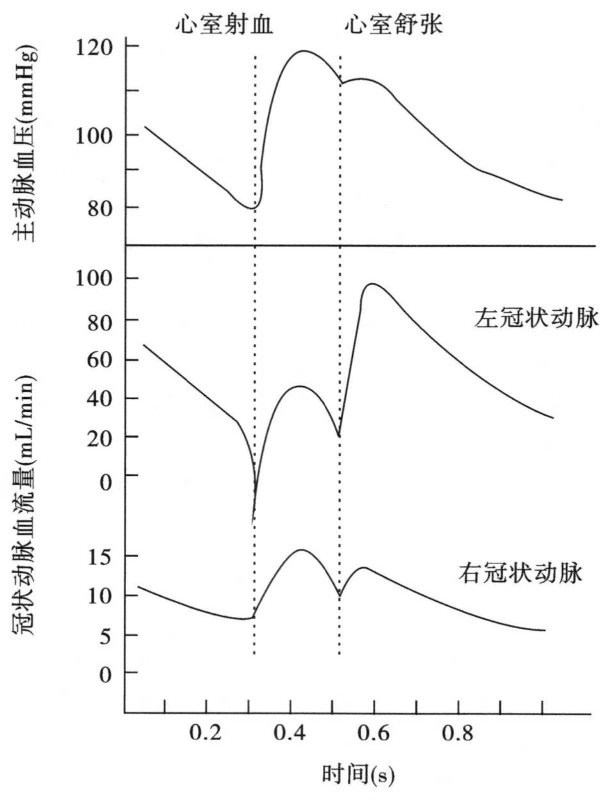

图 4-22　心动周期中冠状动脉血流量的变化

使心率加快，心肌收缩力加强，耗氧量增加，从而使冠脉舒张；即交感神经的缩血管作用很快被代谢产物的舒血管作用所掩盖，因此表现为先收缩后舒张。迷走神经对冠状血管的直接作用是使其舒张；同样，迷走神经兴奋，其直接的舒血管作用会被心肌代谢水平降低所引起的继发缩血管作用所抵消。总之，交感神经兴奋使冠脉血流量增加，迷走神经兴奋使冠脉血流量减少。

3. 体液调节　肾上腺素和去甲肾上腺素，两者均有促进心肌代谢和增加心肌耗氧量的作用，使冠脉血管因代谢产物的增加而扩张；也可直接作用于冠脉血管的 α 或 β 肾上腺素能受体，引起冠脉血管收缩或舒张。甲状腺素促进心肌代谢，耗氧量增加，引起冠状动脉舒张，血流量增加。血管升压素和血管紧张素Ⅱ可使冠状动脉收缩，使其血流量减少。

二、肺循环

肺循环(pulmonary circulation)是指血液由右心室经肺动脉、肺泡毛细血管、肺静脉返回左心房的血液循环，其主要功能是血液从肺泡气中摄取 O_2，排出 CO_2。

(一)肺循环的特点

1. 阻力小、压力低　肺动脉及其分支短而粗，管壁薄，其厚度约为主动脉的 1/3；而且肺循环的全部血管都位于胸腔，受胸腔内负压的影响，使得肺循环与体循环相比阻力较小，压力较低，其血压为体循环的1/6～1/4。安静时成年人肺动脉收缩压为22 mmHg，舒张压为8 mmHg，肺毛细血管血压平均仅为7 mmHg。

2. 无组织液形成　正常情况下，肺毛细血管血压（7 mmHg）远低于血浆胶体渗透压（25 mmHg），因此，肺部组织液生成的有效滤过压是负值。这一负压使肺泡膜和毛细血管壁紧密相贴，有利于肺泡和血液之间的气体交换；还有利于吸收肺泡内的液体，使肺泡内没有液体积聚。在病理情况下，如左心衰竭时，因肺静脉和肺毛细血管血压升高，可使液体积聚在肺泡或肺组织，形成肺水肿。

3. 血容量变化范围大　肺部的血容量约为450 mL，占全身血量的9%；而且由于肺组织和肺血管的可扩张性大，故肺血容量的变动范围较大。用力呼气时，肺部血容量可减少至200 mL，而深吸气时可增加至1 000 mL。因此，肺循环血管起着机体储血库的作用。当体循环失血时，血液自动从肺部转移到体循环，可起代偿作用。肺循环血量的周期性变化可引起左心室心输出量的变化，使体循环动脉血压随呼吸周期发生波动，称为动脉血压的呼吸波。由于重力作用，人体坐、立位时的肺血容量比平卧位时少，这对正常人的影响不大；但对于左心功能不全导致肺淤血、肺水肿的患者，严重的休息时也感到呼吸困难，甚至不能平卧，被迫采取坐位以减轻呼吸困难，称为“端坐呼吸”。

（二）肺循环的调节

1. 肺泡气氧分压的调节　肺泡气的氧分压对肺部血管的舒缩活动有明显的影响。与体循环血管对局部低氧发生的反应不同，当一部分肺泡内气体的氧分压降低时，这些肺泡周围的微动脉收缩，血流阻力增大，局部血流量减少，使更多的血液改道流经氧含量较高的肺泡进行气体交换，以避免血液氧合不充分，影响体循环血液的氧含量。居住在高海拔地区的人，由于空气中氧气稀薄，肺泡内普遍含氧量低，可引起肺循环微动脉广泛收缩，肺血流阻力增大，使右心室负荷长期加重而导致右心室肥厚。

2. 神经和体液调节　肺循环血管接受交感神经和迷走神经的双重支配。刺激交感神经对肺血管的直接作用是引起血管收缩和血流阻力增大。但在整体情况下，交感神经兴奋时体循环的血管收缩，可将一部分血液挤入肺循环，使肺循环内血容量增加。刺激迷走神经可使肺血管舒张。

在体液调节因素中，肾上腺素、去甲肾上腺素、血管紧张素Ⅱ、组胺和5-羟色胺均能引起肺血管收缩；乙酰胆碱、异丙肾上腺素及前列环素使肺血管舒张。

三、脑循环

脑的血液供应来自颈内动脉和椎动脉。正常体温条件下，停止脑部供血数秒即出现意识丧失；停止供血5～6 min，大脑功能将出现难以恢复的损伤。因此，保证脑的血液供给非常重要。

（一）脑循环的特点

1. 血流量大、耗氧量多　脑的重量只占体重的2%左右，但安静情况下，每百克脑组织的血流量平均为50～60 mL/min，脑循环总的血流量为750 mL/min，相当于心输出量的15%。由于脑组织的代谢水平高，耗氧量也很大，安静时脑的总耗氧量约为每分钟50 mL，占全身总耗氧量的20%左右。因此，脑对缺氧、缺血的耐受性很低。

笔记栏

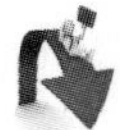

2. 脑循环的血容量稳定　由于颅腔容积是固定的，因而颅腔中的脑组织、脑血管和脑脊液三者容积之和必须相对固定。由于脑组织和脑脊液容积不可压缩，故脑循环的血容量较为稳定。

3. 脑血流量变化不大　同样由于颅腔容积固定，脑血管的舒缩幅度受到一定限制，加之脑血管的自身调节作用，因而脑血流量保持相对稳定。

4. 脑血管的吻合支少　脑血管的吻合支较少，一旦血管栓塞，不易建立侧支循环，易造成脑损害。

5. 血-脑屏障　在毛细血管血液和脑组织之间存在限制某些物质自由扩散的屏障，称为血-脑屏障（blood-brain barrier）。脂溶性物质如 O_2、CO_2、某些脂溶性麻醉药以及乙醇等，很容易通过血-脑屏障；某些水溶性物质如葡萄糖、氨基酸等也较易通过；但对甘露醇、蔗糖和许多离子则通透性很低，甚至不能通过。血-脑屏障的存在，对保持脑组织周围化学环境的稳定和防止血液中的有害物质进入脑内具有重要的意义。但当脑组织发生缺氧、损伤等情况以及在脑肿瘤部位，毛细血管壁的通透性增加，平时不易透过血-脑屏障的物质可进入受损部位的脑组织。

（二）脑循环的调节

1. 脑血管的自身调节　脑血管存在良好的自身调节机制。当平均动脉压在 60 ~ 140 mmHg（8.0 ~ 18.6 kPa）的范围内变动时，脑血管可以通过自身调节机制使脑血流量保持稳定。若平均动脉压低于 60 mmHg（8.0 kPa），脑血流量明显减少，可引起脑功能障碍；平均动脉压高于 140 mmHg（18.6 kPa），则脑血流量明显增加，可因脑毛细血管血压过高而导致脑水肿。

2. 神经调节　脑血管接受交感缩血管神经和副交感舒血管神经的支配，但因纤维分布较少，所以神经调节对脑血管所起作用甚微。刺激或切除支配脑血管的交感或副交感神经，脑血流量没有明显变化；并且在多种心血管反射中，脑血流量的变化幅度一般都很小。

3. 局部体液调节　脑血管的舒缩活动主要受血液中化学因素如 CO_2、O_2 和 H^+ 等的影响，其中 CO_2 起着主导作用。脑动脉血中 CO_2 分压增高可使脑血管舒张，脑血流量增加。局部脑组织中的 CO_2 含量增加，对局部血管也有舒张作用。因此，在脑力劳动时，脑的代谢增强，CO_2 产生增多，整个脑血流量增大，可以使活动最多的局部脑组织得到更多的血液供给；反之，例如过度通气使 CO_2 呼出过多时，动脉血液 CO_2 分压降低，脑血流量减少，可引起头晕。CO_2 的舒血管作用是通过 H^+ 实现的。此外，脑动脉血液中 O_2 分压降低也可使脑血管舒张，血流量增大，但 O_2 分压必须有较大幅度的变化时才能引起脑血流量的改变。

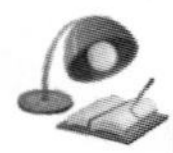

问题分析与能力提升

1. 心肌兴奋性的周期性变化有何特点？

2. 以左心室为例，分析一个心动周期中心室内压力、瓣膜开闭、血流方向及心室容积的动态变化过程。

3. 应用组织液循环的理论，分析水肿发生的可能原因有哪些。

4. 下蹲时间过长，突然起立易致头晕甚至昏厥的原因是什么？

笔记栏

5. 比较肾上腺素和去甲肾上腺素对心脏和血管的作用。

6. 患者，女，25 岁，因车祸导致大失血。入院时神志不清，面色苍白，脉搏细速。BP 80/50 mmHg，心率 118 次/min。

诊断：失血性休克。

思考：①动脉血压的正常值是多少？②动脉血压的形成条件有哪些？③分析影响动脉血压的因素。

7. 患者，男，24 岁，间断心悸 1 个月余，心悸时心电图显示：窦性心律，可见提前出现的宽大畸形的 QRS 波群，QRS 时限 0.16 s，期前无 P 波，代偿间期完全。

诊断：室性期前收缩。

思考：①什么是期前收缩？什么是代偿间歇？②期前收缩和代偿间歇的产生原因是什么？

（河南医学高等专科学校　刘　芳）

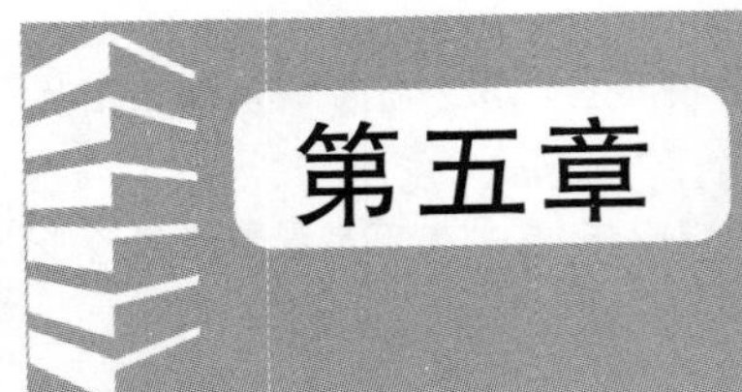

第五章 呼 吸

学习要点

呼吸的概念及呼吸的基本环节，肺通气的动力，平静呼吸和用力呼吸的特点，肺内压的周期性变化，胸膜腔内压的生理意义，肺通气的阻力，表面活性物质的来源及生理功能，肺活量和用力呼气量的概念，肺通气量和肺泡通气量的计算公式，影响肺换气的因素，O_2和CO_2运输的主要形式，氧解离曲线的意义及影响氧解离曲线的因素，CO_2、H^+、O_2对呼吸的调节及机制。

在新陈代谢的过程中，机体不断地消耗O_2，产生CO_2，通过呼吸，机体从外界环境中摄取新陈代谢所需要的O_2，排出代谢过程中产生的CO_2。我们通常把机体与外界环境之间进行气体交换的过程，称为呼吸(respiration)。一个体重 70 kg 的人，在基础状态下，机体的耗氧量约为 250 mL/min，体内O_2的储存量约为 1 550 mL，仅能够维持正常代谢约 6 min。因此，呼吸是维持机体新陈代谢和其他功能活动所必需的生理过程。

在人类和高等动物，呼吸的全过程是由三个基本环节组成的(图 5-1)：①外呼吸，是指外界环境与肺毛细血管内的血液之间进行气体交换的过程。它包括肺通气和肺换气两个过程。肺通气是指气体通过呼吸道进出肺的过程；肺换气是指肺泡与肺毛细血管内的血液之间进行气体交换的过程。②气体在血液中的运输，是指机体通过血液循环将O_2从肺部运送到组织，同时将组织代谢产生的CO_2从组织运送到肺泡的过程。气体在血液中的运输是衔接肺换气和组织换气的中间环节。③内呼吸，即组织换气，是指组织细胞与组织毛细血管内的血液之间进行气体交换的过程，有时将细胞内的生物氧化过程也包括在内。无论呼吸的哪一个环节发生障碍，均可导致机体内O_2的缺乏和CO_2的潴留，甚至危及生命。因此，呼吸的生理意义是维持内环境中O_2和CO_2含量的相对稳定，保证组织、细胞新陈代谢的正常进行。

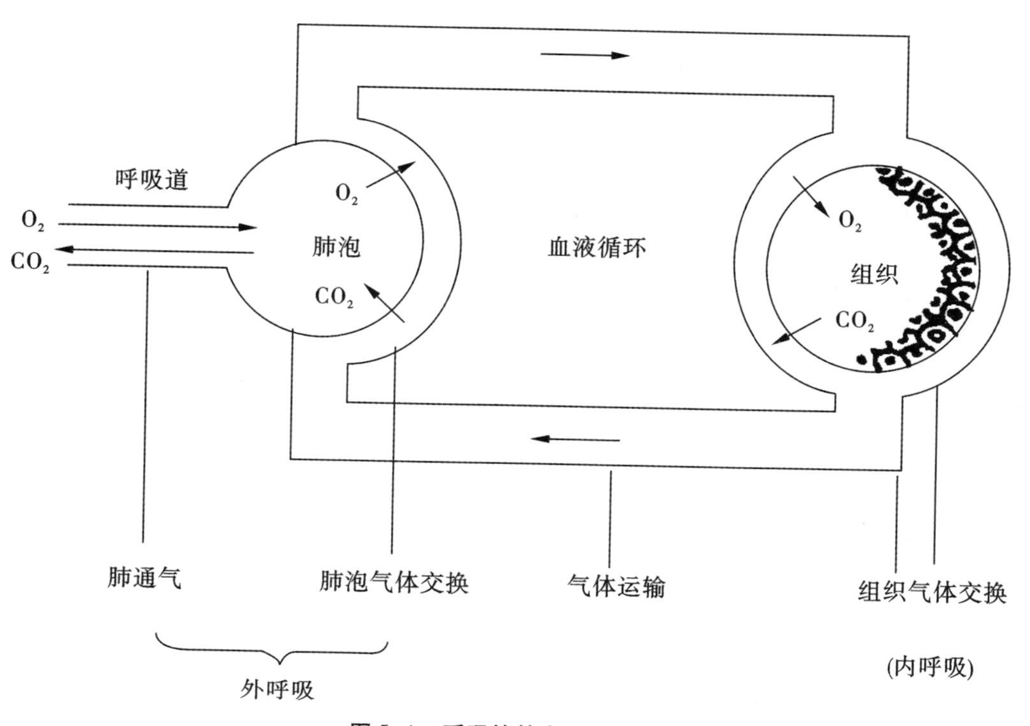

图 5-1 呼吸的基本环节示意

第一节 肺通气

肺通气(pulmonary ventilation)是指气体通过呼吸道进出肺的过程。只有当肺通气的动力克服了肺通气的阻力,才能实现肺通气的过程。呼吸道、肺泡、胸膜腔和胸廓等是实现肺通气的基本结构。呼吸道包括鼻、咽、喉、气管、左右主支气管及其分支,它是气体进出肺的通道,同时还能对吸入的气体进行加温、加湿、过滤和清洁,并引起防御反射(如咳嗽反射、喷嚏反射)等;肺泡是肺进行气体交换的主要场所;胸膜腔是连接肺和胸膜的重要结构,胸膜腔内负压使肺能随胸廓的扩大和缩小而张缩;呼吸肌的收缩和舒张引起胸廓节律性地扩大和缩小,称为呼吸运动,它是实现肺通气的原动力。

一、肺通气的动力

气体总是由压力高的地方向压力低的地方流动,所以,气体通过呼吸道进出肺是由于肺内压(intrapulmonary pressure)与大气压之间存在着压力差。可见,肺内压与大气压之间的压力差是实现肺通气的直接动力。由于在一定的海拔高度大气压是相对恒定的,因此,肺内压与大气压之间的压力差主要是由肺内压决定的。肺内压的变化是由于呼吸肌收缩和舒张引起胸廓节律性地扩大和缩小,在胸膜腔内负压的牵引下肺被动地扩张和缩小,导致肺内压的降低和升高,从而形成肺内压和大气压之间的压力差,在压力差的推动下,气体进肺和出肺。所以呼吸肌的收缩和舒张引起的呼吸运动是肺通气的原动力。

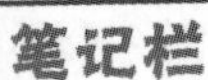

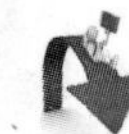

(一)呼吸运动

呼吸肌的收缩和舒张引起胸廓节律性地扩大和缩小称为呼吸运动。呼吸运动包括吸气和呼气两个过程。参与呼吸运动的肌肉,称为呼吸肌,包括吸气肌、呼气肌和吸气辅助肌三类,吸气肌包括膈肌和肋间外肌,吸气辅助肌包括胸锁乳突肌和斜方肌等,呼气肌包括肋间内肌和腹肌,呼吸运动根据呼吸的深浅分为平静呼吸和用力呼吸。根据参与的呼吸肌的主次及外观表现不同,呼吸运动又可以分为胸式呼吸和腹式呼吸。

1. 平静呼吸和用力呼吸

(1)平静呼吸　在安静状态下所进行的呼吸运动称为平静呼吸。正常成人在安静的状态下,呼吸频率为 12 ~ 18 次/min。平静吸气是膈肌和肋间外肌收缩的结果。膈肌起始于胸廓下口的周缘和腰椎的前面,肌纤维行向内上,止于膈肌的中心腱。膈肌呈穹窿状,位于胸腔和腹腔之间,当膈肌收缩时,膈顶下降,使胸廓的上下径增大。肋间外肌起于上位肋骨下缘,肌束斜向前下,终于下位肋骨上缘,收缩时,胸骨和肋骨上举,同时肋骨下缘向外偏转,使胸廓的前后、左右径增大。胸廓的前后、左右、上下径都增大,引起胸廓扩大,胸膜腔内的负压值增大,在胸膜腔负压的牵引下,肺被动扩张,肺内压下降,低于大气压,气体进入肺泡,形成吸气的过程。平静呼吸的呼气是膈肌和肋间外肌舒张所致。膈肌舒张,膈顶回升,胸廓的上下径缩小,肋间外肌舒张,胸骨和肋骨由于重力作用,向内下复位,胸廓的前后、左右径缩小,肺被动缩小,肺内压升高,当肺内压高于大气压时,气体出肺泡,形成呼气的过程。因为平静呼吸的吸气是吸气肌收缩引起,而呼气是吸气肌舒张所产生的,并无呼气肌的收缩参与,所以平静呼吸的特点是吸气是主动的,呼气是被动的。

(2)用力呼吸　劳动或运动时所进行的呼吸运动称为用力呼吸。用力吸气时,除了膈肌和肋间外肌的收缩外,吸气辅助肌(如胸锁乳突肌和斜方肌等)也参与了收缩,使胸廓在平静吸气的基础上进一步地向外向上运动,胸廓进一步扩大,肺进一步扩张,肺内压降得更低,肺内压和大气压之间的压力差进一步增大,吸入的气体量进一步地增多;用力呼气时除了吸气肌和吸气辅助肌舒张外,呼气肌(肋间外肌和腹肌)也参与了收缩,使胸廓和肺在平静呼气的基础上进一步地缩小,肺内压进一步升高,肺内压和大气压之间的压力差进一步增大,呼出的气体量进一步增多。所以,用力呼吸的特点是吸气和呼气都是主动的过程。

2. 胸式呼吸和腹式呼吸　以肋间外肌的收缩和舒张为主,主要表现为胸部的高低起伏,我们通常把以肋间外肌的收缩和舒张为主的呼吸运动称为胸式呼吸(thoracic breathing);以膈肌的收缩和舒张为主,造成腹腔内的器官发生位移,主要表现为腹壁起伏明显,我们把以膈肌的收缩和舒张为主的呼吸运动称为腹式呼吸(abdominal breathing)。正常情况下,成年人的呼吸都是胸式呼吸和腹式呼吸共存的混合式呼吸。在不同人群中二者所占比例不同,成年女性以胸式呼吸为主,成年男性和婴幼儿以腹式呼吸为主。但在严重的腹水、腹腔巨大肿瘤时,因为膈肌运动受限,腹式呼吸减弱,胸式呼吸代偿性增强,而胸膜炎或胸腔积液时,因胸廓的活动受限,胸式呼吸将减弱,腹式呼吸会代偿性增强。

3. 人工呼吸　在溺水、触电、窒息、煤气中毒及呼吸肌麻痹等情况下,常引起呼吸停止。而人的心脏和大脑需要不断地供给氧气,如果中断供氧 3 ~4 min 就会造成不可逆性损害。人工呼吸(artificial respiration)是用于抢救自主呼吸停止的首要措施。

笔记栏

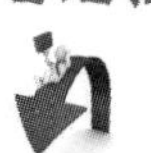

人工呼吸是用人为的方法造成肺内压与大气压之间的压力差以达到肺通气的目的。人工呼吸的方法很多，如人工呼吸机正压通气法、口对口人工呼吸、举臂压背法和挤压胸廓等。

（二）肺内压

肺内压（intrapulmonary pressure）是指肺泡内的压力。在呼吸运动的过程中，肺内压发生着周期性的变化（图5-2）。吸气初，肺在胸膜腔内负压的牵引下随胸廓的扩大而扩张，肺容积增大，肺内压降低，当肺内压低于大气压时，气体顺着压力差由呼吸道进入肺泡，随着吸入气体量的增加，肺内压逐渐升高，肺内压与大气压之间的压力差逐渐减少，至吸气末，肺内压等于大气压，吸气停止。呼气初，肺容积缩小，肺内压升高，当肺内压高于大气压，气体出肺，随着气体的呼出，肺内压逐渐下降，至呼气末，肺内压等于大气压，呼气停止，随后进入下一个呼吸运动周期。

在呼吸过程中，呼吸运动的缓急、深浅和呼吸道是否通畅等因素影响肺内压变化的程度。在平静呼吸时，肺内压变化的幅度较小，在用力呼吸或呼吸道不够通畅时，肺内压变化的幅度增大。如平静呼吸的吸气，肺内压仅比大气压低1～2 mmHg，呼气时比大气压高1～2 mmHg；紧闭声门尽力做呼吸运动，吸气时，肺内压比大气压低30～100 mmHg，呼气时，肺内压比大气压高60～140 mmHg。

（三）胸膜腔内压

1. 胸膜腔内压的概念　胸膜腔（pleural cavity）是指脏层胸膜与壁层胸膜之间形成的密闭的、潜在的腔隙。正常情况下胸膜腔内没有气体，仅有少量的浆液。它在脏、壁两层胸膜之间起润滑作用，减小呼吸运动过程中两层胸膜之间的摩擦力，同时浆液分子之间相互的吸引力使脏、壁两层胸膜相贴在一起不易分开，使肺能随胸廓的运动而张缩。胸膜腔内压（intrapleural pressure）是指胸膜腔内的压力。

2. 胸膜腔内压的测定方法　胸膜腔内压的测定方法有两种，即直接测定法和间接测定法。直接测定法是将连有水银检压计的穿刺针头刺入胸膜腔直接测定（图5-2），直接测定法有刺破胸膜和肺的风险。间接测定法是让受试者将带有薄壁气囊的导管吞下至下胸段食管内，通过测定食管内压力间接反映胸膜腔内压。平静吸气末胸膜腔内压比大气压低5～10 mmHg，平静呼气末胸膜腔内压比大气压低3～5 mmHg，若规定大气压为0标准，由此可见平静呼吸时无论吸气还是呼气，胸膜腔内压始终都是负压。

3. 胸膜腔内压的形成机制　胸膜腔内压是由肺内压和肺的回缩力两种力量间接作用于胸膜腔形成的。肺内压通过脏层胸膜作用于胸膜腔，在其作用下使肺泡扩张；肺的回缩力也是通过脏层胸膜作用于胸膜腔，在其作用下使肺泡缩小。由于这两种作用力的方向相反，所以胸膜腔内压是上述这两种力的代数和，即：

胸膜腔内压=肺内压-肺回缩力

在吸气末、呼气末，由于呼吸道内气流停止，再加上呼吸道与外界相通，所以吸气末、呼气末肺内压都等于大气压，将公式中肺内压用大气压代替，则上式可改写为：

胸膜腔内压=大气压-肺回缩力

若规定大气压为0标准，则公式可写作：

胸膜腔内压=-肺回缩力

笔记栏

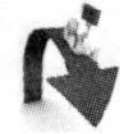

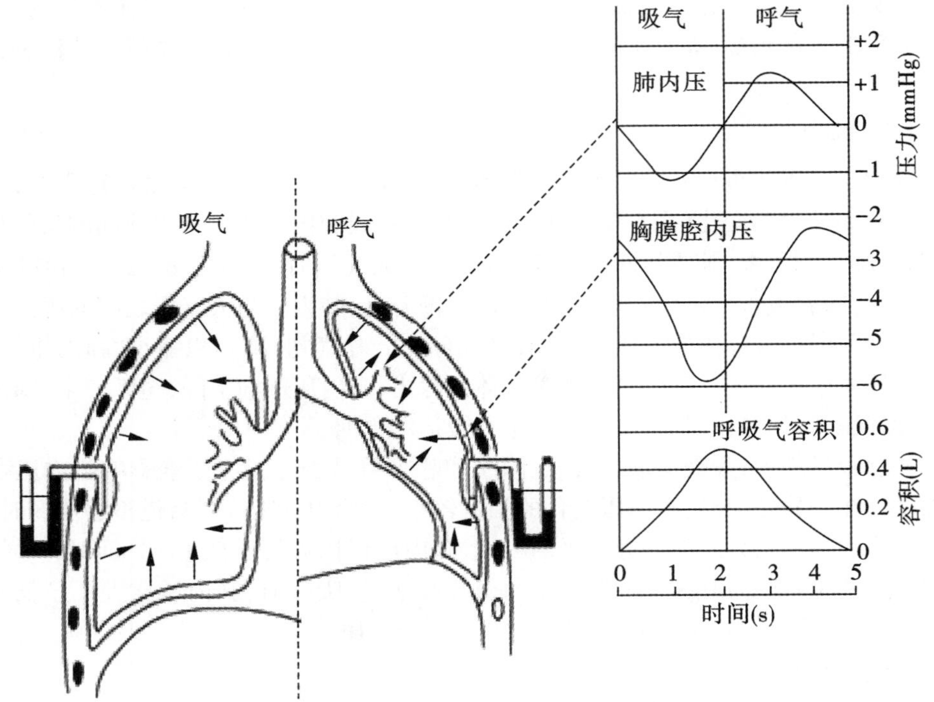

图 5-2　呼吸时肺内压和胸内负压的周期性变化

右图示:吸气和呼气时,肺内压、胸内压及呼吸气容积的变化。

4. 胸膜腔内压的周期性变化　由上述胸膜腔内压的形成机制可见,胸膜腔内压实际上是由肺的回缩力形成。在呼吸运动的过程中,由于肺泡总是处于扩张状态,所以肺泡始终保持一定程度的回缩力,因此,无论在吸气还是在呼气时,胸膜腔内压始终保持负压。在吸气的过程中,胸廓扩大,肺被动扩张,由于肺的扩张程度大,肺的回缩力增大,胸膜腔的负压值增大;在呼气的过程中,胸廓缩小,肺被动缩小,肺的扩张程度减小,肺的回缩力变小,胸膜腔的负压值也相应减小。正常成人平静呼吸时,吸气末胸膜腔内压为-10～-5 mmHg(-1.3～-0.7 kPa),呼气末胸膜腔内压为-5～-3 mmHg(-0.7～-0.4 kPa)。当紧闭声门用力吸气时,胸膜腔内压可达-90 mmHg(-11.7 kPa),当紧闭声门用力呼气时,胸膜腔内压可为正压,最高值可达 110 mmHg(14.3 kPa)。

5. 胸膜腔内压的生理意义　胸膜腔内压保持负压对肺和胸腔内的其他器官都有着很重要的生理意义。①能使肺泡维持扩张状态,使肺随胸廓的运动而张缩,使肺通气成为可能。②胸膜腔内负压还能促进静脉血和淋巴液的回流。这是由于在胸膜腔内负压的牵引下,心房、胸腔的大静脉和胸导管保持扩张状态,中心静脉压降低,外周静脉压和中心静脉压的压力差增大,促进静脉血和淋巴液的回流。当外伤或疾病等原因引起胸壁或肺破裂时,胸膜腔与大气相通,外界或肺泡内的空气进入胸膜腔内,胸膜腔内的负压消失,形成气胸。此时,胸膜腔内压等于大气压,肺内压也等于大气压,这两个力大小相等,方向相反,因此,在肺的回缩力作用下,肺萎缩塌陷,甚至肺不张,进而发生肺通气障碍。另外,气胸还会因静脉血和淋巴液的回流受阻而引起循环功能障

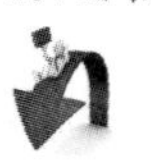

碍，甚至危及生命，因此需要紧急处理。由上可知，胸膜腔密闭是胸膜腔负压形成的前提条件。

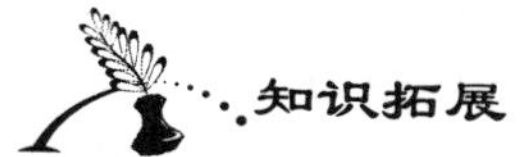

气　胸

气胸(pneumothorax)是指气体进入胸膜腔，造成积气状态。气胸可以自发地发生，也可由于疾病、外伤、手术或诊断及治疗性操作不当等引起。临床上可将气胸分为闭合性气胸、张力性气胸及开放性气胸三种。气胸发生后，胸膜腔内压升高，甚至变为正压，肺萎缩，静脉血、淋巴回流受阻，产生程度不同的心、肺功能障碍。气胸的临床诊断不难，X 射线胸片检查是诊断气胸的重要方法，大量气胸时可看到典型的气胸征象。治疗的具体措施有保守治疗、胸腔减压(胸腔穿刺抽气或闭式引流)、开胸手术及经胸腔镜手术等。闭合性气胸一般采用保守治疗或胸腔穿刺抽气治疗，而张力性气胸及开放性气胸则应尽早行胸膜腔闭式引流，该方法可确保有效持续排气，一般在锁骨中线外侧第 2 肋间进行插管，插管成功后呼吸困难迅速缓解，压缩的肺在几小时至数天内复张。若效果不佳时还可采用多管引流、负压吸引闭式引流或开胸修补创口。一般经过正确有效治疗后，气胸的预后良好。

二、肺通气的阻力

当肺通气的动力克服了肺通气的阻力，肺通气才能实现。肺通气的阻力是指在肺通气过程中所遇到的阻力。在临床上，肺通气功能障碍最常见的就是肺通气阻力增大。肺通气的阻力主要由两部分组成：一种是弹性阻力(elastic resistance)，约占肺通气总阻力的 70%，它包括肺的弹性阻力和胸廓的弹性阻力；另一种是非弹性阻力(inelastic resistance)，约占肺通气总阻力的 30%，它包括气道阻力(airway resistance)、惯性阻力(inertial resistance)和黏滞阻力(viscous resistance)，其中以气道阻力为主。弹性阻力属静态阻力，即使在气流停止的静止状态下依然存在；而气道阻力、惯性阻力和黏滞阻力属于动态阻力，它们只在气体流动时才存在。

(一)弹性阻力

弹性阻力是指弹性物体在外力作用下变形时，产生的对抗变形的力，即弹性回位力。肺和胸廓都是具有弹性的组织，所以，肺通气的弹性阻力包括肺的弹性阻力和胸廓的弹性阻力，其中以前者为主。

1. 肺的弹性阻力　肺的弹性阻力是指肺在被动扩张时产生的回缩力，它能对抗外力作用引起的肺扩张，是吸气的阻力，呼气的动力。包括肺泡的弹性回缩力和肺泡的表面张力。前者约占肺弹性阻力的 1/3，后者约占肺弹性阻力的 2/3。

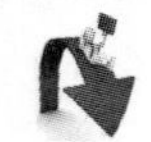

笔记栏

（1）肺泡的弹性回缩力　在肺泡的外表面缠有大量的弹力纤维，当肺泡扩张时，肺泡表面的弹力纤维受到牵拉刺激，会产生一个对抗肺泡扩张引起肺泡回缩的力量，即肺泡的弹性回缩力。肺泡的扩张程度越大，弹力纤维受到的牵拉刺激越强，肺泡的弹性回缩力也越大；反之，肺泡的弹性回缩力就越小。由于肺的弹性阻力是吸气的阻力，呼气的动力，所以，当发生肺气肿时，由于肺泡表面的弹力纤维被破坏，肺泡的弹性回缩力消失，呼气的动力减小，致使呼气末肺内残留的气体量增大，导致肺泡的通气量降低，甚至出现呼吸困难。

（2）肺泡的表面张力　在肺泡的内表面覆盖着一薄层液体分子，与肺泡内的气体形成了气-液界面。肺泡的表面张力来源于该气-液界面。肺泡内表面的液体分子之间、液体与气体分子之间都存在着相互的吸引力，由于液体分子之间的吸引力远远大于液体与气体分子间的吸引力，因肺泡形态近似球形，故肺泡内表面每一点液体分子都受到相邻液体分子的吸引力，引力的方向沿着肺泡切线的方向，根据力的合成得知合力的方向指向肺泡的中央，使液体的表面积缩小，该力被称为肺泡的表面张力。由于肺泡的表面张力指向肺泡的中央，有使肺泡缩小的趋势，因而也是肺弹性阻力的来源之一。

肺泡的表面张力对呼吸的影响：①由于肺泡表面张力的存在，增大了吸气的阻力，阻碍了肺泡的扩张。②使相通的大小肺泡不稳定，甚至导致大的肺泡破裂，小的肺泡萎缩。正常人的肺约由3亿个大小不等、彼此联通的肺泡构成。根据Laplace定律，$P=2T/r$。式中P表示肺泡气-液界面的压强（N/m^2），能使肺泡回缩；T为肺泡的表面张力系数，即单位长度的表面张力（N/m）；r为肺泡半径（m）。由上述公式可知，肺泡气-液界面的压强（P）与表面张力系数（T）成正比，而与肺泡半径（r）成反比。假如表面张力系数T不变，则小的肺泡气-液界面的压强大于大的肺泡，气体则顺着压力差从压力高的小肺泡不断流入压力低的大肺泡，结果导致大的肺泡膨胀，甚至破裂，同时小的肺泡萎缩关闭，肺泡从而失去稳定性（图5-3）。③促进肺部组织液的生成，使肺泡内液体积聚。肺泡表面张力的合力指向肺泡腔内，可对肺泡间质产生“抽吸”作用，肺泡在表面张力的作用下缩小，肺组织间隙扩大，使肺部组织液静水压降低，有效滤过压增大，促使肺部组织液的生成，形成肺水肿。肺部毛细血管内的血浆渗入肺泡，使肺泡内液体积聚。但在生理情况下，由于肺泡表面活性物质（pulmonary surfactant）的分泌，以上这些情况均不会发生。

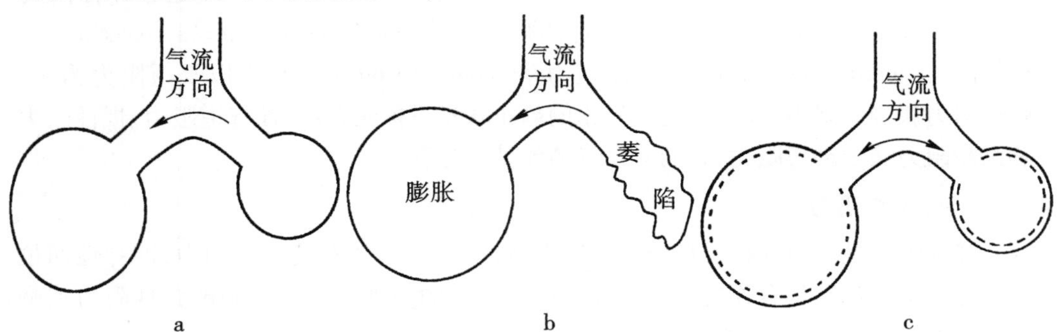

图5-3　肺泡表面张力和肺内压及气流方向示意

a：大小肺泡在无表面活性物质时，小肺泡回缩压大，气体流入大肺泡。b：为a的结果。c：大肺泡表面活性物质分布密度小，表面张力增大，小肺泡表面活性物质分布密度大，表面张力减小，大小肺泡容积相对稳定。箭头表示气流方向。

肺泡表面活性物质：表面活性物质是由肺泡Ⅱ型上皮细胞分泌的一种含脂质和蛋白质的混合物，其主要成分是二棕榈酰卵磷脂（dipalmitoyl phosphatidyl choline，DPPC）。它的作用是降低肺泡的表面张力。该作用的生理意义有：①降低吸气的阻力，有利于肺泡的扩张。②维持大小肺泡的相对稳定。肺泡表面活性物质的密度随肺泡半径的增大而减小，随肺泡半径的减小而增大。小的肺泡表面活性物质密度高，降低表面张力的作用强，肺泡的表面张力系数小，由于小肺泡的半径也小，因此，小肺泡气-液界面的压强并没有因为肺泡的半径变小而变大；大的肺泡表面活性物质密度低，降低表面张力的作用弱，肺泡表面张力系数大，由于大的肺泡半径大，因此，肺泡气-液界面的压强并没有因为肺泡的半径增大而变小。在表面活性物质的作用下，大小肺泡液-气界面的压强相等，气体既不能由小肺泡流向大肺泡，也不能由大肺泡流向小肺泡，从而维持了大、小肺泡的相对稳定。③减少肺部组织液的生成，防止肺水肿的发生。肺泡的表面活性物质可降低肺泡的表面张力，减弱对肺泡间质的“抽吸”作用，从而防止肺水肿的发生。

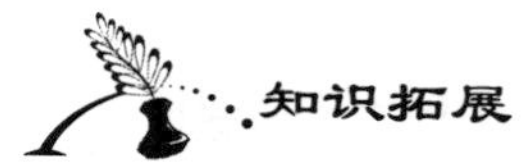

表面活性物质的临床应用

猪肺磷脂是由猪肺的肺泡表面来源制备的一种天然表面活性物质，主要含有磷脂，特别是磷脂酰胆碱和表面活性物质特异疏水性低分子量蛋白 SP-B 和 SP-C。能降低肺泡表面张力。这一作用使得肺泡在呼气末保持扩张而不致塌陷，并且在整个呼吸周期中维持气体交换。无论何种原因所致肺表面活性物质缺乏，都可以造成严重呼吸衰竭，被称为呼吸窘迫综合征（respiratory distress syndrome，RDS）或透明膜病（hyaline membrane disease，HMD）。早产儿出生后第一天的发病及死亡病因主要是呼吸窘迫综合征，而且可以带来长期的呼吸和神经系统的后遗症。本药的开发应用，系将外源性肺表面活性物质制剂送入下部气道，使其在肺内得以均匀分布，并且在肺泡的气-液界面展开，来替代内源性缺乏的肺表面活性物质。对于表面活性物质缺乏的生理学和治疗上的效果已经在各种动物实验中得到充分记录证实。在经剖宫产取出后处死的早产胎兔上，气道内滴入本药可以使肺膨胀度显著改善。在经100%氧做机械通气的早产胎兔，与对照动物相比，气道插管内滴入本药可以观察到极其显著的肺潮气量及肺-胸腔顺应性的增加。对早产胎兔维持标化潮气量在 10 mL/kg 体重的机械通气并给予本药治疗，可以使肺-胸腔系统顺应性改善达到接近成熟胎兔的水平。大规模国际临床试验验证了本药对于呼吸窘迫综合征患儿的治疗效果。早产新生婴儿在给予单剂量(2.5 mL/kg，相当于200 mg/kg 的磷脂)本药治疗后，显示快速和极其显著的改善氧合作用。此药减少了呼吸窘迫综合征的病死率和主要肺部并发症的发生。根据临床情况，给予 1 ~2 次重复剂量，每次 100 mL/kg 体重可以进一步减少病死率及呼吸道疾病发生率。

笔记栏

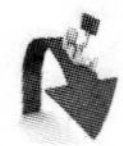

2. 胸廓的弹性阻力　与肺的弹性阻力不同，胸廓的弹性阻力具有双向性，其方向取决于胸廓所处的位置。平静吸气末，肺容量为肺总量的67%，此时胸廓处于自然位置，由于胸廓没有变形，胸廓的弹性阻力为零，见图5-4(A)；在平静呼气或深呼气时，肺容量小于肺总量的67%，胸廓小于自然位置，胸廓在外力的牵引向内缩小，胸廓会产生一个对抗缩小的力，即胸廓的弹性阻力，该力方向朝外，此时胸廓的弹性阻力是吸气的动力，呼气的阻力，见图5-4(B)；深吸气末，肺容量大于肺总量的67%，胸廓大于自然位置，胸廓被牵引向外扩大，胸廓会产生一个对抗扩张的力，即胸廓的弹性阻力，该力方向朝内，是吸气的阻力，呼气的动力，见图5-4(C)。

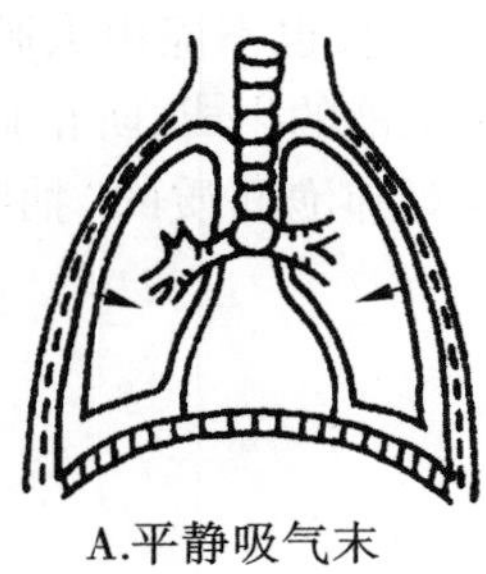

A.平静吸气末

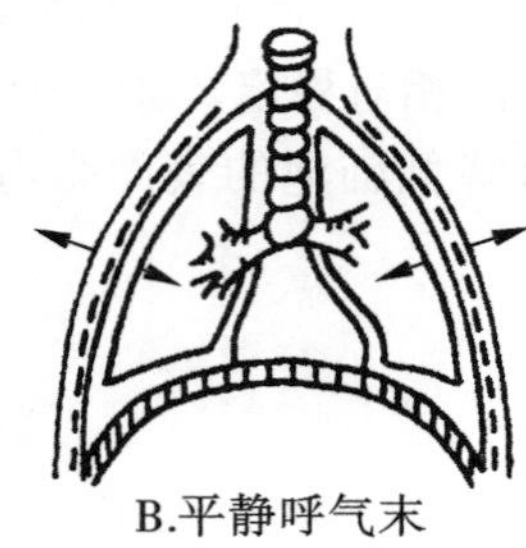

B.平静呼气末

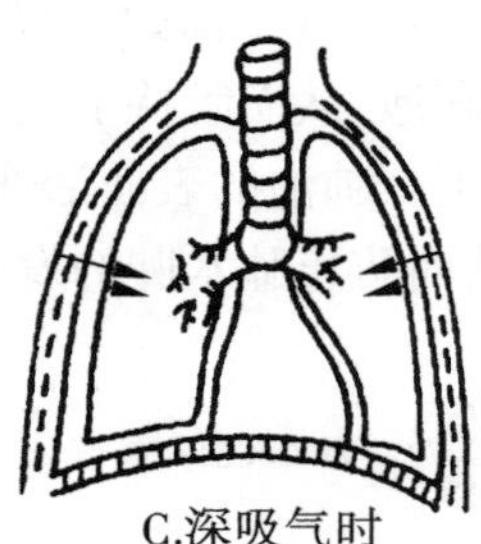

C.深吸气时

图5-4　胸廓的弹性阻力示意

3. 肺和胸廓的顺应性　由于肺和胸廓的弹性阻力不易测定，因此，通常用顺应性(compliance)的大小来衡量弹性阻力的大小。顺应性是指弹性物体在外力作用下变形的难易程度。弹性阻力愈大，在外力作用下愈难变形，顺应性愈小；反之，弹性阻力愈小，在外力作用下愈易变形，顺应性愈大。顺应性(C)与弹性阻力(R)之间成反变关系，即：

$$顺应性=\frac{1}{弹性阻力}$$

肺和胸廓都是弹性组织，也具有弹性阻力，其弹性阻力的大小可用顺应性表示。肺和胸廓的顺应性(C)，通常用单位压力变化($\triangle P$)所引起的容积变化($\triangle V$)来衡量，即：

$$C=\frac{\triangle V}{\triangle P}$$

正常成年人平静呼吸时较为省力，这是因为平静呼吸时，肺的弹性阻力较小，顺应性较大，其顺应性约为0.2 L/cmH_2O。正常成年人胸廓的顺应性约为0.2 L/cmH_2O。因为肺和胸廓呈串联关系，所以肺和胸廓的总弹性阻力是两者弹性阻力之和。因为弹性阻力与顺应性成反比关系，所以平静呼吸时肺和胸廓的总弹性阻力为：

$$\frac{1}{肺和胸廓总的顺应性}=\frac{1}{肺的顺应性}+\frac{1}{胸廓的顺应性}$$

如果以顺应性来表示，平静呼吸时肺和胸廓的总顺应性为0.1 L/cmH_2O。临床上，某些病理情况会导致顺应性的改变。例如肺泡的表面活性物质分泌减少时，肺的弹性阻力增大，顺应性减小，肺不易扩张，引起吸气困难；当肺气肿时，由于肺泡表面的弹力纤维被破坏，肺的弹性回缩力减小，使肺的弹性阻力减小，顺应性增大，肺扩张后

笔记栏

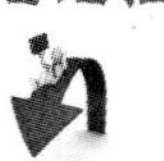

难以回缩,引起呼气困难。上述情况均导致肺通气功能障碍。肥胖、胸廓畸形、胸膜增厚等情况均使胸廓的弹性阻力增大,导致胸廓的顺应性下降,但由此引起的肺通气障碍较为少见,临床意义不大。

(二)非弹性阻力

非弹性阻力(non-elastic resistance)是由惯性阻力、黏滞阻力和气道阻力三部分构成。惯性阻力是因气流在发动、变速、换向时,因气流的惯性作用而产生的,其作用是阻止肺通气的发生。黏滞阻力来自于呼吸时胸廓、肺等组织发生相对位移时产生的摩擦力。气道阻力来自气体流经呼吸道时,气体分子之间以及气体分子与气道壁之间存在的摩擦力。平静呼吸时,由于呼吸频率较低、气流速度较慢,惯性阻力和黏滞阻力可以忽略不计,气道阻力占非弹性阻力的80% ~90%,所以气道阻力是非弹性阻力的主要组成部分。

气道阻力主要受气流速度、气流形式和气道口径等因素的影响。气道阻力与气流的速度呈正比关系,即气流速度越快,气道阻力越大;气流速度越慢,气道阻力越小。气流形式有层流和湍流两种。正常情况下,由于气道通畅,气流呈层流,气道阻力小。在气管内有黏液、渗出物或肿瘤、异物等情况下,造成气道狭窄,气流呈湍流时,气道阻力大。气道阻力与气道口径的4次方成反比,即气道口径越小,气道阻力越大;气道口径越大,则气道阻力越小。由此可见,气道口径的大小是影响气道阻力的主要因素。吸气时支气管扩张,气道口径增大,气道阻力减小,呼气时正好相反,气道阻力增大,所以,哮喘发作的患者往往表现为呼气性呼吸困难。影响气道口径的因素主要有以下几方面:

1. 跨壁压　跨壁压是指呼吸道内外的压力差。吸气时,胸膜腔内负压值增大,呼吸道内压力高,跨壁压增大,气道口径被动扩大;呼气时,则刚好相反。

2. 肺实质对气道壁的牵引作用　小气道的弹力纤维和胶原纤维与肺泡壁的纤维彼此穿插,所以当吸气时,肺被动扩张,肺实质对气道壁外向的放射状牵引作用增强,使细支气管的管径增大,以保持那些没有软骨支持的细支气管通畅;呼气时,则相反。这也是哮喘病患者呼气比吸气更为困难的主要原因。

3. 自主神经系统的调节　呼吸道平滑肌受交感神经和副交感神经的双重支配,二者均有紧张性作用。当交感神经兴奋时,神经末梢释放去甲肾上腺素,激动呼吸道平滑肌上的β_2受体,支气管平滑肌舒张,气道口径变大,气道阻力变小,所以,临床上常用拟肾上腺素能药物解除支气管痉挛,缓解呼吸困难的症状;当副交感神经兴奋时,神经末梢释放乙酰胆碱,激动呼吸道平滑肌上的M受体,气道平滑肌收缩,气道口径缩小,气道阻力增大。

4. 体液因素的调节　儿茶酚胺类激素、前列腺素E_2(PGE_2)可使气道平滑肌舒张;组胺、过敏性慢反应物质、前列腺素$F_{2\alpha}$($PGF_{2\alpha}$)则使气道平滑肌收缩,气道阻力增大。

三、肺通气功能的评价

肺通气是呼吸的一个重要环节,是实现肺换气的基础。肺容积(pulmonary volume)和肺容量(pulmonary capacity)是评价肺通气功能的基础。

(一)肺容积

肺容积(pulmonary volume)是在不同状态下肺内所能容纳的气体量,主要包括潮

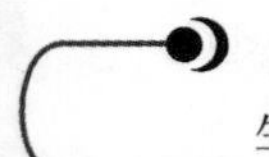

笔记栏

气量、补吸气量、补呼气量及残气量(图 5-5),除残气量外,其他指标均可用肺量计测定。这四个指标互不重叠,全部相加后等于肺总量。

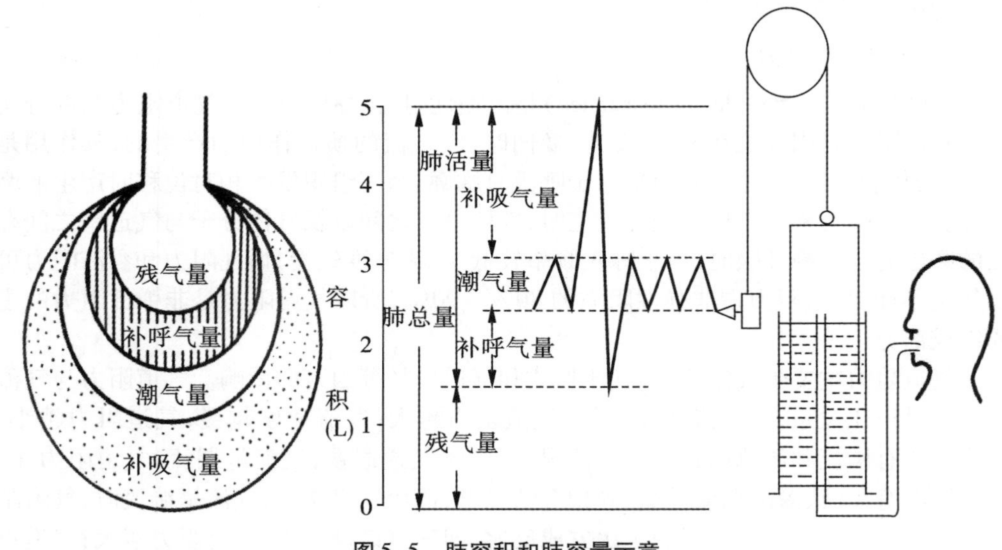

图 5-5　肺容积和肺容量示意

1. 潮气量　每次呼吸时,吸入的或呼出的气体量称为潮气量(tidal volume,TV)。正常成年人平静呼吸时,潮气量为 400 ~ 600 mL,平均 500 mL。潮气量可随呼吸深度的增加而增加,随呼吸深度的减小而减少。

2. 补吸气量　平静呼气末,再用力吸气所能吸入的气体量称为补吸气量(inspiratory reserve volume,IRV)。正常成人补吸气量为 1 500 ~ 2 000 mL。补吸气量反映肺吸气能力的储备。

3. 补呼气量　平静呼气末,再用力呼气所能呼出的气体量称为补呼气量(expiratory reserve volume,ERV)。正常成人补呼气量为 900 ~ 1 200 mL。补呼气量反映肺呼气能力的储备。

4. 残气量　最大呼气末,残留于肺内不能呼出的气体量称为残气量(residual volume,RV),又叫余气量。正常成年人残气量为 1 000 ~ 1 500 mL。支气管哮喘和肺气肿患者,残气量增大。

(二)肺容量

肺容量(pulmonary capacity)是指两项或两项以上的肺容积相加。

1. 深吸气量　平静呼气末,做最大吸气时,所能吸入的最大气体量称为深吸气量(inspiratory capacity,IC),它等于潮气量与补吸气量之和。深吸气量是衡量肺吸气能力储备的指标。胸廓、胸膜、肺组织等发生病变时,深吸气量减少。

2. 功能残气量　平静呼气末,残留于肺内不能被呼出的气体量称为功能残气量(functional residual capacity,FRC),它等于补呼气量与残气量之和。正常成年人功能残气量约为 2 500 mL。功能残气量缓冲了呼吸过程中肺泡内 PO_2 和 PCO_2 的变化幅度,从而保证肺泡内和血液中的 PO_2 和 PCO_2 不会随呼吸运动而出现大幅度的变动。肺气肿患者肺的弹性回缩力减小,因为肺的弹性回缩力是吸气的阻力,呼气的动力,呼

笔记栏

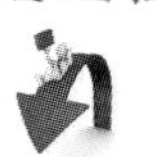

出的气体量减少，功能残气量增加；肺实质性病变时，功能残气量减小。

3. 肺活量和用力呼气量　尽力吸气后，再尽力呼气，所能呼出的最大气体量称为肺活量（vital capacity，VC），它等于潮气量、补吸气量和补呼气量之和，还等于深吸气量与补呼气量之和，还等于肺总量与残气量之差。肺活量是反映肺一次呼吸的最大通气能力，测量简便易行，是衡量肺通气功能的一项常用指标。正常成年男性肺活量平均约为3 500 mL，女性约为2 500 mL。肺活量存在较大的个体差异，与性别、年龄、身材、体位、运动强度等因素有关。

由于肺活量的测定没有限制呼气时间的长短，所以对于气道狭窄的患者，在测定肺活量时可以通过延长呼气时间来增加肺活量，使测出的肺活量仍在正常范围之内。这说明肺活量的测定不能充分地反映肺通气功能的状况。为了更准确地反映肺通气功能的状况，有人提出了用力呼气量的概念。用力呼气量（forced expiratory volume，FEV）又叫时间肺活量（timed vital capacity，TVC），是指一次最大吸气后，再尽力尽快呼气，计算第1、2、3秒末呼出气体量占肺活量的百分数。正常成人第1秒末呼出的气体量占肺活量的83%，第2秒末呼出的气体量占肺活量的96%，第3秒末呼出的气体量占肺活量的99%，其中第1秒意义最大。用力呼气量能动态地评定肺通气功能的状况，是衡量肺通气功能的一项较理想的指标。它既能反映肺通气功能的状况，又能反映肺通气阻力的变化。

4. 肺总量　肺总量（total lung capacity，TLC）是指肺内所能容纳的最大气体量。它等于肺活量与残气量之和，还等于深吸气量与功能残气量之和。不同个体肺总量有较大差异，成年男性平均约为5 000 mL，成年女性约为3 500 mL。

（三）肺通气量

1. 肺通气量　每分钟吸入或呼出肺的气体总量称为肺通气量（pulmonary ventilation），又称为每分通气量（minute ventilation volume）。计算公式为：

$$\text{肺通气量}=\text{潮气量}\times\text{呼吸频率}$$

正常成年人在安静的状态下，潮气量为500 mL，呼吸频率为12～18次/min，每分通气量为6 000～9 000 mL/min，每分通气量因年龄、性别、身材和活动量的不同而不同。劳动或运动时，呼吸加深加快，此时，潮气量增大，呼吸频率加快，每分通气量增大。尽力做深而快的呼吸时，每分钟吸入肺或呼出肺的最大气体量称为最大随意通气量（maximal voluntary ventilation，MVV）。正常成年人通常可达150 L/min，是平静呼吸时肺通气量的25倍。最大随意通气量代表着发挥通气功能最大潜力所能达到的通气量，是估计一个人能进行多大运动量的一项生理指标。测定时，一般只测15 s，然后将测得值乘以4得出每分钟最大随意通气量，对平静呼吸时的每分通气量与最大通气量进行比较，可了解肺通气功能储备能力的大小，通常用通气储量百分比表示。

$$\text{通气储量百分比}=\frac{\text{最大随意通气量}-\text{每分通气量}}{\text{最大随意通气量}}\times 100\%$$

通气储量百分比的正常值应≥93%。当肺或胸廓顺应性降低、呼吸肌收缩力减弱、气道阻力增大时，最大随意通气量减小，若通气储量百分比小于70%时，表示肺通气储备功能不良。

2. 无效腔与肺泡通气量　吸气时，只有进入肺泡内的新鲜气体才能与肺泡周围毛细血管内的血液进行气体交换。每次吸入的气体总有一部分留在鼻腔到终末细支气

笔记栏

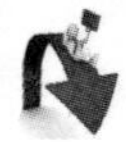

管之间的呼吸道内，不能与血液进行气体交换，故将这部分呼吸道的容积称为解剖无效腔（anatomical dead space），正常成人的解剖无效腔容量约为150 mL。进入肺泡内的气体也可因血流在肺内分布不均而不能全部与血液进行气体交换，通常把不能与血液进行气体交换的肺泡容量称为肺泡无效腔（alveolar dead space）。解剖无效腔和肺泡无效腔合称为生理无效腔（physiological dead space）。在正常情况下，肺泡无效腔接近于零，所以正常情况下生理无效腔接近于解剖无效腔。肺泡通气量（alveolar ventilation）通常是指每分钟吸入肺泡的新鲜气体量。计算公式可写作：

$$肺泡通气量=(潮气量-无效腔气量)\times呼吸频率$$

由于解剖无效腔的存在，每次吸入的气体总有一部分留在呼吸道，未能进入肺泡与肺泡周围毛细血管的血液进行气体交换，所以肺泡通气量是评价肺有效通气量的较好的指标。例如潮气量为500 mL，无效腔气量为150 mL，呼吸频率为12 次/min，代入公式计算出来正常成人安静时肺泡通气量约为4.2 L/min。

由于无效腔气量相对稳定，所以肺泡通气量和肺通气量主要取决于潮气量和呼吸频率。但潮气量和呼吸频率变化时，对肺通气量和肺泡通气量的影响是不同的。如表5-1 所示，潮气量增加一倍，呼吸频率减半，或潮气量减半而呼吸频率增加一倍时，肺通气量保持不变，而肺泡通气量却发生明显变化，深而慢的呼吸要比浅而快的呼吸肺泡通气量大，其换气效率更高。

表5-1　潮气量和呼吸频率对肺通气量和肺泡通气量的影响

呼吸形式	潮气量（mL）	呼吸频率（次/min）	肺通气量（mL/min）	肺泡通气量（mL/min）
平静呼吸	500	12	6 000	4 200
浅快呼吸	250	24	6 000	2 400
深慢呼吸	1 000	6	6 000	5 100

第二节　肺换气与组织换气

一、气体交换原理

（一）气体的扩散

根据物理学的扩散原理，当某种气体在不同区域存在着气体的分压差时，气体分子将沿着气体的分压差由分压高的地方向分压低的地方移动，这一过程称为气体的扩散（diffusion）。气体扩散的动力源于气体的分压差，肺换气和组织换气就是以扩散方式进行的。

（二）影响气体扩散速率的因素

通常把单位时间内气体扩散的容积称为气体扩散速率（diffusion rate，D）。气体扩散速率与气体的分压差（$\triangle P$）、气体的扩散面积（A）、气体的溶解度（S）和温度（T）成正比，与气体扩散距离（d）和气体分子量（MW）的平方根成反比。如下式所示：

$$气体扩散速率=\frac{分压差\times扩散面积\times温度\times溶解度}{扩散距离\times\sqrt{分子量}}$$

1. 气体的分压差　气体的分压（partial pressure，P）是指在混合气体中，某种气体所占有的压力。在温度恒定的情况下，每种气体的分压取决于它在混合气体中所占的容积百分比和混合气体的总压力，与其他气体无关。各种气体的分压相加等于混合气体的总压力。气体分压可按下式计算：

气体分压=混合气体总压力×该气体在混合气体中所占容积百分比

例如海平面上空气的总压力为 760 mmHg，其中空气中 O_2 所占的容积百分比为 21%，则 O_2 的分压（PO_2）为 760×21% =159 mmHg；CO_2 所占的容积百分比为 0.04%，则 CO_2 的分压（PCO_2）为 760×0.04% =0.3 mmHg。气体在液体中的分压是指溶解在液体中的气体总是保持从液体中逸出的力。体内肺泡气、静脉血、动脉血与组织的 O_2 和 CO_2 的分压见表 5-2。

表 5-2　海平面空气、肺泡气、静脉血、动脉血和组织中 O_2 和 CO_2 的分压（mmHg）

	空气	肺泡气	静脉血	动脉血	组织
PO_2	159	104	40	100	30
PCO_2	0.3	40	46	40	50

2. 气体的分子量和溶解度　气体的扩散速率与气体分子量（molecular weight，MW）的平方根成反比。因此，分子量小的气体扩散速度快，分子量大的气体扩散速度慢。气体在气相和液相之间的扩散速率还与气体在液体中的溶解度（solubility，S）成正比。溶解度是指单位分压下溶解于单位容积溶液达到饱和状态时的气体体积。一般以 1 个大气压为标准，38 ℃时，100 mL 液体中溶解气体的毫升数表示。溶解度与分子量的平方根之比称为扩散系数（diffusion coefficient），它取决于气体分子本身的特性。例如，因为 CO_2 在血浆中的溶解度（51.5）约为 O_2（2.14）的 24 倍，CO_2 的分子量（44）略大于 O_2 的分子量（32），所以 CO_2 的扩散系数是 O_2 的 20 倍。

3. 扩散面积和距离　气体扩散速率与扩散面积（A）成正比，与扩散距离（d）成反比。

4. 温度　气体扩散速率与温度（T）成正比。在人体内，由于体温相对恒定，故温度对气体扩散速率的影响可忽略不计。

在肺泡与静脉血之间，O_2 的分压差（64 mmHg）是 CO_2 的分压差（6 mmHg）的大约 10 倍，综合以上各种因素的影响，CO_2 的扩散速率大约是 O_2 扩散速率的 2 倍。因此，临床上呼吸困难的患者以缺氧症状为主，而二氧化碳潴留的症状较轻。

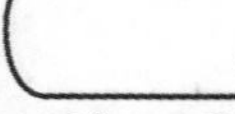

笔记栏

二、气体交换过程

(一)肺换气

1. 肺换气的过程　当肺动脉内的静脉血流经肺部毛细血管时,由于肺泡气中的 PO_2 为 104 mmHg, PCO_2 为 40 mmHg,静脉血中的 PO_2 为 40 mmHg, PCO_2 为 46 mmHg,在呼吸膜的两侧 O_2 的分压差为 64 mmHg, CO_2 的分压差为 6 mmHg, O_2 由分压高的肺泡扩散到分压低的静脉血, CO_2 由分压高的静脉血扩散到分压低的肺泡,从而完成肺换气的过程。通过肺换气,含 O_2 比较少,含 CO_2 比较多的静脉血变为含 O_2 丰富,含 CO_2 比较少的动脉血液(图 5-6)。O_2 和 CO_2 都是脂溶性的小分子物质,扩散速率较快,在肺泡和血液之间扩散极为迅速,血液流经肺毛细血管的时间约为 0.7 s,而与肺泡之间进行气体交换仅需 0.3 s 的时间,所以当血液流经肺毛细血管全长约 1/3 时,肺换气的过程已基本完成。可见,肺换气有很大的储备能力。

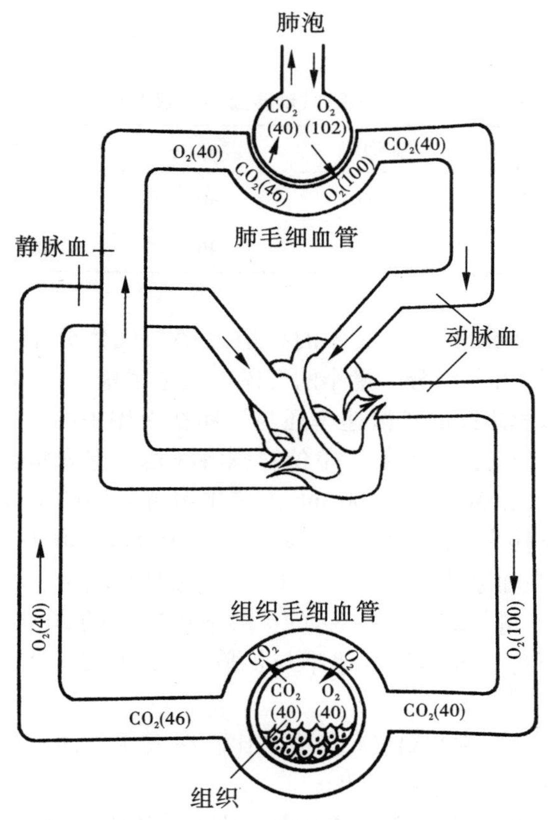

图 5-6　肺换气和组织换气示意

注:图中数字单位为 mmHg

2. 影响肺换气的因素　肺换气除了受前已述及的气体分压差、溶解度、温度、气体分子量的平方根影响外,还受呼吸膜的厚度、呼吸膜的面积和通气/血流比值的影响,这里重点讨论呼吸膜的厚度、呼吸膜的面积和通气/血流比值对肺换气的影响。

(1)呼吸膜的厚度　呼吸膜(respiratory membrane)是指肺泡与肺泡周围毛细血管

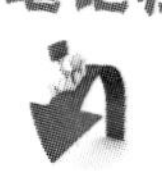

的血液之间进行气体交换所经过的组织结构。呼吸膜是由六层结构组成，分别是含表面活性物质的液体分子层、肺泡上皮细胞层、肺泡上皮的基膜、肺泡上皮和毛细血管之间的间质、毛细血管的基膜及毛细血管的内皮（图 5-7）。虽然呼吸膜有六层结构，但却很薄，总厚度不足 1 μm，通透性大，有利于进行气体交换。由于气体扩散速率与呼吸膜的厚度呈反比关系，所以任何使呼吸膜厚度增加或扩散距离增加的疾病，如肺水肿、肺纤维化等，使呼吸膜的厚度增加，扩散距离增大，气体的扩散速率降低，肺换气率降低。

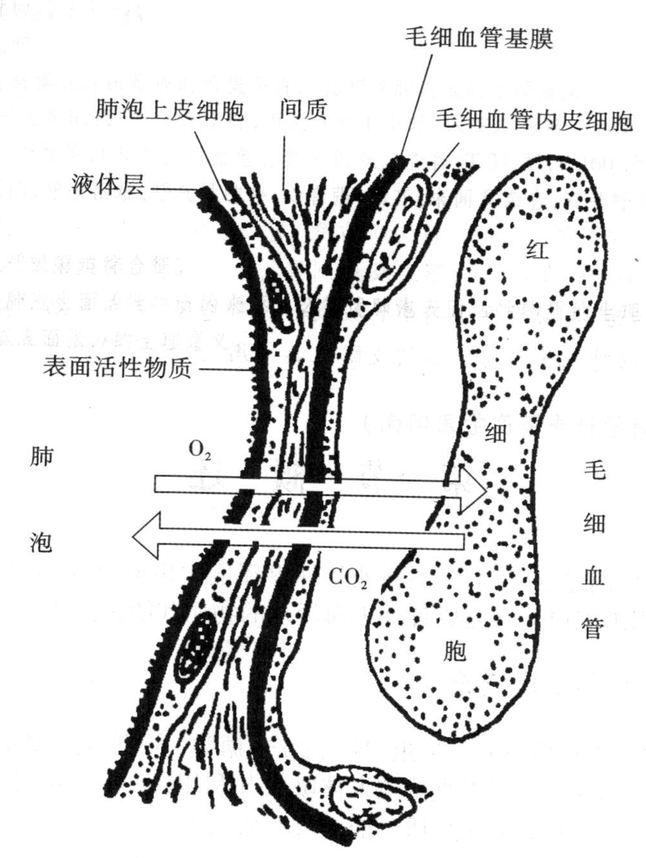

图 5-7　呼吸膜的结构示意

（2）呼吸膜的面积　气体的扩散速率与呼吸膜的面积成正比。正常情况下，两肺的肺泡都具有气体交换功能，呼吸膜的总扩散面积可达 70 m^2，安静状态下，用于气体交换的呼吸膜面积约 40 m^2，可见，肺有相当大的储备面积。任何使呼吸膜面积减小的疾病，如肺不张、肺气肿、肺实变或肺毛细血管栓塞，均可造成呼吸膜的面积减小，使气体的扩散速率减慢，进而影响肺换气，致使患者出现不同程度的呼吸困难。

（3）通气/血流比值　通气/血流比值（ventilation/perfusion ratio）是指每分钟肺泡通气量（$\dot{V}_A$）与每分钟肺血流量（$\dot{Q}$）之间的比值（$\dot{V}_A/\dot{Q}$）。正常成年人安静时，每分肺泡通气量约为 4.2 L/min，每分肺血流量等于心输出量，约为 5 L/min，因此，$\dot{V}_A/\dot{Q}$约为 0.84。当剧烈运动时，肺泡通气量与肺血流量都相应增大，故 $\dot{V}_A/\dot{Q}$ 比值仍保持在

笔记栏

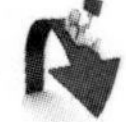

0.84。可见，在$\dot{V}_A/\dot{Q}$比值为0.84时，肺泡通气量与肺血流量二者相匹配，肺的换气效率最高。当通气过度或肺血流不足（如肺动脉栓塞时）时，$\dot{V}_A/\dot{Q}$比值增大，部分肺泡周围由于没有足够的血液，造成有气无血，肺泡内的气体不能充分地与周围的血液进行气体交换，致使肺泡无效腔增大，换气效率降低；当通气不足（如支气管痉挛、肺不张等）或肺血流量过多时，$\dot{V}_A/\dot{Q}$比值减小，部分血液流经通气不良的肺泡，造成有血无气，使静脉血中的气体不能得到充分地交换，还没有完全成为动脉血就流回了心脏，犹如发生了功能性的动-静脉短路，使换气效率降低（图5-8）。所以，无论$\dot{V}_A/\dot{Q}$比值增大或减小，肺换气效率都降低。由此可见，$\dot{V}_A/\dot{Q}$比值可作为衡量肺换气功能的指标。

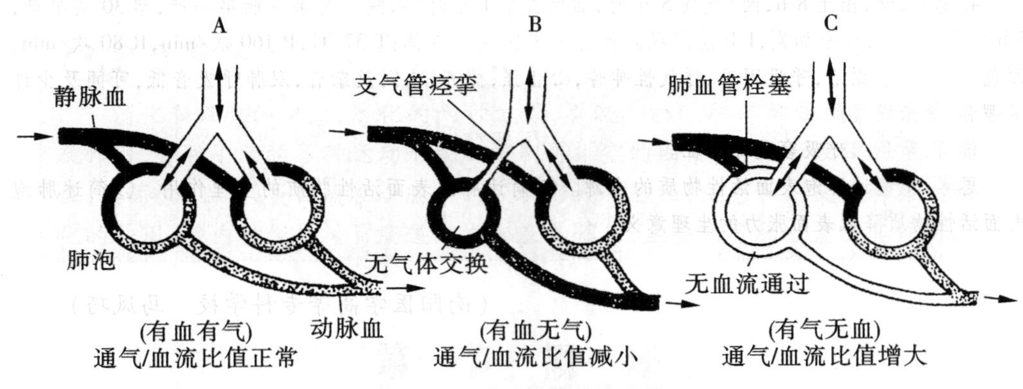

图5-8 通气/血流比值变化

（二）组织换气

组织细胞在新陈代谢的过程中由于不断地消耗O_2，产生CO_2，所以组织中的PO_2低于动脉血的PO_2，而组织中的PCO_2高于动脉血的PCO_2。当动脉血流经组织毛细血管时，在气体分压差的推动下，O_2顺着分压差由动脉血扩散到组织，CO_2从组织扩散到动脉血，经过组织换气，使含O_2丰富的动脉血变为含CO_2丰富的静脉血。组织换气与肺换气的气体交换方向正好相反（图5-6）。

当组织细胞的代谢活动增强时，O_2的消耗量和CO_2的产生量增多，使组织中的PO_2降低，PCO_2升高，动脉血与组织中的O_2及CO_2分压差均增大，气体交换量增多。可见，组织换气受组织代谢水平的影响。另外，组织代谢过程中产生的酸性产物能扩张毛细血管，使毛细血管血流量增大，也能促进气体交换的进行。此外，组织换气还受组织细胞与毛细血管的距离的影响。当组织发生水肿时，组织细胞与毛细血管间的距离增大，组织换气效率降低，换气量减少。组织水肿还使组织间隙压力升高，压迫毛细血管，血流量减少，使气体交换进一步减少，造成组织缺氧。

第三节　气体在血液中的运输

气体在血液中的运输是衔接肺换气和组织换气的中间环节。O_2和CO_2在血液中

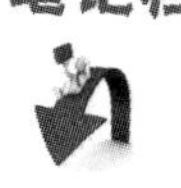

的运输有两种形式：物理溶解和化学结合。由于 O_2 和 CO_2 在血液中的溶解度较小，所以气体物理溶解的量较少，化学结合形式则是气体在血液中运输的主要形式。气体物理溶解的量虽少，但气体只有先溶解于血液中，才能进行化学结合，而结合状态的气体，也只有先解离成溶解状态，然后才能从血液中逸出，所以，物理溶解和化学结合在气体的运输中都具有非常重要的作用。

一、氧的运输

（一）物理溶解

由于血液中氧气的溶解度较低，所以血液中以物理溶解形式存在于血液中的 O_2 含量很少，仅占血液总 O_2 含量的1.5%左右。气体物理溶解量的多少与气体的分压和溶解度成正比，与温度成反比。

（二）化学结合

血液中 O_2 能与红细胞内的血红蛋白（Hb）结合，形成氧合血红蛋白（oxyhemoglobin，HbO_2），由于此种形式结合的 O_2 量占血液总 O_2 含量的98.5%左右。所以，氧合血红蛋白是氧气运输的主要形式。

1. 血红蛋白的分子结构　每个血红蛋白（Hb）分子是由1个珠蛋白和4个血红素组成（图5-9）。每个血红素是由4个吡咯基组成一个吡咯环，环中心为一个 Fe^{2+}，每个 Fe^{2+} 可以结合一个分子的 O_2，因此每个Hb分子最多可以结合4分子的 O_2。每个珠蛋白有4条多肽链，每条多肽链与1个血红素构成1个Hb亚单位。Hb与 O_2 的结合或解离会使Hb发生变构效应，使Hb与 O_2 的亲和力也随之发生变化，这是Hb氧解离曲线呈S形的原因。

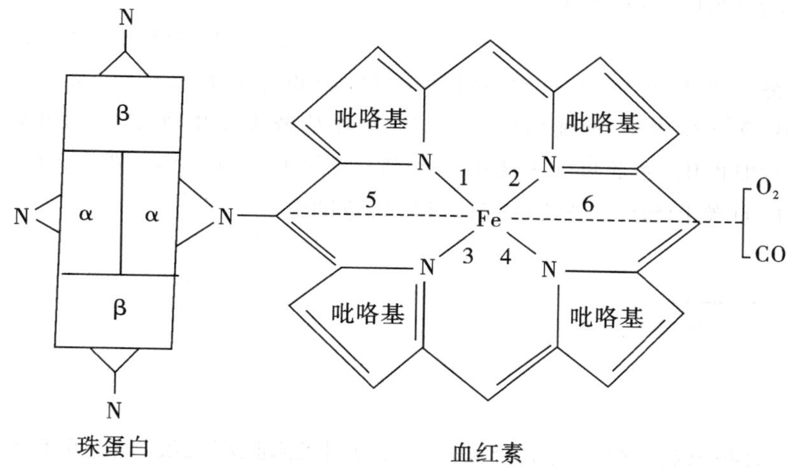

图5-9　血红蛋白结构示意

2. Hb与 O_2 结合的特征　血红蛋白与氧气的结合具有以下几个特征。

（1）快速而可逆　Hb与 O_2 的结合是快速、可逆的反应，无须酶的催化。化学反应的方向主要受 PO_2 的影响。当血液流经肺部时，由于肺部的 PO_2 较高，反应向右边进行，Hb与 O_2 结合，形成氧合血红蛋白（HbO_2）；当血液流经组织时，由于组织中的 PO_2

笔记栏

较低，反应向左边进行，HbO_2迅速解离，释放出 O_2，成为去氧血红蛋白(Hb)，可用下式表示：

$$Hb+O_2 \underset{\text{氧分压低(组织)}}{\overset{\text{氧分压高(肺部)}}{\rightleftharpoons}} HbO_2$$

(2)Hb 与 O_2的结合是氧合反应而不是氧化反应　这是因为 Hb 与 O_2结合的前后，血红素中的铁始终保持二价，在反应的过程中没有化合价的升降，没有电子的转移，所以，该反应是氧合反应而不是氧化反应。

(3)Hb 与 O_2结合的量　1 分子 Hb 最多可以结合 4 分子 O_2，所以 1 g Hb 最大结合 O_2量为 1.34 mL。100 mL 血液中 Hb 所能结合的最大 O_2量称为 Hb 氧容量(oxygen capacity of Hb)，Hb 氧容量的大小取决于血红蛋白的含量；100 mL 血液中 Hb 实际结合的 O_2量称为 Hb 氧含量(oxygen content of Hb)，Hb 氧含量的多少取决于 PO_2的高低。Hb 氧含量与 Hb 氧容量的百分比为 Hb 氧饱和度(oxygen saturation of Hb)。如果血液中 Hb 含量为 15 g/100 mL 时，Hb 的氧容量为 20.1 mL/100 mL(血液)。如果 Hb 的氧含量是 20.1 mL/100 mL，则 Hb 氧饱和度是 100%；如果 Hb 氧含量是 15 mL/100 mL，则 Hb 氧饱和度约 75%。通常情况下，血浆中溶解的 O_2极少，可忽略不计，因此，Hb 氧容量、Hb 氧含量和 Hb 氧饱和度可分别视为血氧容量(oxygen capacity of blood)、血氧含量(oxygen content of blood)和血氧饱和度(oxygen saturation of blood)。HbO_2呈鲜红色，Hb 呈蓝紫色。当血液中 Hb 含量超过 50 g/L 时，皮肤、黏膜等毛细血管比较丰富的表浅部位呈暗紫色，这种现象称为发绀(cyanosis)。出现发绀一般表示机体缺氧，但也有例外。例如，高原性红细胞增多症，Hb 含量超过 50 g/L 而出现发绀，在高原地区，空气稀薄，机体通过代偿出现红细胞增加，以增加携氧的能力，所以机体并不一定缺氧。缺氧也不一定发绀，例如，严重贫血患者，因血液中 Hb 含量小于 50 g/L，机体有缺氧，但不出现发绀；例如 CO 中毒患者，CO 与 Hb 结合形成碳氧血红蛋白，由于二者亲和力是 Hb 与 O_2亲和力的 200 多倍，使 Hb 失去携带氧气的机会，出现缺氧，但碳氧血红蛋白使皮肤、口唇黏膜呈樱桃红色。

(4)解离曲线呈 S 形　Hb 与 O_2结合或解离曲线呈 S 形，这与 Hb 的变构效应有关。Hb 有紧密型(tense form，T 型)和疏松型(relaxed form，R 型)两种构型。当 1 个亚单位与 O_2结合后，盐键逐步断裂，Hb 分子由 T 型变为 R 型，对 O_2的亲和力增加，由于变构效应，其他亚单位与 O_2的亲和力增强；反之，当 HbO_2的 1 个亚单位与 O_2分离，盐键逐步形成，Hb 分子由 R 型变为 T 型，对 O_2的亲和力下降，由于变构效应，其他亚单位与 O_2的亲和力下降。由此可见，Hb 的 4 个亚单位在结合 O_2或释放 O_2时，彼此之间均有协同效应，因此，Hb 氧解离曲线呈 S 形(sigmoid shape)。

(三)氧解离曲线

氧解离曲线(oxygen dissociation curve)是表示氧分压与 Hb 氧饱和度之间的关系曲线(图 5-10)。氧解离曲线反映了不同氧分压下 O_2与 Hb 的解离和结合情况。

1. 氧解离曲线的形态和功能意义　按照氧解离曲线的 S 形变化趋势和功能意义，可将氧解离曲线分为上、中、下三段。

(1)氧解离曲线的上段　氧解离曲线的上段相当于 PO_2在 60～100 mmHg 之间的曲线部分，反映的是 Hb 与 O_2结合的部分。上段曲线平坦，说明该段曲线 PO_2的变化对 Hb 氧饱和度影响不大。当 PO_2为 100 mmHg 时，Hb 氧饱和度为 98%，当 PO_2降至

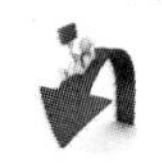

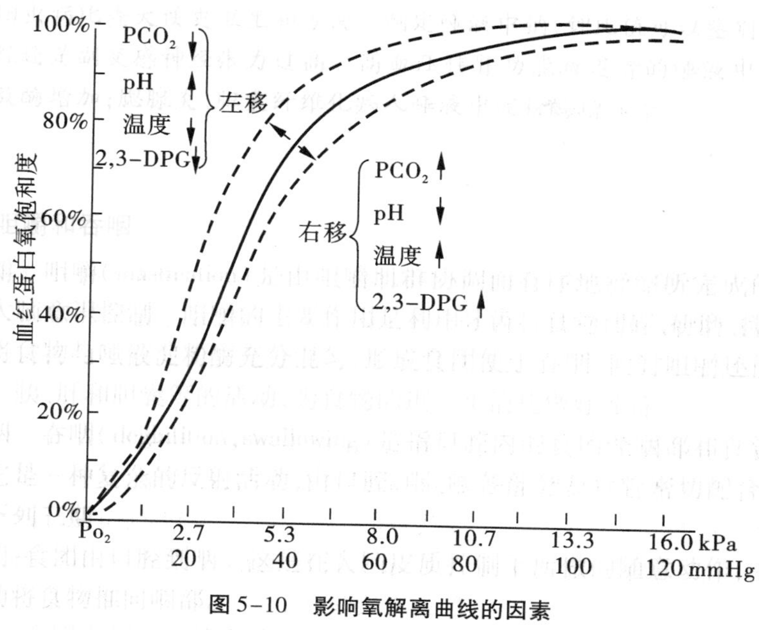

图 5-10 影响氧解离曲线的因素

2,3-DPG 为人体内 2,3-二磷酸甘油酸

70 mmHg 时,Hb 氧饱和度为 94%,仅下降了 3.4%。即使在高原、高空或某些呼吸系统疾病时,虽然吸入气中或肺泡气中 PO_2 有所下降,但只要血液中 PO_2 不低于 60 mmHg,Hb 氧饱和度就能保持在 90% 以上。氧解离曲线上段的生理意义是保证在高原、高空或某些呼吸系统疾病等低氧环境下,血液仍可携带足够的 O_2,而不出现明显的低氧血症。

(2)氧解离曲线中段　氧解离曲线的中段是指 PO_2 在 40~60 mmHg 的曲线部分。反映的是 HbO_2 释放 O_2 的部分。中段曲线较陡,表明 PO_2 的变化对 Hb 氧饱和度影响较明显。PO_2 为 40 mmHg 时,相当于静脉血的 PO_2,Hb 氧饱和度已降至 75%,此时的血氧含量约为 14.4 mL/100 mL,即每 100 mL 血液在流经组织时能释放出 5 mL 的 O_2。按此计算,每升血液约提供 50 mL 的 O_2 给组织。氧解离曲线中段的生理意义是当血液流经组织时可释放适量的 O_2,保证安静状态下组织对 O_2 的需求。

(3)氧解离曲线下段　氧解离曲线的下段是指 PO_2 在 15~40 mmHg 的曲线部分,也是反映 HbO_2 与 O_2 解离的部分。下段曲线最陡直,表明 PO_2 稍有降低,Hb 氧饱和度就大幅度降低。当机体在剧烈运动时,由于组织的代谢活动加强,PO_2 可降至 15 mmHg,HbO_2 进一步解离,Hb 氧饱和度降至更低水平,血氧含量约为 4.4 mL/100 mL。因此,当血液流经组织时,每升血液能为组织提供约 150 mL 的 O_2,为安静时的 3 倍。反映血液中 O_2 的储备。氧解离曲线下段的生理意义是当血液流经代谢加强的组织时,能释放出更多的 O_2(表 5-3)。

2. 影响氧解离曲线的因素　Hb 与 O_2 的结合或解离主要受血液中的 PCO_2、pH 值、温度和 2,3-二磷酸甘油酸(2,3-DPG)等因素的影响,使 Hb 和 O_2 的亲和力发生改变,氧解离曲线的位置发生偏移。Hb 和 O_2 亲和力的大小通常用 P_{50} 来衡量。P_{50} 是 Hb 氧饱和度达 50% 时对应的 PO_2,P_{50} 的正常值约为 26.5 mmHg。当 P_{50} 减小时,说明 PO_2 还不到 26.5 mmHg,Hb 氧饱和度已经达到了 50%,Hb 对 O_2 的亲和力增大,Hb 和

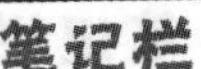

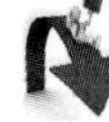

O_2极易结合，此时氧解离曲线发生左移。相反，当P_{50}增大时，说明PO_2只有超过26.5 mmHg，Hb氧饱和度才达到50%，Hb对O_2的亲和力降低，Hb和O_2不容易结合，氧解离曲线发生右移。当血液中PCO_2升高、pH值降低、温度升高和2,3-DPG升高，氧解离曲线右移，Hb对O_2的亲和力降低，氧离易，HbO_2释放出更多的O_2；反之，当血液中PCO_2降低、pH值升高、温度降低和2,3-DPG降低，氧解离曲线左移，说明Hb对O_2的亲和力增大，O_2释放减少。血液中PCO_2、pH值、温度和2,3-DPG对氧解离曲线的影响有重要生理意义。

表5-3　氧解离曲线的特点及生理意义

分段	特点	生理意义
上段	曲线平坦，PO_2变化对Hb氧饱和度的影响较小	保证在高原或高空等低氧环境下，只要PO_2不低于60 mmHg，血液仍携带足够的O_2，不出现明显的低氧血症
中段	曲线较陡，PO_2轻度变化，可使Hb氧饱和度有较大的变化	当血液流经组织时，可释放适量的O_2，保证安静状态下组织对O_2的需求
下段	曲线最陡直，组织中PO_2稍有降低，Hb氧饱和度就大幅度下降	当组织代谢加强时，血液能释放更多的O_2，供组织需要

（1）PCO_2和pH值　当血液中的PCO_2升高或pH值降低，P_{50}增大，氧解离曲线右移，Hb对O_2的亲和力降低；而当血液中的PCO_2降低或pH值升高，P_{50}减小，氧解离曲线左移，Hb对O_2的亲和力增大。我们把酸度对Hb与O_2亲和力的影响称为波尔效应（Bohr effect）。波尔效应的产生主要与Hb的变构效应有关。当血液中的酸度增加时，H^+与Hb多肽链中的某些氨基酸残基结合，形成盐键，Hb分子发生变构，由R型变为T型，使Hb对O_2的亲和力下降，氧解离曲线右移；当血液中的酸度降低时，盐键断裂放出H^+，Hb分子变构，由T型转变R型，使Hb对O_2的亲和力增加，氧解离曲线左移。此外，Hb与O_2的结合除了受酸度的影响之外，还受PCO_2的影响。PCO_2改变既可通过酸度改变影响Hb与O_2的结合；又可通过CO_2与Hb结合而直接影响Hb对O_2的亲和力，不过这种效应很小。

（2）温度　温度升高时，氧解离曲线右移，促进O_2的释放，使组织获得更多的O_2，以适应代谢的需要。温度降低时，氧解离曲线左移，不利于O_2的释放。温度对氧解离曲线的影响可能与温度变化影响H^+的活度有关。温度升高时，H^+的活度增加，使Hb对O_2的亲和力降低，P_{50}增大，氧解离曲线右移；反之，可增加其亲和力。

（3）2,3-DPG　2,3-二磷酸甘油酸（2,3-DPG）升高，氧解离曲线右移，相反，曲线左移。2,3-DPG是红细胞进行无氧酵解的产物，在慢性缺氧、贫血和高原地区等情况下，红细胞内的无氧酵解增强，会产生大量的2,3-DPG，2,3-DPG与Hb的β链形成盐键，Hb发生变构效应，由R型变为T型，Hb与O_2亲和力下降，P_{50}增大，氧解离曲线右移，HbO_2分解释放出更多O_2，使缺氧症状有所改善；当2,3-DPG减少时，盐键断裂，促使Hb由T型变为R型，Hb与O_2亲和力增大，P_{50}减小，氧解离曲线左移，O_2的释放量减少。此外，红细胞膜对2,3-DPG的通透性较低，当红细胞内2,3-DPG生成增多

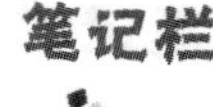

时，还可提高细胞内 H^+ 浓度，进而通过波尔效应降低 Hb 对 O_2 的亲和力。所以，在临床上给病人输入大量冷库储存的血液时，由于红细胞无氧酵解停止，红细胞内的 2,3-DPG 含量减少，导致 Hb 对 O_2 的亲和力增加，O_2 不容易解离出来，从而影响组织的供氧。

综上所述，当剧烈运动或劳动时，由于组织代谢加强，产热增多，导致体温升高，同时产生大量的 CO_2 和酸性代谢产物，使血液中 pH 值降低、PCO_2 升高、温度升高，使氧解离曲线右移，使大量的 HbO_2 分解，为组织提供更多的 O_2。此外，在红细胞无氧酵解时，会产生大量的 2,3-DPG，可使氧解离曲线右移，促进 O_2 的释放，有利于人体对低 O_2 环境的适应。反之，则 O_2 释放减少。可见上述因素对氧解离曲线影响的生理意义是调节供 O_2 量，使之与组织代谢水平相适应。

二、二氧化碳的运输

（一）CO_2 的运输形式

CO_2 在血液中的运输形式包括物理溶解和化学结合两种形式，其中化学结合的形式是 CO_2 运输的主要形式（图 5-11）。

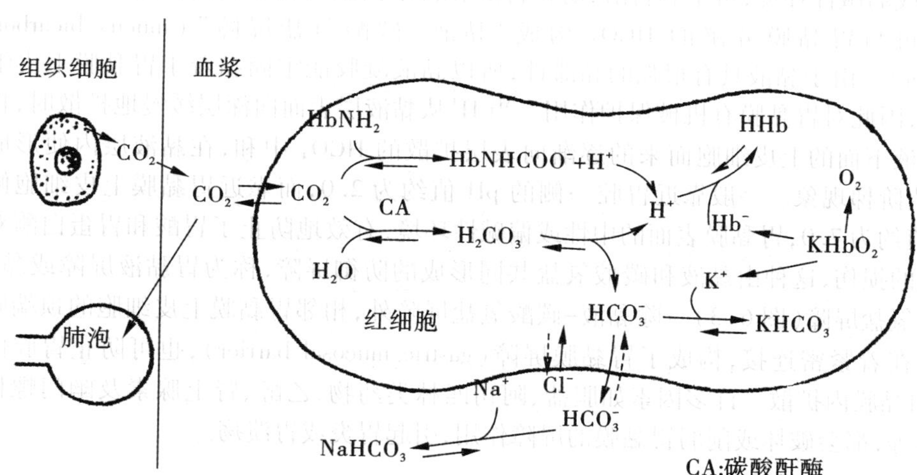

图 5-11　二氧化碳在血液中的运输形式

1. 物理溶解　血液中的 CO_2 以物理溶解形式运输的量仅占总运输量的 5%。

2. 化学结合　CO_2 以化学结合形式运输的量约占总运输量的 95%。化学结合的形式有碳酸氢盐和氨基甲酸血红蛋白两种，前者约占 CO_2 总运输量的 88%，后者约占 7%。所以，碳酸氢盐是 CO_2 运输最主要的形式。

（1）碳酸氢盐　当血液流经组织毛细血管时，经过组织换气，CO_2 由组织扩散到血液，大部分的 CO_2 经单纯扩散的形式进入红细胞，与细胞内的 H_2O 在碳酸酐酶的作用下生成 H_2CO_3，H_2CO_3 迅速解离为 H^+ 和 HCO_3^-，少部分的 HCO_3^- 与红细胞内的 K^+ 结合形成 $KHCO_3$，大部分 HCO_3^- 顺浓度差扩散到血浆中，与血浆中的 Na^+ 结合形成 $NaHCO_3$，以 $NaHCO_3$ 的形式在血液中运输，该运输形式占 CO_2 总运输量的 88%，当 HCO_3^- 进入血浆时，为了维持电荷平衡，血浆中的 Cl^- 扩散到红细胞内，该现象称为氯

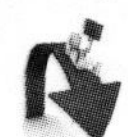

转移(chloride shift)。氯转移的生理意义是使 HCO_3^- 可以大量地扩散出红细胞,从而提高 CO_2 的运输量。上述反应是可逆的,当血液流经肺部毛细血管时,由于 PCO_2 降低,反应向相反的方向进行,以碳酸氢盐形式运输的 CO_2 解离出来,顺分压差扩散入肺泡。

(2)氨基甲酸血红蛋白　进入红细胞中的 CO_2 还可与 Hb 的氨基结合,形成氨基甲酸血红蛋白(HHbNHCOOH)。此种运输形式仅占 CO_2 总运输量的7%。上述反应是可逆的,当血液流经肺部时,反应向左进行,氨基甲酸血红蛋白迅速解离,释放出 CO_2 进入肺泡。

(二)CO_2 的解离曲线

由上可见,CO_2 的结合和解离受血液中 PCO_2 的影响,CO_2 解离曲线(carbon dioxide dissociation curve)描述的是血液中 CO_2 含量与 PCO_2 之间的关系曲线(图5-12)。血液中 CO_2 含量随 PCO_2 升高而增加,与氧解离曲线不同,CO_2 解离曲线没有饱和点,接近线性关系。所以 CO_2 解离曲线的纵坐标不用饱和度而用浓度表示。图5-12中的 *A* 点是静脉血,PO_2 为40 mmHg,PCO_2 为46 mmHg,血液中 CO_2 的含量约为52 mL/100 mL;*B* 点是动脉血,PO_2 为100 mmHg,PCO_2 为40 mmHg,血液中 CO_2 的含量约为48 mL/100 mL,由上可见,当血液流经肺部时,每100 mL血液可释出4 mL的 CO_2。

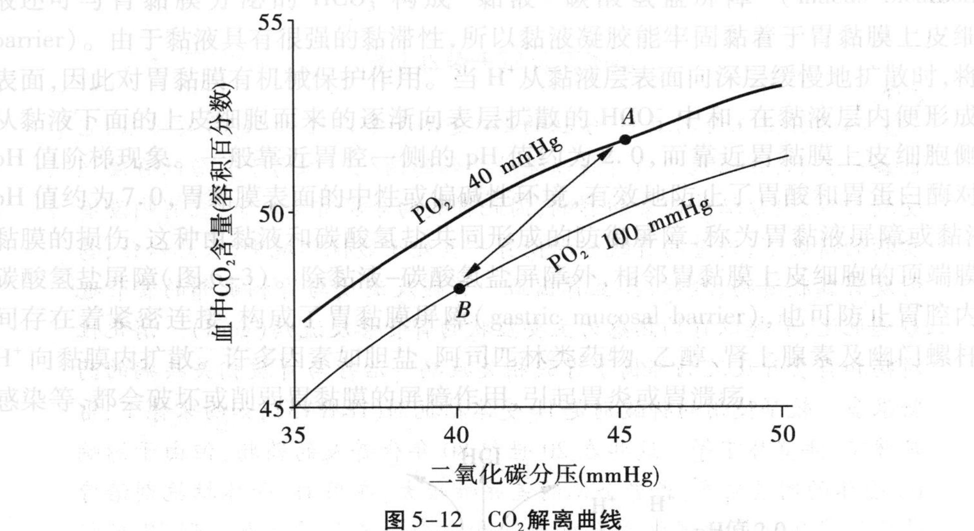

图5-12　CO_2 解离曲线

第四节　呼吸运动的调节

呼吸运动是指呼吸肌的收缩和舒张引起胸廓节律性的扩大和缩小,是一种节律性的活动。呼吸运动的深度和频率可随着机体活动状态的改变而发生相应的改变,以适应机体代谢的需要。当机体运动或劳动时,呼吸会加深加快,肺通气量增加,机体摄入更多的氧气,排出更多的二氧化碳。呼吸肌本身没有自动节律性,正常呼吸节律的形成是通过神经调节和体液调节来共同完成的。

一、呼吸中枢与呼吸节律

(一)呼吸中枢

呼吸中枢(respiration center)是指在中枢神经系统内,与呼吸运动产生和调节有关的神经元胞体聚集的部位。呼吸中枢广泛地分布在脊髓、延髓、脑桥、下丘脑和大脑皮质等多个部位,不同部位的呼吸中枢在呼吸节律的产生和调节中起着不同的作用。正常节律性的呼吸运动是在各级呼吸中枢的共同作用下完成的。

1. 脊髓　在脊髓灰质的前角存在着呼吸肌运动神经元。它们的胞体位于颈 3 ~ 5 脊髓灰质的前角和胸段脊髓灰质的前角,分别通过膈神经和肋间神经支配膈肌和肋间肌、腹肌等。这就表明,虽然脊髓中存在着支配呼吸肌的运动神经元,但其本身不能产生呼吸节律,脊髓的呼吸肌运动神经元只是联系高位呼吸中枢与呼吸肌之间的中继站。

2. 低位脑干　低位脑干包括延髓和脑桥。1923 年,英国生理学家 Lumsden 用横切脑干的方法进行实验研究,结果显示脑干的不同平面,在呼吸节律的形成中有不同的作用。动物实验中在脊髓和延髓之间切断中枢(图 5-13,A 平面),动物呼吸停止。在延髓和脑桥之间横断脑干(图 5-13,B 平面),无论迷走神经是否切断,长吸式呼吸都消失,出现喘息样呼吸(gasping),呼吸节律不规则。在脑桥的上、中部之间横断脑干(图 5-13,C 平面),呼吸变深变慢,如果再切断双侧的迷走神经,吸气动作便大大延长,出现长吸式呼吸(apneusis)。当脑桥上部和迷走神经对吸气的抑制作用解除后,吸气活动不能被及时中断而转为呼气,出现长吸式呼吸。在脑桥与中脑之间横断脑干(图 5-13,D 平面),呼吸节律无明显变化。由实验结果推断,延髓是呼吸的最基本中枢;在脑桥的下部存在着长吸中枢,使吸气延长;在脑桥上部,有呼吸调整中枢(pneumotaxic center),对长吸中枢产生周期性抑制,抑制吸气,促使吸气向呼气转化,在三者的共同作用下,形成正常的呼吸节律。以上结果显示只要保留延髓和脑桥,就能维持正常的呼吸节律。

3. 高位脑　呼吸运动除了受脊髓和低位脑干的调节外,还受高位中枢(大脑皮质、边缘系统、下丘脑等)的调节。大脑皮质可通过皮质脊髓束和皮质脑干束在一定程度上随意控制低位脑干和脊髓的呼吸肌运动神经元的活动,以保证说话、唱歌、哭笑、吹奏乐器、咳嗽、吞咽和排便等其他呼吸运动相关活动的完成。呼吸运动受到大脑皮质的随意控制;一定程度的随意屏气或加深加快呼吸也靠大脑皮质的控制而实现。大脑皮质对呼吸运动的调节是随意性调节,而低位脑干的呼吸运动调节则为不随意的自主呼吸节律调节。这两个系统的下行通路是分开的。临床上有时可观察到自主呼吸和随意呼吸分离的现象。例如,在脊髓前外侧索下行的自主呼吸通路受损后,自主节律性呼吸运动出现异常甚至停止,而患者仍可进行随意呼吸。但这种患者常需依靠人工呼吸机来维持其肺通气,如果不进行人工呼吸,患者一旦入睡,呼吸运动就会停止。

(二)呼吸节律的形成

呼吸节律的形成起源于延髓,但确切的产生机制尚未研究清楚,关于呼吸节律的形成机制目前有两类学说:一种是起步细胞学说,一种是神经元网络学说。起步细胞

笔记栏

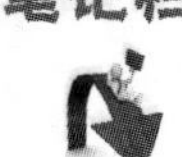

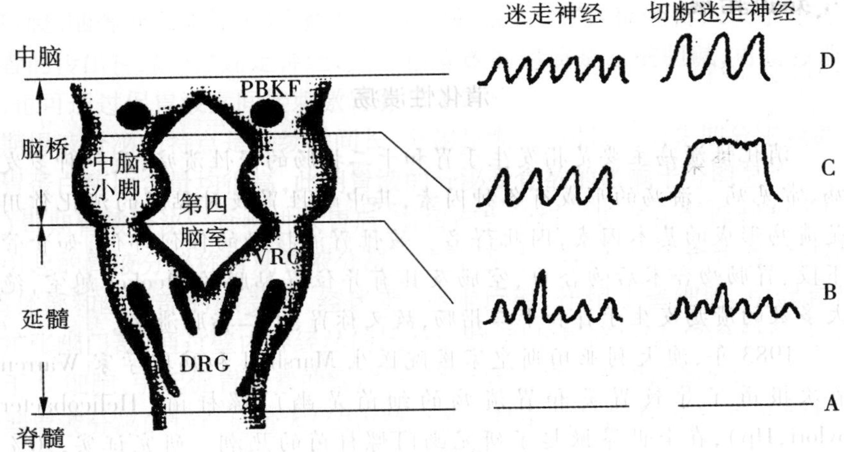

DRG:背侧呼吸组　VRG:腹侧呼吸组　PBKF:臂旁内侧核
A、B、C、D:表示不同平面横切后呼吸的变化

图 5-13　动物脑干横断实验

学说认为，节律性呼吸的产生机制犹如窦房结细胞一样具有起搏样活动的神经元，这种神经元能自动地产生节律性兴奋，从而引发节律性呼吸。神经元网络学说认为，呼吸节律是由延髓内呼吸神经元之间的相互联系和相互作用形成的。该学说中最具影响力的是吸气活动发生器模型和吸气切断机制模型。该模型认为，在延髓内存在有吸气活动发生器作用的神经元，该神经元兴奋能使吸气神经元兴奋，从而引发吸气。在延髓内还存在吸气切断机制作用的神经元，该神经元兴奋能促使吸气向呼气的转换。当吸气活动发生器兴奋时，一方面将冲动下传至脊髓，引起脊髓灰质前角的吸气肌运动神经元兴奋，经膈神经和肋间神经引起吸气肌收缩，产生吸气；另一方面还可兴奋脑桥呼吸调整中枢的神经元和吸气切断神经元。吸气切断神经元接受来自吸气活动发生器、脑桥呼吸调整中枢和肺牵张反射的传入神经迷走神经三方面的冲动传入而兴奋，负反馈地作用于吸气活动发生器，抑制吸气活动发生器的活动，使脊髓的吸气肌运动神经元抑制，抑制吸气，促使吸气转为呼气。由于吸气活动发生器的抑制，引发吸气切断神经元兴奋的传入冲动减少，吸气切断神经元的活动减弱，吸气活动发生器神经元再次兴奋，再次引发吸气，如此周而复始，使吸气转为呼气，从而形成正常的呼吸节律（图 5-14）。

二、呼吸的反射性调节

（一）肺牵张反射

肺牵张反射（pulmonary stretch reflex）是指肺扩张或肺萎陷引起的吸气活动抑制或吸气活动兴奋的反射，又叫黑-伯反射（Hering-Breuer reflex）。肺牵张反射包括肺扩张反射和肺萎陷反射。

1. 肺扩张反射　肺扩张时引起吸气活动抑制的反射称为肺扩张反射。该反射的感受器位于气管到细支气管的平滑肌中，肺扩张反射的敏感刺激是牵拉刺激，传入神

笔记栏

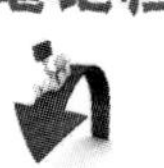

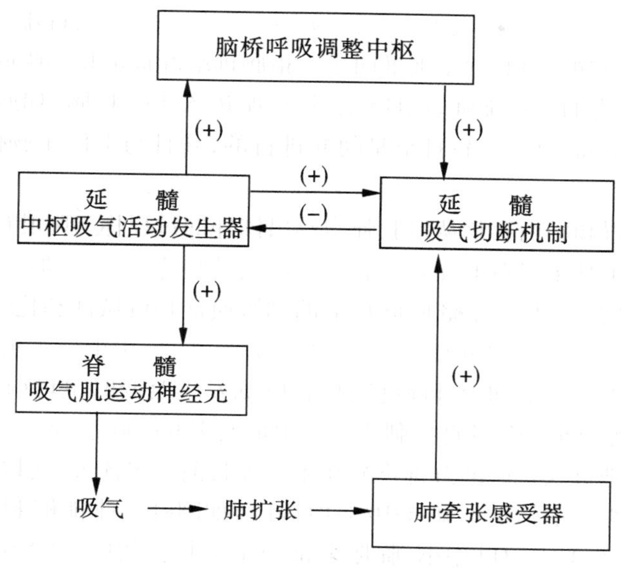

图 5-14　呼吸节律的产生机制

+表示正反馈，-表示负反馈

经是迷走神经，中枢在延髓，传出神经是呼吸肌运动神经，效应器是呼吸肌。吸气时，当肺扩张达一定程度时，气管到细支气管的平滑肌受到牵拉刺激，肺牵张感受器兴奋，神经冲动沿迷走神经传入延髓，引起延髓吸气切断机制的神经元兴奋，反过来抑制吸气活动发生器，使脊髓的吸气肌运动神经元抑制，吸气肌舒张，使吸气转为呼气。肺扩张反射的生理意义是抑制吸气，促使吸气转为呼气，防止吸气过深过长。在家兔呼吸运动调节的实验中，切断一侧的迷走神经，呼吸变深变慢。这是因为切断迷走神经，肺扩张反射的反射弧不完整，肺牵张反射减弱，对吸气的抑制作用减弱，吸气过程延长，吸气不能及时地转为呼气，呼吸运动周期延长，呼吸频率减慢，呼吸变深变慢。两侧迷走神经都切断，呼吸更深更慢。

2. 肺萎陷反射　肺萎陷时引起吸气活动兴奋的反射称为肺萎陷反射。其感受器位于呼吸道平滑肌内，平静呼吸时肺萎陷反射不起作用，只有肺萎陷达到较大的程度时才引起该反射，可能在防止呼气过深和发生肺不张时起一定作用。

（二）呼吸肌本体感受性反射

由呼吸肌本体感受器传入冲动所引起呼吸运动变化的反射称为呼吸肌本体感受性反射（proprioceptive reflex）。其感受器是骨骼肌的肌梭和腱器官。该反射参与正常呼吸运动的调节，平静呼吸时不明显，当运动或肺通气阻力增大时，肌梭受到较强的牵拉刺激而兴奋，可反射性地引起肌梭所在的呼吸肌收缩加强，以克服气道阻力。

（三）化学感受性反射

当动脉血或脑脊液中的 O_2、CO_2 和 H^+ 等化学因素改变时，反射性地引起呼吸运动的改变，称为化学感受性反射。该反射的生理意义是维持机体内环境中 O_2、CO_2 和 H^+ 浓度的相对稳定，保证代谢活动的正常进行。

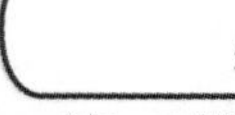

笔记栏

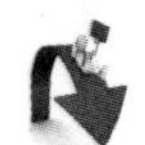

1. 化学感受器 化学感受器(chemoreceptor)通常是指能感受上述化学物质浓度变化的感受器。按所在部位不同化学感受器可分为外周化学感受器(peripheral chemoreceptor)和中枢化学感受器(central chemoreceptor)。

(1)外周化学感受器 颈动脉体和主动脉体是调节呼吸和循环的重要的外周化学感受器。其敏感刺激是血液中 PCO_2、H^+浓度和 PO_2的变化。当动脉血中 PCO_2升高、H^+浓度升高或 PO_2降低时,外周化学感受器兴奋,神经冲动沿窦神经和迷走神经传到中枢延髓,反射性地兴奋呼吸中枢,导致呼吸加深加快。该反射主要是调节呼吸的,对血液循环的调节见第四章。

(2)中枢化学感受器 中枢化学感受器位于延髓的腹外侧部浅表部位。其敏感刺激是感受脑脊液中和局部脑组织细胞外液中的 H^+浓度。CO_2是脂溶性小分子物质,当血液中的 PCO_2升高时,CO_2能迅速通过血-脑屏障进入脑脊液,与脑脊液中的 H_2O在碳酸酐酶的作用下生成 H_2CO_3,H_2CO_3是个弱酸,解离出 H^+和 HCO_3^-,解离出的 H^+能刺激中枢化学感受器。当血液中的 H^+浓度升高时,由于 H^+有极性,不能通过血-脑屏障,所以对中枢化学感受器的作用不大。所以,外周血液中 H^+浓度变化兴奋呼吸中枢主要是通过刺激外周化学感受器而实现的。

2. CO_2、H^+和低 O_2对呼吸运动的调节

(1)CO_2对呼吸运动的调节 在动物实验中,当吸入气中的 CO_2含量增加到 1%时,呼吸开始加深,增加到 4%时,呼吸运动加深加快,肺通气量可增大 1 倍以上;增加到 6%时,呼吸运动更深更快,肺通气量可增大 6~7 倍;当超过 7%时,肺通气量就不再继续增加,CO_2在体内蓄积,动脉血中 PCO_2明显升高,导致呼吸中枢抑制,出现呼吸困难、头痛、头晕,甚至昏迷等症状,称为 CO_2的麻醉作用。当血液中的 PCO_2降低,出现呼吸减慢减弱。所以,CO_2是调节呼吸运动最重要的生理性刺激物,故血液中一定水平的 CO_2是维持呼吸中枢正常兴奋性的必需条件。在一定的范围内,随着吸入气中的 CO_2含量增多,呼吸加深加快,但超过一定限度,对呼吸中枢有抑制和麻痹作用。CO_2兴奋呼吸的效应一方面通过刺激外周化学感受器,兴奋经窦神经和迷走神经传导中枢延髓,反射性地兴奋呼吸中枢导致呼吸加深加快,这一途径在引起快速呼吸反应中起重要作用;另一方面,CO_2能迅速通过血-脑屏障,与脑脊液中的水生成碳酸,通过解离出来的 H^+刺激中枢化学感受器,再兴奋呼吸中枢,导致呼吸运动加深加快。由此可知,CO_2兴奋呼吸的效应是通过刺激中枢化学感受器和外周化学感受器两条途径来实现,其中,中枢化学感受器是最主要的途径。

(2)H^+对呼吸运动的调节 当酸中毒时,动脉血中的 H^+浓度升高,导致呼吸运动加深加快,肺通气量增加;当碱中毒时,动脉血中的 H^+浓度降低,呼吸变浅变慢。动脉血中 H^+浓度升高时,刺激外周化学感受器反射性地兴奋呼吸中枢,导致呼吸加深加快。由于 H^+有极性,不易通过血-脑屏障进入脑脊液中,所以不能刺激中枢化学感受器而兴奋呼吸中枢。因此,血液中 H^+浓度变化对呼吸运动的调节主要是通过刺激外周化学感受器来实现的。

(3)缺 O_2对呼吸运动的调节 缺 O_2时,动脉血中的 PO_2降低,一方面通过刺激外周化学感受器反射性地兴奋呼吸中枢;另一方面缺 O_2对呼吸中枢的直接作用是抑制的。所以缺 O_2对呼吸运动的调节取决于缺 O_2的程度。当轻度缺 O_2时,通过刺激外周化学感受器反射性兴奋呼吸中枢的作用超过了缺 O_2对呼吸中枢的直接抑制作用,所

笔记栏

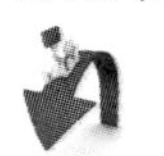

以呼吸中枢兴奋，导致呼吸运动加深加快，肺通气量增加，从而缓解缺O_2的症状。当严重缺O_2时，通过刺激外周化学感受器反射性兴奋呼吸中枢的作用小于缺氧对呼吸中枢的直接抑制作用，呼吸中枢抑制，呼吸变浅变慢。

动脉血中的PO_2对正常呼吸调节作用不大，仅在严重肺气肿、肺心病患者，由于肺换气功能障碍出现缺O_2和CO_2长期潴留，中枢化学感受器对PCO_2升高产生了适应现象，此时低O_2通过刺激外周化学感受器反射性地兴奋呼吸中枢，因此对于这类患者不宜快速吸入纯氧，以免突然解除低O_2刺激作用，导致呼吸暂停。

3. CO_2、H^+和缺O_2在呼吸运动调节中的相互作用　图 5-15 描述的是CO_2、H^+和O_2三个因素中只改变其中一个因素，保持其他两个因素不变时对肺泡通气量的影响。由图中可见，三个因素对肺泡通气量的影响程度大致接近。但是在自然呼吸过程中，当一个因素改变时，往往会引起另外一个或两个因素相继发生改变或几个因素同时发生改变。三者之间具有相互作用，对肺泡通气量的影响既可因总和而增强，也可因相互抵消而减弱。图 5-16 所示为一个因素改变时，另外两个因素不加任何控制时对肺泡通气量的影响。由图可见，CO_2对呼吸的刺激作用最强，肺泡通气量改变最明显，H^+对呼吸的刺激作用次之，低氧对呼吸的作用最弱。这是因为PCO_2升高时，H^+浓度也随之升高，两者的作用发生总和，使肺泡通气量比单纯PCO_2升高时更强。H^+浓度增加时，因肺泡通气增加而使CO_2排出增加，导致PCO_2下降，H^+浓度也有所降低，因此可部分抵消H^+的刺激作用，使肺泡通气量的增加比单因素H^+浓度升高时小。当PO_2降低时，也因肺泡通气量增加，呼出较多的CO_2，使PCO_2和H^+浓度降低，另外缺氧对呼吸中枢的直接作用是抑制的，这些因素都减弱了低氧的刺激作用。

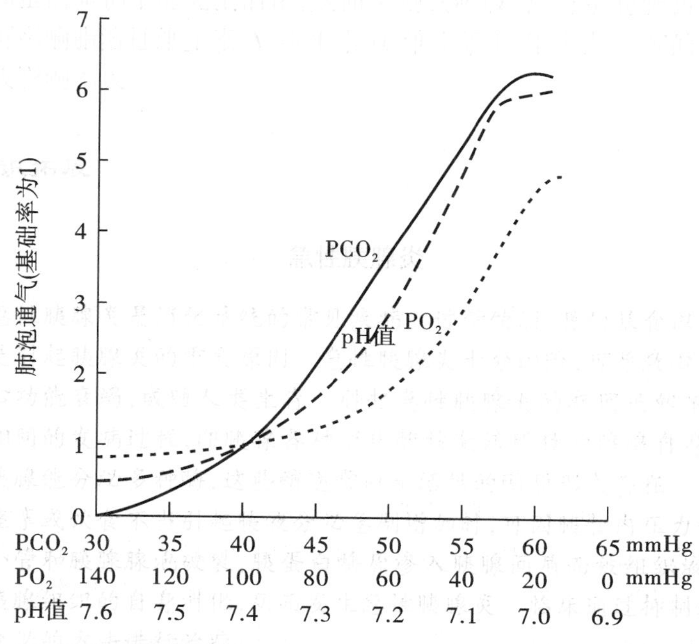

图 5-15　动脉血液PCO_2、PO_2、pH 值改变对肺泡通气率的影响

笔记栏
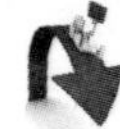

(三)防御性呼吸反射

当呼吸道黏膜受刺激时,会引起具有保护作用的呼吸反射,称为防御性呼吸反射,主要有咳嗽反射和喷嚏反射。

1. 咳嗽反射　咳嗽反射是一种具有防御作用的呼吸反射。其感受器位于喉、气管和支气管等呼吸道的黏膜,当感受器受到机械或化学刺激时,兴奋会沿迷走神经传到延髓,反射性地引起咳嗽,咳嗽时气体由肺内强力驱出,以排除呼吸道内的异物或分泌物,因此具有保护意义。但严重咳嗽时,会因胸膜腔内压升高,静脉血液回流减少,使静脉压和颅内压升高。

2. 喷嚏反射　喷嚏反射是类似于咳嗽反射的另一种具有防御作用的呼吸反射活动。其感受器位于鼻黏膜,传入神经为三叉神经。打喷嚏时气体从鼻腔中喷出,以清除鼻腔中的异物。

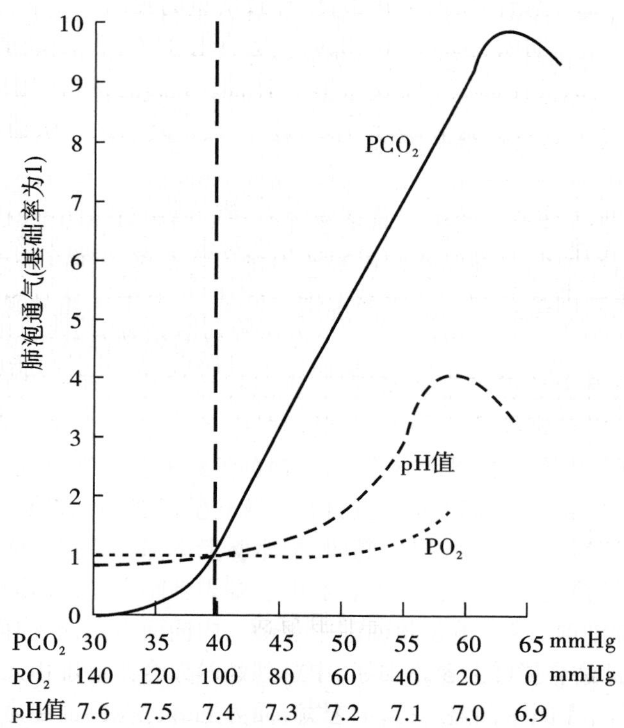

图 5-16　改变动脉血 PCO_2、PO_2、pH 值三个因素之一而不控制另外两个因素时的肺泡通气反应

三、特殊条件下的呼吸生理

人体在运动、高海拔、潜水等特殊条件下的呼吸运动或呼吸运动的变化各有特点,但其发生机制仍遵循呼吸运动调节的基本原理。

(一)运动时的呼吸生理

运动时,机体的代谢活动增强,呼吸运动加深加快,肺通气量增加,以适应代谢增加的需要。呼吸运动的增加程度随运动幅度的增大而增加。安静时,潮气量约为

笔记栏

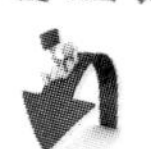

500 mL,呼吸频率为 12 ~ 18 次/min;剧烈运动时,潮气量最大可以增加到 2 000 mL,呼吸频率最大可以增加到 50 次/min,肺通气量可高达 100 L/min 以上,摄入的 O_2 量和排出的 CO_2 量也随之增加。运动开始时,运动者并未真正开始运动,呼吸就开始加深加快,肺通气量增大,此时的肺通气量增大是一种条件反射,它是在运动锻炼的过程中形成的。其反应程度与受试者过去的经验、精神状态、所处的场景等因素有关。运动启动后,来自肌肉、肌腱、关节等本体感受器的传入冲动也可反射性地兴奋呼吸运动,引起肺通气量急剧增加。在运动过程中,肺通气量的增加除了与上述因素有关外,还与化学感受性反射调节等因素有关。中等程度的运动,虽然动脉血液 pH 值、PCO_2 和 PO_2 的均值可保持相对稳定,但是,它们随呼吸运动而周期性波动的幅度随运动的增强而增大。

(二)高海拔条件下的呼吸生理

在登山运动和飞行活动中,空气的总压力和各种气体的分压都会随着海拔高度的增加而逐渐降低。在海平面,大气压约为 760 mmHg,PO_2 约为 159 mmHg;当海拔为 5 500 m 时,大气压约为 380 mmHg,PO_2 约为 79 mmHg;在海拔高度为 8 848 m 的珠穆朗玛峰顶,大气压约为 250 mmHg,PO_2 约为 52 mmHg。

缺 O_2 对呼吸的影响是高海拔低大气压对机体呼吸功能影响的最主要因素。在海拔 3 500 m 时,机体就会出现乏力、倦怠、嗜睡、头痛、恶心、欣快感等缺 O_2 反应;在海拔为 5 500 m 时,可出现抽搐反应;海拔 7 000 m 以上时,可导致昏迷甚至很快死亡。在呼吸运动调节方面,当机体急性缺 O_2 时,如乘飞机到高原地区,可通过刺激外周化学感受器,反射性地兴奋呼吸中枢,导致呼吸运动加深加快,肺通气量增加。机体在正常的自然呼吸情况下,由于肺通气增加使 CO_2 排出增多,所以减弱了机体对缺 O_2 的反应。当慢性缺 O_2 时,如乘汽车上高原或久居高原,机体除了肺通气的增加外,机体的心血管、造血、内分泌、代谢等功能都会发生改变。久居平原的人在进入高原地区后,对于长期持续性的缺 O_2 刺激产生的适应性生理反应称为低 O_2 习服。习服可增强机体的工作能力或使机体能上到更高的海拔高度而不出现严重缺 O_2 反应。习服开始于低 O_2 后几十分钟;所需时间与海拔高度密切相关,人体在海拔 2 900 m 的高原地区,习服只需 4 d 就能完成;在 4 300 m 大约需要 10 d;在 8 000 m,则需要 30 d 以上。引起机体产生低 O_2 习服的主要途径包括肺通气量显著增加、红细胞增多、肺扩散容量增加、组织血管形成增多、细胞利用 O_2 的能力增强等。

(三)潜水时的呼吸生理

潜水时,气体总压力和气体各组成成分的分压随着潜水深度的增加而升高。海水深度每增加 10 m 或淡水深度每增加 10.4 m,环境压力将增加 1 个大气压。当潜水超过一定的深度,由于环境压力过高会导致机体生理功能的紊乱或病理性损伤,甚至会导致死亡。

1. 高气压可造成压力性组织损伤　人体组织主要由体液组成,因此环境压力的增加不会导致体液被压缩,但是,肺内的气体在环境压力升高时可被压缩。如在 20 m 深的海水中,肺内的气体容积可被压缩至原体积的 1/3。假设一个潜水员的肺总量为 4 500 mL,残气量为 1 500 mL,那么当该潜水员吸气至肺总量后下潜到 20 m 深的海水中,其肺内容积将被压缩至 1 500 mL,相当于残气量,再没有气体能被呼出了。实际

笔记栏

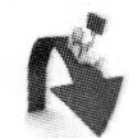

上，此时肺泡内气体的分压升高，气体随之扩散进入血液，所以肺容积可小于残气量，造成肺泡的塌陷。因此，潜水时，潜水员必须呼吸和环境压力一致的气体，才能防止肺泡的塌陷。相反，潜水员自水下上升的过程中，肺泡气随着环境压力的减小而膨胀，可引起肺组织压力性损伤，导致气栓和气胸。因此，在上升过程中，潜水者应有效地将气体呼出体外，以免出现压力性损伤。潜水时，随着压力的升高，呼吸运动将变得深而慢，其机制不明。可能是因为随着压力升高，气体的密度增大，从而使呼吸的阻力增加所致。快速而大深度潜水时，潜水者可出现肢体或全身性震颤、恶心、呕吐、眩晕、思维障碍等症状，称为高压神经综合征（high pressure nervous syndrome）。

2. 高分压下气体对组织具有毒性作用　当机体持续性地吸入高浓度的 O_2 时，可使体内的氧自由基含量增加，对组织产生毒性作用。环境压力为 3 个大气压，当吸入纯氧时，动脉血液中的 O_2 分压约为 2 200 mmHg，此时 O_2 在血液中以物理溶解形式运输的量可达到 6.6 mL/100 mL 血液以上。正常组织耗 O_2 量为 5 mL/100 mL 血液，所以物理溶解的 O_2 足以满足组织代谢的需要，不需动用化学结合的 O_2，因此静脉血中的血红蛋白也呈氧合状态，而组织中的 O_2 分压非常高。在这样的高 O_2 分压情况下 1 h 至数小时，便可引起急性 O_2 中毒。急性 O_2 中毒以神经系统症状为主，表现为惊厥，继而昏迷；还可出现面部肌肉颤动、心悸、出汗、眩晕、恶心、指端发麻等。

当 N_2 的分压增加到一定程度时，便能产生麻醉效应。如果潜水员吸入空气，下潜至海平面下 50 m 时，可因血液中的 N_2 分压过高而出现注意力分散、记忆力减退、思维和判断能力降低、肌肉运动协调能力下降等症状；潜水时，为了对抗高压对胸腹壁的压迫，潜水员必须呼吸加压的空气或其他气体，同时还要常规移除多余的 CO_2，以防止其分压升高。因此，在单纯高压环境下，肺泡气中 CO_2 分压通常变化不大。但是，当潜水员采用呼吸用具时，CO_2 可以在通气管道中堆积而被重复吸入，导致肺泡和血液 CO_2 分压升高，引起呼吸运动加深加快，肺通气量增加。当动脉血液 CO_2 分压超过 80 mmHg 时，可因中枢神经系统受到抑制而导致 CO_2 麻醉效应，此时呼吸运动反而受到抑制。

3. 引起减压病　潜水或进入高压环境时，肺泡气 N_2 分压增高，N_2 进入肺泡周围的血液，然后运输到组织，提高组织中 N_2 分压，直至肺泡、血液和组织中的 N_2 分压达到平衡，这一过程称为 N_2 饱和过程。相反，出水减压时，组织细胞中的 N_2 进入血液，然后经肺换气排出体外，直至肺泡、血液和组织中的 N_2 分压达到另一平衡状态，这一过程称为 N_2 脱饱和过程。在适宜的减压速度下，组织释放的 N_2 进入血液，经肺换气及时被呼出体外。如果出水过快，超过了安全减压的速度，则 N_2 就会在组织和血管内堆积，形成气泡和气栓，导致减压病（decompression sickness）。减压病不仅可以发生在深潜出水时，也可能发生在航天升空时。飞行时机舱内若不人工加压，飞机升空时，N_2 亦能从血液或组织中溢出形成气泡，引起减压病。用加压舱可以治疗减压病，通过加压，使 N_2 重新进入组织，随后再逐渐降低舱内压力，让组织中的 N_2 缓慢释放进入血液，然后及时地被呼出体外。

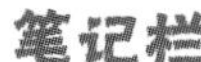

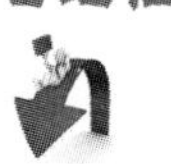

问题分析与能力提升

1. 试述呼吸的概念和呼吸的基本环节。

2. 试述影响肺换气的因素。

3. 男性，28 岁，左胸外伤，胸痛，气促，痰中带血，R 36 次/min，P 110 次/min，BP 110/80 mmHg，躁动，气管明显右移，左胸前壁有 3 cm×3 cm 大小反常呼吸区，可触及广泛的皮下气肿，左胸叩诊过清音，左胸呼吸音弱。

诊断：左侧气胸。

思考：①简述胸膜腔内压形成的前提条件。②胸膜腔内压的生理意义。

4. 患儿，女，出生 8 h，因“气促 5 小时，面色青紫 1 小时”入院。是第一胎第一产，孕 30 周早产，5 h前开始气促，逐渐加剧，1 h 前出现面色青紫来医院。查体：T 37 ℃，P 160 次/min，R 80 次/min，面色发绀，胸廓塌陷，呼吸困难，呼气性呻吟，心音强，律齐，未闻及杂音，双肺呼吸音低，可闻及少许湿啰音，余未发现。

诊断：新生儿呼吸窘迫综合征。

思考：①简述肺泡表面活性物质的来源。②简述肺泡表面活性物质的生理作用。③简述肺泡表面活性物质降低表面张力的生理意义。

（南阳医学高等专科学校　马凤巧）

第六章

消化和吸收

学习要点

消化和吸收的概念，消化的两种方式，胃液、胰液、胆汁的性质、主要成分及作用，胃和小肠的各种运动形式及控制胃排空的因素，消化和吸收的主要部位，葡萄糖、脂肪、蛋白质在小肠中的吸收形式和途径，交感和副交感神经对消化的作用，壁内神经丛对胃肠道的支配及其作用，主要的胃肠激素及其作用。

第一节　概　述

人体在新陈代谢过程中，需要不断地从外界环境中摄取氧气，同时摄入各种营养物质，以满足组织细胞更新和完成各种生命活动的物质和能量需要。

一、消化和吸收的概念

人体摄入的营养物质主要包括蛋白质、脂肪、糖类、水、维生素和无机盐，水、维生素和无机盐是小分子物质，可以直接被人体吸收并利用；而蛋白质、脂肪、糖类是结构复杂的大分子物质，这些大分子物质不能直接被吸收并利用，必须首先在消化道内被加工成结构简单、易溶于水的小分子物质，才能被吸收。消化（digestion）是指食物在消化道内被分解成可以被吸收的小分子物质的过程。消化后的小分子营养物质以及水、维生素和无机盐通过消化道黏膜进入血液和淋巴液的过程称为吸收（absorption）。消化和吸收是两个相辅相成，紧密联系的过程。

消化方式有两种：一种是机械性消化，即通过消化道肌肉的舒缩活动，将食物磨碎，使之与消化液充分混合，并将食物不断地向消化道的远端推送的过程；一种是化学性消化，即消化腺分泌的消化液（唾液、胃液、胰液、胆汁和小肠液等）把食物中的大分子物质（主要是蛋白质、脂肪和多糖）分解成可被吸收的小分子物质的过程。这两种消化方式同时进行、密切配合、相互促进，共同完成对各种食物的消化。

二、消化道平滑肌的生理特性

在整个消化道中，口腔、咽、食管上段和肛门外括约肌是骨骼肌，其余的肌肉都是平滑肌。肌肉组织的共同特性是兴奋性、传导性和收缩性，而消化道平滑肌除了具有肌肉组织的共同特性外，还有其自身的特点。

（一）消化道平滑肌的一般特性

1. 较大伸展性　作为空腔脏器，消化道平滑肌能根据实际接纳食物的需要而做较大的伸展，使其容量增加数倍。富有伸展的特性具有重要的生理意义，可使消化道（尤其是胃）适应贮存食物的需要，容纳大于初始体积很多倍的食物，但压力并不发生明显改变。

2. 具有紧张性　消化道平滑肌经常保持一种微弱的持续收缩状态，称为紧张性。紧张性收缩使胃肠道能维持一定的形态和位置，同时还能使消化道内经常保持一定的基础压力，而这种基础压力有利于消化液渗透入食物。紧张性收缩还是消化道其他运动形式的基础。

3. 兴奋性较低　消化道平滑肌的兴奋性比骨骼肌低，收缩活动的潜伏期、收缩期和舒张期时间也比骨骼肌长很多，且变异大。持续时间较长，使得食物能被充分消化和吸收。

4. 自律性　将离体的消化道平滑肌放在适宜的环境中，在无外来刺激的情况下，仍能进行自动的节律性收缩，但与心肌相比收缩缓慢，且节律不规则。

5. 对化学、温度、机械牵张刺激敏感　消化道平滑肌对电刺激不敏感，但对化学、温度、机械牵张刺激敏感。如微量的乙酰胆碱可使之收缩，而肾上腺素则使其舒张；此外，温度的迅速变化和突然的机械牵张刺激均可引起消化道平滑肌的运动增强以及消化腺的分泌增加，有利于食物的消化。

（二）消化道平滑肌的电生理特性

与骨骼肌和心肌一样，消化道平滑肌也有生物电活动，但其活动比它们复杂得多，其电位变化主要有三种形式。

1. 静息电位　消化道平滑肌细胞的静息电位值仅为 $-50\sim-60$ mV，数值较小，不稳定，且波动较大。静息电位主要由 K^+ 外流形成，但其数值与 K^+ 的平衡电位值的差距较大，这是由于 Na^+、Cl^-、Ca^{2+} 以及生电性钠泵亦参与了静息电位的形成。

2. 慢波电位　消化道平滑肌不论是否收缩，都可记录到一种缓慢的、节律性的去极化波，称为慢波（slow wave）电位或基本电节律（basic electrical rhythm，BER）。每个波的持续时间不同，频率也不同，时间可长达数秒至十几秒，频率也随所在部位不同而异，胃为 3 次/min，十二指肠为 12 次/min，回肠为 8～9 次/min。慢波虽然不能引起肌肉收缩，但产生的去极化可使静息电位值减小接近阈电位，一旦达到阈电位就可爆发动作电位并引起收缩。

3. 动作电位　消化道平滑肌在慢波电位的基础上进一步发生去极化，当去极化达到阈电位时，即可爆发动作电位。由此可见，动作电位是在慢波电位的基础上产生的。动作电位常叠加在慢波电位的峰顶上，幅度为 60～70 mV，可单个出现，也可成簇出现（1～10 次/s）。消化道平滑肌动作电位的去极化与骨骼肌明显不同，其产生机制主要是由于慢钙通道开放，Ca^{2+} 内流引起的，故去极化的速度缓慢，持续时间长；其复极化也与骨骼肌明显不同，虽然也是由 K^+ 外流引起的，但 K^+ 的外流与 Ca^{2+} 的内流在时间过程上几乎相同，所以动作电位的幅度小，且大小不等。

笔记栏

消化道平滑肌的静息电位、慢波电位和动作电位三者之间关系紧密。在静息电位的基础上自发地发生去极化，产生慢波电位，在慢波电位的基础上进一步去极化，当去极化达到阈电位时，即可产生动作电位，进而引起平滑肌的收缩。动作电位频率越高，平滑肌收缩的幅度越大。慢波虽然不能直接触发平滑肌的收缩，但它是决定肌肉收缩频率、传播速度和方向的控制波。

第二节　消　化

一、口腔内的消化

食物的消化过程是由口腔开始的。食物在口腔内经过咀嚼不断被磨碎，在舌的搅拌作用下使食物与唾液充分地混合，形成食团，便于通过吞咽，使食物进入胃内。同时唾液中的消化酶能初步地消化淀粉。食物在口腔中停留的时间非常短暂，只有 15 ~ 20 s，但对食物的消化却有重要意义，这是因为食物对口腔的刺激能反射性的引起消化道运动的加强和消化液的分泌，为随后的消化过程准备了有利的条件。

（一）唾液及其作用

唾液（saliva）是由三对大唾液腺（腮腺、颌下腺和舌下腺）以及散在分布于口腔的小唾液腺分泌的，是一种无色、无味、近中性（pH 值 6.0 ~ 7.4）的低渗液体，水分约占 99%，有机物主要有黏蛋白、唾液淀粉酶、舌脂酶、溶菌酶、免疫球蛋白 A（IgA）、富含脯氨酸的蛋白质以及血型物质等；无机物主要是 Na^+、K^+、Ca^{2+}、Cl^-、HCO_3^- 和硫氰酸盐等。正常成人每日分泌量为 1.0 ~ 1.5 L。

唾液的生理作用：①湿润并溶解食物，有利于吞咽并引起味觉；②清洁并保护口腔，如清除食物残渣、脱落的上皮和异物等，唾液中的溶菌酶、IgA 、硫氰酸盐等还具有杀菌的作用；③消化作用，如唾液淀粉酶可将淀粉分解成麦芽糖，舌脂酶可分解食物中的脂肪；④排泄作用，如某些进入体内的物质（如抗生素、碘化钾、铅、汞等）可随唾液排出，有些病原微生物如狂犬病病毒也可从唾液排出。

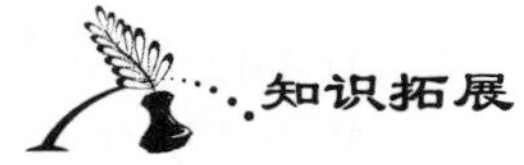

唾液

近年来利用唾液的成分及其变化的测定来监测健康状况、诊断疾病的方法已被大量发明。由于唾液成分与血清很相似，所以唾液成分变化同样反映疾病及健康状况。由于唾液化验的取样不必抽血，方便无痛，所以很受医生及病人欢迎。例如目前可以用唾液样品代替血样检测艾滋病病人和艾滋病病毒携带者。唾液溶菌醇含量能极敏感地反映生活环境的优良与否。在卫生不良的居室居住15 d，唾液溶菌酶降至正常水平的1/4。肠道蛔虫病人的唾液二氧化碳含量升高，酸性增强，以此检

笔记栏
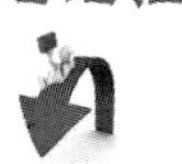

测蛔虫病比查大便更卫生和方便。测定唾液中钠、钾比值可以鉴别交感神经还是副交感神经张力过高。高血压伴肾功能减退者的唾液中激肪释放酶增加;腮腺炎、胆囊纤维化病人唾液中淀粉酶增加等。

(二)咀嚼和吞咽

1. 咀嚼　咀嚼(mastication)是由咀嚼肌群协调而有序地舒缩所完成的反射性活动。它受大脑意识控制。咀嚼的主要作用是利用牙齿将食物切碎、研磨、搅拌,并配合舌的作用将食物与唾液淀粉酶充分混匀,形成食团便于吞咽,同时咀嚼还能反射性地引起胃、肠、胰、肝和胆囊等的活动,为食物的进一步消化做好准备。

2. 吞咽　吞咽(deglutition,swallowing)是指口腔内的食团经咽部和食管送入胃内的过程。它是一种复杂的反射活动,由口腔、咽、喉各部分及食管密切配合有序进行。吞咽分为下列三期。

第1期:食团由口腔到咽。这是在大脑皮质控制下所做的随意动作,主要通过舌的翻卷运动将食物推向咽部。

第2期:食团由咽到食管上端。食团刺激软腭部的感受器,引起一系列的反射动作,软腭上举,咽后壁向前突出,封闭鼻咽通道;声带内收,喉头上移并紧贴会厌,封闭咽与气管的通路;呼吸暂时停止,防止食物进入呼吸道。食管上括约肌舒张,食团从咽被挤入食管。这一系列急速的反射动作,通常约需0.1 s。吞咽功能障碍者(如昏迷或脑神经功能障碍患者)进食时易误入气管。

第3期:食团由食管经贲门入胃。蠕动(图6-1)(peristalsis)是一种向前推进的波形运动,是由食管平滑肌的顺序性收缩完成的,蠕动时,食团上端的平滑肌收缩,食团下端的平滑肌舒张,食团向下被挤入舒张部位,蠕动波不断下移,直至食团被推送入胃。同时,食团对食管壁的刺激,反射性地引起食管下括约肌的舒张,食团便顺利地进入胃内。吞咽反射的基本中枢在延髓。当吞咽中枢受损时,会引起吞咽功能障碍。

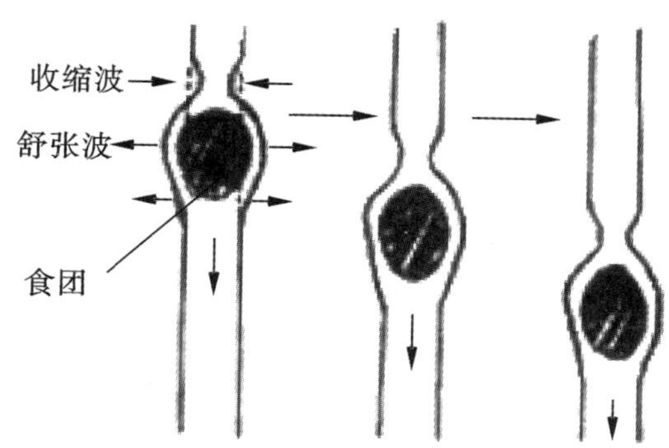

图6-1　食管的蠕动和食团的前进示意

二、胃内消化

胃是一个中空的囊状器官,正常成人的胃一般可容纳1～2 L食物。胃是消化道

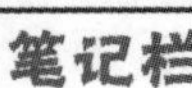

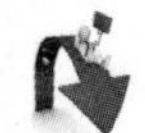

中最膨大的部分，主要功能是暂时储存食物、分泌胃液和初步消化食物。胃对食物的消化也分为机械性消化和化学性消化两种，通过胃的机械性消化将食物进行研磨，通过化学性消化将胃内的半固体食团水解，形成食糜（chyme），之后通过幽门排入十二指肠。

（一）胃液及其作用

胃黏膜中有三种外分泌腺，分别为贲门腺、泌酸腺和幽门腺。泌酸腺位于胃底和胃体，主要由壁细胞、主细胞和颈黏液细胞构成。胃液就是由这三种外分泌腺和胃黏膜上皮细胞共同分泌的，它是一种 pH 值为 0.9～1.5 的无色透明液体，除水之外，主要成分为盐酸、胃蛋白酶原、黏液和内因子等。正常成人每日分泌的胃液量为 1.5～2.5 L。

1. 盐酸　由泌酸腺中的壁细胞所分泌，又称为胃酸。盐酸有游离型和结合型两种，处于游离状态的，称为游离酸；与蛋白质结合存在的，称为结合酸，二者之和称为胃液的总酸度。盐酸分泌量的多少可反映胃的分泌能力，与壁细胞的数目成正比，也与壁细胞的功能状态有一定的关系。临床上胃液的酸度用中和 100 mL 胃液所需 0.1 mol 氢氧化钠的毫升数来表示，称为胃液酸度的临床单位。正常人空腹胃液的总酸度为 10～50 个临床单位，其中游离酸为 0～30 个临床单位。

（1）盐酸分泌的机制　胃液中 H^+的浓度比血浆中的高 300 万～400 万倍，浓度最大可达 170 mmol/L，所以 H^+的分泌是逆着巨大的浓度差而进行的，需要消耗能量，是主动进行的分泌过程（图 6-2）。壁细胞代谢产生的水解离为 H^+和 OH^-，壁细胞顶膜上的质子泵主动地将 H^+转运到小管腔内，同时 K^+则被转运回细胞，进入细胞内的 K^+可经分泌小管膜及基底侧膜上的 K^+通道扩散出细胞。由血液扩散入壁细胞的以及由细胞本身代谢产生的 CO_2，与 H_2O 迅速结合成 H_2CO_3，此过程由胞质中碳酸酐酶催化，之后 H_2CO_3解离成 H^+和 HCO_3^-，其中的 H^+可中和 H_2O 解离的 OH^-，在基底侧膜上存在 Cl^--HCO_3^- 逆向转运体，在它的作用下 HCO_3^- 与 Cl^- 交换，Cl^-进入细胞，再通过分泌小管的 Cl^-通道进入小管腔，HCO_3^- 则被转运出细胞并经细胞间隙进入血液，通过质子泵泵出的 H^+和进入小管腔的 Cl^-在小管内形成 HCl。壁细胞基底侧膜上的 Na^+-K^+ 泵将细胞内的 Na^+泵出，维持细胞内的低 Na^+浓度；因此，餐后大量胃酸分泌的同时，大量 HCO_3^- 进入血液，会出现餐后碱潮。

（2）盐酸的作用主要有　①激活胃蛋白酶原，使之变成有活性的胃蛋白酶，并为其提供适宜的酸性环境；②使食物中的蛋白质变性，易于被蛋白酶水解；③随食糜排入小肠后，可间接引起促胰液素、缩胆囊素的释放，进而促进胰液、胆汁和小肠液的分泌；④杀死随食物进入胃内的细菌；⑤盐酸造成的酸性环境，有利于小肠对铁和钙的吸收。盐酸对人体消化功能非常重要，若盐酸分泌过少，细菌易在胃内生长，产生腹胀、腹泻等消化不良的症状；胃酸分泌过多，对胃和十二指肠黏膜有侵蚀作用，使黏膜层受损，会诱发或加剧胃溃疡。

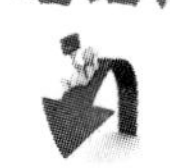

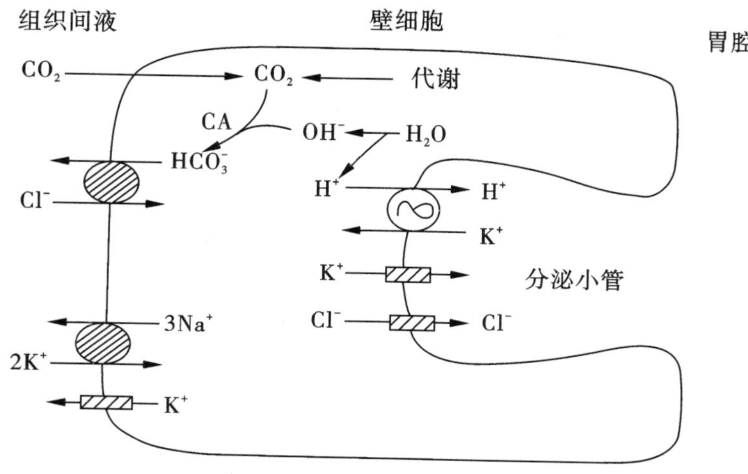

图 6-2 壁细胞分泌盐酸的基本过程示意

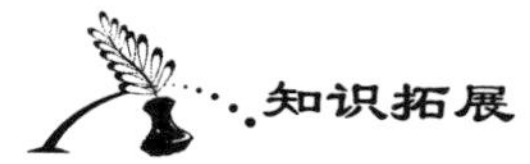

质子泵及质子泵抑制剂

人的胃壁上有刺激 H^+ 分泌的 H_2 受体和专门运输 H^+ 的质子泵，它们各司其职，分泌充足的胃酸以促进食物的消化。但由于胃酸的分泌还受到神经、内分泌等因素的影响，因此胃酸的分泌常会失常，在胃内没有食物的情况下，过量的胃酸分泌使胃一直处于酸性环境中，长此以往，易引发胃黏膜溃疡、糜烂，甚至胃出血。胃酸反流使与胃相毗邻的食管也难逃厄运，引起以胃灼热感为主要症状的胃食管反流病(gerd)。消化性溃疡和胃食管反流病都属于胃酸相关疾病。治疗与胃酸相关疾病的药物很多。较早使用的抑酸剂是 H_2 受体拮抗剂(H_2RAS)，如西咪替丁、雷尼替丁、法莫替丁等。这些在 20 世纪 80 年代普及的药物，但由于影响 H_2 受体的因素较多，患者个体的差异性较大，在用 H_2 受体拮抗剂治疗消化性溃疡时易出现泌酸反跳现象和耐受性不佳等问题。到 20 世纪 90 年代，科学家将研究重点集中到了质子泵抑制剂(ppi)上。ppi 的优势在于它能够更直接地抑制胃酸分泌的最终环节，疗效显著优于其他抑酸剂，同时解决了耐受性等诸多问题。目前市场上存在的 ppi 类药品有奥美拉唑(洛赛克)、兰索拉唑、潘妥拉唑、雷贝拉唑，其中以奥美拉唑使用得最为广泛。ppi 的重要特点是作用于激活的质子泵以达到抑酸的目的，能够全面减轻消化性溃疡和胃食管反流病的症状。

2. 胃蛋白酶原　胃蛋白酶原(pepsinogen)是由胃泌酸腺的主细胞分泌的。在盐

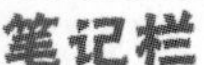
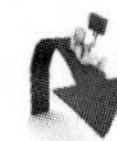

酸的作用下，无活性的胃蛋白酶原转变成有活性的胃蛋白酶。已被激活了的胃蛋白酶又可作为激活剂，使更多的胃蛋白酶原转变成有活性的胃蛋白酶，在胃蛋白酶的作用下可将蛋白质分解为䏡、胨以及少量的多肽和氨基酸。胃蛋白酶发挥作用的最适 pH 值为 2.0～3.5，pH 值>5.0 时便失去活性。

3. 内因子　壁细胞在分泌盐酸的同时，也分泌一种分子量约为 60 000 的糖蛋白，这就是内因子。内因子有两个活性部位：一个活性部位是维生素 B_{12} 的结合部位，该部位可与维生素 B_{12} 结合，使维生素 B_{12} 免受小肠内的水解酶破坏；另一活性部位是受体结合部位，当内因子与维生素 B_{12} 的复合物运行至回肠后，该活性部位便与回肠黏膜上的受体结合，促进维生素 B_{12} 的吸收。当内因子缺乏时，维生素 B_{12} 就会被降解而导致吸收障碍，机体就会缺乏维生素 B_{12}，而维生素 B_{12} 是红细胞的成熟因子，缺乏时会引起巨幼细胞性贫血。所以临床上胃大部分切除的患者容易患巨幼红细胞性贫血，必须由胃肠外补充维生素 B_{12}。

4. 黏液　黏液（mucus）是由胃黏膜表面的上皮细胞、贲门腺、幽门腺以及泌酸腺中的颈黏液细胞所分泌，化学成分为糖蛋白。它覆盖在胃黏膜表面，形成厚约 500 μm 的凝胶状黏液层，起润滑食物和保护胃黏膜免受坚硬食物损伤的作用；胃黏膜表面呈中性或弱碱性环境，可中和胃酸，防止胃酸和胃蛋白酶对胃黏膜的侵蚀；除此之外，黏液还可与胃黏膜分泌的 HCO_3^- 构成“黏液－碳酸氢盐屏障”（mucus bicarbonate barrier）。由于黏液具有很强的黏滞性，所以黏液凝胶能牢固黏着于胃黏膜上皮细胞表面，因此对胃黏膜有机械保护作用。当 H^+ 从黏液层表面向深层缓慢地扩散时，将被从黏液下面的上皮细胞而来的逐渐向表层扩散的 HCO_3^- 中和，在黏液层内便形成了 pH 值阶梯现象。一般靠近胃腔一侧的 pH 值约为 2.0，而靠近胃黏膜上皮细胞侧的 pH 值约为 7.0，胃黏膜表面的中性或偏碱性环境，有效地防止了胃酸和胃蛋白酶对胃黏膜的损伤，这种由黏液和碳酸氢盐共同形成的防御屏障，称为胃黏液屏障或黏液－碳酸氢盐屏障（图 6－3）。除黏液－碳酸氢盐屏障外，相邻胃黏膜上皮细胞的顶端膜之间存在着紧密连接，构成了胃黏膜屏障（gastric mucosal barrier），也可防止胃腔内的 H^+ 向黏膜内扩散。许多因素如胆盐、阿司匹林类药物、乙醇、肾上腺素及幽门螺杆菌感染等，都会破坏或削弱胃黏膜的屏障作用，引起胃炎或胃溃疡。

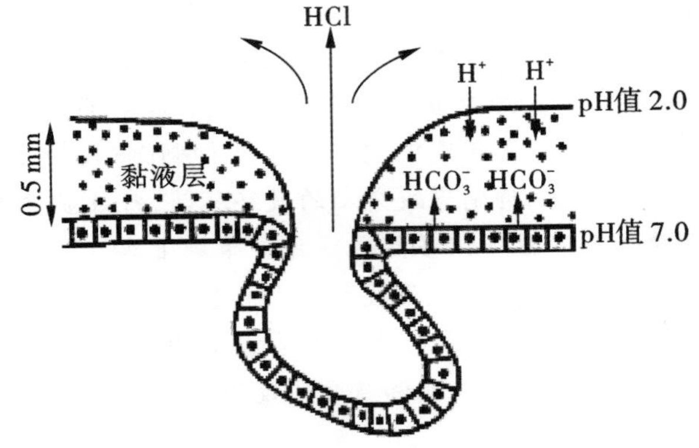

图 6－3　胃黏液－碳酸氢盐屏障

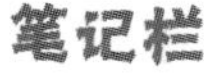
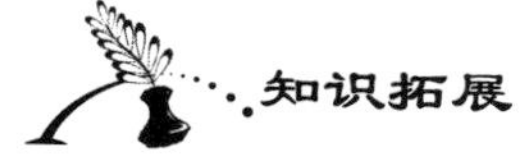

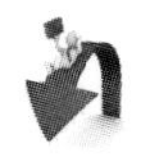

消化性溃疡

消化性溃疡主要是指发生于胃和十二指肠的慢性溃疡,是一种多发病、常见病。溃疡的形成有各种因素,其中酸性胃液对黏膜的消化作用是溃疡形成的基本因素,因此得名。酸性胃液接触的任何部位,如食管下段、胃肠吻合术后吻合口、空肠及具有异位胃黏膜的 Meckel 憩室,绝大多数的溃疡发生于胃和十二指肠,故又称胃、十二指肠溃疡。

1983 年,澳大利亚珀斯皇家医院医生 Marshall 和病理学家 Warren 首次报道了导致胃炎和胃溃疡的细菌是幽门螺杆菌(Helicobacter pylori,Hp),在全世界掀起了研究幽门螺杆菌的热潮。研究证实,90%以上的十二指肠溃疡和 80%以上的胃溃疡都是由幽门螺杆菌的感染引起的。胃内的幽门螺杆菌可产生毒素和有毒性作用的酶,损害胃黏膜,破坏胃黏膜屏障,使局部产生炎症和免疫反应,增加促胃液素的分泌,最终导致胃部疾病的发生。

近年来的实验与临床研究表明,胃酸分泌过多、幽门螺杆菌感染和胃黏膜保护作用减弱等因素是引起消化性溃疡的主要环节。在对使用抗生素根除幽门螺杆菌的感染而治愈溃疡的患者,做长期随访观察发现,其复发率在 10%以下,而仅用抑酸剂虽可愈合溃疡,但一年内的复发率高达 60% ~90%。因而有人提出“没有幽门螺杆菌,就没有溃疡”的新说法。

消化性溃疡属于典型的心身疾病范畴,心理-社会等因素对发病起着重要作用,因此乐观的情绪、规律的生活、避免过度紧张与劳累,无论在本病的发作期或缓解期均很重要。

(二)胃液分泌的调节

进食是引起胃液分泌的自然刺激物,除此之外,胃液的分泌还受到神经和体液因素的调节。

1. 影响胃酸分泌的内源性物质　内源性物质乙酰胆碱、促胃液素、组胺和生长抑素都会影响胃酸的分泌量。

2. 消化期胃液分泌的调节　人在空腹时,胃液分泌量很少,称为基础胃液分泌或非消化期胃液分泌。进食后,胃液大量分泌,称为消化期胃液分泌。消化期胃液分泌可按接受食物刺激部位的不同,人为地分为头期、胃期和肠期。实际上,这三个时期几乎同时开始、相互重叠,其中头期和胃期的分泌更为重要。

(1)头期胃液分泌　进食时,食物的颜色、形状、气味等以及咀嚼、吞咽动作,刺激头面部的感受器(眼、鼻、耳、口腔、咽、食管等)所引起的胃液分泌。引起头期胃液分泌的机制包括条件反射和非条件反射。前者是由食物的颜色、形状、气味、声音等刺激

笔记栏
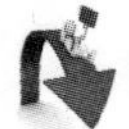

作用于头面部的感受器,再分别由Ⅰ、Ⅱ、Ⅷ对脑神经传入反射中枢引起的。后者是由食物对口腔、咽等处感受器的刺激,经由Ⅴ、Ⅶ、Ⅸ、Ⅹ对脑神经传入反射中枢而引起的。二者的传出神经都是迷走神经,其末梢释放的递质是乙酰胆碱,可直接刺激胃液的分泌,也可通过促胃液素间接刺激胃腺分泌胃液。

头期胃液分泌的特点是持续时间长,分泌量大(约占整个消化期分泌量的30%)、胃酸和胃蛋白酶原含量均很高,此期胃液的分泌受食欲的影响十分明显。

(2)胃期胃液分泌　食物进入胃后,对胃产生的机械性和化学性刺激作用于感受器继续引起的胃液分泌称胃期胃液分泌。主要通过三种途径:①食物通过机械性刺激胃底、胃体部和幽门部的感受器,经迷走-迷走反射,作用于壁细胞,引起胃液分泌;②食物扩张幽门部,通过壁内神经丛的局部反射,引起胃液分泌;③食物的化学成分直接作用于G细胞,引起促胃液素的释放,通过促胃液素刺激胃液的分泌。

胃期胃液分泌的特点是量大(约占整个消化期分泌量的60%),胃液的酸度高,但胃蛋白酶原的含量较头期低,故消化能力比头期弱。

(3)肠期胃液分泌　食糜进入小肠后,对十二指肠和空肠的机械性扩张和化学性刺激所引起的胃液分泌,称为肠期胃液分泌。肠期胃液分泌的机制主要是在食糜的作用下,通过对小肠黏膜的机械和化学刺激,可使之分泌一种或几种胃肠激素,胃肠激素通过血液循环再作用于胃。在食糜的作用下,十二指肠黏膜可引起促胃液素和肠泌酸素的释放,从而促进胃液分泌。

肠期胃液分泌的特点是量少(约占整个消化期分泌量的10%),其酸度和胃蛋白酶含量均较低。这可能与酸、脂肪、高张溶液进入小肠后对胃液分泌的抑制作用有关。

3. 胃液分泌的抑制性调节　正常的胃液分泌是兴奋性因素和抑制性因素共同作用、相互协调的结果。消化期胃液分泌除了受到上述兴奋性因素的作用外,还受到许多抑制性因素的影响。抑制性因素主要包括过高浓度的盐酸、胃黏膜释放的前列腺素、脂肪和高张溶液等。前列腺素主要在头期抑制胃液分泌,脂肪和高张溶液主要在肠期抑制胃液分泌。盐酸是胃腺分泌的产物,但它浓度过高时可以抑制胃腺分泌胃液,这是胃腺分泌的一种负反馈调节机制。进入十二指肠的脂肪和高张溶液可能通过刺激肠黏膜产生某些抑制性激素,进而抑制胃液的分泌。此外,不良的精神、情绪和环境等因素也可抑制胃液的分泌。

(三)胃的运动

胃内的机械性消化是通过胃的运动来实现的。经过胃的运动,将食物进行磨碎,并与胃液充分混合,形成半流质状的食糜,然后以适宜的速度逐次地、少量地将食糜排入十二指肠。根据胃的运动功能将胃分为头区和尾区。头区包括胃底和胃体近端约1/3,主要功能是接受和储存从食管来的食团,尾区包括胃体远端约2/3、胃窦和胃十二指肠连接处(幽门),主要功能是磨碎食物,形成食糜,再分批排入十二指肠。

1. 胃运动的形式

(1)紧张性收缩　胃壁平滑肌经常处于一定的微弱而持续的收缩状态,称为紧张性收缩(tonic contraction),这是所有消化道平滑肌共有的运动形式,也是胃其他运动形式有效进行的基础,在消化过程中,这种收缩逐渐增强。其生理意义在于有助于保持胃的正常形态和位置;维持一定的胃内压,有利于胃液渗入胃内容物中促进化学性消化;另外,由于紧张性收缩,胃内压增大,胃与十二指肠间的压力差增大,有助于胃内

笔记栏

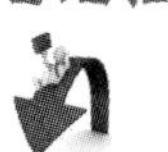

的食糜向十二指肠方向推送。如果胃的紧张性收缩活动过度降低,常会引起胃下垂或胃扩张,导致消化不良。

(2)容受性舒张　当咀嚼或吞咽食物时,食物对口腔、咽、食管等处感受器的刺激可以通过迷走神经反射性地引起胃底和胃体部肌肉的舒张,称为胃的容受性舒张(receptive relaxation)。容受性舒张是胃特有的运动形式。正常成人空腹时胃的容积为50 mL,进食后可达1.5～2.0 L,可见这一运动形式使胃的容积大大增加,而胃内压却无显著升高。胃的容受性舒张是通过迷走-迷走反射实现的,参与该反射的迷走神经中的传出神经纤维属于抑制性纤维,节后纤维释放的递质属于某种肽类物质。其生理意义在于使胃更好地容纳和储存食物,防止食糜过快的排入十二指肠,有利于食物在胃内充分消化。

(3)胃蠕动　食物入胃后约5 min,开始出现明显的蠕动。胃的蠕动开始于胃的中部,并向幽门方向推进,是一种波形运动,一个蠕动波约需1 min到达幽门,频率约为3次/min,通常是一波未平一波又起。蠕动波开始时较弱,在向幽门传播的过程中逐渐加强,速度也越来越快,当接近幽门时明显增强,此时幽门括约肌舒张,一部分食糜(1～2 mL)被推入十二指肠。并非每个蠕动波都能到达幽门,有些蠕动波到达胃窦部时即已消失。如果此时幽门括约肌收缩,由于蠕动波的推进,胃窦末端部的内压升高,使胃窦内尚未变为食糜的固体食物又被反向推回到胃窦近侧和胃体部,继续被混合和消化。胃蠕动的生理意义是磨碎进入胃内的食团,使之与胃液充分混合,形成糊状食糜;以利于化学性消化,并把胃内容物通过幽门推向十二指肠。

2. 胃的排空及其影响因素

(1)胃的排空　食糜由胃排入十二指肠的过程称为胃的排空(gastric emptying)。食物一般在入胃后5 min左右开始排空。胃排空的动力主要是胃和十二指肠之间的压力差,胃排空的动力来源于胃的运动所引起的胃内压升高,而幽门和十二指肠的收缩则是胃排空的阻力。胃排空的速度除了和胃与十二指肠之间的压力差有关外,也与食物的种类、物理性状和化学组成有关。在三大营养物质中,糖类的排空速度最快,蛋白质次之,脂肪类食物最慢。流体食物比固体食物排空快,颗粒小的食物比大块食物排空快,等张溶液比非等张溶液排空快。对于普通的混合性食物,由胃排空通常需要4～6 h。

(2)影响胃排空的因素　胃排空的动力是胃收缩运动形成的胃内压与十二指肠内压之间的压力差。因此,胃排空的速度受两方面因素的控制:一方面是胃内因素,胃内因素是促进胃排空的因素;另一方面是十二指肠因素,十二指肠因素是抑制胃排空的因素,二者都受到神经和体液因素的调节。

胃内因素:食物对胃的扩张刺激,可通过迷走-迷走反射及壁内神经丛局部反射,引起胃运动加强,胃运动加强使胃内压升高,胃排空加快。胃迷走神经切断术后的患者,胃尾区的收缩减弱,排空减慢。当人的情绪兴奋时胃排空加速,反之,情绪忧虑、悲伤、疼痛、紧张时胃排空减慢。另外,蛋白质消化产物,可刺激G细胞释放促胃液素,促胃液素能加强胃的运动,促进胃排空。

十二指肠因素:在十二指肠壁上存在多种感受器,当食糜进入十二指肠后,食糜中的盐酸、脂肪、高渗溶液及食糜本身对肠壁的机械性扩张刺激都可刺激这些感受器,通过肠-胃反射抑制胃的运动,另一方面,食糜中的酸和脂肪还可刺激小肠黏膜释放促

笔记栏

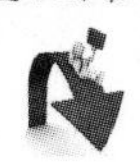

胰液素、肠抑胃肽等，抑制胃运动，延缓胃排空。

当胃的运动加强，胃内压大于十二指肠内压时，便发生一次胃排空；在食糜进入十二指肠后，随着胃酸被中和，食糜被推向十二指肠远端并被消化和吸收，食糜对胃的抑制作用逐渐解除，胃的运动加强，再推送少量食糜进入十二指肠，如此反复，直到食糜全部被排入十二指肠。可见，胃排空是间断进行的，并且与上段小肠内的消化吸收相适应。

3. 呕吐　将胃和肠内容物从口腔强力驱出体外的过程称为呕吐（vomiting）。呕吐前常出现一些自主神经兴奋的症状如恶心、流涎、呼吸急迫、心率加快而不规则等。呕吐是一个复杂的反射动作。引起呕吐反射的刺激通常是机械性和化学性刺激，感受器位于舌根、咽部、胃、大小肠、胆总管及泌尿生殖器官等处，中枢位于延髓网状结构的背外侧缘孤束核附近。视觉和内耳前庭的位置感觉发生改变时也可引起呕吐。颅内压增高（脑水肿、脑瘤等情况）可直接刺激呕吐中枢而引起呕吐。

借助呕吐可把进入胃内的有毒物质在未被吸收前排出体外，所以呕吐是一种具有保护意义的防御性反射活动。某些中枢性催吐药如阿扑吗啡能够刺激呕吐中枢附近的化学感受区，进而兴奋呕吐中枢，临床上常用于抢救食物中毒的患者。但若长期剧烈呕吐，将会影响进食和正常的消化活动，并使大量的消化液丢失，体内水、盐代谢紊乱和酸碱平衡失调。

三、小肠内的消化

食糜由胃进入十二指肠后便开始小肠内的消化。小肠内的消化是整个消化过程最重要的阶段。在这里，食糜受到胰液、胆汁和小肠液的化学性消化及小肠运动的机械性消化，整个消化过程基本完成，许多的营养物质也都在此处被吸收，未被消化的食物残渣从小肠进入大肠。食物在小肠内停留的时间，随食物的性质不同而有不同。混合性食物一般在小肠内停留的时间为 3 ~ 8 h。

（一）胰液的成分及其作用

胰液是由胰腺的腺泡细胞和小导管的管壁细胞分泌的，pH 值为 7.8 ~ 8.4，是一种无色、无味的液体，正常成人每日分泌的量为 1 ~ 2 L。腺泡细胞主要分泌消化酶，主要包括胰淀粉酶、胰脂肪酶、胰蛋白酶原和糜蛋白酶原，此外还含有核糖核酸酶和脱氧核糖核酸酶等。小导管的管壁细胞主要分泌水和碳酸氢盐。胰液为一种很重要的消化液，具有很强的消化能力。胰液呈碱性，渗透压与血浆相等。胰液中除了含有大量的水分外，还含有无机物和有机物。无机物主要包括碳酸氢盐、Cl^-、Na^+、K^+、Ca^{2+} 等，有机物主要是由胰腺腺泡细胞分泌的多种消化酶。胰液中各种主要成分的作用如下：

1. 碳酸氢盐　胰腺的小导管管壁细胞可分泌水、碳酸氢盐、Cl^-、Na^+、K^+、Ca^{2+} 等。碳酸氢盐是使胰液呈碱性的主要原因，它的主要作用是中和进入十二指肠的胃酸，保护小肠黏膜免受胃酸的侵蚀，同时也为小肠内多种消化酶的活动提供适宜的 pH 值环境。

2. 胰淀粉酶　此酶无须激活就具有活性，其作用是将淀粉、糖原及大多数其他碳水化合物水解为糊精、麦芽糖和麦芽寡糖。胰淀粉酶（pancreatic amylase）是一种 α-

笔记栏

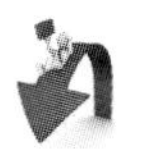

淀粉酶,其最适 pH 值为 6.7 ~7.0,胰淀粉酶对生、熟淀粉的水解效率都很高。

正常人有少量淀粉酶可释放入血。急性胰腺炎患者血中胰淀粉酶超过正常,并随尿排出。故临床上测定血清或尿中胰淀粉酶含量,对胰腺疾病的诊断具有重要价值。

3. 胰蛋白酶原和糜蛋白酶原　这两种酶都是由腺泡细胞分泌的,其中胰蛋白酶原的含量最多,正常情况下,它们均以无活性的酶原形式存在于胰液中,二者均是分解蛋白质的主要消化酶。胰蛋白酶原(trypsinogen)在小肠液中的肠激酶的作用下,可转化成有活性的胰蛋白酶,有活性的胰蛋白酶又可将更多的胰蛋白酶原转化成胰蛋白酶,这是一个正反馈调节的过程。另外,胃酸和组织液也能使胰蛋白酶原激活。胰蛋白酶又可将糜蛋白酶原(chymotrypsin)激活成为有活性的糜蛋白酶。胰蛋白酶(trypsin)和糜蛋白酶(chymotrypsin)都能分解蛋白质为1际和胨,两者协同作用于蛋白质时,分解蛋白质的作用加强,可将蛋白质分解为多肽和氨基酸。当机体内胰蛋白酶、糜蛋白酶和肠致活酶缺乏时,将引起蛋白质的消化不良,导致严重的腹泻。

4. 胰脂肪酶　胰脂肪酶(pancreatic lipase)是消化分解脂肪的最重要的酶,胰脂肪酶可将三酰甘油分解成甘油、脂肪酸和单酰甘油。此酶发挥作用的最适 pH 值为 7.5 ~8.5,发挥作用需要在胆盐和胰腺分泌的另一种小分子蛋白质辅脂酶存在的条件下才能进行。

另外,正常胰液中还含有胰蛋白酶抑制因子、羧基肽酶、弹性蛋白酶、胰脂酶、三酰甘油水解酶、胆固醇酯水解酶、磷脂酶 A_2 等,分别对蛋白质、脂肪发挥重要的作用。由于胰液中含有水解三种主要营养物质的消化酶,因而胰液是所有消化液中消化能力最强、消化食物最全面的一种消化液。若胰液分泌障碍时,即使其他消化液分泌正常,食物中的脂肪和蛋白质仍不能完全消化,从而影响其吸收,故可引起脂肪痢。当脂肪吸收障碍时又可影响脂溶性维生素 A、维生素 D、维生素 E、维生素 K 等的吸收。但对糖的消化和吸收影响不大。

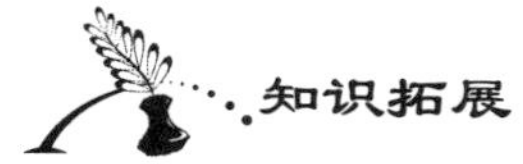

急性胰腺炎

急性胰腺炎是消化系统的常见疾病。过量饮酒、暴饮暴食以及胆道疾病是引起胰腺炎的重要原因。急性胰腺炎十分凶险,可导致心律失常甚至心功能衰竭,威胁人类生存。引起急性胰腺炎的病因虽然不同,但却有相同的发病过程,即胰腺各种消化酶被激活所致的胰腺自身消化。正常胰腺能分泌多种酶,这些酶通常以无活性的酶原形式存在。当胰腺导管痉挛或饮食不当引起胰液分泌急剧增加时,可因胰管内压力升高导致胰小管和胰腺腺泡破裂,胰蛋白酶原渗入胰腺间质而被组织液激活,出现胰腺组织的自身消化,从而发生急性胰腺炎。临床通过抑制或减少胰液分泌的方法进行治疗。

笔记栏

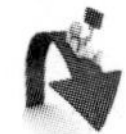

(二)胆汁成分及其作用

1. 胆汁的性质和成分

(1)胆汁的性质　胆汁是一种苦味的液体,透明清亮,正常成人每日分泌量为0.8～1.0 L。胆汁包括肝胆汁和胆囊胆汁。由肝细胞直接分泌的胆汁称为肝胆汁,肝胆汁为金黄色或橘黄色,pH 值为 7.4,偏碱性。储存于胆囊内的胆汁称胆囊胆汁,胆囊胆汁因水和碳酸氢盐在胆囊中被吸收而浓缩,颜色变至深绿色,呈弱酸性(pH 值为 6.8)。刚从肝细胞分泌出来的胆汁经胆小管流入小叶间胆管,再经肝左管和肝右管流入肝总管,再经胆总管、肝胰壶腹流入十二指肠,亦可转入胆囊管流入胆囊进行贮存。正常人的胆囊可容纳 40～70 mL 胆汁,在消化期可将胆汁经胆总管和肝胰壶腹排入十二指肠。

(2)胆汁的成分　胆汁的成分较为复杂,除水分外,还含有胆盐、胆色素、胆固醇、脂肪酸、卵磷脂和黏蛋白等有机成分和 Na^+、K^+、Ca^{2+}、Cl^-、HCO_3^- 等无机物。胆汁是唯一不含消化酶的消化液,胆汁中参与消化和吸收的主要成分是胆盐。胆盐是胆汁酸与甘氨酸或牛磺酸结合形成的钠盐或钾盐。胆色素为血红蛋白分解的终末产物,是决定胆汁颜色的主要成分,与消化无关。由肝产生,随胆汁排放后经大小便排出体外。胆固醇为胆汁酸的前身,是肝内脂肪代谢的产物。胆汁中的胆盐、胆固醇和卵磷脂保持一定的比例是维持胆固醇呈溶解状态的必要条件。当胆汁中的胆固醇过多或胆盐减少时,胆固醇容易沉积形成胆结石。胆盐主要为结合的胆汁酸所形成的钠盐,胆盐可降低食物中脂肪颗粒的表面张力,有利于脂肪的消化。胆盐是胆固醇的有效溶剂,因而可防止胆固醇析出结晶形成结石。

(3)胆汁的作用　胆汁中不含消化酶,但胆汁对脂肪的消化和吸收有重要作用。①乳化脂肪、促进脂肪的消化:胆汁中的胆盐、胆固醇和卵磷脂等均可作为乳化剂,降低脂肪的表面张力,使脂肪乳化成脂肪微滴,分散在水性的肠液中,因而增加了与胰脂肪酶的作用面积,促进脂肪的消化分解。②促进脂肪和脂溶性维生素的吸收:在小肠绒毛上皮细胞表面覆盖有一层不流动水层,即静水层,脂肪的分解产物不易穿过静水层到达肠黏膜表面而被上皮细胞吸收。胆盐分子具有双嗜性。众多的胆盐分子聚合成微胶粒,亲水面向外,疏水面向内。肠腔中脂肪的分解产物,如脂肪酸、单酰甘油及胆固醇等均可掺入由胆盐聚合成的微胶粒中,形成水溶性的混合微胶粒。混合微胶粒则很容易穿过静水层而到达肠黏膜表面,就这样,在胆盐的帮助下,不溶于水的脂肪分解产物被运送到了小肠黏膜表面,完成了脂肪的吸收。胆盐的这一作用,也有利于脂溶性维生素 A、维生素 D、维生素 E、维生素 K 等的吸收。③中和胃酸和利胆作用:胆汁排入十二指肠后,可中和一部分胃酸;进入小肠的胆盐在发挥完作用后绝大部分在回肠末端被吸收入血,通过门静脉回到肝,再形成胆汁,这个过程称为胆盐的肝肠循环。返回到肝的胆盐还可刺激肝细胞合成和分泌胆汁,此作用称为利胆作用。肠肝循环每循环一次有 10%～15% 胆盐自体内失去。④排泄作用:某些物质在体内通过胆汁排泄,如胆红素、胆固醇、固醇类激素、药物等可随着胆汁排出。

(三)小肠液成分及其作用

1. 小肠液的性质和成分　小肠液是一种弱碱性的液体,pH 值约为 7.6,其渗透压与血浆渗透压相等。它是由十二指肠腺和小肠腺分泌的,十二指肠腺分布于十二指肠

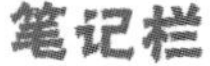

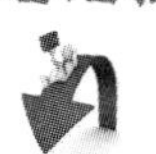

上端黏膜层内，分泌碱性液体；小肠腺分布于全部小肠的黏膜层内，分泌量较大，构成了小肠液的主要成分。十二指肠腺产生黏稠分泌物，保护肠黏膜使不受蛋白水解酶的作用，并在黏膜表面形成一个机械屏障，用以保护十二指肠上皮不被胃酸侵蚀。小肠腺分泌液构成了小肠液的主要成分，其黏度略低，但含多种酶，如淀粉酶、肽酶、肠致活酶等。小肠液分泌量变化范围很大，成年人每日分泌量为1～3 L。主要成分是水，除此之外，还含有无机盐、黏蛋白和肠激酶。除肠腔内的消化酶对食物进行消化外，小肠对食物的消化还存在一种特殊的方式，在小肠上皮细胞的刷状缘和上皮细胞内含有多种消化酶，如寡肽酶、麦芽糖酶、蔗糖酶、异麦芽糖酶和乳糖酶等，它们可对在小肠上皮细胞的纹状缘或进入上皮细胞的营养物质进一步分解，分解为氨基酸和单糖。因此，小肠对食物的消化是在小肠上皮细胞的纹状缘或上皮细胞内进行的。但当这些消化酶随脱落的肠上皮细胞进入肠腔后，则对小肠内食物的消化不再起作用。

2. 小肠液的作用　①稀释消化产物，使其渗透压降低接近于血浆，有利于消化产物的吸收。②小肠液不断地分泌，分泌后又很快被绒毛上皮细胞重新吸收，这种液体的交换为小肠内营养物质的吸收提供了一个大容量媒介。③肠激酶可激活胰蛋白酶原，使胰蛋白酶原转变为有活性的胰蛋白酶，有助于蛋白质的消化。④十二指肠腺分泌碱性黏液，具有润滑和保护十二指肠黏膜不被胃酸的侵蚀和免受消化液的消化作用。小肠腺分泌的液体起润滑和保护小肠黏膜的作用。

(四)小肠的运动

1. 小肠的运动方式　主要有以下三种：

(1)紧张性收缩　小肠平滑肌的紧张性收缩是小肠进行其他运动的基础，并使小肠保持一定的形态和位置，同时维持肠腔内一定压力。当小肠紧张性降低时，肠内容物的混合与运送速度减慢。反之，混合与运送速度加快。

(2)分节运动　分节运动(segmentation)是一种以小肠环行肌为主的节律性收缩和舒张交替进行的活动。表现为，在食糜所在的一段肠管上，环行肌以一定的间距多点同时收缩，把食糜分割成许多节段，随后，原来收缩的部位发生舒张，而原来舒张的部位发生收缩，使每个节段内的食糜重新分成两半，邻近的两半又重合成新的节段，如此反复进行，使小肠内的食糜不断分割又不断混合(图6-4)。由上至下，小肠的分节运动存在频率梯度，小肠上部频率较高，约为11次/min，向小肠远端逐步降低，至回肠末端减为8次/min。分节运动的主要作用是：①使食糜与消化液充分混合，有利于化学性消化；②使食糜与小肠壁紧密接触，有利于消化和吸收；③挤压肠壁有助于血液和淋巴液的回流；④分节运动本身对食糜的推进作用很小，但分节运动存在由上而下的频率梯度，这种梯度对食糜有一定的推进作用。此种运动在空腹时几乎不存在，进食后逐渐增强。分节运动常在一段小肠内进行约20 min，很少向前推进。以后由蠕动波把食糜向大肠方向推进，在新的肠段又进行同样的分节运动。

(3)蠕动　蠕动是一种环行肌和纵行肌共同参与的运动，可起始于小肠的任何部位，蠕动的速度较慢，1～2 cm/s，通常传播3～5 cm便消失。蠕动的作用是将经过分节运动作用的食糜从十二指肠向大肠方向推进，到达一个新肠段，再开始分节运动。还有一种行进速度很快、传播距离较远的蠕动，称为蠕动冲，蠕动冲是由于肠黏膜受到肠道感染等刺激时，或者是进食时的吞咽动作及食糜进入十二指肠而引起的，它是一种很强的蠕动波，可在数分钟内把食糜从小肠上段推送到结肠，甚至到大肠，以达到迅

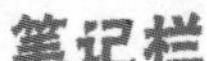

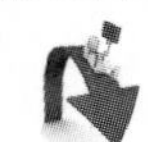

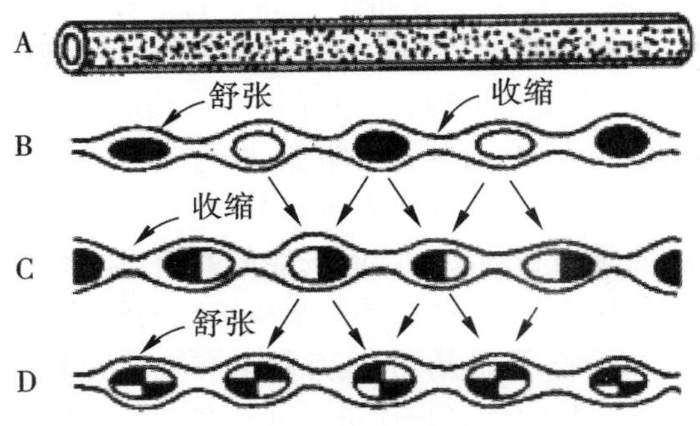

图 6-4　小肠的分节运动示意

A. 肠管表面观；B、C、D. 肠管切面观

表示不同阶段的食糜节段分割和合拢的情况。

速清除食糜中有害物质的目的。逆蠕动与蠕动的方向相反，发生在十二指肠肠蠕动时，肠内容物由于受水、气体等的推动而产生声音称为肠鸣音。肠鸣音的强弱可用来判断肠管的活动情况，肠麻痹时肠鸣音减弱或消失，肠蠕动亢进时肠鸣音加强。

四、大肠内消化

人的大肠不具有重要的消化活动，其主要功能：①吸收水分和电解质，参与机体对水、电解质平衡的调节；②吸收结肠内微生物产生的 B 族和 K 族维生素，③完成对食物残渣的加工，形成并暂时贮存粪便，并将其排出体外。

（一）大肠液及大肠内细菌的作用

大肠液是由大肠黏膜表面的柱状上皮细胞和杯状细胞分泌的，局部刺激即可引起碱性黏稠的黏液分泌。除此之外，结肠自身的摩擦和粪便通过的机械刺激亦可引起分泌。刺激盆神经可引起黏液分泌，而刺激交感神经则降低其分泌。尚未发现有调节大肠分泌的体液因素。大肠的分泌物富含黏液和碳酸氢盐，其 pH 值为 8.3～8.4。大肠液中可能含有少量二肽酶和淀粉酶，但这两种酶对物质几乎不起分解作用。大肠液的主要作用在于其中的黏液蛋白，它能保护肠黏膜免受机械损伤和润滑大便；大肠液还能粘连结肠的内容物，有助于粪便的形成，减少或阻止粪便中的大量细菌活动对肠壁的影响；碱性的大肠液还可中和粪便内细菌活动产生的酸，并阻止其向外扩散，保护大肠壁不受其侵蚀。

大肠内有大量的细菌，它们占粪便固体总量的 20%～30%，它们主要来自食物和空气。由于大肠内的酸碱度、温度和大肠内容物在大肠滞留的时间较长等因素对一般细菌的繁殖很适宜，这些细菌便在这里大量繁殖。细菌中含有能分解食物残渣的酶，可将糖、脂肪及蛋白质进行分解，细菌对糖及脂肪的分解称为发酵，细菌对蛋白质的分解称为腐败。糖及脂肪发酵的产物有乳酸、醋酸、二氧化碳、沼气、脂肪酸、甘油、胆碱等；蛋白质的腐败产物有胨、胨、氨基酸、氨、硫化氢、组胺、吲哚等。在正常情况下，由于吸收甚少，经肝解毒后，对人体无明显不良影响，但若长期便秘或其他原因使它们大量被吸收，或肝生物转化功能障碍时，将会对人体产生不良影响。此外，大肠内的细菌还利用较为简单的物质合成 B 族维生素和维生素 K，它们可被大肠吸收并为人体所利

笔记栏

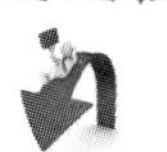

用,若长期使用肠道抗菌药物,肠道内细菌被抑制,可引起此类维生素缺乏,严重时甚至导致菌群失调。由于大肠的吸收能力很强,临床也采用直肠灌药的方式作为给药途径。

(二)大肠的运动形式

大肠的运动比小肠少、弱和慢,对刺激的反应也较迟缓,这些特点都适应于大肠暂时储存粪便的功能。大肠的运动形式有以下几种:

1. 袋状往返运动　主要由分节收缩完成,即由横结肠和降结肠的环行肌收缩所引起的,这种收缩在不同部位交替反复发生。这是在空腹和安静时最常见的一种运动形式。它使结肠出现一串结肠袋,结肠内压力升高,结肠袋内容物向两个方向做短距离的位移,但并不向前推进,它有利于对内容物的研磨与混合,还通过与肠黏膜的充分接触,促进水分和无机盐的吸收。

2. 分节运动或多袋推进运动　这是一个结肠袋或一段结肠收缩,把内容物缓慢推进到下一阶段的运动。进食或拟副交感药物刺激可使这种运动增强。

3. 蠕动　大肠的蠕动是由一些稳定向前的收缩波所组成。收缩波前方的平滑肌舒张,往往充有气体;收缩波的后面则保持在收缩状态,使这段肠管闭合并排空。蠕动波以 1 ~ 2 cm/min 的速度将肠内容物向前推进。

4. 集团蠕动　大肠还有一种收缩力强、行进很快且传播很远的蠕动,称为集团蠕动。集团蠕动常见于进食后,通常是早餐后 60 min 内,可能是由于胃内食糜由胃进入十二指肠,由十二指肠-结肠反射而引起的。集团蠕动开始于横结肠,可以较快的速度将一部分大肠内容物推送至降结肠或乙状结肠。

(三)排便与排便反射

排入大肠的肠内容物可在大肠内停留 10 h 以上,在这一过程中,一部分水分、无机盐和维生素被大肠黏膜吸收,同时食物残渣和部分未被吸收的营养物质经过大肠内细菌的发酵和腐败作用,形成粪便。粪便中,除食物残渣外,还包括脱落的肠上皮细胞和大量细菌。此外,机体的一些代谢产物,如肝排出的胆色素衍生物,以及由肠壁排出的某些重金属如钙、镁、汞等盐类也包含在粪便中。

排便是一种反射性的动作。正常人的直肠中平时没有粪便。一旦结肠的蠕动将粪便推入直肠,直肠内压升高,直肠壁内的压力感受器受到扩张刺激,冲动沿盆神经和腹下神经传至腰、骶段脊髓的初级排便中枢,兴奋初级排便中枢,同时上传到大脑皮质引起便意;若条件允许,即可发生排便反射。大脑皮质对脊髓初级排便中枢的抑制解除,盆神经的传出冲动增加,引起降结肠、乙状结肠和直肠平滑肌收缩,肛门内括约肌舒张,同时阴部神经的冲动减少,肛门外括约肌舒张,使粪便排出体外。此外,支配膈肌和腹肌的神经也兴奋,膈肌和腹肌也发生收缩,腹内压增高,以促进排便过程。如果条件不许可,大脑皮质则发出冲动,抑制脊髓初级排便中枢的活动,使排便受到抑制。

意识可加强或抑制排便。如果对便意经常予以制止,会使直肠逐渐失去对粪便刺激的正常敏感性,加之粪便在大肠内停留时间过久,水分吸收过多而变得干硬,引起排便困难,这就是产生功能性便秘最常见的原因。另外,痢疾或肠炎患者,由于直肠黏膜的敏感性提高,此时即使肠内只有少许粪便或黏液,也会引起便意及排便反射,即使是在便后也会有排便未尽的感觉,这就是临床上所说的“里急后重”。

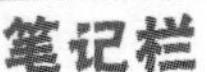

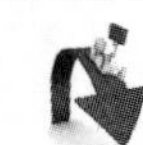

第三节　吸　收

吸收是指消化后的小分子物质以及水、无机盐和维生素通过消化道黏膜进入血液或淋巴的过程。食物经口腔、胃和小肠消化后，大分子物质变成了可被吸收的小分子物质，并通过消化道黏膜吸收进入血液和淋巴，为机体提供营养物质。可见消化是吸收的前提，吸收是消化的目的，吸收功能对于维持正常人体的生命活动极为重要。

一、吸收的部位及机制

消化道的不同部位对食物的吸收情况不同，这与消化道黏膜的结构特点、食物被消化的程度以及食物在消化道内停留的时间密切相关。口腔黏膜和食管仅能吸收少量水分和硝酸甘油等少数药物；胃黏膜因为没有绒毛，吸收能力也很小，仅能吸收少量的水、乙醇及某些药物；大肠主要吸收水分和无机盐；小肠是吸收的主要部位。成人小肠长 4 ~ 5 m，是消化管最长的一段。食物中的糖类、蛋白质和脂肪的消化产物等绝大部分都是在十二指肠和空肠吸收的；回肠是吸收的贮备部分，有其独特的功能，主动吸收胆盐和维生素 B_{12}。大肠主要吸收食物残渣中剩余的水和无机盐。可见小肠是营养物质吸收的最主要部位，这是因为小肠具有极有利于吸收的条件：①食物在小肠内已被消化成适合于吸收的小分子物质。②食物在小肠内停留时间较长，3 ~ 8 h，使营养物质有充足的时间被吸收。③小肠有巨大的吸收面积。成年人的小肠长 4 ~ 5 m，它的黏膜有许多环形皱襞伸向肠腔，皱襞上又拥有大量绒毛，绒毛的表面是一层柱状上皮细胞，这些细胞的顶端又有许多微绒毛，这样就使得小肠的表面积比同样长度的简单圆筒的面积增大了约 600 倍，总面积达 200 m^2 以上（图 6-5），为食物的吸收提供了巨大的面积。④在小肠黏膜的绒毛内，有较丰富的毛细血管、毛细淋巴管还有平滑肌和神经丛等结构。其中平滑肌的舒缩，可使绒毛发生节律性伸缩与摆动，还可促进毛细血管内血液和毛细淋巴管内淋巴液的回流，有利于吸收。

小肠吸收的物质种类最多，数量最大。消化后的小分子物质以及水、无机盐和维生素、基本上都是在小肠被吸收。小肠各段对营养物质的吸收并不相同，糖类、蛋白质和脂肪的消化产物等，大部分在十二指肠和空肠内吸收，回肠主要吸收胆盐和维生素 B_{12}（图 6-6）。

二、小肠内主要营养物质的吸收

在小肠中被吸收的物质不仅包括经口腔摄入的食物和水，还包括各种消化腺分泌入消化道内的水、无机盐和某些有机成分。以水为例，人每日分泌入消化道内的各种消化液总量可达 6 ~ 8 L，每日还饮水 1 ~ 2 L，而每日由粪便中排出的水仅约为 150 mL。因此，由小肠每日吸收回体内的液体量可达 8 L 以上。如此大量的水若不能被小肠吸收，势必会造成水、电解质和酸碱平衡紊乱，内环境稳态遭受破坏。因此，临床上做胃肠道引流术的患者或急性呕吐、腹泻患者，在短时间内会损失大量的液体，一定要注意补液。下面着重介绍几种重要营养物质的吸收。

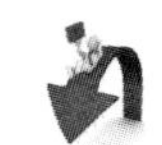

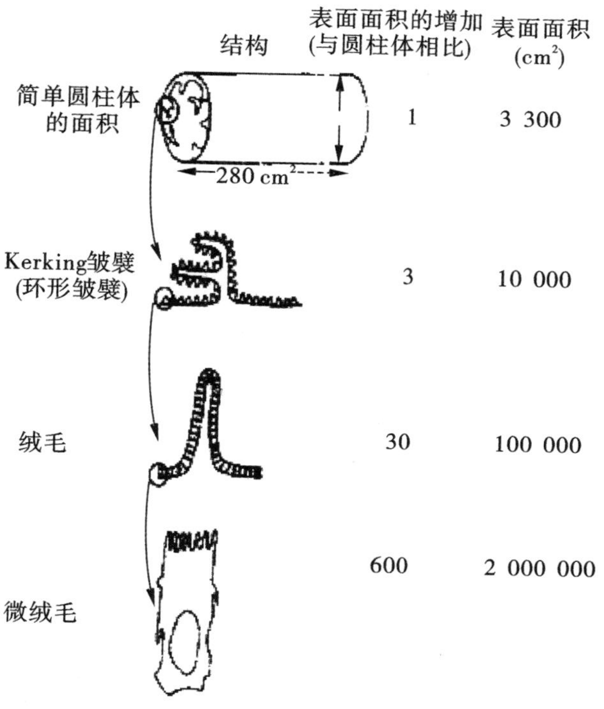

图 6-5　小肠黏膜表面积增大示意

(一)糖的吸收

食物中的糖类包括多糖(淀粉、糖原)、双糖(蔗糖、麦芽糖)和单糖(葡萄糖、果糖、半乳糖)。小肠黏膜上皮细胞仅能吸收单糖,所以多糖和双糖一般必须分解为单糖才能被吸收。单糖是以继发性主动转运的方式被吸收的。肠腔内的单糖主要是葡萄糖,葡萄糖约占单糖总量的80%,另有少量半乳糖、果糖和甘露糖。

果糖是借弥散作用而被吸收的,其弥散速率与其在肠腔中的浓度成正比。果糖一旦进入黏膜细胞就转变成葡萄糖或半乳糖,而后转运到门静脉内。葡萄糖的吸收途径主要是血液途径,进入淋巴管的很少。吸收方式是继发性主动转运,它是逆着浓度差进行的,需要消耗能量。葡萄糖和半乳糖以自由糖的形式存在于黏膜细胞的刷状缘中,在肠黏膜上皮细胞的刷状缘上存在着转运体蛋白,它能选择性地与葡萄糖(或半乳糖)和 Na^+结合,形成 Na^+-转运体-葡萄糖(或半乳糖)的复合物,选择性地把各种单糖从肠腔面转运入细胞内,进入细胞的单糖再以载体转运的方式离开细胞进入组织间液,随后入血。而 Na^+则由钠泵转运出细胞(图 6-7),此时是需要消耗能量的。可见,葡萄糖的吸收有赖于 Na^+的主动转运,两者同时进行,相互偶联。因载体蛋白对各种单糖的结合能力不同,故各种单糖的吸收速率也不相同。己糖的吸收很快,戊糖则很慢。在己糖中,半乳糖和葡萄糖的吸收最快,果糖次之,甘露糖则最慢。

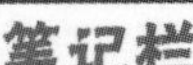

笔记栏

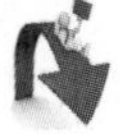

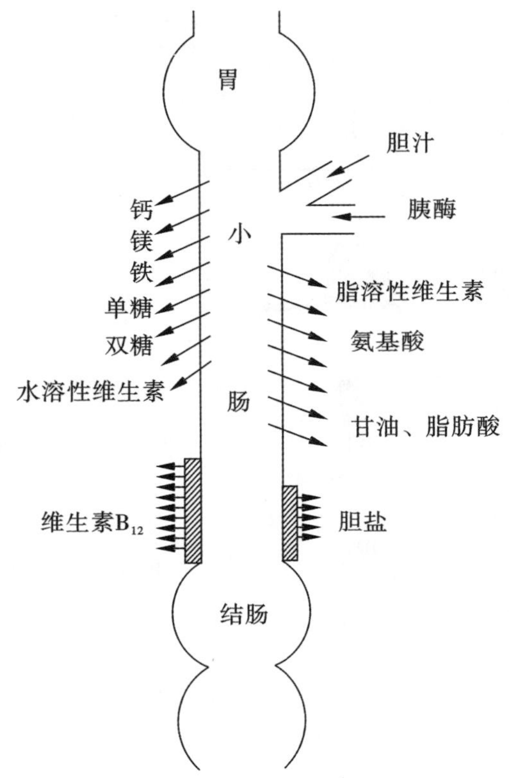

图 6-6　各种主要营养物质在小肠的吸收部位示意

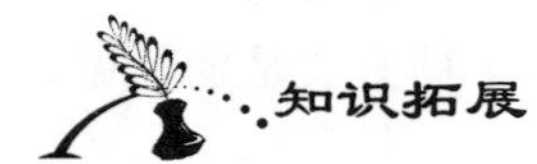

乳糖不耐受症

乳糖是一种双糖，在人体中不能直接被吸收，需要在肠黏膜上皮细胞刷状缘上的乳糖酶的作用下，被水解成半乳糖和葡萄糖才能被吸收。哺乳动物的幼体在断乳后，开始逐渐地减少乳糖酶的合成。人类的幼儿在 4 岁的时候通常会失去 90% 的乳糖消化能力，但个人之间的差异很大。很多成年人由于小肠上皮细胞乳糖酶缺乏，或者乳糖酶活性较婴幼儿期显著降低，饮用牛奶后乳糖不能被分解吸收，这样乳糖进入结肠后，被肠道细菌分解，产生大量乳酸、甲酸等短链脂肪酸和氢气，造成渗透压升高，使肠腔中的水分增多，引起腹胀、肠鸣、肠绞痛直至腹泻等现象，这就是乳糖不耐受症。食用酸奶、低乳糖奶可以减缓乳糖不耐受症。

笔记栏
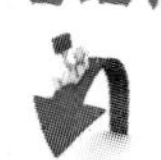

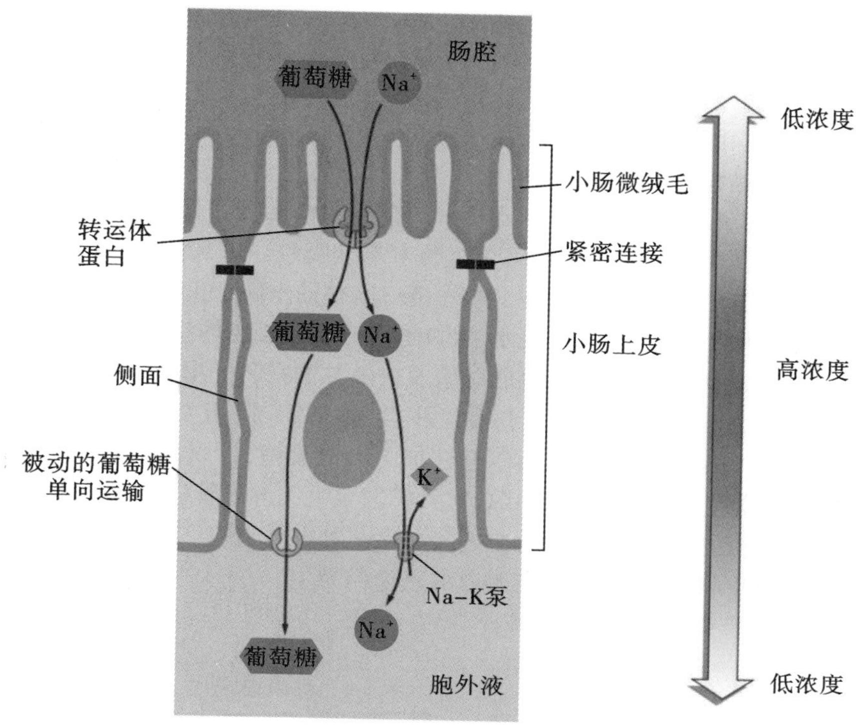

图 6-7 葡萄糖吸收机制示意

(二)蛋白质的吸收

食物中的蛋白质经消化分解成氨基酸才能被小肠吸收。吸收部位主要在小肠上段,当食糜到达小肠末端时已基本吸收完毕。氨基酸的吸收机制与葡萄糖相似,氨基酸自肠腔进入黏膜上皮细胞的过程也属于继发性主动转运,即与钠离子的主动吸收相耦联的过程。肠上皮细胞刷状缘膜中还存在二肽和三肽转运系统,许多二肽和三肽可被转运体转运至细胞内,且其转运效率可能比氨基酸更高,进入细胞内后它们再被胞质内的二肽酶和三肽酶进一步分解为氨基酸,之后氨基酸经基底侧膜的氨基酸载体以载体转运的方式运至组织液,然后到血液为机体利用。近年来研究认为,肠上皮细胞纹状缘存在一种 H^+-肽同向转运系统,它可以将 H^+顺浓度差转运到细胞内,同时将寡肽逆浓度梯度同向转运入细胞内。H^+的浓度梯度的建立依赖于 Na^+的势能梯度这是因为纹状缘上的 H^+-Na^+交换载体可以将肠腔中的 Na^+转运到肠上皮细胞内,同时将细胞内的 H^+运至细胞外,这样就建立起了 H^+的浓度梯度。而 Na^+跨膜势能的建立依赖钠泵的活动所以蛋白质的吸收也是一种耗能过程。

另外,食物中少量的蛋白质也可完整地进入血液。例如母亲初乳中含有一些蛋白质抗体,可被婴儿完整地吸收而进入血液,这可提高婴儿对病原体的抵抗力,随着年龄的增加,完整蛋白质的吸收越来越少。实验表明,少量食物蛋白可完整地进入血液,由于吸收量很少,从营养角度看并没有多大意义,但可作为抗原引起过敏反应或中毒反应,这对人体是不利的。

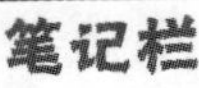

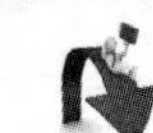

(三)脂类的吸收

一般在正常机体内摄入的脂肪至少有95%被吸收。在肠腔内,食物中的脂肪被胰脂肪酶水解成甘油、脂肪酸和单酰甘油,胆固醇酯在消化液中的胆固醇酯酶的作用下分解成游离的胆固醇。胆盐是双嗜性的分子,不溶于水的消化产物可在它的帮助下通过覆盖于小肠黏膜上皮细胞表面的静水层到达上皮细胞表面。在这里,单酰甘油、脂肪酸从混合微胶粒中释放出来,主要在十二指肠和空肠通过单纯扩散被吸收,而胆盐在此处则不能被吸收须靠主动转运在回肠末端被吸收。进入细胞内的脂肪酸的随后去路由脂肪酸分子的大小来决定。中、短链三酰甘油水解产生的脂肪酸和单酰甘油在小肠上皮细胞中不再变化,它们是水溶性的,可直接从细胞内扩散到组织液,再扩散到血液中,以血液途径被吸收。长链脂肪酸及单酰甘油在肠上皮细胞的内质网中大部分被重新合成为三酰甘油,并与细胞中生成的载脂蛋白结合成乳糜微粒(chylomicron),随后乳糜微粒进入高尔基体加工形成囊泡,再以出胞的方式释放出乳糜微粒,乳糜微粒到达细胞外组织间隙,然后扩散至毛细淋巴管(图6-8),以淋巴途径被吸收。由此,脂肪的吸收途径分为血液和淋巴两种,由于膳食中动、植物油中含有的长链脂肪酸很多,所以脂肪的吸收主要以淋巴途径为主。

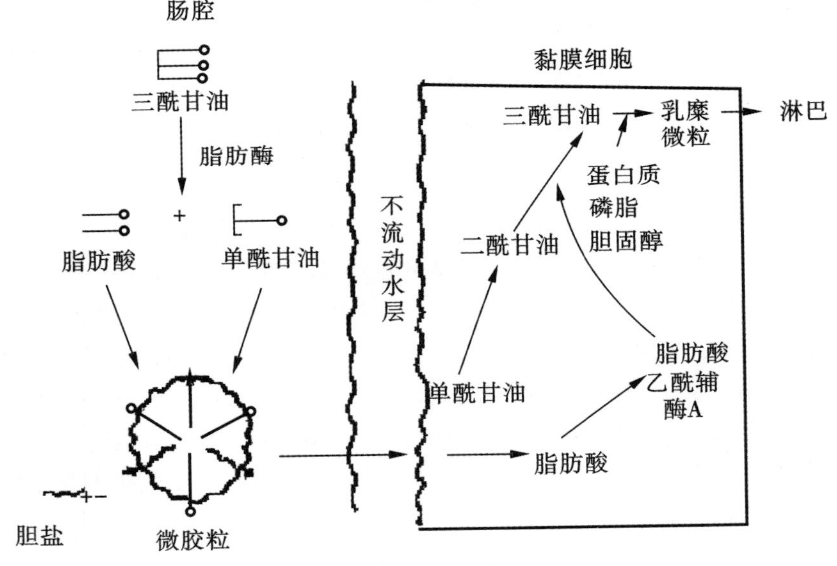

图6-8 脂肪吸收示意

(四)水和无机盐的吸收

1.水的吸收 正常成年人,机体每天从外界摄取水分为1.5～2.0 L,消化腺每日分泌的消化液量为6.0～8.0 L,随粪便排出体外的水仅有0.1～0.2 L,其余经过消化道时全部被吸收,因此消化道每天吸收的水可达8.0 L以上。在消化管的各段,水的吸收都是被动的,各种溶质尤其是NaCl的主动吸收所产生的渗透压梯度是水吸收的主要驱动力。90%(为7 L/d左右)的水在小肠被吸收,剩余不足10%(为0.5～1.0 L/d)的水经过结肠时几乎全部被吸收,胃中水被吸收的量很少。细胞膜和细胞间

笔记栏

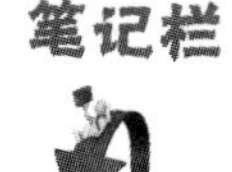

的紧密连接对水的通透性都很大，驱使水吸收的渗透压一般只有3～5 mOsm/L，随着各种溶质特别是NaCl主动吸收，产生一定的渗透压梯度，水在渗透压作用下被吸收。吸收途径有两种，分别为跨细胞途径和细胞旁途径。跨细胞途经是指水在渗透压作用下由肠上皮细胞顶端膜进入细胞，再由细胞基底侧膜进入细胞外间隙，细胞旁途径是指水在渗透压作用下通过上皮细胞之间的紧密连接进入细胞外间隙。最终，水随溶质进入细胞间隙，进入细胞间后细胞间隙静水压升高，水遂流向毛细血管，也会有少部分返漏至肠腔。严重的呕吐、腹泻，可使人体丢失大量的水和电解质，如不及时补充可导致水和电解质平衡紊乱，甚至危及生命。

2. 无机盐的吸收　盐类只有在溶解状态才能被吸收，凡与钙结合形成沉淀的盐类（硫酸钙、磷酸钙、草酸钙等）则不能被吸收。各种处于溶解状态的无机盐被吸收的难易程度也不尽相同，单价碱性盐类如钠盐、钾盐等吸收的较快，多价碱性盐类如镁盐、钙盐（可溶性）则吸收较慢。

（1）钠和负离子的吸收　小肠黏膜上皮从肠腔内吸收钠是个主动过程，钠的吸收与小肠黏膜上皮细胞膜上钠泵的活动密不可分。肠黏膜上皮细胞基底侧膜上钠泵的活动造成上皮细胞内低Na^+，且细胞内电位较肠腔内电位低约40 mV，所以，Na^+可顺电-化学梯度，并与其他物质（如葡萄糖、氨基酸等逆浓度差）同向转运入细胞内，进入细胞内的Na^+又通过细胞膜上钠泵活动，逆电化学梯度进入血液，钠泵活动是需要消耗能量的，所以钠的吸收是个主动过程。成人每日摄入的钠和消化腺分泌的钠有95%～99%被吸收入血，它可促进水的吸收。另外，由于钠泵活动产生的电位差，也促进了肠腔内的负离子如Cl^-和HCO_3^-向细胞内转移而被动吸收。

（2）铁的吸收　铁主要在十二指肠及空肠上段被吸收。这是因为这些部位的上皮细胞可以释放转铁蛋白，与铁离子结合成复合物，以入胞方式进入上皮细胞内。进入细胞内的铁，一部分通过主动转运进入血液，另一部分则留在细胞内调节铁的吸收量，以防铁的过量吸收。成人每日仅吸收约1 mg的铁，约占人体每日膳食中总含铁量（10 mg）的1/10。铁的吸收与人体对铁的需要有关。急性失血患者、孕妇、儿童对铁的需要量增加，铁的吸收也增加。铁只有还原为Fe^{2+}才能被吸收，但食物中的铁绝大部分是Fe^{3+}不易被吸收。维生素C和其他还原性物质能将Fe^{3+}转变为Fe^{2+}，所以可以促进铁的吸收。铁在酸性环境中易溶解而便于被吸收，故胃液中的盐酸有促进铁吸收的作用。所以胃大部分切除或萎缩性胃炎患者，由于胃酸分泌不足，常常会伴有缺铁性贫血。

（3）钙的吸收　钙的吸收部位在小肠上段，特别是十二指肠。小肠绒毛上皮细胞顶端膜上有特异性的钙离子通道，肠腔中的Ca^{2+}可经该通道顺电化学梯度进入细胞，在胞质中有钙结合蛋白，进入胞质中的Ca^{2+}迅速与此蛋白结合，在基底侧膜上有Ca^{2+}泵及Na^+-Ca^{2+}交换体，当与钙结合蛋白结合的Ca^{2+}到达基底侧膜处时，与钙结合蛋白分离，通过Ca^{2+}泵及Na^+-Ca^{2+}交换体被转运出细胞，然后进入血液。钙只有呈离子状态才能被吸收，食物中的钙主要是结合钙，所以需要转变成Ca^{2+}才能被吸收。正常人每日钙的净吸收量为100 mg。食物中的钙只有小部分被吸收，大部分随粪便排出体外。影响Ca^{2+}吸收的主要因素是机体对钙的需要量和维生素D。儿童、孕妇、乳母因对钙的需要量增加而使其吸收量增加。婴儿和儿童的钙吸收较好，可分别达吸收食物总钙量的50%和40%以上，以保证其生长发育的需要。此外，高活性的维生素D能促

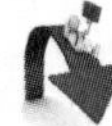

进钙的吸收。另外，影响钙吸收的因素还有很多。①肠内容物的酸度：当肠道内 pH 值约为 3 时，钙呈离子化状态，容易被吸收。②钙的状态：钙盐只有在溶解状态，而且不再被肠腔中任何其他物质沉淀的情况下，才能被吸收。如果肠腔中磷酸盐过多而使其转变为不溶性的磷酸钙，钙就不能被吸收。③食物的性质：脂肪类食物对钙的吸收有促进作用。脂肪分解的脂肪酸可与钙结合形成钙皂，钙皂又可与胆汁酸结合形成水溶性复合物而被吸收。④年龄：成年人食物中的钙吸收率约为 30%，但随年龄增长吸收率还会下降，老年人经常会因为缺钙引起骨质疏松，所以应适当服用钙剂来进行预防。

（五）维生素的吸收

维生素分为脂溶性和水溶性两大类。大部分水溶性维生素如 B_1、维生素 B_2、维生素 B_6、维生素 PP 是通过依赖 Na^+的同向转运体以扩散的形式在小肠上段被吸收的，但维生素 B_{12}是与壁细胞分泌的内因子结合成复合物，然后在内因子的保护下在回肠被主动吸收的。脂溶性维生素 A、维生素 D、维生素 E、维生素 K 的吸收机制与脂肪的吸收相似，即先与胆盐结合形成混合微胶粒通过小肠黏膜上皮细胞表面的静水层进入细胞，然后与胆盐分离，再透过细胞膜进入血液和淋巴液，脂溶性维生素也是在小肠上段被吸收的。

第四节　消化器官活动的调节

消化系统的活动和其他系统的活动一样，是在神经和体液调节下进行的，各器官之间密切配合，达到消化食物吸收营养物质的目的。消化系统要根据人体不同的情况发生适应性变化，以及消化系统与人体其他系统如循环、呼吸、代谢等的功能活动紧密协调，所有这些活动都是在神经和体液因素共同调节下实现的。

一、神经调节

（一）胃肠道的神经支配及其作用

神经系统对消化功能的调节比较复杂。少部分如口腔和咽部受脑神经支配，肛门外括约肌受躯体神经（阴部神经）支配，除此之外，支配胃肠的神经还有外来神经系统和位于消化管壁内的内在神经系统，这两个系统相互协调，共同调节胃肠功能。

1. 内在神经系统及其作用　存在于食管中段至肛门的管壁内的两种神经丛组成消化管的内在神经系统，一种是位于环行肌与纵行肌之间的肌间神经丛（myenteric plexus），另一种是位于环行肌与黏膜层之间的黏膜下神经丛（submucosal plexus）（图 6-9）。肌间神经丛主要与胃肠运动有关，黏膜下神经丛主要与胃肠分泌和吸收有关。内在神经系统具有独立完整的结构，它们由大量神经元及其纤维所组成，神经丛中有 8 亿 ~ 10 亿个神经元，分别为感觉神经元、运动神经元和中间神经元等。神经丛内部以及神经丛之间都有神经纤维互相联系，共同组成一个复杂的消化道内在的神经网络，可独立完成局部反射活动，有人将其称为“肠脑”。壁内神经丛绝大多数神经纤维是兴奋性胆碱能纤维，对消化腺运动和消化道分泌起兴奋作用，但也有少数神经纤维

笔记栏

是抑制性的，释放的递质包括生长抑素、P 物质、脑啡肽、NO 等。总之，黏膜下神经丛主要参与消化道腺体和内分泌细胞的分泌，肠内物质的吸收以及对局部血流的控制；肌间神经丛主要参与对消化道运动的控制。虽然内在神经系统，可以相对独立的调节胃肠运动和消化液的分泌，但受外来神经（即交感和副交感神经）活动的影响。

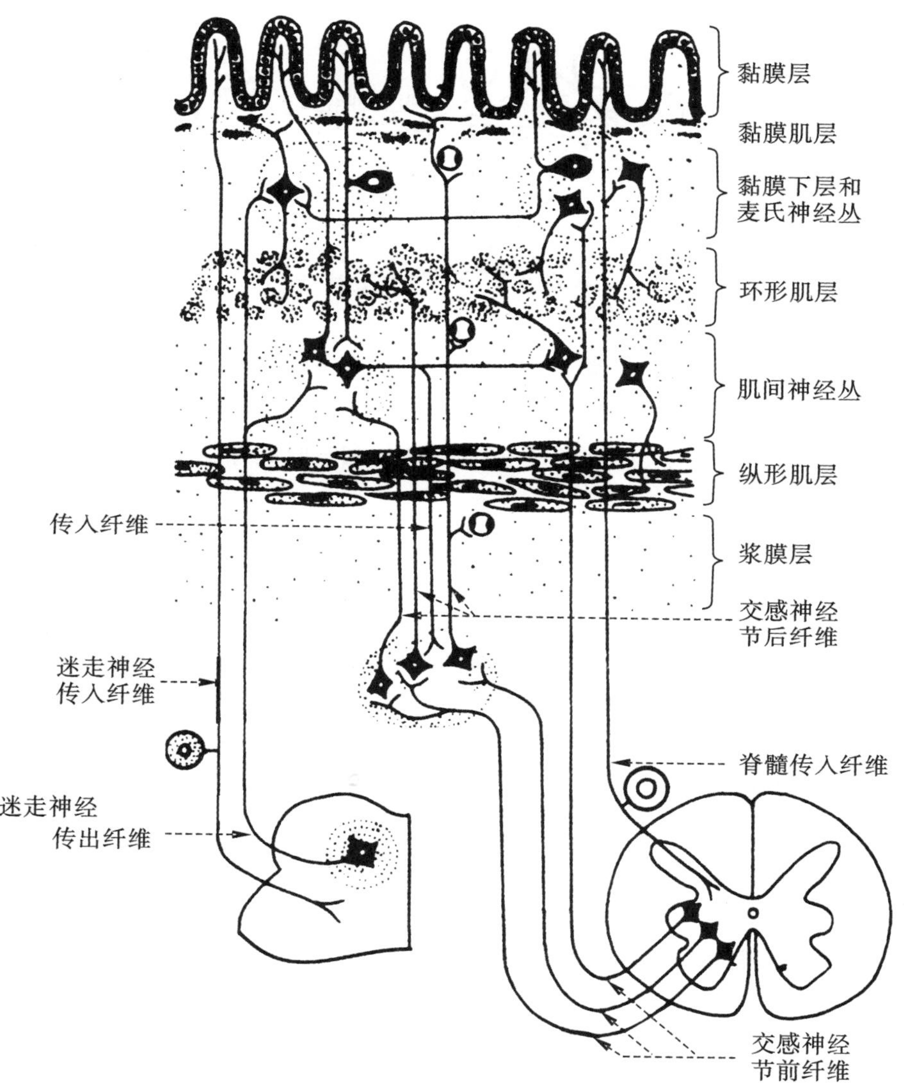

图 6-9　胃肠壁内神经丛及外来神经的联系示意

2. 外来神经及其作用　支配胃肠道的外来神经包括交感神经和副交感神经（图 6-10），其中副交感神经的影响较大。

（1）交感神经　交感神经节前纤维起自第 5 胸段至第 2 腰段脊髓侧角，在腹腔神经节和肠系膜神经节内换元后，节后纤维分布到唾液腺、胃、小肠和大肠各段。交感神经节后纤维末梢释放的递质为去甲肾上腺素，引起胃肠道运动减弱，消化腺分泌减少；但对括约肌（如胆总管括约肌、回盲括约肌和肛门括约肌）的作用则是使其收缩，唾液

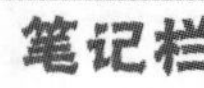
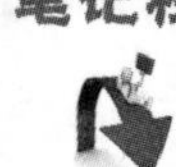

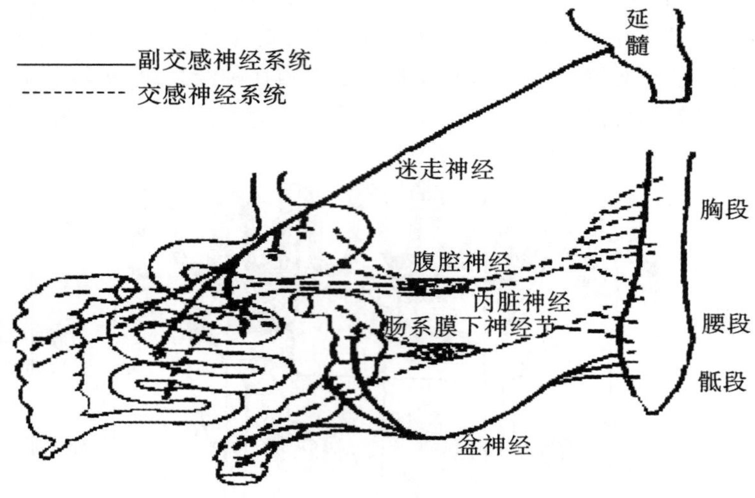

图 6-10　胃肠的神经支配示意

腺分泌黏稠唾液。总之,交感神经兴奋时,对消化和吸收起抑制作用。交感神经对壁内神经元有抑制作用。

(2)副交感神经　支配消化器官的副交感神经有第Ⅶ、Ⅸ对脑神经中的副交感神经纤维、迷走神经和盆神经。迷走神经发自延髓的迷走神经背核和疑核,支配食管下段、胃、小肠和结肠左曲以上的肠管以及肝、胆囊和胰腺。盆神经起自脊髓骶段,支配结肠左曲以下的肠管。支配消化器官的副交感神经的节前纤维先与器官旁神经节或壁内神经丛中的神经节细胞发生突触联系,节后纤维支配消化道壁的平滑肌和腺体。副交感神经兴奋时,大多数节后纤维末梢释放乙酰胆碱,使消化道运动增强,消化液分泌增多,但对胃肠括约肌则是使其舒张,唾液腺分泌稀薄唾液。总之,与交感神经相反,副交感神经对消化和吸收起促进作用。副交感神经对壁内神经元有兴奋作用。

交感神经和副交感神经的作用既相互拮抗又相互协调,共同调节消化器官的功能活动。

(二)消化器官活动的反射性调节

消化器官活动的反射中枢在延髓、下丘脑、边缘叶和大脑皮质等处。反射性调节包括两种,分别为非条件反射和条件反射。

1. 非条件反射　非条件反射是由化学或机械性刺激直接作用于消化道管壁上的感受器而引起的反射。食物在口腔内刺激舌、口腔黏膜和咽部感受器,引起唾液分泌增加。同时胃液、胰液、胆汁等消化液的分泌也增加,使胃容受性舒张,为食物在胃和小肠中继续进行消化创造条件。

食物入胃后,食物的机械性扩张刺激和化学刺激作用于胃底、胃体部的感受器,可通过迷走-迷走反射和壁内神经丛反射,引起胃的运动增强和胃液、胆汁、胰液等消化液的分泌增加。此外,蛋白质消化产物还可直接作用于 G 细胞引起促胃液素分泌,使胃肠运动增强,胃液、胆汁、胰液和小肠液的分泌。食物的扩张刺激和化学刺激直接作用于十二指肠和空肠上部,可通过迷走-迷走反射引起消化液分泌增加,促进化学性

笔记栏

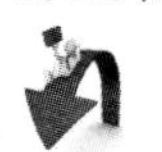

消化,也可通过壁内神经丛反射引起小肠运动增强,促进机械性消化。

2. 条件反射　在人类,条件反射对消化功能的影响十分广泛而明显。在上述非条件反射的基础上,刺激作用于视、嗅、听觉感觉器,通过视、嗅、听神经将神经冲动传入中枢,再经传出神经迷走神经,引起消化腺分泌和消化道运动的反射活动。对于人类,引起条件反射活动的刺激包括食物的形状、颜色、气味以及与食物有关的语言、文字和进食的环境等。"望梅止渴""画饼充饥"都是典型的条件反射的例子。条件反射性调节尽管不直接作用于消化器官的相应感受器,但其反射效应却为食物的消化做好了准备,使消化器官的活动更加协调。另外情绪变化也会影响消化,在愉快状态下消化吸收活动会增强;相反,在恐惧、忧郁、生气状态下会出现食欲缺乏、消化吸收活动降低的现象。

二、体液调节

消化道不仅是机体的消化器官,也是体内最大、最复杂的内分泌器官。由胃肠黏膜的内分泌细胞合成和释放的具有生物活性的化学物质,统称为胃肠激素(gut hormones)。它们在化学结构上都属于肽类,已经证明,这些内分泌细胞散在地分布于从胃到大肠的黏膜细胞之间,可分泌多种胃肠激素。目前已发现的胃肠激素有40余种,其中,最主要的有促胃液素(gastrin)、促胰液素(secretin)、缩胆囊素(cholecystokinin,CCK)和抑胃肽(gastric inhibitory peptide,GIP)4种(表6-1)。

绝大多数胃肠激素是通过内分泌途径即通过血液循环运输到达靶细胞发挥作用;小部分通过旁分泌途径即通过细胞外液直接扩散到邻近的靶细胞而发挥作用;也有一些通过神经-内分泌途径、神经递质途径、自分泌途径、腔分泌途径等发挥作用。胃肠激素的生理作用主要表现在以下三方面:①调节消化道的运动和消化腺的分泌,这是胃肠激素的主要生理作用;②调节其他激素的释放,例如生长抑素、胰多肽、促胃液素释放肽、血管活性肠肽等对生长激素、胰岛素、促胃液素的释放有调节作用;③营养作用,某些胃肠激素可促进消化系统组织的生长,例如促胃液素能促进胃泌酸部黏膜的生长,促进十二指肠黏膜蛋白质、RNA和DNA的合成。

表6-1　胃肠激素的分布部位、分泌细胞和主要生理作用

激素名称	分布部位	分泌细胞	主要生理作用
促胃液素	胃窦、十二指肠	G细胞	促进胃酸、胃蛋白酶分泌,促进胃肠运动,胰液、胆汁分泌,对胃肠黏膜起营养作用
缩胆囊素(CCK)	十二指肠、空肠	I细胞	促进胰液(酶)分泌和胆囊收缩,Oddi括约肌舒张、胆汁排放,加强胃肠运动,促进胰腺外分泌部生长
促胰液素	十二指肠、空肠	S细胞	促进胰液(H_2O、HCO_3^-)分泌,刺激胆汁、小肠液分泌,加强CCK收缩胆囊作用,抑制胃酸分泌和胃肠运动
抑胃肽(GIP)	十二指肠、空肠	K细胞	抑制胃酸和胃蛋白酶原分泌,抑制胃排空,刺激胰岛素分泌

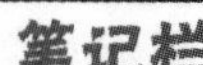

笔记栏

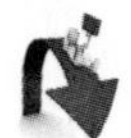

近年来研究证明,一些肽类激素如促胃液素、缩胆囊素、血管活性肠肽、P 物质、神经降压素、生长抑素等既存在于中枢神经系统,也存在于消化道中,我们就把这类在消化道和中枢神经系统内双重分布的肽类物质统称为脑-肠肽(brain-gut peptides)。目前已被确认的脑-肠肽有 20 多种,脑-肠肽概念的提出,揭示了神经系统和消化道之间存在密切的内在联系。脑-肠肽具有广泛的生物学活性,如调节消化管运动和消化腺分泌;调节代谢和摄食活动,调节免疫功能和行为活动等。

三、局部因素调节

除了受神经和体液调节外,分泌细胞和平滑肌细胞还受到一些局部因素(如前列腺素、组胺、钙离子等)的调节,这些因素为胃肠本身的代谢产物,只对邻近的靶细胞发挥作用所以叫作局部调节。

1. 前列腺素　前列腺素对消化系统的作用有三方面:①前列腺素能强烈地抑制胃液分泌,包括胃液量、胃酸浓度及酸排出量、胃蛋白酶排出量等。②前列腺素可以刺激胃黏液的生成和分泌;增加表面活性磷脂的生成,加强胃黏膜屏障的疏水活性;保护胃黏膜微循环结构的完整性,维持胃黏膜的血液供应;促进胃黏膜上皮的更新和修复。③抑制胃运动过强等。

2. 组胺　组胺是由肥大细胞产生的。胃的泌酸腺区黏膜内含有大量的组胺。组胺可与胃壁细胞膜上的组胺Ⅱ型受体结合,从而促进胃酸的分泌。组胺不仅对胃酸分泌具有很强的刺激作用,而且还能提高壁细胞对促胃液素和乙酰胆碱的敏感性。西咪替丁是组胺Ⅱ型受体的拮抗剂,一方面它可阻断组胺与壁细胞的结合,使胃酸分泌减少,另一方面它可降低壁细胞对乙酰胆碱和促胃液素的敏感性,使胃酸分泌大大减少,所以西咪替丁是临床上治疗溃疡病最常用的药物。

四、社会、心理因素对消化功能的调节

社会、心理因素对消化系统功能有着重要的影响。研究认为,社会、心理因素对消化系统功能的影响主要是通过神经系统、内分泌系统和免疫系统的作用实现的。不良的心理刺激不仅影响消化腺的分泌,也影响胃肠运动。人在精神愉悦、情绪稳定时可使消化器官活动增强,食欲旺盛,有益健康;而人在悲伤、恐怖时,消化液分泌受到抑制,并出现厌食、恶心,甚至呕吐的现象。忧虑、沮丧的情绪还可使十二指肠-结肠反射受到抑制,引起便秘。

长期不良的心理因素不仅影响正常的消化功能,还会导致某些消化器官疾病的发生。情绪紧张引起的胃及十二指肠溃疡是相当常见的。人处于惊恐、紧张的情绪状态时,胃酸分泌大大增加,容易诱发和加剧胃溃疡,有时还会发生胃肠痉挛,引起腹痛。临床上有些病人本来已经好转或痊愈,但由于受到不良的心理刺激,结果疾病再次复发或恶化。

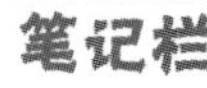
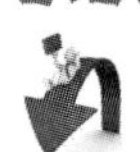

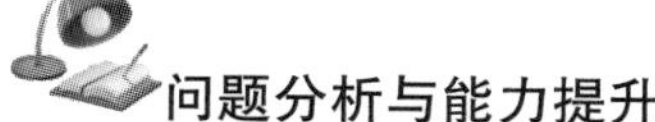

问题分析与能力提升

1. 为什么很多成年人饮用牛奶后会发生腹泻?
2. 进食引起胃液分泌的机制有哪些?
3. 为什么胆囊炎患者禁止食用油腻的食物,应如何合理饮食?
4. 为什么小肠是营养物质吸收的主要部位?
5. 糖类、脂肪和蛋白质的消化产物是怎样被吸收的?
6. 简述进食引起胃液分泌的机制。
7. 胆汁的组成成分是什么? 胆汁成分中与消化有关的成分是什么? 有什么作用?
8. 胃肠道的基本运动形式有哪些? 它们有何生理意义?
9. 某男,40 岁。昨晚喝酒后,睡到半夜感到腹部不舒服,今早饭后开始上腹疼痛难忍,如刀割一样,手压上腹部疼得更厉害。吃饭后疼痛加重。同时有恶心、腹胀、呕吐和全身发热,测体温 39 ℃。

诊断:急性胰腺炎。

思考:①简述胰液的主要成分和作用。②为什么酗酒和暴饮暴食会引起胰腺炎?

10. 某男,35 岁。这三年来患者经常感觉上腹部疼痛,时轻时重,尤其好发于冬春和秋冬之交时。每次持续半月左右。而且每次于饭前疼得最厉害,吃点东西以后缓解。有时半夜醒来,自觉饿得难受。

诊断:十二指肠溃疡。

思考:①简述上消化道溃疡(包括胃溃疡和十二指肠溃疡)发生的原因。②刺激胃酸分泌的因素都有哪些? ③简述黏液-碳酸氢盐屏障的作用。④消化性溃疡患者应如何合理饮食?

(河南医学高等专科学校　师瑞红)

第七章 能量代谢与体温

学习要点

基础状态、基础代谢率概念、正常值及意义，体温的概念、正常值及生理变异，机体的主要散热方式以及在临床上的应用，能量的来源与去路、能量代谢的主要影响因素，能量代谢的测定原理，体温的调节。

第一节 能量代谢

新陈代谢是生命活动的最基本特征。新陈代谢不仅包括物质在人体的合成与分解，机体体温的维持、肌肉收缩、兴奋传导等生理活动都需要消耗能量，所以新陈代谢包括物质代谢和能量代谢，机体一方面在利用外界营养物质合成自身成分的同时储存能量；另一方面在分解自身成分的同时释放能量以满足生命活动的需要。生理学中将这种伴随着物质代谢过程中进行的能量释放、转移、储存和利用，称为能量代谢（energy metabolism）。

一、能量的来源与去路

（一）能量的来源

人体生命活动所需的能量来源于食物中的糖、脂肪和蛋白质等三大营养物质的氧化分解。当营养物质在人体中氧化时生成 CO_2 和 H_2O，同时碳氢键断裂，释放出所蕴藏的化学能（图 7-1）。

1.糖　糖是人体最主要的能源物质，机体所需能量 50% ~70% 来自于糖类物质的氧化分解。人体吸收的单糖主要是葡糖糖，葡萄糖通过有氧氧化和无氧酵解两种途径为组织细胞供能，体内的糖代谢途径可因供氧情况的不同而有所不同。在氧供应丰富的组织，葡萄糖进行有氧氧化，生成 CO_2 和水，1 mol 葡萄糖完全氧化释放的能量可合成 38 mol ATP；在组织低氧的情况下，葡萄糖还以无氧酵解的方式供能，此时生成乳酸，1 mol 葡萄糖仅能提供 2 mol ATP。人体大多数组织氧供应充足，所以，葡萄糖以有氧氧化方式为主。糖酵解虽然供应的能量较少，但在机体缺氧时发挥着重要作用，因

笔记栏

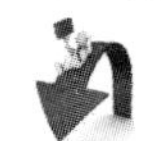

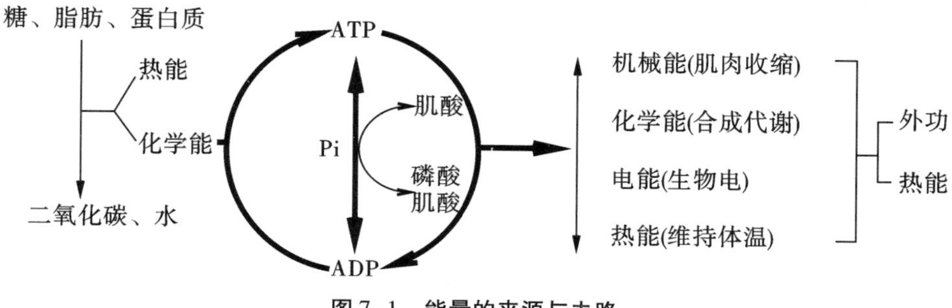

图7-1　能量的来源与去路

为这条途径不需 O_2 即可供能。例如，剧烈运动时，骨骼肌大量消耗氧，血液供应和呼吸系统的功能加强需要一个过程，不能快速适应骨骼肌对 O_2 的需求，骨骼肌此时暂时处于相对缺氧的状态，称为氧债(oxygen debt)。机体在这种情况下动用储备的化学能和无氧酵解来供能。当运动停止之后，呼吸加深加快的现象不会立即停止，心血管活动也会在较高水平维持一段时间，机体多摄取的 O_2 偿还运动时的氧债。另外，成熟红细胞缺乏有氧氧化的酶，糖的无氧酵解也是其供能的主要方式。脑组织的能量供应主要来自于葡萄糖的有氧氧化，脑组织内储存的糖原很少，所以对血糖的依赖性大，当血糖水平过低时，会引起脑供能障碍，出现头晕等症状，甚至导致昏迷。可见，糖是人体最主要的能源物质。

2. 脂肪　脂肪的主要功能是储存和供给能量。机体储存的脂肪在需要时先被分解为甘油和脂肪酸，甘油在肝中经过磷酸化和脱氢而进入糖的有氧分解参与供能，或转变为糖。脂肪酸则在组织细胞内与辅酶A结合后，分解为乙酰辅酶A进入糖的氧化供给能量。

成人体内储存的脂肪可达体重的20%，脂肪在体内氧化释放的能量约为等量糖的2倍。所以，在饥饿的情况下，肝糖原很快耗尽，脂肪成为主要的供能物质，并能长时间的为机体提供能量，但脂肪酸氧化产生大量酮体，因此，长期饥饿易引起酮症酸中毒。

3. 蛋白质　蛋白质是人体组织的重要组成成分，氧化供能只是蛋白质的次要功能。蛋白质在人体中被分解为氨基酸，氨基酸主要用于重新合成蛋白质，构成细胞的组成成分，或者合成激素、酶等物质。只有在某些特殊情况下，如长期禁食或患有恶性肿瘤等消耗性疾病时，蛋白质才被分解供能。蛋白质在体内氧化不完全，以尿素、尿酸和肌酐等代谢终产物形式经肾排出体外。

(二)能量的去路

机体组织细胞并不能直接利用由各种能源物质氧化释放的能量，组织细胞所需要的能量实际上是由ATP直接提供的，ATP是三大营养物质在人体氧化过程中合成的一种高能化合物。食物中的糖、脂肪和蛋白质三大营养物质氧化分解释放出的能量，50%以上直接转化为热能，用于维持体温，并向外界散发。其余不足50%的能量以高能磷酸键的形式储存于ATP等高能活性物质中。当机体需要能量时，ATP分解为腺苷二磷酸(ADP)，同时高能磷酸键断裂，释放出能量供机体使用。可见，ATP既是体内重要的储能形式，又是人体的直接供能物质。机体消耗的ATP，可由营养物质氧化

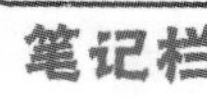

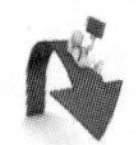

分解所释放的能量使 ADP 重新合成而得到补充。机体以 ATP 形式储能是有限的，当能量过剩时，ATP 还可将高能磷酸键转给肌酸生成磷酸肌酸（creatine phosphate，CP），以磷酸肌酸等形式储能。当 ATP 消耗时，磷酸肌酸将高能磷酸键转给 ADP，合成 ATP，再分解供能。因此，磷酸肌酸只是机体的储能形式而非直接供能物质。ATP 分解释放出的能量可用于机体的各项生命活动，如肌细胞收缩、主动转运、神经传导、腺体分泌、递质释放和机体生长等。ATP 在人体能量转化和利用中起关键作用。

能量在人体中经过转移、贮存和利用，最终，除骨骼肌收缩对外做的机械功外，其余形式的能量都转化为热能。热能是人体能量利用的最低形式，只用于维持体温，并向外界发散，此外，还有小部分热量随着呼出气、尿液、粪便等被带出体外。

（三）能量平衡

机体摄入的能量与消耗的能量之间的平衡称为能量平衡。如果一段时间内体重保持不变，便可认为这段时间内人体的能量"收支"平衡，即摄入的能量与消耗的能量基本相当。人体每日消耗的能量主要包括基础代谢、食物的特殊动力效应 、体力运动消耗和生长发育所需能量。当摄入的能量少于消耗的能量时，机体将动用储存的能源，导致体重减轻，这称为能量的负平衡；当机体摄入的能量多于消耗的能量时，富余的能量会转变为脂肪储存起来，导致体重增加，产生肥胖现象，称为能量的正平衡。肥胖与糖尿病、高血压、高脂血症等许多疾病的发生有关。体重指数（body mass index）、腰围和腰臀围比常作为判断肥胖的诊断指标。身高（m）的平方除以体重（ kg）所得之商称为体重指数，体重指数>24 为超重，>28 即为肥胖。腰围和腰臀围比常用于反映体内脂肪总量和脂肪分布情况。人们应根据自身的实际生理状况、活动强度及生长发育阶段等具体情况供应能量，以维持机体的能量平衡。

二、能量代谢的测定

机体能量代谢的测定，可通过测定机体在一定时间内所消耗的食物，按照食物的热价即可计算出这些食物所包含的能量，但机体食物的消耗量是很难测出的。机体的能量代谢遵循能量守恒定律，即能量在由一种形式转化为另一种形式时，既不会增加，也不会减少。除机械功外，机体利用的食物中的化学能最终都转化为热能。所以，食物中营养物质在人体释放出的能量应当等于最终转化成的热能和机械功之和。如果排除机体对外所做的机械功，测定机体单位时间内产生的热量，就可了解机体的能量代谢状况。因此，生理学中用单位时间的产热量表示能量代谢率（energy metabolism rate）。机体产热量的测定主要有三类方法：直接测热法、间接测热法和双标水法。

（一）直接测热法

直接测热法是让受试者居于隔热密闭房间内，利用特殊测量装置测定机体在一定时间内发散的热量。根据加热使水温升高的原理，受试者处于隔热房间中，在安静状态下，机体散发的热量被流过房间管道内的水所吸收，根据流过管道的水量和水的温度变化，即可计算出机体的产热量（图 7-2）。但直接测热法使用的设备复杂，操作烦琐，一般仅用于科学研究。

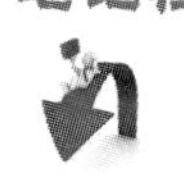

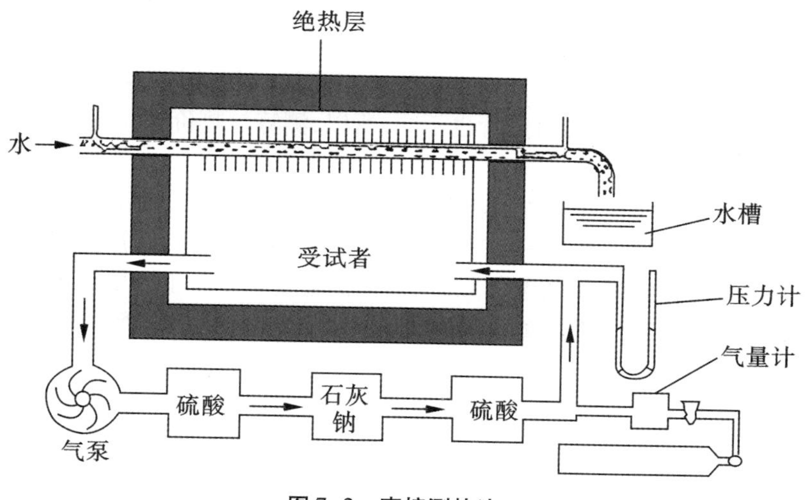

图 7-2　直接测热法

(二)间接测热法

间接测热法根据化学反应中反应物的量与生成产物的量之间总是保持一定比例关系,即质量守恒定理(定比定理)。例如,1 mol 葡萄糖氧化时,需消耗 6 mol O_2,产生 6 mol CO_2 和 6 mol H_2O,同时释放一定的能量(ΔH)。反应式如下:

$$C_6H_{12}O_6+6O_2=6CO_2+6H_2O+\Delta H$$

根据化学反应中的定比关系,测定人体一定时间糖、脂肪、蛋白质氧化分解的量,以及机体的耗 O_2 量、CO_2 产生量,即可推算出机体该段时间内产生的热量。利用产热量来计算能量代谢率,需了解与能量代谢测定有关的基本概念,包括食物的热价、氧热价和呼吸商等。

1. 热价　1 g 某种营养物质氧化时释放出来的热量称为该物质的热价(thermal equivalent of food)。热价的计量单位通常用焦耳(J,1 cal=4.19 J)表示。食物的热价分为物理热价与生物热价两种,物理热价是食物在体外燃烧时释放出的热量;生物热价是食物在体内氧化时所释放出的热量。各种营养物质的物理热价和生物热价,如表 7-1 所示,糖与脂肪的生物热价和物理热价相同,蛋白质的生物热价低于其物理热价,这是因为蛋白质在体内氧化不完全,有一部分以尿素、尿酸和肌酐等形式随尿液排出,还有少量的产物通过粪便排出。

表 7-1　三种营养物质热价、氧热价与呼吸商

物质	耗氧量 /($L \cdot g^{-1}$)	CO_2 产生量 /($L \cdot g^{-1}$)	物理热价 /($kJ \cdot g^{-1}$)	生物热价 /($kJ \cdot g^{-1}$)	氧热价 /($kJ \cdot g^{-1}$)	呼吸商
糖	0.83	0.83	17.2	17.2	21.1	1.00
脂肪	2.03	1.43	39.8	39.8	19.7	0.71
蛋白质	0.95	0.76	23.4	18.0	18.8	0.80

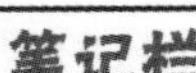
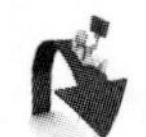

2. 氧热价　某种食物氧化时消耗 1 L O_2 所产生的热量称为该食物的氧热价(thermal equivalent of oxygen),氧热价反映营养物质氧化时的耗氧量与产热量之间的关系,通过氧热价和耗氧量可以计算出机体的产热量,但不同营养物质所含碳、氢、氧等元素的比例不同,其氧化时氧热价也不同,所以,测算氧热价还应知道三大营养物质氧化的比例。

3. 呼吸商　营养物质在体内氧化时,消耗 O_2,并产生 CO_2,机体在一定时间内 CO_2 产生量与耗 O_2 量的比值,称为呼吸商(respiratory quotient, RQ)。严格来说,计算呼吸商时应以 CO_2 摩尔数除以 O_2 的摩尔数;但由于在温度和气压不变的情况下,摩尔数相同的气体,其容积也相等,所以实际计算时常用 CO_2 与 O_2 的容积数(mL 或 L)来计算呼吸商。

$$RQ = \frac{CO_2\text{ 产生量(L)}}{\text{耗 }O_2\text{ 量(L)}}$$

各种营养物质碳、氢、氧的含量不同,氧化时的耗 O_2 量和 CO_2 产生量也不同,所以呼吸商各异。葡萄糖氧化时,产生的 CO_2 量与耗 O_2 量相等,故糖氧化产生的呼吸商为 1.0,蛋白质和脂肪的呼吸商分别为 0.80 和 0.71。根据呼吸商可以估算出机体在某一段时间内营养物质氧化的比例。例如,某人一段时间呼吸商为 1.0,表明该段时间机体的氧化功能以糖为主;糖尿病患者因为葡萄糖利用障碍,主要靠脂肪氧化供能,呼吸商接近 0.71;而长期饥饿的人主要依靠蛋白质的分解供能,其呼吸商接近于 0.80。正常人吃混合膳食,呼吸商一般为 0.85 左右。

通过呼吸商可反映机体中三种营养物质氧化分解的比例,但通过呼吸商测算出的营养物质氧化比例与实际情况并不完全一致。这是因为营养物质在人体内还可以相互转化,如果糖转化为脂肪时,由于脂肪的分子中 O_2 含量较少,所以转化后,糖分子中的 O_2 就有剩余,这些剩余的 O_2 可参加机体代谢过程中的氧化反应,相应减少了从外界摄入的 O_2 量,使呼吸商变大,甚至超过 1。另外,在肌肉剧烈活动时,由于出现氧债,糖酵解就加强,产生大量乳酸,使肺排出的 CO_2 量明显增加;在肺过度通气或酸中毒等情况下,CO_2 的排出量也增多,这也使呼吸商变大。而在肺通气不足或碱中毒等情况下,呼吸商则变小。

一般情况下,机体能量供应主要来自糖和脂肪的氧化分解,蛋白质氧化分解的量较少。所以在能量代谢率的计算中,常常将蛋白质的代谢量忽略不计,只考虑糖和脂肪氧化时的 CO_2 产生量和耗 O_2 量的比值称为非蛋白呼吸商(non-protein respiratory quotient, NPRQ)。非蛋白呼吸商概念的引入使能量代谢的计算更为便捷,非蛋白呼吸商及其对应的糖和脂肪氧化的百分比、氧热价见表 7-2。

4. 能量代谢的计算

(1)间接测热法

第一步:计算蛋白质食物氧化的产热量。首先测定机体一定时间内的尿氮排出量。蛋白质的含氮量约为 16%,即在体内氧化 1 g 蛋白质可产生 0.16 g 左右的尿氮。以 0.16 除以尿氮量,即可得出体内氧化蛋白质的量。根据蛋白质的生物热价(表 7-1),计算出蛋白质食物氧化的产热量。

第二步:计算非蛋白食物氧化的产热量。测定机体在一定时间内总的耗氧量和总的 CO_2 产生量。根据 1 g 蛋白质氧化时的耗氧量和 CO_2 产生量(表 7-1),可算出受试者在这段时间内蛋白质食物氧化时的耗氧量和 CO_2 产生量，分别从总耗氧量和总 CO_2 产生量中减去蛋白质食物氧化时的耗氧量和 CO_2 产生量，即为非蛋白部分食物氧化时的耗氧量和 CO_2 产生量，即可求出非蛋白呼吸商（NPRQ）。然后查表 7-2 可得此非蛋白呼吸商相对应的氧热价，从而计算出氧化非蛋白食物的产热量。

第三步：计算出总产热量。将氧化蛋白质食物与非蛋白质食物两部分的产热量相加，即可算出总产热量。

表 7-2　不同比例营养物质氧化的非蛋白呼吸商及氧热价

非蛋白呼吸商	氧化百分比(%)		氧热价(kJ)
	糖	脂肪	
0.70	0.00	100.00	19.608
0.71	1.10	98.90	19.637
0.73	8.40	91.60	19.738
0.75	15.60	84.40	19.842
0.77	22.80	77.20	19.947
0.80	33.40	66.60	20.102
0.82	40.30	59.70	20.202
0.84	47.20	52.80	20.307
0.86	54.10	45.90	20.412
0.88	60.80	39.20	20.512
0.90	67.50	32.50	20.617
0.92	74.10	25.90	20.717
0.94	80.70	19.30	20.822
0.96	87.20	12.80	20.927
0.98	93.60	6.37	21.027
1.00	100.00	0.00	21.132

（2）简易测算　间接测热法步骤较多，计算烦琐，临床实践工作中，常采用简易计算法。

第一步：计算非蛋白呼吸商。测受试者一定时间内（通常是 6 min）的 CO_2 产生量和耗 O_2 量，计算出非蛋白呼吸商。

第二步：查氧热价。根据非蛋白呼吸商从表 7-2 中查出相应的氧热价。

第三步：计算能量代谢率。根据公式：产热量（kJ）= 氧热价（kJ/L）×耗氧量（L），求出单位时间内的产热量，即能量代谢率。

能量代谢的测算还有更简易的方法，我国人口进食混合膳食，基础状态下的非蛋白呼吸商约为 0.82，此时对应的氧热价则为 20.20 kJ/L，计算时仅需测定一定时间的

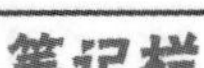
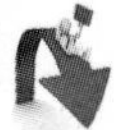

耗氧量,用耗氧量与此氧热价相乘,即可得出能量代谢率。上述检测方法是在受试者保持安静状态,且不做外功的条件下进行的。

(三)双标水法

直接测热法和间接测热法是在受试者在安静状态下测量的方法,而双标水法则可以测定机体在自由活动状态下的能量代谢率。给予受试者一定量的氘(^2H)和18氧(^{18}O)标记水^2H_2O、$H_2{}^{18}O$,在一定期间内间断采集尿液,测定^2H代谢率和^{18}O代谢率。由于^2H参与体内的水代谢,^{18}O参与水的代谢和CO_2代谢,所以机体CO_2产生量可通过^{18}O代谢率和^2H代谢率之差求得。根据受试者实际摄入的食物组成推算出呼吸商,从而得出总的耗氧量,求出每日总能量消耗量。此方法不受运动状态的影响,适用于儿童生长发育、运动生理等方面的研究。检测使用的双标记水无放射性,对健康无害,且采用非侵入性方法,结果比较精确。但此法的使用受到测试费用高、时间长、测试仪器及检测技术等限制。

三、影响能量代谢的因素

(一)肌肉活动

肌肉活动是影响能量代谢最显著的因素,任何轻微的肌肉活动都会使能量代谢率提高(表7-3)。人体运动时,由于肌肉活动所消耗的能量需通过营养物质的氧化来补充,机体耗氧量显著增加,肌肉活动的强度与机体耗氧量的增加成正比关系,剧烈运动和体力劳动可使机体耗氧量增长10~20倍,从而使机体能量代谢率大幅度提高。肌肉活动强度也可用能量代谢率作为评估指标。

表7-3　不同状态下的能量代谢

肌肉活动形式	平均产热量[kJ /(m^2·min)]
静卧	2.72
洗衣服	9.90
扫地	11.39
打排球	16.87
踢足球	23.75

(二)精神活动

脑组织的血流量大,代谢水平高,安静时,每100 g脑组织的耗氧量为3~3.5 mL/min,其耗氧量约为肌肉组织安静时耗氧量的20倍。但不同精神状态下,脑组织的能量代谢率却变化不大。通过对比发现,睡眠和精神活跃脑中葡萄糖的代谢率几乎没有差异。

虽然平静思考对机体能量代谢的影响不大,产热量增加不超过4%,但当机体产生如激动、焦虑、精神紧张、恐惧等特殊情绪变化时,能量代谢率将大幅度提高。一方面是由于无意识的骨骼肌紧张使产热量增加;另一方面则是由于交感神经兴奋,引起

笔记栏

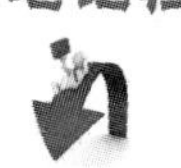

肾上腺素、去甲肾上腺素与甲状腺激素等能导致代谢率升高的激素分泌增加所致。

（三）环境温度

人在安静时，处于温度为20～30 ℃的环境中，能量代谢最为稳定，这主要是因为此时肌肉比较松弛的缘故。当温度低于20 ℃时，由于寒冷刺激引起寒战以及肌肉紧张度增强等原因，代谢率开始增加；当温度超过30 ℃时，机体内化学反应加快，呼吸、心血管等系统活动增强，机体代谢率也会增加。

（四）食物的特殊动力效应

人体在进食后即使处于安静状态，也会出现产热量增加的现象，这种食物能引起机体产热量额外增加的现象称为食物的特殊动力效应（specific dynamic action of food）。一般从进食后1 h左右开始，可延续7～8 h。三种营养物质中蛋白质的食物特殊动力效应最显著，进食蛋白质可使产热量额外增加30%左右，糖和脂肪的特殊动力效应分别为6%和4%，混合食物可增加10%左右。食物的特殊动力效应既与进食动作无关，也不是由于食物的消化和吸收引起的，食物特殊动力效应产生的确切机制目前尚不清楚。在实验中，将氨基酸经静脉注射后仍然可以看到产热量的增加，但切除肝后此现象消失。目前认为，食物的特殊动力效应可能与肝处理氨基酸或糖原合成等活动有关。计算人体能量摄入量时，应注意补充额外消耗的这部分能量。

四、基础代谢

（一）基础代谢

基础状态下的能量代谢称为基础代谢（basal metabolism）。单位时间内的基础代谢称为基础代谢率（basal metabolic rate，BMR）。基础状态是指人体处于清晨、清醒、空腹（禁食12 h以上）、静卧、环境温度20～25 ℃、精神安宁的状态。基础状态排除了肌肉活动、精神活动、环境温度及食物的特殊动力效应等因素对于能量代谢的影响，此时，能量消耗只用于维持循环、呼吸等基本生命活动，基础代谢率是评价机体能量代谢水平的常用指标。基础代谢率比一般安静时的代谢率低，是人体在清醒时的最低能量代谢水平。在熟睡时机体的各种生理功能减弱至更低水平，此时的能量代谢率更低，但在做梦时可增高。

（二）基础代谢率的测定

个体的大小不同，能量代谢率有较大的差异。若以每千克体重的产热量进行比较，则身材矮小的人每千克体重的产热量大于身材高大的人。而若以每平方米体表面积的产热量进行计算，则不论身材大小，单位平方米体表面积的产热量非常接近。可见，机体的能量代谢率与体重不成比例关系，而是与体表面积成正比。基础代谢率的单位为$kJ/(m^2 \cdot h)$，即以基础状态下单位时间内每平方米体表面积的产热量来表示。体表面积的计算常用Stevenson公式：体表面积(m^2)＝0.006 1×身高(cm)+0.012 8×体重(kg)−0.152 9。

另外，体表面积还可用图表法查出。在图7−3中，在身高和体重标尺上分别找出受试者身高值和体重值的对应点，将受试者的身高和体重坐标间连接一条直线，该直线与中间的体表面积列交点处坐标数值就是受试者的体表面积。

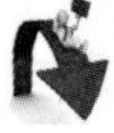

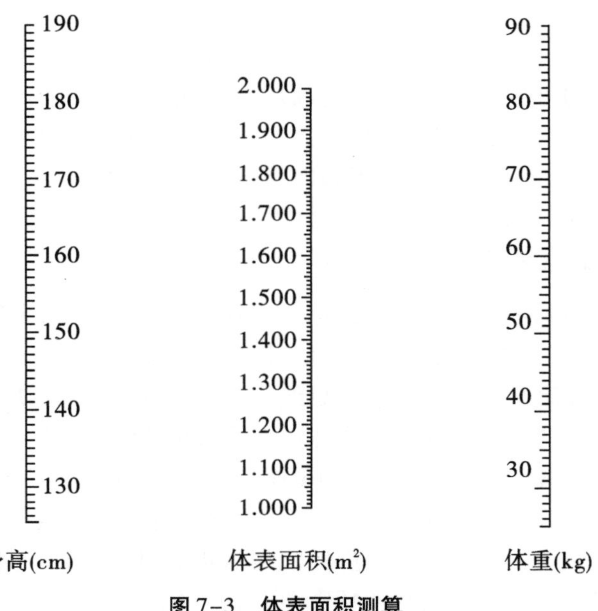

图 7-3　体表面积测算

基础代谢率测定时，采用能量代谢的简易测算方法，非蛋白呼吸商为 0.82，此时氧热价为 20.20 kJ/L，只需测定基础状态下一定时间内的耗氧量和体表面积，即可计算出基础代谢率。

基础代谢率与性别、年龄等因素有关（表 7-4）。实际测定结果表明，男性的基础代谢率高于女性；儿童的基础代谢率高于成人；年龄越大，基础代谢率越低。但是，同一个体的基础代谢率，不同时日重复测定的结果基本上无差异，这反映了正常人的基础代谢率是相当稳定的。

临床上常用与正常平均值比较的相对值来表示基础代谢率，公式如下：

$$BMR=\frac{实测值-正常平均值}{正常平均值}\times 100\%$$

基础代谢率与正常平均值的偏差在±15%之内一般都属于正常范围，偏差超过20%才被视为可能是病理性变化。临床上许多疾病特别是甲状腺系统疾病常伴有基础代谢率的改变。甲状腺功能亢进时，基础代谢率可比正常值高 25% ~80%；甲状腺功能低下的患者，基础代谢率可比正常值低 20% ~40%。基础代谢率的测定常作为临床上某些疾病特别是甲状腺疾病的辅助诊断手段。其他如肾上腺皮质功能低下、糖尿病、发热等疾病时也表现出基础代谢率的改变。

表 7-4　中国人正常基础代谢率的平均值[kJ/(m² · h)]

年龄(岁)	11 ~15	16 ~17	18 ~19	20 ~30	31 ~40	41 ~50	50 以上
男性	195.5	193.4	166.2	157.8	158.6	154.0	149.0
女性	172.5	181.7	154.0	146.5	146.9	142.4	138.6

笔记栏

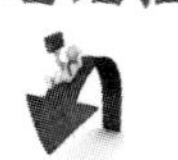

第二节 体 温

体温分为体表温度和深部温度(体核温度)。体表温度指人体浅表部位如皮肤、皮下组织等部位的温度。体表温度不稳定,易受外界环境温度等因素的影响出现较大幅度波动。皮肤的温度称为皮肤温度。皮肤温度差异较大,例如环境温度23 ℃时,人体足部皮肤温度约为27 ℃,手部则为30 ℃,躯干部约为32 ℃,额部可达33~34 ℃。由于皮肤温度的变化一定程度上可以反映血管的功能状态,临床上常用皮肤温度作为诊断外周血管疾病的指标。深部温度指机体心、脑、肝等深部组织的平均温度。深部温度比较稳定,各器官代谢水平不同,温度也有所差异,但由于血液的不断循环流动,使各器官深部温度趋于一致,差异较小。生理学中的体温(body temperature)通常指机体深部的平均温度。血液的温度可以表示机体深部各器官的平均温度。人、哺乳动物以及鸟类属于恒温动物,体温总是保持相对恒定,这是维持机体新陈代谢和各项生命活动的必要条件。体温过低将导致细胞酶活性降低,代谢缓慢。体温过高会导致酶变性,脑功能受损,严重时可危及生命。

一、正常体温及生理变化

(一)体温的测量及正常值

人体深部温度尤其是血液的温度不易测定,临床工作中通常用直肠、口腔和腋窝的温度代表体温。直肠温度比较接近深部温度,其正常值为36.9~37.9 ℃,但测量时温度计需插入直肠6 cm以上,才比较接近深部温度。口腔温度比直肠温度约低0.3 ℃,其正常值为36.7~37.7 ℃,测量时应将体温计置于舌下,测量较方便,是临床上常用的方法。但其测量容易受经口呼吸及冷、热食物等因素的影响。另外,对于不能配合测量的患者,如婴幼儿和精神病患者不宜测口腔温度。腋窝是临床上最常用的测量部位。腋窝温度比口腔温度约低0.4 ℃,正常值为36.0~37.4 ℃。腋窝是皮肤表面的一部分,并非人体自然体腔的开口,所以,在测量时要求受试者上臂紧贴胸廓,使腋窝形成人工体腔,机体深部的热量逐渐传至腋窝,一般测量需要持续10 min以上,此时测得的温度才能表示深部温度,测量方法不正确或时间过短,测得的只是皮肤温度,测量过程还需保持腋窝的干燥。

食管和鼓膜也可作为测量体温的部位,食管温度比直肠温度约低0.3 ℃。食管中央部分的温度与右心房内的温度及体温调节反应时间基本一致,实验研究中也常测食管温度。鼓膜的温度大致与体温中枢下丘脑温度相近,生理学实验中常用鼓膜温度作为脑组织温度的指标。临床上也可用鼓膜温度作为衡量体温的指标。

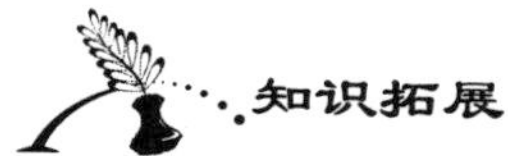

体温计的发明

意大利科学家伽利略在1592年利用热胀冷缩的原理制成了第一个

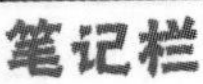

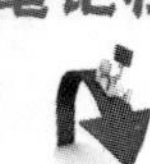

气体温度计，它是一根有刻度的直形细管，封闭的一端是球形，未封闭的一端插在水里，可从管内水柱的高低测出温度。1632 年，意大利学者桑托里奥将温度计做了改进，用乙醇代替水，将温度计改成弯曲蛇形状，泡形玻璃管的一端可含进嘴里，首次用于测量人体体温。1865 年，英国的阿尔伯特发明了水银体温计，把水银储存在细管内，测量体温时，水银柱上升，取出后水银柱不下降，可以始终保持体温度数。自此，体温计广泛应用于临床。

(二)体温的生理变化

生理情况下，体温随昼夜、性别、年龄、肌肉活动等因素变化，但变动幅度一般不超过1 ℃。

1. 昼夜变化　体温在一昼夜之间呈现出周期性波动。人体体温在清晨2～6 时最低，午后1～6 时最高，波动的幅度一般不超过1 ℃。机体功能活动的周期节律性变化的特性，称为生物节律。体温的这种随昼夜变化出现的周期性波动称为昼夜节律或日节律。研究表明，体温的日节律是由一种内在的生物节律所决定的，与机体的精神或肌肉活动状态等因素无关。目前认为，昼夜节律等生物节律现象主要受下丘脑控制。

2. 性别变化　成年女性体温约比同龄男性平均高0.3 ℃。女性的基础体温随月经周期发生变动。基础状态下的体温称为基础体温，一般在清晨起床前测定。在月经期和卵泡期体温较低，排卵日最低，排卵后基础体温升高，体温升高现象一直维持至下次月经(图7-4)。因此，常将月经周期中基础体温的升高作为判断是否排卵的标志。排卵后体温升高与黄体分泌的孕激素的作用有关。

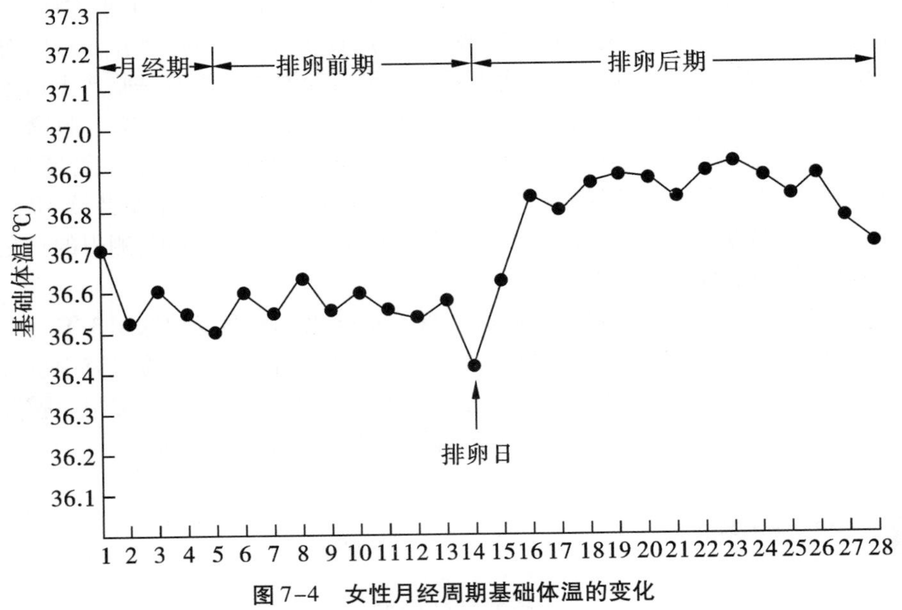

图7-4　女性月经周期基础体温的变化

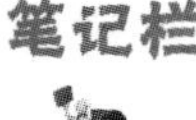
笔记栏

3. 年龄变化　老年人因代谢水平降低，体温略低于青壮年。儿童体温略高于成人。新生儿，特别是早产儿，体温调节系统发育尚未完善，所以体温调节能力差，体温易受环境温度的影响而变动，如哭闹可致婴幼儿体温升高约 2 ℃，洗澡时不注意保暖可致婴儿的体温降低 2～4 ℃，故临床工作中应注意对新生儿的体温护理。

4. 肌肉活动　肌肉活动时，机体代谢加强，产热量增加，可引起体温升高。所以，临床上测量体温之前应让受试者保持一段时间的安静，婴幼儿体温测量时应避免其哭闹以排除肌肉活动的干扰。

5. 其他因素　情绪激动、精神紧张、进食等对体温都会产生影响，外界环境温度的大幅度变动对体温也有影响，测量体温时，应考虑这些因素。麻醉药物可引起肌肉活动减少、代谢水平下降，有些还可抑制体温中枢，导致机体体温降低，所以，应注意对麻醉患者手术中及手术后的保温护理。

二、机体的产热与散热

机体新陈代谢过程中不断地产生热量，同时热量又不断地向外界发散。人体体温的恒定就是因为在体温调节中枢的调控下，产热和散热两个生理过程保持动态平衡的结果。

（一）产热

1. 产热器官　机体的热量来自三大营养物质在体内各组织器官的分解代谢。不同的组织、器官代谢水平不同，其产热量也不同。安静时内脏是主要的产热器官，产热量约占总产热量的 56%，其中肝代谢最为旺盛，其产热量也最高。当进行劳动或体育运动时，骨骼肌成为主要的产热器官，骨骼肌约占全身体重的 40%，具有巨大的产热潜力。骨骼肌的紧张度稍有增加即可带来产热量的显著增多。剧烈运动时，骨骼肌的产热量比安静时增加 40 倍，约占全身总产热量的 90%。机体组织、器官的产热情况见表 7-5。

表 7-5　组织、器官安静和活动状态下的产热比较

组织或器官	占体重的百分比(%)	产热量百分比(%)	
		安静状态	运动或劳动时
脑	2.5	16	1
内脏	34.0	56	8
骨骼肌	56.0	18	90
其他	7.5	10	1

2. 产热的形式与调节　机体的产热形式有许多种，如代谢产热、肌肉活动产热、食物的特殊动力效应、寒战和非寒战产热等。机体的热量主要来自各组织、器官的代谢，其中内脏和脑的产热量约占基础代谢产热量的 70%。而机体在寒冷环境中主要依靠寒战产热和非寒战产热两种形式增加产热量。

(1)寒战产热　寒战是指在寒冷时骨骼肌发生的不随意节律性收缩，节律为每分

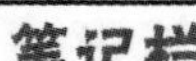

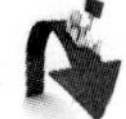

钟 9 ~ 11 次，其特点是屈肌和伸肌同时收缩，肌肉对外不做功，但产热量大幅度增加。发生寒战时，代谢率可增加 4 ~ 5 倍，有利于在寒冷环境中维持机体的体热平衡。所以，寒战是人在寒冷环境中一种增加产热量的高效方式。

(2)非寒战产热　非寒战产热又称为代谢产热，是机体在寒冷环境中通过提高组织代谢水平从而增加产热的方式。体内各组织器官都具有代谢产热的功能，其中主要分布于肩胛下区、颈部大血管周围、腹股沟等处的褐色脂肪组织产热量最大，约占非寒战产热量的 70%。在褐色脂肪组织细胞的线粒体上存在解耦联蛋白，其作用是解除线粒体呼吸链中的氧化磷酸化和 ATP 合成之间的耦联，使氧化过程中释放的能量不被用来合成 ATP，而是转化为热量。新生儿体温调节中枢发育尚不完善，不能发生寒战，所以褐色脂肪组织的非寒战产热对于新生儿体温的维持尤为重要。

3. 产热活动的调节

(1)体液调节　甲状腺激素是调节产热最重要的体液因素。如果机体在寒冷环境中数周以上，甲状腺功能增强，大量分泌甲状腺激素，使机体代谢率增加 20% ~ 30%。甲状腺激素代谢的调节作用缓慢，但效应持续时间较长。肾上腺素、去甲肾上腺素以及生长激素等也可加强代谢，使产热增加，其作用起效快，持续时间较短。

(2)神经调节　寒冷刺激可兴奋下丘脑后部的寒战中枢，引发寒战。寒冷环境中，交感神经兴奋，导致肾上腺髓质活动增加，肾上腺素和去甲肾上腺素等激素释放增多，使代谢加强，产热增加。寒冷刺激可引起下丘脑释放促甲状腺激素释放激素，后者再刺激腺垂体释放促甲状腺激素，促进甲状腺分泌甲状腺激素，从而提高产热。

(二)人体的散热

人体散热的主要部位是皮肤。当外界环境温度低于皮肤温度时，大部分的热量通过皮肤以辐射、传导和对流等方式散发；当环境温度高于皮肤温度时，机体主要以蒸发形式散热。除此之外，机体还可通过呼出气体、排出尿液和粪便等方式排出少部分热量。

1. 皮肤散热的方式

(1)辐射散热　辐射散热是指机体以热射线的形式将热量传递给外界较冷物体的散热方式。人体在 20 ℃左右的温度安静状态下，大约有 60% 的热量是以这种方式发散的。辐射散热量多少取决于皮肤与环境之间的温度差，温度差大，散热量多；当环境温度高于皮肤温度，机体不但不能以辐射方式散热，反而还会吸收外界热量。辐射散热量还取决于有效辐射面积，有效散热面积越大，散热量越多。

(2)传导散热　传导散热是指机体将热量直接传递给与皮肤接触的较冷物体的一种散热方式。传导散热量的多少取决于皮肤与接触物体的温度差、接触面积和接触物体的导热性等因素。如果皮肤接触金属和水等热的良导体，会使传导散热量增加；若接触棉毛织物、空气等热的不良导体，则传导散热量减少。脂肪导热性低，肥胖的人体热不容易传至体表，体热不易散发导致在夏天就容易出汗。水的比热较大，导热性能好，临床上可利用冰袋、冰帽给高热患者降温。

(3)对流散热　是指通过气体流动来交换热量的散热方式。人体周围总是围着一薄层同皮肤接触的空气，人体的热量可以传给这一层空气，并随空气不断流动而将体热散发到周围环境。对流散热是传导散热的一种特殊形式。对流散热的量除取决于皮肤和空气的温度差外，还决定于风速。风速越大，散热量越多；相反，风速越小，则

笔记栏

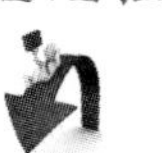

散热量越少。衣服覆盖的皮肤表层,不易实现对流,棉毛纤维间的空气不易流动,因此增加衣着可以保暖御寒。而在夏季,则可以通过增加空气的流速来增加机体的对流散热量。

辐射、传导、对流这三种散热方式,只有在体表温度高于环境温度的前提下才能进行。当环境温度接近或高于体表温度时,皮肤不仅不能散热,反而以辐射和传导的方式从周围环境中获得热量,此时蒸发散热便成为机体唯一有效的散热方式。

(4)蒸发散热　是指水分从体表汽化时吸收并散发体热的一种方式。当环境温度等于或高于皮肤温度时,蒸发散热成为唯一有效的散热方式。正常体温情况下,每蒸发 1 g 水可散发 2.43 kJ 的热量。因此蒸发是一种十分有效的散热形式。临床上对高热患者进行乙醇擦浴,就是利用乙醇蒸发散热的原理。

蒸发散热可分不显汗和发汗两种。

不显汗(不感蒸发):是机体内的水分直接透出皮肤和黏膜(主要是呼吸道黏膜)并未聚成明显的水滴就向外界蒸发的过程。人体每日不显汗的水量约有 1 000 mL,其中通过皮肤蒸发的有 600~800 mL,通过呼吸道蒸发的有 200~400 mL。这种蒸发形式与汗腺活动无关,不易被人们所察觉。所以,临床上给病人补液时,应注意补充这部分丢失的体液。婴幼儿不感蒸发的速率大于成人,因此,婴幼儿在缺水时更易发生严重脱水。

在有些不能分泌汗液的动物,如狗,在炎热环境下,常采取热喘呼吸这种不感蒸发的方式来增加散热。

发汗(可感蒸发):人体通过汗腺分泌汗液向外界蒸发散热,称发汗(sweating)。汗液是由汗腺主动分泌的,汗液的成分中主要是水,约占 99%,固体成分约占 1%。固体成分中大部分为 NaCl,也有少量的 KCl、乳酸及尿素等。刚从汗腺分泌出来的汗液与血浆是等渗的,流经汗腺导管时,汗液中的 Na^+ 和 Cl^- 被重吸收,所以最后排出的汗液是低渗的。机体大量发汗时,由于大量排出低渗的汗液,导致血浆晶体渗透压升高,造成高渗性脱水。高热的环境中,机体大量快速发汗,NaCl 经过汗腺导管没有及时被重吸收,机体丢失大量水分的同时,也丢失大量 NaCl,因此在大量出汗时应及时补充盐水,以免引起电解质平衡紊乱,甚至发生热痉挛。

发汗量受活动状态、环境温度和空气湿度的影响。安静状态下,环境温度达到 30 ℃时,人体开始发汗。当衣着较多,湿度较大时,气温在 25 ℃时就开始发汗。在运动和劳动时,气温在 20 ℃以下也可发汗。环境温度越高,发汗速度越快。当空气湿度较大时,汗液不易蒸发,体热不容易散失,会反射性引起发汗量增多。因此,同样的气温,空气湿度大时,会觉得闷热。综上所述,人体在封闭、高温、高湿的环境中进行强体力劳动时容易大量出汗,应注意防止中暑和热痉挛。

2. 散热的调节　散热的主要途径是皮肤,通常主要通过改变皮肤血流量和发汗两种机制来增加或减少皮肤的散热量。

(1)皮肤血流量的调节　辐射、传导、对流散热量的多少都取决于皮肤与环境之间的温度差,皮肤的温度又取决于皮肤的血流量。机体通过调节皮肤血流量影响皮肤温度进而调控散热量。在寒冷环境中,交感神经紧张性增强,皮肤小血管收缩,动静脉吻合支关闭,流经皮肤的血流量减少,皮肤温度降低,皮肤与外界环境之间的温度差减小,皮肤散热量减少,防止体热散失。而在炎热的环境中,交感神经紧张性活动减弱,

笔记栏

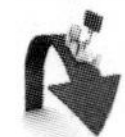

皮肤血管舒张，动静脉吻合支开放，流经皮肤的血流量增多，皮肤温度升高，经皮肤向外界发散的热量增多。当环境温度为20～30 ℃时，机体在安静的状态下，不需要发汗和寒战，仅通过调节皮肤血管的口径，改变皮肤温度，即可控制辐射、传导和对流的散热量，保持体热平衡。

（2）发汗的调节　汗液蒸发是机体一种有效的散热方式，改变发汗量也是散热调节的方式之一。发汗分温热性发汗和精神性发汗。温热性发汗的发汗部位广泛，由温热性刺激引起，其作用是增加散热、调节体温。精神性发汗是指精神紧张时，在手掌、足跖和前额等局部发汗，与体温调节关系不大。人体的汗腺分为小汗腺和大汗腺两种。其中，小汗腺分布于全身皮肤，接受温热刺激，与温热性发汗有关。发汗是一种反射性活动，在下丘脑有基本的发汗中枢。交感胆碱能纤维支配引起温热性发汗的小汗腺，受体为M型胆碱受体，使用M受体阻断剂阿托品可阻断汗腺的分泌。精神性发汗的小汗腺则主要由交感肾上腺素能纤维支配。

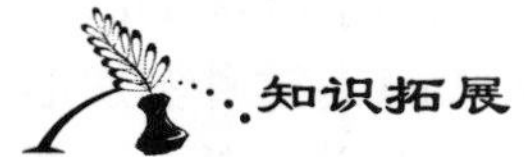

热痉挛

热痉挛是一种高温中暑现象。在干热环境条件下劳动，出汗过度，随汗液排出很多NaCl，发生肢体和腹壁肌肉的痉挛现象。患者体温并不升高，补充食盐水即可缓解。热痉挛通常是受热导致虚脱的第一次警告，过度劳累之后，胳膊、腿和腹部等处的肌肉都会发生这种痉挛，一般由于身体盐分缺乏而引起。有时会突然脸色发青，感到头痛、恶心、头晕并发生痉挛，对这种病如不及时处理，会进一步发展，出现意识消失，甚至死亡。

三、体温调节

人体体温能保持相对恒定是在体温调节机制的影响下，使产热系统和散热系统维持动态平衡的结果。体温调节的基本方式为自主性体温调节（autonomic thermoregulation）。自主性体温调节是在中枢神经系统的调控下，通过激活寒战、发汗、改变皮肤血流量等生理反应从而维持体温恒定的一种调节方式。除此之外，日常生活中，人们还可以在气温变化时，有意识的通过增加衣物，使用风扇、空调、暖气等行为方式来维持体温，这种调节方式称为行为性体温调节（behavioral thermoregulation）。行为性体温调节以自主性调节为基础，可起到补充作用。

自主性调节由自主性体温调节系统完成（图7-5），其中枢位于下丘脑。体温调节中枢发出控制信息，调控全身产热器官和散热器官的活动，以维持产热和散热间的平衡，从而保证体温的相对稳定。当机体内外环境变化（气温升降、运动、精神亢奋等）造成体温升降时，可刺激皮肤和机体深部的温度感受器，将信息反馈给体温调节中枢，经中枢整合后，反向激活产热或散热机制，使体温保持稳定。自主性体温调节系统是

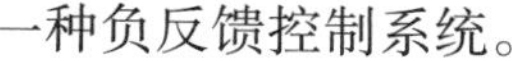
一种负反馈控制系统。

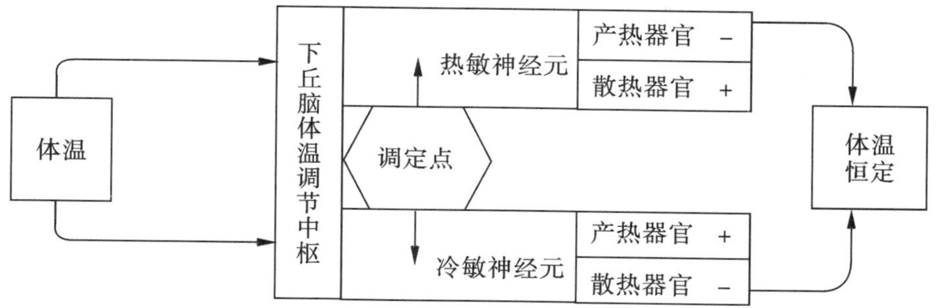

图 7-5　体温调节的调定点学说

(一)温度感受器

在正常人机体各个部位都有感受温度变化的温度感受器存在。根据分布部位的不同,温度感受器可分为外周温度感受器和中枢温度感受器。

1. 外周温度感受器　外周温度感受器分布于皮肤、黏膜和腹腔内脏等处,可感受外环境冷热的变化。外周感受器分为冷感受器和热感受器,这两种感受器分别对一定范围内的温度变化敏感,感受机体局部冷热的改变。外周温度感受器传入冲动既到达大脑皮质引起温度觉,也到达下丘脑的调定点调节体温。人体皮肤上冷感受器数量较多,是热感受器的 5～11 倍,皮肤对冷刺激较为敏感。

2. 中枢温度感受器　在中枢神经系统内存在对温度敏感的神经元称为中枢温度感受器。中枢温度敏感神经元在下丘脑、脑干网状结构和脊髓均有分布,分为冷敏神经元和热敏神经元。在脑干网状结构和下丘脑的弓状核中以冷敏神经元为主,感受局部组织温度降低的刺激;在视前区-下丘脑前部(preoptic-anterior hypothalamus,PO/AH)则存在较多的热敏神经元,感受局部组织温度升高的刺激。动物实验证明,局部脑组织温度变动 0.1 ℃,这两种神经元的放电频率就会发生改变,而且不出现适应现象。

在 PO/AH 中的温度敏感神经元,既能感受局部组织温度的变化,还能会聚、整合其他部位的中枢温度敏感神经元和外周温度感受器的温度传入信息。此外,这类神经元还能对致热原、去甲肾上腺素及多种肽类物质发生反应,导致体温改变。所以,PO/AH中的温度敏感神经元不仅起感受器的作用,还在体温调节中起关键作用。

(二)体温调节中枢

1. 体温调节中枢的部位　参与调节体温的中枢结构存在于从脊髓到大脑皮质的整个中枢神经系统。根据对多种恒温动物进行脑分段切除实验证明,只要保持下丘脑及其以下神经结构的完整性,动物就仍然具有维持体温相对恒定的能力,表明体温调节的基本中枢位于下丘脑。

如前所述,PO/AH 的某些温度敏感神经元不仅感受所在部位温度的变化,还能对下丘脑以外的部位如中脑、延髓、脊髓以及皮肤、内脏等处的温度变化发生反应。广泛破坏 PO/AH 后,与体温调节有关的散热和产热反应都明显减弱或消失。这都表明 PO/AH 是体温调节整合机构的中心部位。

笔记栏

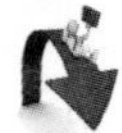

体温调节中枢输出的整合指令具有广泛性，有自主神经系统参与（如血管舒缩反应，发汗反应），有躯体神经系统参与（如战栗），还有内分泌系统参与（如甲状腺激素调节细胞代谢的反应）。人体通过下丘脑体温调节中枢的广泛性调节，控制散热装置和产热装置的活动，维持体温的相对恒定。

2. 体温调节原理　体温自主性调节的机制大致可用调定点学说（set point theory）解释。机体维持产热和散热的平衡，首先需要在 PO/AH 设定一个调定点，如 37 ℃。体温调节中枢就按照这个调定点进行体温调控，当体温与调定点保持一致时，机体的产热与散热维持平衡；当体温高于调定点的水平时，中枢的调节使产热活动减少，散热活动增加，体温下降至调定点；当体温低于调定点水平时，产热活动增加，散热活动减少，体温升高回到调定点水平。关于调定点具体调控原理，目前尚不十分清楚，有学者提出如：Na^+/Ca^{2+} 比值学说和神经元电生理特性学说等。前者认为，调定点的水平取决于 Na^+/Ca^{2+} 比值，比值增大调定点上移；比值减小调定点下移。后一观点认为，冷敏和热敏两种温度敏感神经元放电频率对温度的变化反应曲线的斜率是影响调定点的重要因素，当冷敏神经元反应曲线的斜率增大或热敏神经元反应曲线的斜率减小时，调定点发生上移；反之，冷敏神经元反应曲线的斜率减小或热敏神经元反应曲线的斜率增大时，调定点产生下移。

在临床上由细菌毒素等致热原所导致的发热（fever），可以用调定点学说来解释。致热源可造成热敏神经元兴奋性降低，PO/AH 对温度的感受阈值升高，使调定点上移。如由原来的 37 ℃上调至 39 ℃，此时实际体温仍保持 37 ℃，而调定点变为 39 ℃。实际体温低于调定点，冷敏神经元活动受刺激而兴奋，患者出现恶寒、寒战、无汗等症状，同时反射性引起产热增加，散热减少。当体温升高到 39 ℃，与调定点一致时，产热与散热平衡，体温维持在 39 ℃，产生发热。阿司匹林等退热药可阻断致热源，使调定点恢复正常。

四、温度习服

习服是指当机体较长时间处于高温或者体温环境中，其对环境的耐受性逐渐增加，从而体温受影响而升高或降低的程度减少的现象。习服包括热习服和冷习服，分别是机体暴露在高温或寒冷环境后产生的适应性变化。如热习服后机体发汗时间提前，发汗速率增减，使散热效率大大加强；冷习服后机体基础代谢率增加，非寒战产热增加，皮肤血管紧张性较高而皮肤温度较低。

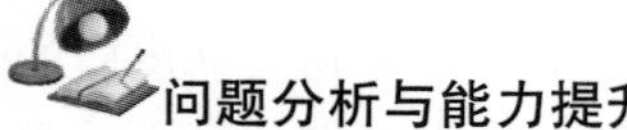

问题分析与能力提升

1. 根据散热原理，如何护理临床高热患者的体温？

2. 为何发热患者常伴有寒战反应？

3. 王某，男，20 岁。患者自述一天前开始头痛、流涕、全身酸痛、自感发热前来就诊。体格检查：T 39.3 ℃，P 92 次/min，BP 112/68 mmHg，咽红，扁桃体无肿大，心肺无异常。初步诊断为上呼吸道感染。

思考：①机体的正常体温是多少？②引起发热的原因有哪些，该患者属于哪种？③机体的散热方式和降温措施有哪些？

笔记栏

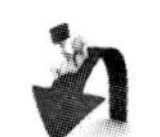

4. 张某，女，38 岁，心悸、燥热、多汗、手抖 1 个月余就诊，询问病史：近 3 个月食量明显增加，体重下降 5 kg，自觉双眼突出、酸胀，偶有畏光、流泪。查体：神清、瞬目减少、睑裂增宽，甲状腺中度弥漫性肿大、双侧，闻及血管杂音，心率 110 次/min，律齐。实验室检查：T_3、T_4 增高。基础代谢率：+62%。

思考：①患者为何出现燥热、多汗症状？②患者基础代谢率的测定要求在什么样的条件下进行？③基础代谢率的正常值是多少，其测定的临床意义是什么？

（南阳医学高等专科学校　杨　坦）

第八章 肾的排泄功能

学习要点

排泄的概念，尿生成的基本步骤，肾小球滤过的结构基础与动力，肾小球滤过率的概念与正常值，重吸收的主要部位，肾小管和集合管分泌 H^+、NH_4^+、K^+ 的过程，影响肾小球滤过的因素，渗透性利尿、水利尿的概念，抗利尿激素、醛固酮对尿生成的调节作用，尿量的正常值，多尿、少尿、无尿的概念，排尿反射的过程，尿失禁、尿潴留的概念。

第一节 概 述

人体在正常生命活动过程中，通过呼吸和消化系统摄入新陈代谢需要的氧和营养物质。通过新陈代谢的过程，氧和营养物质为各种生命活动提供所需的能量，同时产生对人体无用甚至有害的终产物。机体排出代谢终产物以及进入机体过剩的物质和异物，以维持内环境的稳态。本章重点讨论肾的排泄功能。

一、排泄的概念和途径

排泄（excretion）是指机体将新陈代谢的终产物、进入体内的异物以及体内过剩的物质，经血液循环由相应途径排出体外的过程。

人体的主要排泄途径见表 8-1。

表 8-1 排泄的途径与形式

排泄途径	排泄物	排泄形式
肾	水、无机盐、尿素、尿酸、肌酐、药物、毒物等	尿
呼吸道	CO_2、水、挥发性物质等	气体
消化道	无机盐、胆色素、毒物等	粪便
皮肤汗腺	水、无机盐、尿素等	汗液

由上表可知，经由肾、呼吸道、消化道、皮肤等器官均可排泄机体代谢终产物，其中肾是极为重要的排泄器官。肾排泄物质的种类最多、数量最大，可随机体不同状态而改变尿量和尿中物质的含量，从而调节机体水和电解质平衡，调节体液渗透压和酸碱平衡。

二、肾的结构和血液循环特点

（一）肾的结构特点

1. 肾单位　肾单位（nephron）是肾结构与功能的基本单位，是尿液生成的结构基础。肾单位与集合管共同完成尿的生成过程。

在人体，每侧肾约有 100 万个肾单位。肾单位由肾小体和与之相连接的肾小管（renal tubule）两部分组成。肾小体包括肾小球（glomerular）与肾小囊（bowman capsula）。肾小球是位于入球小动脉和出球小动脉之间的一团毛细血管网，毛细血管彼此之间分支再吻合。肾小囊分为脏层和壁层，脏层与肾小球毛细血管壁共同构成滤过膜，壁层延续形成肾小管。肾小管是由单层上皮细胞和基膜组成的连续性小管，可分为近端小管、髓袢和远端小管。远端小管与集合管相连接。肾单位的构成如图8-1。

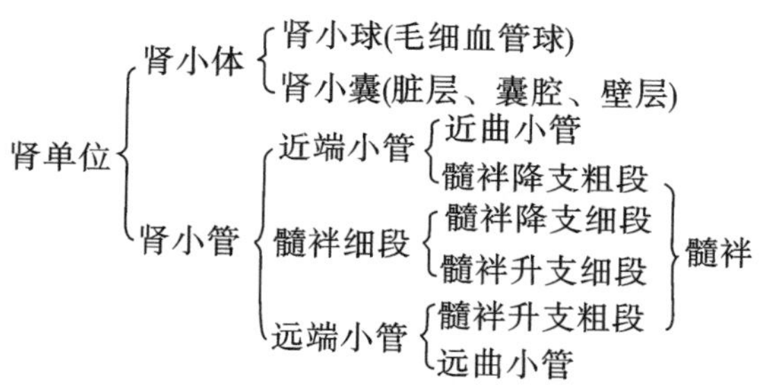

图 8-1　肾单位的构成

肾单位按其所在部位的不同，可分为皮质肾单位（cortical nephron）和近髓肾单位（juxtamedullary nephron）。皮质肾单位的肾小体位于肾皮质的外 2/3，数量较多；近髓肾单位的肾小体位于肾皮质的内 1/3，数量较少。两种肾单位在结构和功能上具有明显的差别，其特点见表 8-2。

2. 集合管（collecting tubule）　集合管分为皮质集合管、髓质集合管和乳头管三段，全长 20～38 mm。皮质集合管起始处通过连接小管与肾小管的远曲小管连接，形成弓状走行于皮质迷路内，进入髓放线汇合成髓质集合小管，经髓质下行至锥体乳头改称乳头管。尿液在集合管内经过重吸收与分泌最终形成终尿。肾单位和集合管的结构如图 8-2 所示。

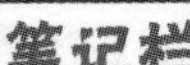

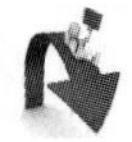

表 8-2　皮质肾单位和近髓肾单位的结构及特点比较

项目	皮质肾单位	近髓肾单位
分布	肾皮质的外层和中层	内皮质层,即肾皮质的近髓层
占肾单位总数	85% ~90%	10% ~15%
肾小球体积	较小	较大
入、出球小动脉口径	入球小动脉>出球小动脉	差异甚小
出球小动脉分支	形成的毛细血管网几乎全部缠绕在皮质部肾小管周围	形成肾小管周围毛细血管网和 U 形直小血管
髓袢	短,只达外髓层	长,深入内髓层
肾素	有,含量多	极少
功能	与尿的生成和肾素分泌有关	与尿的浓缩与稀释有关

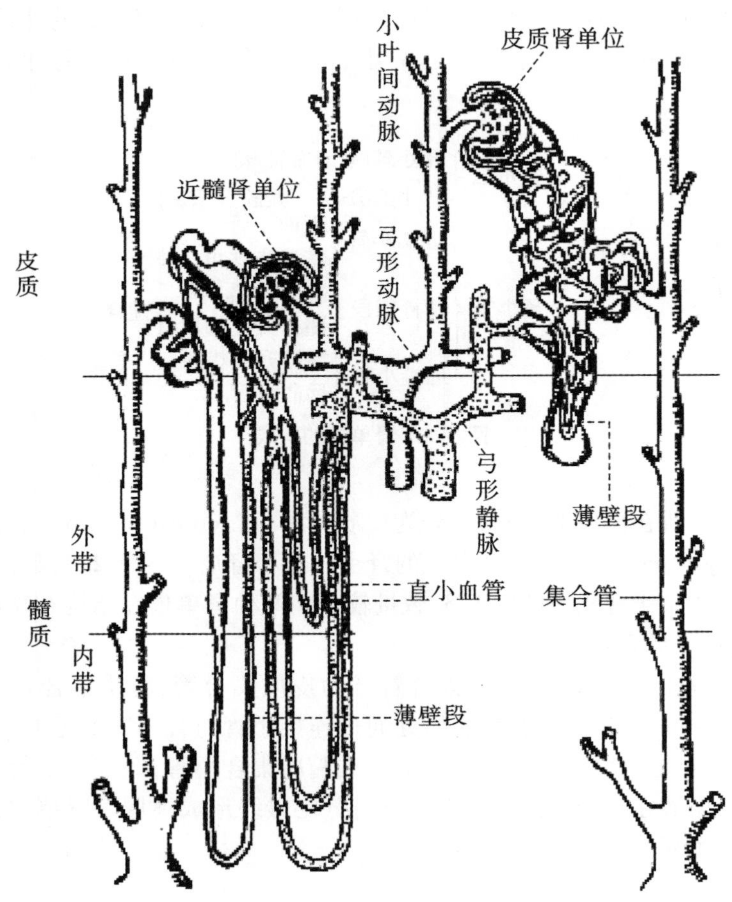

图 8-2　肾单位和集合管结构示意

3. 球旁器　又称近球小体(图 8-3),主要分布于皮质肾单位,由球旁细胞、致密斑和球外系膜细胞三部分组成。球旁细胞又称颗粒细胞，是肾小球入球小动脉和出球小动脉中膜内特殊分化的肌上皮样细胞，由血管平滑肌细胞衍变而来，能合成、储存与释放肾素。致密斑位于远曲小管的起始部，为特殊分化的高柱状上皮细胞，排列紧密，呈斑状隆起，故称致密斑，能感受小管液中 Na^+浓度的变化，调节肾素的释放。球外系膜细胞又称间质细胞，分布在入球小动脉、出球小动脉和致密斑三者之间，能合成与分泌前列腺素和一些细胞因子，并且具有吞噬功能。

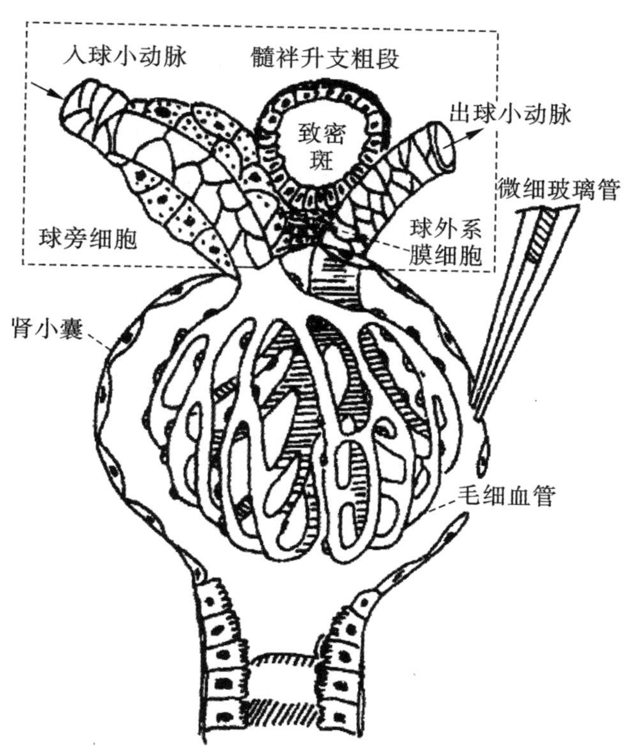

图 8-3　肾小球、肾小囊微穿刺和球旁器（方框部分示意球旁器）

（二）肾血液循环及其调节

1. 血流量大（主要分布在皮质）　正常成人两肾的重量仅占体重的 0.5% 左右，但健康成年人安静状态下两侧肾的血流量约为 1 200 mL/min，占心输出量的 20% ~ 25%。肾的血流分布极不均匀，约 94% 的血流分布在肾皮质，5% ~6% 分布于外髓部，其余不到 1% 分布在内髓。通常所说的肾的血流量主要是指肾皮质的血流量。肾皮质的血流量大，有利于肾小球滤过形成原尿。

2. 形成两套毛细血管网（两套毛细血管网的差异性较大）　入球小动脉分支相互吻合形成肾小球毛细血管网（血管球），然后再汇集形成出球小动脉离开肾小体，出球小动脉再次发出分支，形成管周毛细血管网，分布于肾小管和集合管周围。肾小球毛细血管网介于入球小动脉和出球小动脉之间，由于入球小动脉短而粗，血流阻力小，血流量大，出球小动脉长而细，血流阻力大，血流量少，所以肾小球毛细血管血压较高，为主动脉平均压的 40% ~60%，有利于肾小球的滤过功能；由于出球小动脉管径细，血

笔记栏

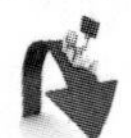

流阻力大，当血液流经出球小动脉时，克服阻力对外做功多，血压降落幅度大，所以肾小管管周毛细血管血压较低，同时血液流经肾小球时，大量水被滤出，肾小管周围毛细血管内血液的胶体渗透压较高。这些都有利于肾小管的重吸收功能。

3. 肾血流量的自身调节　肾血流量（renal blood flow，RBF）是尿生成的前提条件，在不依赖神经和体液调节的情况下，肾血流量在动脉血压处于 80 ~ 180 mmHg（10.7 ~24.0 kPa）的变动范围内能保持相对稳定的现象，称为肾血流量的自身调节（图 8-4）。肾血流量基本保持恒定，说明肾的自身调节能力很强，这对于肾的排泄功能正常进行具有重要意义。当肾动脉灌注压超出 80 ~180 mmHg 的范围时，肾血流量将随灌注压的改变而发生变化。

此外，肾血流量也受神经和体液因素的调节。支配肾血管的神经主要是交感神经，安静时肾交感神经可使血管平滑肌处于一定程度的收缩状态，当肾交感神经兴奋时，引起肾血管的强烈收缩，使肾血流量减少。调节肾血流量的体液因素主要有肾上腺素和去甲肾上腺素、血管升压素和血管紧张素等，它们均可引起肾血管收缩，使肾血流量减少；而血管内皮细胞释放的一氧化氮和前列腺素，则可引起肾血管舒张，肾血流量增加。

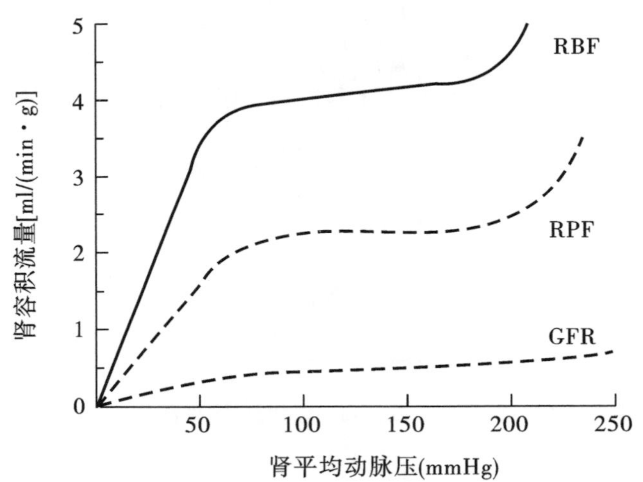

RBF-肾血流量 RPF-肾血浆流量 GFR-肾小球滤过率

图 8-4　肾血流量自身调节示意

三、肾功能

肾并不是单纯的排泄器官，它具有多方面的功能，其主要功能可概括为：

1. 生成尿液，排泄代谢终产物、过剩的物质及其它异物　机体在新陈代谢过程中产生多种有害物质，这些物质不能被机体再利用，在血液中潴留过多，则会给机体造成损害，因此必须随时将其排出体外。通过肾小球的滤过、肾小管与集合管的分泌作用，可将有害物质及时随尿液排出体外。当肾功能不全时，排泄机制发生障碍，有害物质则不能及时排出体外。如蛋白质代谢障碍时产生的非蛋白氮含量增高，临床上可通过测量血中非蛋白含氮有机物来了解肾的排泄功能。此外，多种外源性物质，如药物

（如酚红、同位素标记物、肾盂造影剂等）、毒物（如汞、铅等）等也需要通过肾的泌尿功能随尿液排出体外。

2. 维持循环血容量，调节体液平衡、酸碱平衡及电解质平衡　肾通过肾小球的滤过，肾小管与集合管的重吸收及分泌功能，排出体内多余的水分和废物，保留体液中各种对机体有用的营养物质和重要的电解质，同时还参与体内水、电解质和酸碱平衡的调节，并维持内环境的稳定。如机体水分摄入过量，则排尿量增多；反之，则排尿量减少。若血液 pH 值降低时，尿中排出的酸性物质就增多；反之，则尿中排出的酸性物质减少。

3. 内分泌功能　①分泌肾素、前列腺素、激肽，通过肾素-血管紧张素-醛固酮系统和激肽-缓激肽-前列腺素系统参与局部或全身血管活动的调节；②分泌促红细胞生成素，调节骨髓红细胞的生成；③促使 25-羟维生素 D_3 的活化，调节钙磷代谢和血钙水平；④肾是许多内分泌激素降解的场所，如胰岛素、胃肠激素等，当肾功能不全时，这些激素 T_1/T_2 明显延长，从而引起机体代谢紊乱；⑤肾是多种肾外激素的靶器官，如甲状旁腺素、降钙素等，可影响及调节肾功能。

由此可见，肾在维持内环境稳态中起着非常重要的作用，当肾功能发生障碍时，代谢产物等不能及时排出体外，易引起水与电解质紊乱、酸碱失衡，从而导致各器官、系统不能正常工作，临床称为肾功能不全，严重时可出现尿毒症而危及生命。

第二节　尿生成过程

肾的解剖结构与血液循环特点，为其完成泌尿功能提供了基础。肾的泌尿过程是一个连续的、复杂的生理过程，包括三个基本步骤：肾小球的滤过、肾小管和集合管的重吸收、肾小管和集合管的分泌（图 8-5）。

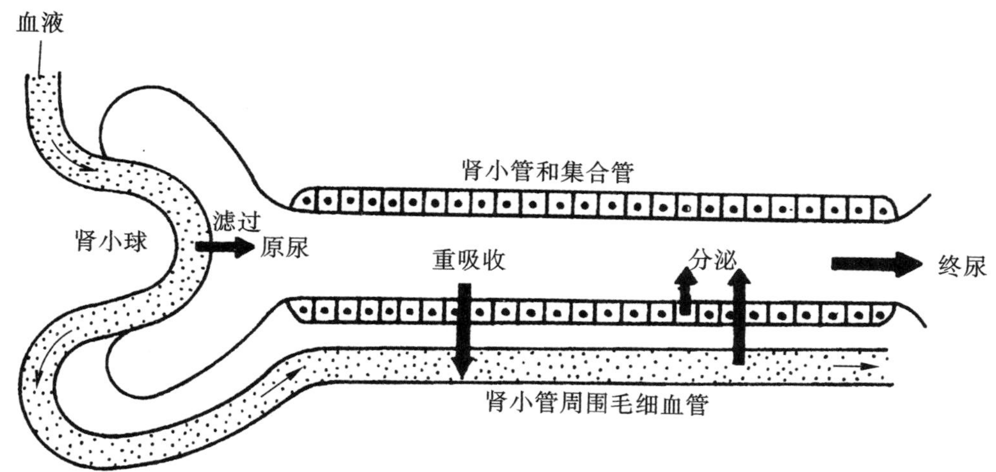

图 8-5　尿生成过程示意

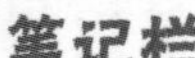
笔记栏
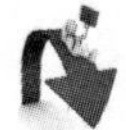

一、肾小球的滤过功能

当血液流经肾小球毛细血管时,血浆中的水分和小分子可溶性物质(包括分子量较小的血浆蛋白)从肾小球的毛细血管中通过滤过膜进入肾小囊腔形成原尿的过程,称为肾小球的滤过作用(glomerular filtration)。肾小球的滤过作用主要受以下因素影响:

(一)滤过的结构基础——滤过膜

1. 滤过膜的组成　肾小球滤过膜由内层、中间层和外层三层结构组成,每层结构上都存在不同直径的微孔(图 8-6)。

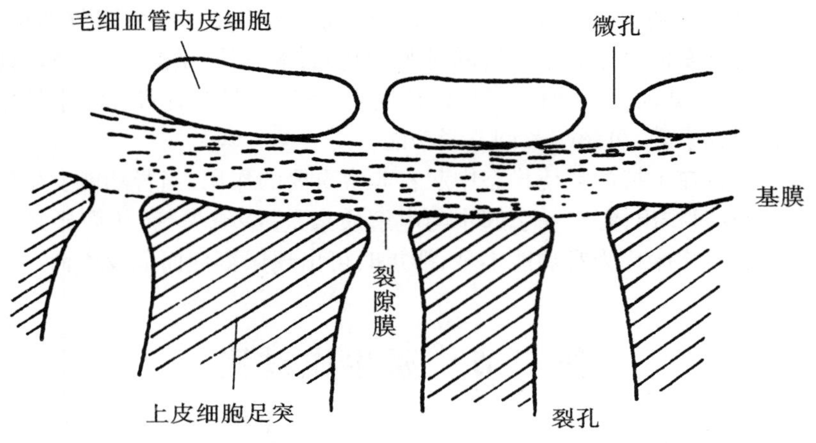

图 8-6　肾小球滤过膜示意

(1)内层　内层是指毛细血管的内皮细胞。内皮细胞上有许多直径 50 ~ 100 nm 的窗孔,这些圆形微孔可阻止血细胞通过,但对血浆中的物质几乎不起阻滞作用。

(2)中间层　中间层是指毛细血管的基膜,是滤过膜的主要滤过屏障。基膜是由水合凝胶构成的微纤维网状结构,其上有直径 4 ~ 8 nm 的多角形网孔,网孔可允许水和部分溶质通过,微纤维网孔的大小决定着分子大小不同的溶质是否可以通过滤过膜。

(3)外层　外层是指肾小囊脏层上皮细胞,有许多足突贴附于基膜外面,相互交错的足突之间形成裂隙。裂隙上有裂隙膜,膜上有直径 4 ~ 14 nm 的微孔,构成滤过膜的最后一道屏障。

2. 滤过膜的通透性　滤过膜三层结构中的微孔构成滤过膜的机械屏障。由于基膜上的微孔直径最小,一般认为它是构成滤过膜机械屏障的主要部分。除机械屏障外,滤过膜的每层结构中均覆盖着一层带负电荷的物质(主要是糖蛋白),这些物质起着电学屏障的作用。

不同物质通过肾小球滤过膜的能力取决于被滤过物质的分子大小及其所带的电荷。一般来说,分子有效半径小于 2.0 nm 的中性物质可以自由滤过,有效半径介于 2.0 ~ 4.2 nm 的各种物质,被滤过的量随半径的增加而逐渐降低。由于带负电荷的糖蛋白形成电学屏障,故带负电荷的分子比同等大小带正电荷的分子更难通过滤过膜。

笔记栏

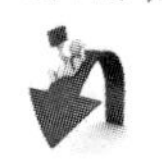

血浆白蛋白虽然有效半径为3.6 nm，但由于其带负电荷，故不易通过滤过膜进入肾小囊腔。病理情况下，若滤过膜上负电荷减少或消失，则血浆白蛋白易通过滤过膜进入肾小囊腔，从而出现蛋白尿。

由此可见，滤过膜的机械屏障和电学屏障对物质的通过起着选择性过滤器的作用，决定着原尿的成分。正常情况下，原尿中没有血细胞和大分子蛋白质，其他成分与血浆相似，故原尿常被称为血浆的超滤液（表8-3）。

表8-3　血浆、原尿与终尿成分比较

成分	血浆(g/L)	原尿(g/L)	终尿(g/L)	浓缩倍数	重吸收率(%)
Na^+	3.3	3.3	3.5	1.1	99
K^+	0.2	0.2	1.5	7.5	94
Cl^-	3.7	3.7	6.0	1.6	99
碳酸根	1.5	1.5	0.07	0.05	99
磷酸根	0.03	0.03	1.2	40.0	67
尿素	0.3	0.3	20.0	67.0	45
尿酸	0.02	0.02	0.5	25.0	79
肌酐	0.01	0.01	1.5	150.0	0
氨	0.001	0.001	0.4	400.0	0
葡萄糖	1.0	1.0	0	0	100 *
蛋白质	80	0.3	0	0	100 *
水	900	980	960	1.1	99

* 几乎为100%

（二）滤过的动力——有效滤过压

肾小球滤过作用的动力是有效滤过压（effective filtration pressure，EFP）。有效滤过压由滤过的动力和阻力决定，是二者的差值（图8-7），其组成与组织液生成的有效滤过压相似。滤过的动力包含肾小球毛细血管血压和肾小囊内液的胶体渗透压；滤过的阻力包含血浆胶体渗透压和肾小囊内压。由于肾小囊内液蛋白质含量甚微，其胶体渗透压可以忽略不计。因此，肾小球有效滤过压=肾小球毛细血管压-（血浆胶体渗透压+肾小囊内压）。

根据以上公式和图8-7的表示，有效滤过压计算如下：

入球小动脉端有效滤过压=45-(25+10)=10(mmHg)

出球小动脉端有效滤过压=45-(35+10)=0(mmHg)

在血液流经肾小球毛细血管时，由于水分和晶体物质不断被滤出形成原尿，毛细血管中血浆蛋白浓度会逐渐增加，血浆胶体渗透压也随之升高，使有效滤过压逐渐下降。当有效滤过压下降到零时，滤过便停止了，即达到滤过平衡（filtration equilibrium）。由此可见，不是肾小球毛细血管全段均具有滤过作用，只有从入球小动脉端到滤过平衡之间的一段毛细血管才具有滤过作用。滤过平衡越靠近入球小动脉端，有效滤过的毛细血管长度则越短，有效滤过压和滤过面积就越小，肾小球滤过率就越低。相反，滤过平衡越靠近出球小动脉端，有效滤过的毛细血管长度越长，有效滤过

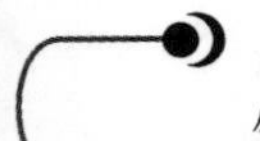

笔记栏

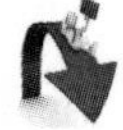

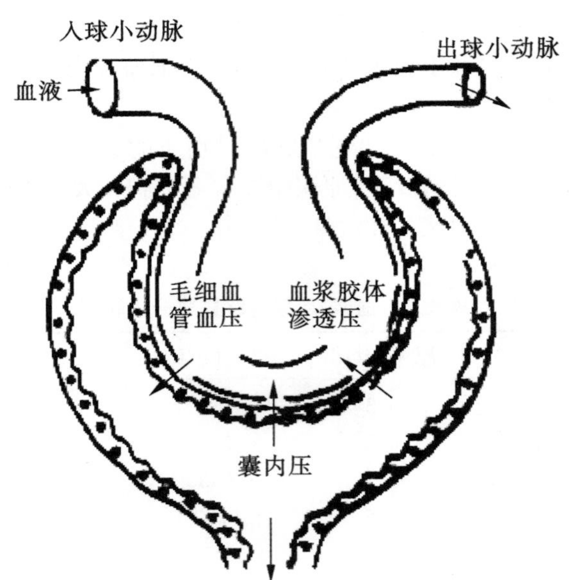

图 8-7 肾小球有效滤过压示意

压和滤过面积则越大，肾小球滤过率就越高。因此，在其他因素不变的情况下，肾小球滤过率取决于参与滤过作用的毛细血管的长度，而参与滤过作用的毛细血管长度取决于血浆胶体渗透压上升的速率和达到滤过平衡的位置。

（三）肾小球滤过率和滤过分数

肾小球滤过率（glomerular filtration rate，GFR）是指单位时间内（每分钟）两肾生成的原尿量。据测定，正常成人安静状态下肾小球滤过率约为 125 mL/min，故健康成人每天两肾生成的原尿量可达 180 L。肾小球滤过率与肾血浆流量的比值称为滤过分数（filtration fraction）。每分钟肾血浆流量约 660 mL，故滤过分数为 $125/660\times100\% \approx 19\%$。这一结果表明，流经肾的血浆约有 1/5 经肾小球滤过进入肾小囊腔形成原尿。肾小球滤过率和滤过分数是衡量肾小球滤过功能的重要指标。在肾疾病中，如急、慢性肾小球肾炎时，由于病变破坏了有效滤过面积，使肾小球滤过率显著降低。

（四）影响肾小球滤过的因素

有效滤过压是决定肾小球滤过率的主要因素，此外，滤过膜的通透性和滤过面积、肾血浆流量等任一因素发生改变时，都会对肾小球的滤过作用产生不同程度的影响。

1. 有效滤过压的改变　肾小球毛细血管血压、囊内压与血浆胶体渗透压共同构成有效滤过压，其中任一因素发生变化都会影响有效滤过压的大小，最终导致肾小球滤过率的改变。

（1）肾小球毛细血管血压　正常情况下，动脉血压变动范围介于 80～180 mmHg（10.7～24.0 kPa）之间时，由于肾血流量存在自身调节机制，肾小球毛细血管血压保持相对稳定，从而使肾小球滤过率基本保持不变。当动脉血压降到 80 mmHg（10.7 kPa）以下时，超出肾自身调节的能力范围，肾小球毛细血管血压将相应下降，有效滤过压降低，肾小球滤过率也下降，使肾血流量减少。当动脉血压降到 40～

笔记栏

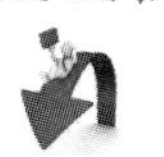

50 mmHg(5.3 ~6.7 kPa)以下时,肾小球滤过率降低到零,导致无尿。

(2)肾小囊内压　生理情况下,肾小囊内压是比较稳定的。肾盂或输尿管结石、肿瘤压迫或其他原因引起的输尿管阻塞,可使肾盂内压显著升高,囊内压随之升高,致使有效滤过压降低,肾小球滤过率减少。有些药物如果浓度太高,在肾小管液的酸性环境下易析出结晶;某些疾病引起溶血,血红蛋白堆积可引起肾小管阻塞,这些情况也会导致囊内压升高而影响肾小球滤过。

(3)血浆胶体渗透压　人体血浆胶体渗透压在正常情况下不会有大幅度波动。若血浆蛋白的浓度明显降低,例如由静脉快速输入大量生理盐水时,血浆蛋白的浓度被稀释,血浆胶体渗透压随之降低,致使有效滤过压升高,肾小球滤过率也随之增加。在病理情况下,如肝功能严重受损使血浆蛋白合成减少,或肾疾病引起滤过膜的通透性增大,血浆蛋白随尿丢失,都会导致血浆蛋白的浓度降低,引起有效滤过压升高和肾小球滤过率增加。

2. 滤过膜的通透性和面积　在正常情况下,肾小球滤过膜有一定的通透性,允许水分和小分子物质不断被滤出形成原尿,且通透性比较稳定。在病理情况下,滤过膜的通透性可发生改变。例如患肾小球肾炎时,免疫反应致使肾小球毛细血管局部蛋白水解酶大量释放,使滤过膜上出现许多小孔,滤过膜的通透性变大使血浆蛋白质或血细胞“漏出”,从而出现蛋白尿或血尿。

正常人体两侧肾全部肾小球的毛细血管总滤过面积达 1.5 m^2左右,相对稳定的滤过面积有利于原尿的生成。但在急性肾小球肾炎时,由于肾小球毛细血管管腔变窄或完全阻塞,致使有效滤过面积缩小,导致肾小球滤过率降低,结果出现少尿(每昼夜尿量在 100 ~500 mL 之间)甚至无尿(每昼夜尿量不到 100 mL)。

3. 肾血浆流量　肾血浆流量对肾小球滤过率有很大影响,主要通过影响滤过平衡的位置。若肾血浆流量加大,肾小球毛细血管内血浆胶体渗透压的上升速度减缓,有效滤过压下降的速度减慢,滤过平衡的位置就靠近出球小动脉端,使有效滤过压和滤过面积增大,肾小球滤过率也随之增加。实验表明,在肾血浆流量比正常值增大 3 倍时,肾小球毛细血管的全长均有滤过,到达出球小动脉端也达不到滤过平衡。相反,当肾血浆流量减少时,血浆胶体渗透压的上升速度加快,滤过平衡则向入球小动脉端靠近,故有效滤过压和滤过面积会减少,肾小球滤过率也随之减少。如在严重缺氧、中毒性休克、大失血等病理情况下,由于交感神经兴奋引起肾血管收缩,肾血流量和肾血浆流量将显著减少,致使血浆胶体渗透压上升的速率加快,滤过平衡位点向入球小动脉端前移,肾小球滤过率也因而显著降低。

二、肾小管和集合管的重吸收作用

原尿进入肾小管后被称为小管液,小管液在流经肾小管和集合管时,其中的水分和一些溶质从肾小管液中重新被转运到血液中的过程叫作重吸收(reabsorption)。

(一)重吸收的部位和方式

1. 重吸收的部位　肾小管和集合管均具有重吸收功能。由于肾小管各段在形态与结构上的差异,故在物质重吸收的种类与重吸收的量上有所不同。近端小管的管腔膜上有大量密集的微绒毛,极大地增加了重吸收的面积。据估计两个肾近球小管微绒

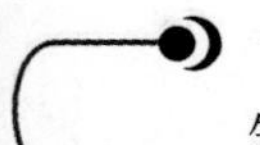

笔记栏

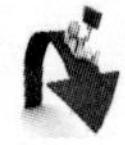

毛的总面积可达 50～60 m^2，故 65%～70% 的水分和其他有用物质（如 Na^+、Cl^-、葡萄糖、氨基酸、HCO_3^- 等）都在近端小管被大部分重吸收。近端小管重吸收的物质种类最多、数量最大，因而是重吸收的主要部位。各种物质重吸收的部位如图 8-8 所示。

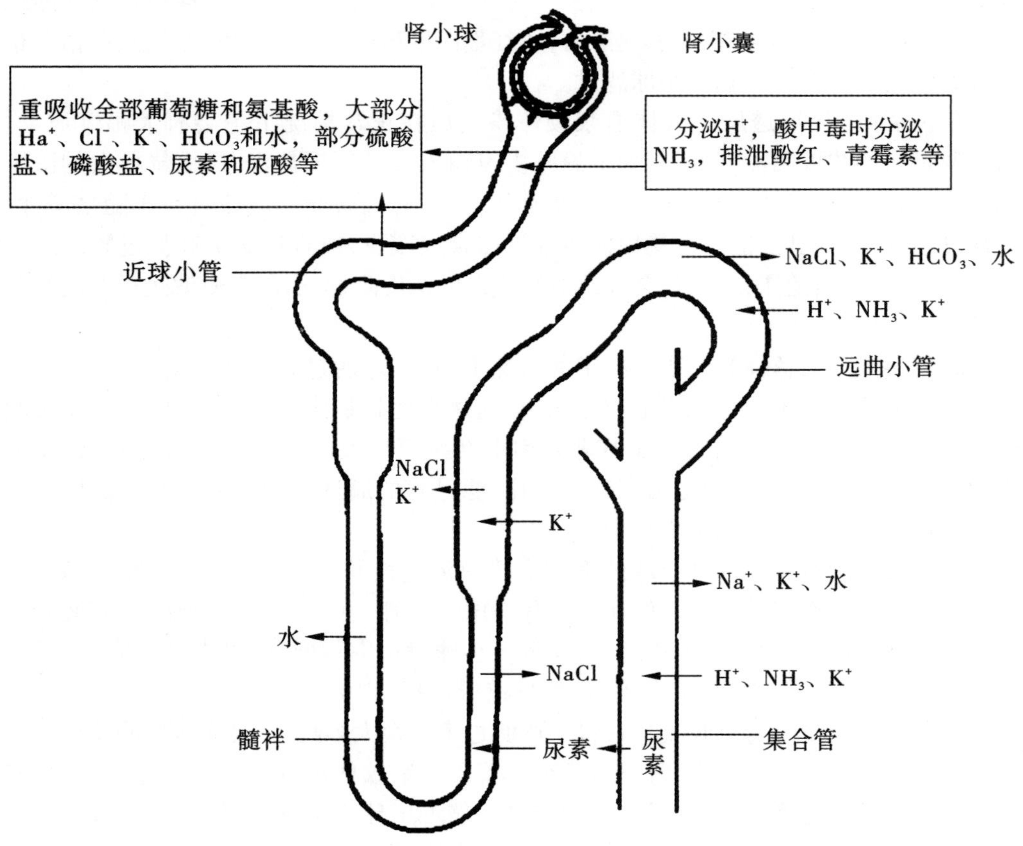

图 8-8　各种物质重吸收的部位示意

2. 重吸收的方式　肾小管和集合管上皮细胞对小管液中物质的重吸收方式分为主动转运（active transport）和被动转运（passive transport）两种。主动转运根据能量提供情况，又分为原发性主动转动和继发性主动转运。Na^+-K^+ 泵、Ca^{2+} 泵、质子泵等属于原发性主动转运；Na^+-葡萄糖、Na^+-氨基酸同向转运、Na^+-H^+、Na^+-K^+ 逆向转运属于继发性主动转运。

被动转运方式主要包括渗透（osmosis）、扩散（diffusion）、易化扩散（facilitated diffusion）以及溶剂拖曳等。尿素、水及大部分 Cl^- 的重吸收属于被动重吸收。此外，肾小管上皮细胞也可通过入胞的方式重吸收少量小管液中的小分子蛋白质。

（二）重吸收的特点

1. 选择性　小管液中葡萄糖、氨基酸全部在近端小管被重吸收，大部分水、电解质、尿素也在近端小管被重吸收，其余的水和无机盐等分别在肾小管其他各段和集合管重吸收，肌酐则不被重吸收。这说明肾小管和集合管的重吸收具有选择性，既能保留对机体有用的物质，又可有效地清除对机体有害的和过剩的物质，从而维持机体内

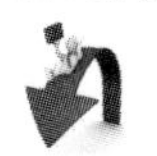

环境的稳态。

2. 有限性　肾小管对某些物质重吸收的量有一定的限度。当小管液中某些物质的浓度超过肾小管的重吸收能力时，则不能被全部重吸收而随终尿排出。正常人血糖为4.48～6.72 mmol/L，此时终尿中无葡萄糖，而当血液中葡萄糖浓度超过8.88～9.99 mmol/L（或160～180 mg/100 L）时，终尿即出现葡萄糖，表明肾小管上皮细胞未能完全重吸小管液中的葡萄糖。

（三）几种物质的重吸收

1. NaCl的重吸收　Na^+、Cl^-是细胞外液的主要成分，其重吸收影响内环境稳态的维持。原尿中Na^+、Cl^-在肾小管和集合管重吸收达99%，除髓袢降支细段外，其他各段对Na^+、Cl^-均有不同程度的重吸收能力。其中近端小管重吸收的Na^+、Cl^-占超滤液总量的65%～70%，主要发生于近端小管的前半段；髓袢重吸收Na^+、Cl^-的量约为20%，其余在远曲小管和集合管被重吸收。

近端小管各段对NaCl重吸收的方式和机制不尽相同。在近端小管的前半段，Na^+的重吸收是与葡萄糖、氨基酸的重吸收，以及H^+的分泌相耦联的，该段对Na^+的重吸收是主动重吸收（图8-9）。该段肾小管液中的Na^+与管腔膜上的Na^+-葡萄糖或Na^+-氨基酸同向转运体结合，与葡萄糖、氨基酸共同转运。其中Na^+顺着电-化学梯度由小管液进入肾小管上皮细胞内，而葡萄糖、氨基酸则逆着浓度差进入肾小管上皮细胞内，其所需能量来自于膜内外两侧Na^+的势能差，属于继发性主动转运。此外，小管液中Na^+与肾小管上皮细胞内的H^+通过Na^+-H^+逆向交换，H^+分泌到小管液中，随尿排出，Na^+进入小管上皮细胞。通过上述两种方式进入细胞内的Na^+，在肾小管基底侧膜上Na^+泵的作用下，将Na^+泵出到细胞间隙，造成细胞间隙内的Na^+浓度升高，渗透压升高，促使Na^+和水通过毛细血管的基膜进入毛细血管而被重吸收。在此段，Cl^-不被重吸收，其结果是造成小管液中Cl^-的浓度高于管周组织间隙的Cl^-浓度。

当小管液流经近端小管的后半段时，由于小管液中Cl^-浓度比细胞间隙液中浓度高20%～40%，所以，Cl^-顺浓度梯度经紧密连接进入细胞间液而被动重吸收。由于Cl^-的被动重吸收使小管液中正离子相对较多，管腔内带正电，管腔外带负电，形成小管内外的电位梯度，驱使Na^+顺着电位梯度通过细胞旁途径而被动重吸收。因此，在近端小管的后半段NaCl重吸收的主要方式是被动重吸收（图8-9）。

髓袢各段对NaCl的重吸收情况比较复杂，约占重吸收总量的20%（表8-4）。髓袢降支细段对水的通透性较高，但对NaCl不易通透，由于水分不断被重吸收，使小管液中NaCl的浓度升高，造成渗透压逐渐升高。髓袢升支细段对水几乎不通透，但对Na^+和Cl^-通透性较高，致使小管液中的Na^+和Cl^-顺浓度差扩散至管周组织间隙，小管液中Na^+和Cl^-的浓度降低，造成渗透压逐渐下降。髓袢升支粗段对NaCl的重吸收是通过管腔膜上Na^+-K^+-$2Cl^-$同向转运体将1个Na^+、1个K^+、2个Cl^-转运至上皮细胞内（图8-10）。上皮细胞内的Na^+在管周膜上Na^+泵的作用下主动转运至管周组织液，Cl^-则顺浓度梯度经管周膜上Cl^-通道进入组织间液。但升支粗段对水几乎不通透，水分不能重吸收，造成小管液渗透压下降，管周组织液渗透压升高。呋塞米和依他尼酸等利尿剂能特异性地与管腔膜转运体上的Cl^-结合位点相结合，从而抑制了Na^+、Cl^-、K^+的同向转运，使外髓部高渗透压梯度不能形成，肾的浓缩功能下降，起到利尿的

笔记栏

作用。

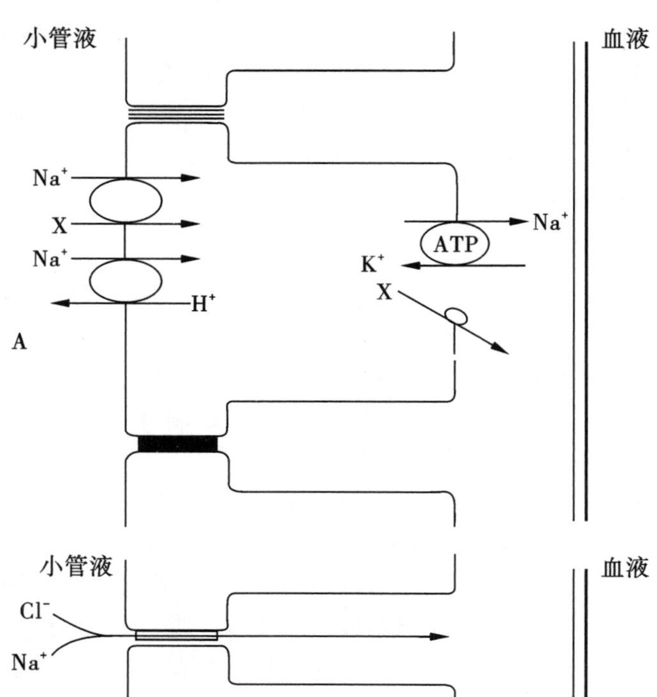

图 8-9 Na^+主动性重吸收的示意

A. 近端小管的前半段；X. 代表葡萄糖、氨基酸、硫酸盐和 Cl^-等

B. 近端小管的后半段的细胞旁途径转运

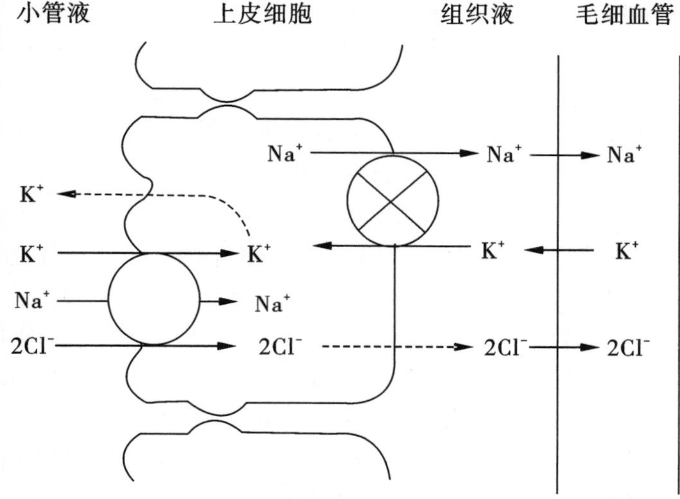

图 8-10 髓袢升支粗段对 NaCl 重吸收示意

表 8-4 肾小管各段和集合管对水和 NaCl 的通透性及结果

部位	水通透性	NaCl 通透性	结果
髓袢降支细段	高度易通透	不易通透	NaCl 不能重吸收，管腔浓度明显升高
髓袢升支细段	不易通透	高度易通透	NaCl 被动重吸收，管腔浓度明显降低
髓袢升支粗段	不易通透	主动重吸收	Na^+主动重吸收，Cl^-继发性主动重吸收
远曲小管	有 ADH 时易通透	受醛固酮调节	Na^+主动重吸收，调节性重吸收
集合管	有 ADH 时易通透	受醛固酮调节	Na^+主动重吸收，调节性重吸收

注：ADH 为抗利尿激素

远曲小管和集合管对 Na^+和 Cl^-的重吸收量约为滤过量的 12%，其重吸收过程主要受醛固酮的调节，以适应机体内环境的稳态。Na^+在此处重吸收是逆电-化学梯度进行的，是主动重吸收过程。在远曲小管始段，小管液中的 Na^+和 Cl^-经管腔膜上Na^+-Cl^-同向转运体进入上皮细胞内，随后 Na^+由管周膜上的 Na^+泵泵出。Na^+的重吸收又造成小管液呈负电位，可驱使小管液中的 Cl^-经细胞旁途径被动重吸收，同时，亦成为 K^+从细胞内分泌进入小管腔的动力。

综上所述，肾小管各段对 Na^+的重吸收，对维持细胞外液渗透压有重要作用，随着 Na^+的重吸收，不仅促进了水、葡萄糖、氨基酸等小分子物质的重吸收，而且间接促进了 HCO_3^-、Cl^-的被动重吸收，同时也促进了 Na^+-H^+交换和 Na^+-K^+交换过程。

2. K^+的重吸收　近端小管重吸收 K^+的量占滤过量的 65% ~70%，髓袢重吸收 K^+的量占滤过量的 25% ~30%，远曲小管始段重吸收 K^+仅为滤过量的 5% ~10%。当 K^+摄入严重不足时，远曲小管和集合管可继续重吸收 K^+。终尿中的 K^+排出量主要取决于远曲小管和集合管 K^+的分泌量，其分泌量的多少与血 K^+浓度有关并受醛固酮的调节。

3. 葡萄糖与氨基酸的重吸收　正常人空腹血糖浓度为 3.9 ~6.0 mmol/L，终尿中几乎不含葡萄糖，表明葡萄糖完全被重吸收。滤液中的葡萄糖在近端小管全部被重吸收。葡萄糖的重吸收方式属于继发性主动转运，在近端小管上皮细胞管腔膜上有 Na^+-葡萄糖同向转运体，小管液中的 Na^+和葡萄糖一起与转运蛋白结合，进入上皮细胞内，之后葡萄糖由基底侧膜上的葡萄糖载体转运进入细胞间隙。由于近端小管上葡萄糖载体的数量有限，因此对葡萄糖的重吸收是有一定限度的。当血液中葡萄糖浓度高于 8.88 ~9.99 mmol/L 时，超出了肾小管重吸收葡萄糖的能力，葡萄糖不能全部被重吸收，部分葡萄糖随终尿排出，尿中出现葡萄糖即糖尿。我们把尿中刚刚开始出现葡萄糖时的血糖浓度称为肾糖阈（renal glucose threshold）。正常人肾糖阈为 8.88 ~9.99 mmol/L。

肾小球滤过的氨基酸在近端小管全部被重吸收，其重吸收的方式与葡萄糖的重吸收相似，是继发性主动转运（图 8-11）。

笔记栏

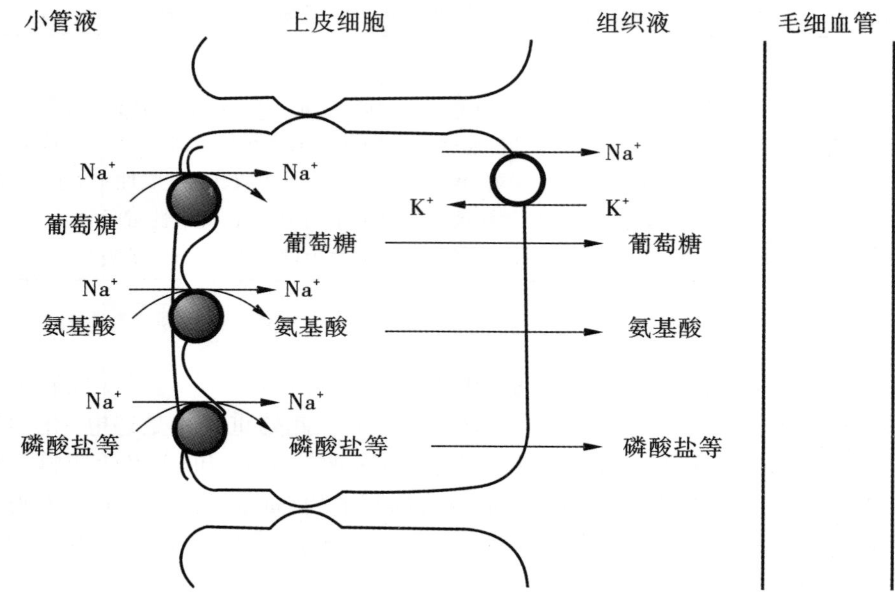

图 8-11　近端小管对葡萄糖、氨基酸和磷酸盐的重吸收示意

实心圆表示转运体;空心圆表示钠泵

4. HCO_3^- 的重吸收　小管液中的 HCO_3^- 以 CO_2的形式被重吸收,其重吸收量占滤过量的99%以上,其中80%的 HCO_3^- 由近端小管重吸收,其余的多数在远曲小管和集合管被重吸收。HCO_3^- 不易透过肾小管上皮细胞膜,H^+在管腔膜上 Na^+-H^+转运体的作用下分泌入小管液中,与小管液中 HCO_3^- 结合形成 H_2CO_3,H_2CO_3 在碳酸酐酶(carbonic anhydrase,CA)的催化作用下分解为 CO_2和 H_2O。CO_2为脂溶性的小分子物质,可迅速扩散进入上皮细胞内,在细胞内由碳酸酐酶催化 CO_2和水重新结合生成 H_2CO_3,H_2CO_3迅速解离成 H^+和 HCO_3^-(图 8-12)。细胞内大部分的 HCO_3^- 协同其他离子以联合转运方式进入细胞间隙,小部分经由 Cl^--HCO_3^- 逆向转运蛋白转运至细胞外液;H^+通过管腔膜上 Na^+-H^+逆向交换被分泌至小管液中。由于 CO_2扩散的速度明显高于 Cl^-,故在近端小管 HCO_3^- 的重吸收比 Cl^-优先。HCO_3^- 作为机体重要的碱储备,其优先吸收对于维持体内酸碱平衡具有重要意义。

5. 水的重吸收　水的重吸收量对尿量影响很大。肾小球滤过生成的原尿量为180 L/d,而终尿量仅为1.5 L/d左右,说明约99%的水被重吸收。水的重吸收有必需性重吸收和调节性重吸收两种情况。

近端小管是水重吸收的主要部位,重吸收量占滤过量的65%~70%,属定比重吸收,与机体是否缺水无直接关系,属于必须性重吸收。水的重吸收是通过渗透重吸收的,在近端小管由于 Na^+、HCO_3^-、葡萄糖和 Cl^-等物质的重吸收,小管液的渗透压降低,细胞间隙的渗透压升高,形成肾小管内外的渗透压梯度,促使水跨上皮细胞或经紧密连接被动重吸收。髓袢升支不能重吸收水,其余各段对水的重吸收都是通过渗透被重吸收。远端小管和集合管对水的重吸收量占滤过量的20%~30%,并受抗利尿激素(antidiuretic hormone,ADH)的调节。当机体缺水时,抗利尿激素分泌增加,水的重吸

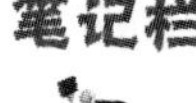

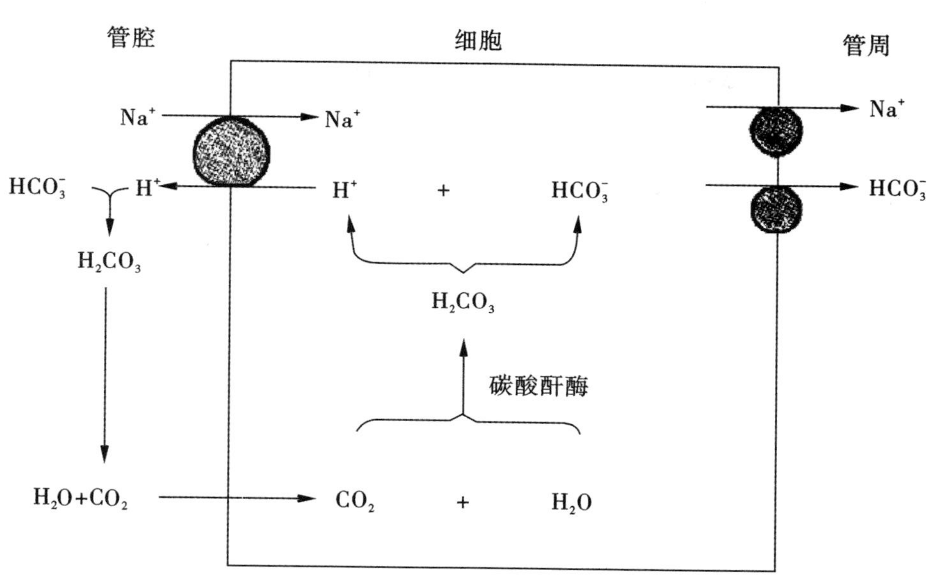

图 8-12 近端小管对 HCO_3^- 的重吸收和 H^+ 的分泌示意

收增多,尿量减少;当机体摄水过多时,抗利尿激素分泌减少,水的重吸收减少,尿量增多。所以远曲小管和集合管对水的重吸收属于调节性重吸收,这对维持机体的循环血量和血浆晶体渗透压的稳定非常重要(表 8-5)。

表 8-5 肾小管和集合管对水的重吸收

部位	重吸收(%)	调节情况	吸收特点
近端小管	65~70	与机体缺水无关,不可调节	等渗性重吸收
髓袢降支细段	10	与机体缺水无关,不可调节	等渗性重吸收
远曲小管和集合管	20~30	根据机体摄水量多少进行调节	受 ADH 调节

6. 其他物质的重吸收　小管液中的 HPO_4^{2-}、SO_4^{2-} 的重吸收也是继发性主动转运,其转运机制与葡萄糖相似。Ca^{2+} 约 70% 在近端小管重吸收,其中 80% 由溶剂拖曳方式经细胞旁途径进入细胞间隙,20% 进入上皮细胞内,再由基底侧膜上的 Ca^{2+} 泵和 Na^+-Ca^{2+} 逆向转运机制进行主动重吸收。正常情况下,进入小管液中的微量蛋白质在近端小管内通过入胞作用被重吸收。尿素在近端小管、髓袢升支细段、集合管内顺浓度差扩散而被动重吸收。

(四)影响肾小管重吸收的因素

1. 小管液中溶质的浓度　小管液溶质浓度决定了小管液的渗透压,而小管内外的渗透压梯度是水在肾小管和集合管重吸收的动力。当小管液溶质浓度增加时,小管液的渗透压随之升高,小管内外的渗透压差减小,对水的重吸收减少,引起尿量增加。由于小管液中溶质浓度增加引起尿量增多的现象称为渗透性利尿(osmotic diuresis)。例如,糖尿病患者出现多尿的症状,是患者血糖升高,超过肾糖阈,肾小球滤出的葡萄糖不能在近端小管全部被重吸收,使小管液中溶质的浓度升高,引起小管液的渗透压

笔记栏

升高,小管内外的渗透压差减小,对水的重吸收减少,最终导致尿量增加。静脉注射高渗糖尿量增多的机制和糖尿病引起多尿的机制一样。临床上常采用能被肾小球滤过但不能被肾小管和集合管重吸收的药物,如甘露醇等,以产生渗透性利尿的效应,实现利尿、脱水或消肿的目的。

2. 球-管平衡　近端小管对溶质(主要是 Na^+)和水的重吸收率与肾小球滤过率之间存在一定的比例关系。当肾小球滤过率增加时,近端小管的重吸收率也提高,反之,若肾小球滤过率减少,近端小管的重吸收率也相应降低。近端小管中 Na^+ 和水的重吸收率始终占滤过率的 65% ~70%,这种定比重吸收的关系称为球-管平衡(glomerulo tubular balance)。其生理意义是使尿中排出的溶质和水不会随肾小球滤过率的改变而发生较大幅度的变化,有利于维持尿量和血浆渗透压的相对稳定。在某些情况下球-管平衡也可能被破坏,如上述渗透性利尿现象发生时,肾小球滤过率未受影响,但近端小管重吸收率明显降低,导致终尿中排出的氯化钠和水明显增多。

三、肾小管和集合管的分泌作用

肾小管上皮细胞将自身物质代谢的终产物或血液中的物质转运到小管液的过程,称为肾小管和集合管的分泌(secretion)。例如,H^+、NH_3、K^+、肌酐等可被分泌到小管液后随终尿排出体外。

(一)H^+的分泌

近端小管、远曲小管和集合管上皮细胞均具有主动分泌 H^+的功能。在近端小管,细胞代谢产生或由小管液进入细胞的 CO_2 和细胞内的 H_2O 在碳酸酐酶的作用下生成 H_2CO_3,后者迅速解离为 H^+ 和 HCO_3^-。H^+ 主要通过两种机制泌入管腔:管腔膜上 H^+-Na^+ 逆向转运和 H^+-ATP 酶主动分泌 H^+,以前者为主(图 8-11)。如图所示,在近端小管上皮细胞管腔膜上,H^+的分泌与 Na^+的重吸收呈逆向转运,故每分泌一个 H^+进入小管液,同时转运一个 Na^+ 进入上皮细胞内,此过程可被称为 Na^+-H^+ 交换(sodium-hydrogen exchange)。肾小管和集合管上皮细胞内的 HCO_3^- 与 Na^+一起转运到管周组织液,再进入血液形成 $NaHCO_3$。$NaHCO_3$ 是人体重要的"碱储备",H^+ 的分泌与 $NaHCO_3$的重吸收相互促进,有利于肾的排酸保碱作用,这对维持体内酸碱平衡具有重要意义。

(二)NH_3的分泌

NH_3主要由远端小管和集合管分泌。肾小管上皮细胞所分泌的 NH_3 主要由谷氨酰胺在谷氨酰胺酶的作用下脱氨产生。NH_3是脂溶性较高的小分子物质,容易通过细胞膜向 pH 值低的管腔内扩散,随后小管液中的 NH_3 与分泌的 H^+结合生成 NH_4^+,随尿排出体外。由此可见,NH_3的分泌与 H^+的分泌密切相关,若小管液中 H^+的浓度降低,有利于 H^+的继续分泌,同时也可促进 NH_3 的分泌与 HCO_3^- 的重吸收。故 NH_3 的分泌也参与机体排酸保碱的过程,对维持机体的酸碱平衡也起重要的作用。

(三)K^+的分泌

原尿中的 K^+65% ~70% 在近球小管被重吸收,25% ~30% 在髓袢重吸收,所以终尿中的 K^+是远曲小管和集合管的分泌的 K^+。远曲小管和集合管对 K^+的分泌与 Na^+

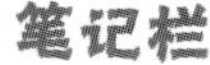

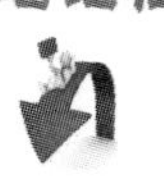

的主动重吸收密切相关，上皮细胞基底侧膜上的 Na^+-K^+-ATP 酶将细胞内的 Na^+ 泵出，同时将细胞外的 K^+ 泵入细胞，形成细胞内的高 K^+ 和细胞外的高 Na^+，Na^+ 顺浓度梯度由小管液进入细胞内，而 K^+ 则顺浓度梯度被转运到小管液，即 Na^+-K^+ 交换。由于远曲小管和集合管是决定 K^+ 分泌量的主要部位，故能影响细胞基底侧膜上 Na^+-K^+-ATP 酶活性与管腔膜上 Na^+、K^+ 通透性的因素，均可能影响尿钾的排出量。

正常情况下，尿中排出 K^+ 的量与机体摄入 K^+ 的量是平衡的，以维持血 K^+ 浓度的相对稳定。但当机体缺 K^+ 时，由于尿中仍有 K^+ 排出，易引起血 K^+ 浓度的降低。机体 K^+ 的代谢特点是：多吃多排，少吃少排，不吃也排。故临床上不能进食的病人应及时补充 K^+，以避免低 K^+ 血症。急性肾衰竭的病人，出现排 K^+ 功能障碍，应给予钾离子拮抗剂，以纠正高血钾症。无论血 K^+ 过高或过低，都会对人体的功能，尤其是对心脏和神经的兴奋性产生不利影响。

在远曲小管和集合管 K^+-Na^+ 交换与 H^+-Na^+ 交换都依赖 Na^+ 的重吸收过程，故 H^+ 与 K^+ 的分泌存在相互竞争的关系（图 8-13）。若 K^+-Na^+ 交换增多，H^+-Na^+ 交换则减少；若 H^+-Na^+ 交换增多，K^+-Na^+ 交换则减少。当机体酸中毒时，小管细胞内碳酸酐酶活性增强，H^+ 生成增多，H^+-Na^+ 交换活跃，K^+-Na^+ 交换会被抑制，K^+ 分泌减少，易导致血钾升高；反之，当机体碱中毒时，抑制 H^+-Na^+ 交换，K^+-Na^+ 交换会增强，K^+ 分泌增多，从而导致血钾降低。

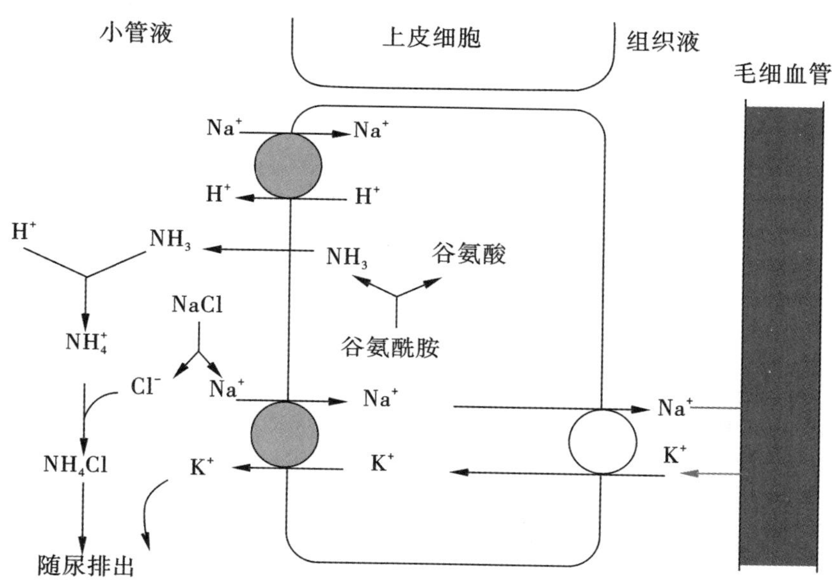

图 8-13　H^+、NH_3、K^+ 三种物质分泌关系示意

血浆中有些物质如肌酐、酚红、对氨基马尿酸等主要由肾小管上皮细胞分泌入小管液，随终尿排出。当血液流经肾一次后，血浆中的对氨基马尿酸几乎完全被清除，故可用对氨基马尿酸清除率来代表有效肾血浆流量。临床也可采用酚红排泄试验来检查肾小管分泌功能是否正常。

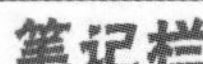

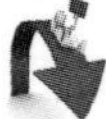

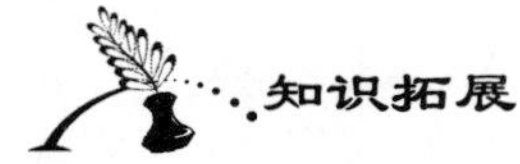

知识拓展

肾——人体的对称调节器

正常成人安静时每分钟有1 000～1 200 mL血液经过肾，而两肾的重量仅为260～300 g，按每克组织计算其平均血流量居各主要器官之首。通过肾生成尿液的功能，人体不仅能排出多余的水、无机盐、代谢终产物尿素、尿酸等物质，并且对血液进行净化处理，及时排出对机体有害的物质、药物代谢终产物及进入体内的异物。当任何一种物质在血液中异常增多时，肾就会把增多的部分排出去，以调节机体的水、电解质平衡。同时肾还能制造氨和马尿酸，以保持和调节酸碱平衡，从而维持内环境（电解质、渗透压、酸碱度）的相对稳定。很多肾病患者出现酸中毒，就是因为肾失去了维持体内酸碱平衡的功能而产生的。此外，由肾分泌的肾素可使血压升高，当限制钠摄入或钠缺乏时，血浆容量减少和肾血液灌注压力降低时，肾素从近球细胞中分泌出来，激活血浆中的血管紧张素-醛固酮系统，使血压升高。而肾分泌的前列腺素又具有扩张血管、使血压下降的功能。因此，我们不妨把肾称作机体的“调节器”或“稳压器”。

第三节　尿液的浓缩和稀释

肾小球滤过生成的原尿进入远端小管和集合管后，小管液渗透压可随体内是否缺水或水过剩等不同情况而出现大幅度变动。正常人血浆渗透压为280～320 mOsm/L，原尿的渗透压与血浆的基本相同。尿的浓缩和稀释是以尿和血浆的渗透压相比较而言。正常人终尿的渗透压可在50～1 200 mOsm/L之间波动。若排出尿的渗透压高于血浆渗透压，称为高渗尿，表明尿被浓缩；若排出尿的渗透压低于血浆渗透压，称为低渗尿，表明尿被稀释，这取决于机体水分含量的多少。肾对尿液的浓缩和稀释能力很强，当人体缺水时，尿液被浓缩，以便将水尽可能保留在体内；当机体水分过剩时，尿液被稀释，以便将多余的水排出体外。通过尿液的浓缩和稀释功能，维持了体液渗透压和循环血量的稳定。

一、尿液的浓缩和稀释的基本过程

尿的浓缩和稀释功能是以肾髓质渗透压梯度为先决条件，主要由抗利尿激素调节远端小管和集合管对水的重吸收来实现。当机体内水过剩造成血浆晶体渗透压下降时，抗利尿激素释放被抑制，管壁对水的通透性降低，水重吸收减少，小管液渗透压趋

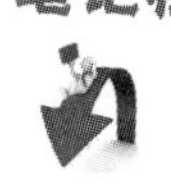

向于等渗或低渗,尿液即被稀释形成低渗尿。例如饮大量清水后,引起水利尿,排出的尿量增多。当机体处于缺水状态时,血浆晶体渗透压升高,引起尿量减少,尿液浓缩。尿液浓缩是由于低渗的小管液流经远端小管和集合管时,管外组织液渗透压较小管液高,在管内外渗透压梯度作用下小管液中的水由低渗的小管液流入高渗的管外组织液,回到管周毛细血管,从而形成高渗尿。由此可见,尿的浓缩中肾对水重吸收的动力来自内髓部较高的渗透浓度,小管内外渗透浓度梯度是尿液浓缩的关键因素(图 8-14)。

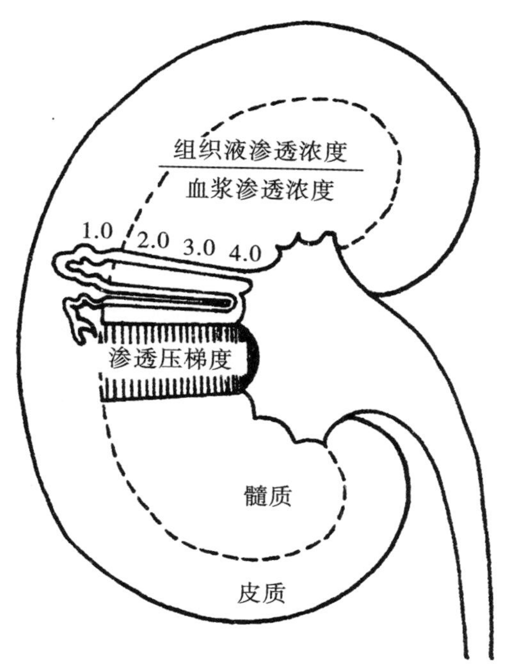

图 8-14　肾髓质渗透压梯度示意

二、肾髓质渗透压梯度的形成和保持

肾髓质高渗梯度的形成与肾小管各段的不同生理特性有关。

(一)外髓部高渗梯度的形成

外髓部渗透压梯度的形成主要是由于髓袢升支粗段对 NaCl 的主动重吸收。髓袢升支粗段对水不易通透,当小管液向皮质方向流动时,水留在小管内而 NaCl 不断进入管周组织液。一方面使小管液渗透压逐渐降低,成为低渗液;另一方面造成外髓部组织液的渗透压逐渐升高,而且愈近内髓部,渗透压愈高,形成渗透压梯度(图 8-15)。

(二)内髓部高渗梯度的形成

内髓部渗透压梯度的形成主要由 NaCl 的重吸收和尿素的再循环共同构成(图 8-15)。

1. 尿素的再循环　从肾小球滤过的尿素在近端小管被部分重吸收,髓袢升支细段对尿素可中等程度通透,内髓部集合管对尿素高度通透,而远曲小管、皮质部和外髓部的集合管对尿素不易通透。当小管液流经远曲小管和外髓部集合管时,水的渗透性重

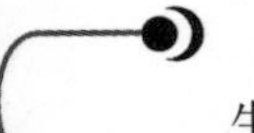
笔记栏
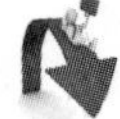

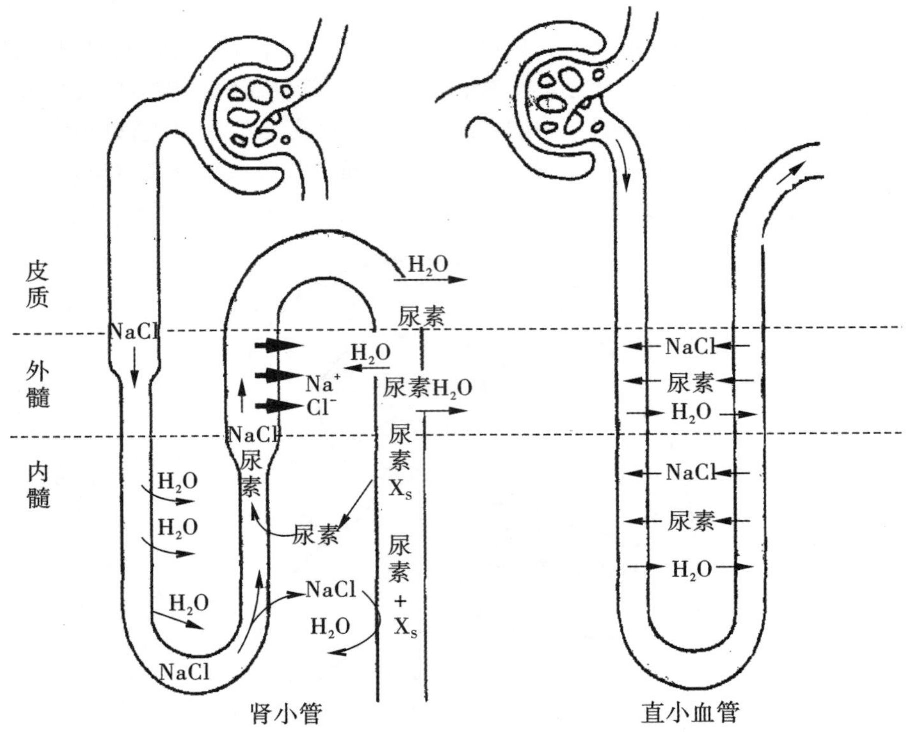

图 8-15 尿浓缩机制示意

吸收使小管液内尿素的浓度逐渐增高。至内髓部集合管时，由于管壁上皮细胞对尿素易通透，且抗利尿激素可增加管壁对尿素的通透性，尿素即顺浓度差迅速扩散至管周组织液，组织液尿素浓度提高，形成内髓组织液的高渗。髓袢升支细段对尿素有中等通透性，且管周组织液尿素浓度较小管液内高，故内髓组织液中的尿素可部分扩散进入髓袢升支细段小管内，经远曲小管、外髓部集合管至内髓部集合管时再扩散入组织液，形成尿素再循环，这一循环过程促进了内髓组织液中高渗梯度的形成。

2. NaCl 的重吸收　髓袢降支细段对水易通透，但对 NaCl 不易通透，当小管液流经降支细段时，在髓质高渗的作用下，水不断从小管液渗透进入组织液，小管内 NaCl 的浓度逐渐提高，至髓袢转折处渗透浓度达峰值。当小管液流经髓袢升支细段时，由于该段对水不易通透而对 NaCl 通透性良好，小管内 NaCl 不断向管外组织液扩散，导致小管液的 NaCl 浓度越来越低，而管外组织间液的 NaCl 浓度升高，形成渗透压梯度。

综上所述，肾小管各段对水、NaCl 和尿素的通透性具有差异性是肾髓质高渗梯度形成的前提条件。外髓部的高渗梯度主要由髓袢升支粗段对 NaCl 的主动重吸收形成，如利用呋塞米抑制了髓袢升支粗段 Na^+-K^+-$2Cl^-$ 同向转运体的作用，则可降低外髓部的高渗程度，使小管内外渗透压差值缩小，水的重吸收减少，从而产生利尿作用。内髓部的高渗梯度则由尿素的再循环和 NaCl 的重吸收共同形成，其中髓袢升支粗段对 NaCl 的主动重吸收是形成肾髓质渗透压梯度的主要动力。

（三）直小血管在维持肾髓质高渗中的作用

肾髓质高渗梯度的保持有赖于直小血管的作用。直小血管由近髓肾单位出球小

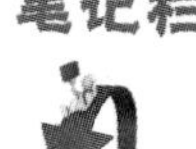

动脉延续而来，呈 U 形并与髓袢平行，对水及小分子溶质（NaCl 与尿素等）具有高度通透性。当血液经直小血管降支向髓质深部流动时，组织液中的 NaCl 和尿素浓度较高，形成在任一平面上组织液均具有相对较高的渗透浓度，故组织液中的溶质不断顺浓度差向直小血管内扩散，而血液中的水则不断进入组织液。这样造成血管内渗透浓度不断升高至转折处达最高值。血液经直小血管升支向皮质方向流动后，由于血管内 NaCl 和尿素的浓度高于同一水平组织液内的浓度，血管内相对较高的渗透浓度促使 NaCl 和尿素不断顺浓度差向组织液扩散，水则向血管中渗透。这样形成髓质高渗的溶质不被血液大量带走，同时由于细而长的直小血管中血流阻力较大，血压不断降低，有效滤过压也不断下降，促进水向血管内转移，使重吸收的水又返回血液循环。上述逆流交换过程保持了肾髓质的高渗状态，直小血管仅将髓质中多余的溶质与水返回血液循环。

综上所述，终尿的渗透压随机体内水与溶质的不同情况而发生大幅度的变化，可高达 1 200 ~ 1 400 mOsm/L，或低至 50 mOsm/L。其变化由管内水和溶质重吸收的比例决定，主要由远曲小管后半段和集合管调节。肾髓质的高渗状态是水重吸收的动力，而水重吸收的量取决于远曲小管和集合管对水的通透性，并受到抗利尿激素的调节。

第四节　尿生成的调节

肾泌尿功能的调节是通过影响肾小球滤过，肾小管与集合管的重吸收和分泌作用而实现的。在正常情况下，近端小管对溶质和水的重吸收随肾小球滤过率的变化而改变，即球-管平衡机制；且在近端小管、髓袢各段，对 Na^+ 和水的重吸收属必需重吸收。故影响尿量的主要调节机制是对远曲小管和集合管的调节，尤其是集合管对 Na^+ 和水的重吸收量。

除肾的自身调节外，远曲小管和集合管对 Na^+ 和水的调节主要受抗利尿激素、醛固酮以及心房钠尿肽等体液因素的影响。神经调节也可通过调节肾血管的舒缩活动、肾素的释放等作用与体液调节共同影响肾的功能。

一、体液调节

体液因素如抗利尿激素、醛固酮、心房钠尿肽等物质可通过调节肾小管和集合管的重吸收和分泌功能，对尿量、Na^+、K^+ 等物质的重吸收和分泌进行调节，以保持体内水和电解质的动态平衡、维持血浆渗透压和细胞外液量的相对稳定。

（一）抗利尿激素

1. 抗利尿激素合成和释放的部位　抗利尿激素（antidiuretic hormone）（又称血管升压素）是一种九肽激素，是由下丘脑的视上核和室旁核的神经元的胞体合成，在细胞内呈颗粒状态，沿下丘脑-垂体束运输至神经垂体，进行贮存和释放。在生理条件下，抗利尿激素的合成和释放量较少。

2. 抗利尿激素的作用及机制　抗利尿激素的生理作用是提高远曲小管和集合管

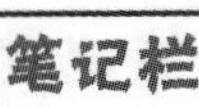
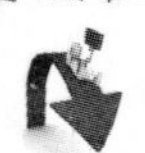

对水的通透性，使水的重吸收增加，尿量减少。它是尿液浓缩和稀释的关键性调节激素。此外，该激素还能增强内髓部集合管对尿素的通透性。

抗利尿激素作用于远曲小管和集合管，能与上皮细胞管周膜上的 V_2 受体结合，兴奋 G 蛋白而激活膜内的腺苷酸环化酶，使上皮细胞内 cAMP 的生成增加；继而 cAMP 激活蛋白激酶 A，使位于管腔膜附近的含有水通道的小泡镶嵌在管腔膜上，增加管腔膜上水通道的数量，从而有利于增加管腔膜对水的通透性（图 8-16）。当抗利尿激素缺乏时，管腔膜上的水通道在细胞膜的衣被凹陷处聚集，后者形成吞饮小泡进入胞质，称为内移（internalization）。水通道的内移使管腔膜上对水的通透性下降。因此，抗利尿激素通过调节远曲小管和集合管上水通道的开放情况，进而对尿量产生调节作用。

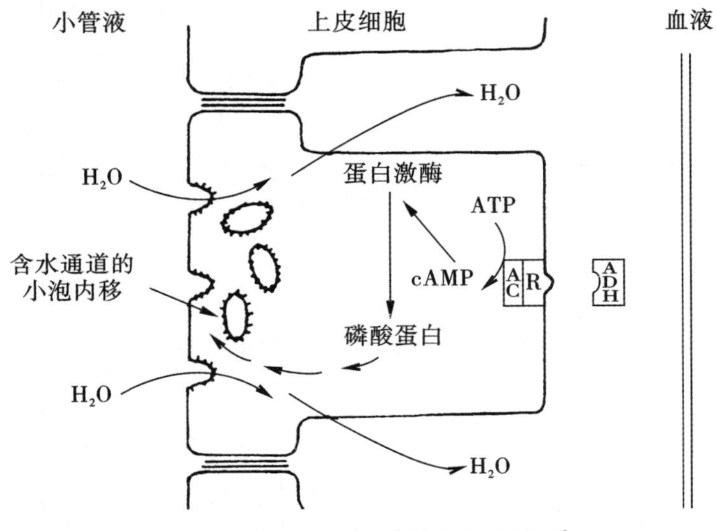

图 8-16　抗利尿激素的作用机制示意

3. 抗利尿激素分泌和释放的调节　体内调节抗利尿激素释放的主要因素是血浆晶体透压、循环血量和动脉血压。

血浆晶体渗透压的改变可明显影响抗利尿激素的分泌，是调节抗利尿激素分泌最敏感的因素。血浆晶体渗透压平均值为 280～290 mOsm/（kg · H_2O），引起抗利尿激素分泌的渗透压阈值为 275～290 mOsm/（kg · H_2O），血浆抗利尿激素的浓度为 0～4 μg/L。当血浆晶体渗透压升高达抗利尿激素分泌的渗透压阈值时，即血浆晶体渗透压升高 1% 即可引起抗利尿激素浓度提高 1 pg/mL。下丘脑视上核和室旁核及其周围区域有渗透压感受器，感受器细胞对血浆晶体渗透压的变化非常敏感，Na^+ 与 Cl^- 形成的渗透压变化是其最有效的刺激因素。当机体严重失水如大量发汗、严重呕吐或腹泻等情况时，引起血浆晶体渗透压升高，刺激下丘脑的视上核和室旁核分泌抗利尿激素分泌增多，提高了肾小管与集合管对水的重吸收，导致尿液浓缩和尿量减少。与此相反，在短时间内大量饮清水后，血浆晶体渗透压降低，抗利尿激素分泌和释放减少或停止，促使肾小管与集合管对水的重吸收减少，导致尿液被稀释、尿量增加。因饮用大量清水而引起的尿量增多的现象，称为水利尿（water diuresis）。水利尿是临床上用来检测肾稀释能力的一种常用的试验。若一次饮用大量生理盐水，排尿量虽有所增加但不

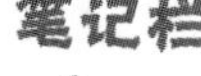

会引起水利尿现象(图 8-17)。

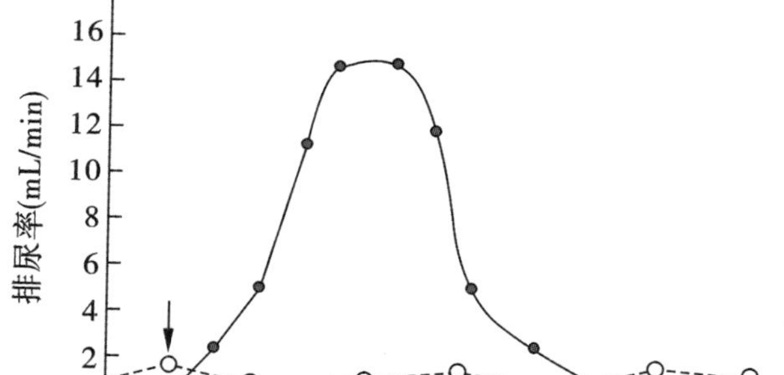

一次饮1 L清水(实线)和饮1 L等渗盐水
(0.9% NaCl溶液)(虚线)后的排尿率
箭头表示饮水时间

图 8-17　一次饮用 1 L 清水和饮用 1 L 等渗盐水

循环血量的改变也会影响抗利尿激素的释放。当循环血量增多时,左心房和胸腔的大静脉(即心肺容量感受器)被扩张,传入冲动经迷走神经传入中枢,抑制下丘脑-垂体后叶释放抗利尿激素,远曲小管和集合管对水的通透性降低,对水的重吸收减少,引起尿量增多,排出过剩的水分,使循环血量得到恢复。当机体血容量减少时,心肺容量感受器的刺激减小,传入冲动信号减弱,下丘脑-垂体后叶释放抗利尿激素增加,远曲小管和集合管对水的通透性提高,对水的重吸收增多,引起尿量减少。动脉血压的变化亦会影响抗利尿激素的释放。动脉血压在正常范围时(平均压为 100 mmHg),通过压力感受器传入冲动可反射性地抑制抗利尿激素的释放。当动脉血压低于正常范围时,可反射性地引起抗利尿激素的释放。心肺容量感受器与压力感受器的敏感性较渗透压感受器低,一般情况下,循环血量或动脉血压的变化达 5% ~10% 时,才会对抗利尿激素的释放起调节作用。此外,疼痛与应激刺激所引起的少尿和无尿现象,也是通过抗利尿激素合成和释放的增多所引起的。心房钠尿肽可抑制抗利尿激素的分泌,血管紧张素Ⅱ则可刺激其分泌。

(二)醛固酮

1. 醛固酮的分泌部位　醛固酮(aldosterone)是由肾上腺皮质球状带合成与分泌的一种盐皮质激素。

2. 醛固酮的作用机制　醛固酮主要作用于肾远曲小管和集合管上皮细胞,可增加水、Na^+的重吸收以及促进 K^+的分泌,即具有保 Na^+排 K^+保水的作用。在促进 Na^+重吸收的同时,也促进了 Cl^-的重吸与 H^+的分泌,使尿液酸化。醛固酮可直接进入远曲小管和集合管上皮细胞内,与胞质内特异性受体结合,形成激素-受体复合物,后者进入细胞核内并与核内的 DNA 特异性结合位点相互作用,调节特异性 mRNA 转录。mRNA 最终合成多种醛固酮诱导蛋白,其对管腔膜上皮细胞的调节作用包括:①生成管腔膜 Na^+通道蛋白,使管腔膜对 Na^+的通透性增大,有利于 Na^+由小管液向胞内转运;②促进线粒体内 ATP 的合成;③使管周膜上钠泵的活性增强,加速细胞内 Na^+

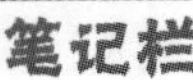
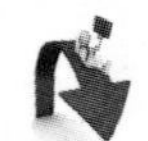

泵出细胞进入组织液。同时，由于 Na^+ 重吸收的增加，造成了小管腔内的负电位，形成小管内低电位的电位梯度，有利于 K^+ 的分泌和 Cl^- 的重吸收。因此，醛固酮作用于远曲小管和集合管，使 Na^+、Cl^- 和水的重吸收增加，导致细胞外液量增多，并促进了 K^+ 的分泌量增加。

3. 醛固酮分泌的调节　醛固酮的分泌主要受肾素-血管紧张素-醛固酮系统以及血 K^+、血 Na^+ 浓度的调节（图 8-18）。

肾素是一种水解蛋白酶，由肾入球小动脉的球旁细胞合成、贮存并释放到血液中。肾素可直接作用于肝所分泌的血管紧张素原，使血管紧张素原转变成十肽的血管紧张素Ⅰ。血管紧张素Ⅰ在正常血浆浓度下无生理活性，经过肺、肾等脏器时，在血管紧张素转换酶的作用下形成血管紧张素Ⅱ（8 肽），此酶又称激肽酶Ⅱ，具有降解缓激肽的作用。血管紧张素Ⅱ在氨基肽酶的作用脱去一个天门冬氨酸，转化为血管紧张素Ⅲ（7 肽）。血管紧张素Ⅱ和血管紧张素Ⅲ均具有较高的生物活性，具有强烈的收缩血管作用，其加压作用为肾上腺素的 10～40 倍，并能刺激肾上腺皮质球状带对醛固酮的分泌。肾素、血管紧张素和醛固酮在血浆中构成功能相互关联的系统，称为肾素-血管紧张素-醛固酮系统。

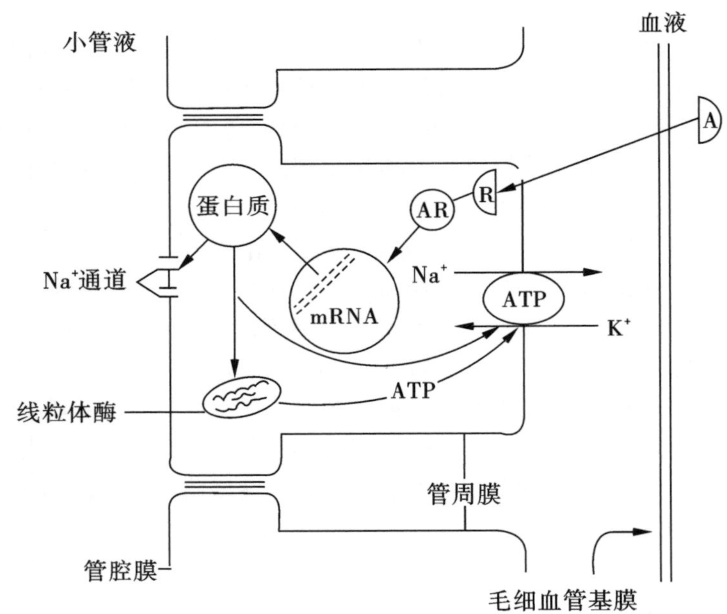

图 8-18　醛固酮作用机制的示意图

当循环血量下降时，刺激球旁细胞分泌肾素颗粒，激活肾素-血管紧张素-醛固酮系统，促使肾重吸收钠增加，进而引起水重吸收增加，细胞外液量增多。肾素的分泌受多方面因素的调节。目前认为肾内有两种感受器与肾素分泌调节有关，即入球小动脉处的牵张感受器和致密斑。当肾动脉灌注压下降或循环血量减少时，入球小动脉壁牵张刺激减弱，引起肾素释放增加；同时，由于入球小动脉压力和血流量减少引起肾小球滤过率减少，滤过的 NaCl 含量减少，流经致密斑的小管液 Na^+ 浓度降低，刺激肾素释放增加。另外，肾上腺素和去甲肾上腺素可直接刺激球旁细胞分泌肾素。

笔记栏
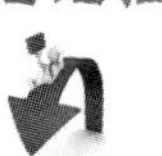

血 K^+浓度升高或血 Na^+浓度降低，均可直接刺激肾上腺皮质球状带分泌醛固酮增多，促进肾重吸收 Na^+与分泌 K^+。肾上腺皮质球状带对血 K^+浓度的升高极为敏感，血 K^+浓度升高 0.5 mmol/L，即刺激醛固酮的分泌增多。相反，血 K^+浓度降低或血 Na^+浓度升高，则会导致醛固酮的分泌减少。血 K^+与血 Na^+浓度的反馈调节机制对维持血浆 Na^+、K^+的正常浓度起重要调节作用。

（三）心房钠尿肽

心房钠尿肽（atrial natriuretic peptide，ANP）是由心房肌细胞合成并释放的肽类激素，人血液循环中的 ANP 由 28 个氨基酸残基组成。当心房受牵拉，如血量过多、中心静脉压升高、身体没入水中等刺激可引起 ANP 的释放，其主要作用是使血管平滑肌舒张和促进肾排钠、排水。ANP 对肾的作用主要包括：ANP 通过第二信使 cGMP 使血管平滑肌胞质 Ca^{2+}浓度下降；使入球小动脉舒张，肾小球毛细血管血压升高进而增大了肾小球滤过率。ANP 通过 cGMP 使集合管上皮细胞管腔膜上的钠通道关闭，抑制 NaCl 的重吸收，还可抑制肾素、醛固酮和血管升压素的分泌。

除了上述三种激素以外，甲状旁腺素、糖皮质激素、前列腺素等亦可对肾血流与肾小管功能进行调节。甲状旁腺素可促进远曲小管和集合管对 Ca^{2+}的重吸收，抑制近端小管对磷酸盐、Na^+、K^+、HCO_3^- 和氨基酸的重吸收；糖皮质激素可促进近端小管分泌 H^+和 NH_3，抑制其对磷酸盐的重吸收，并对远曲小管和集合管重吸收 Na^+和分泌 K^+有轻微促进作用；前列腺素有增加肾血流量和促进 Na^+、K^+、Cl^-等分泌的作用。

二、神经调节

肾交感神经可支配肾血管，同时也对肾小管上皮细胞和近球小体具有调节作用。肾交感神经兴奋时主要通过以下几个方面的作用来调节肾功能。①使入球小动脉和出球小动脉收缩，但前者收缩的程度大于后者，入球阻力较大使肾小球毛细血管血流量减少、血压降低，有效滤过压降低，肾小球滤过率减少。②直接作用于近端小管和髓袢上皮细胞，增加其对 Na^+、HCO_3^-、Cl^-和水的重吸收。③刺激近球细胞释放肾素，激活肾素-血管紧张素-醛固酮系统，最终使醛固酮生成增多，促进了肾小管对 Na^+的重吸收和对 K^+的分泌。

机体安静时，交感神经传出冲动频率较低，对肾的泌尿功能影响较小。运动或高温时，由于交感神经紧张性增加，骨骼肌和皮肤血流量增加，而肾血流量减少；当机体大量失血或严重呕吐、腹泻使体液大量丧失时，引起血容量减少和血压降低，交感神经传出冲动频率提高，上述作用得以充分发挥。

另外，社会环境因素的改变、过度紧张、恐惧可造成心理或情绪上的波动，也会通过神经系统、内分泌系统影响肾的泌尿功能。

三、自身调节

肾内自身调节包括小管液溶质的浓度对肾小管重吸收的调节和球管平衡（如前所述）。

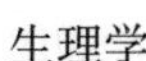

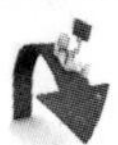
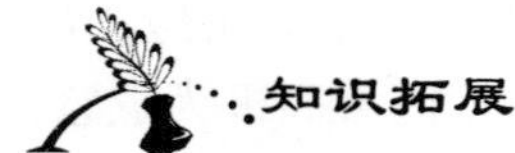

尿崩症

尿崩症是由于抗利尿激素缺乏(中枢性或垂体性尿崩症)或肾对抗利尿激素反应缺陷(肾性尿崩症)而致的内分泌疾病,主要临床表现为烦渴多饮、低比重尿,夜尿显著增多,尿量一般在 4 L/d 以上,极少数可超过 10 L/d,但也有报道可达 40 L/d。根据病因可分为中枢性尿崩症和肾性尿崩症;根据病情轻重可分为完全性尿崩症和部分性尿崩症;根据病程长短可分为暂时性尿崩症和永久性尿崩症。本病可发生于任何年龄,以青年多见,男女之比约 2∶1,也可发生于儿童。尿崩症属中医的“消渴”“消瘅”等范畴。

第五节 尿液及其排放

一、尿液

(一)尿量

正常成年人每昼夜尿量在 1 ~2 L,平均为 1.5 L。当摄入的水分过多或出汗较少时,尿量可超过 2.0 L。每昼夜尿量持续超过 2.5 L,称为多尿(polyuria);每昼夜尿量在 0.1 ~0.5 L,称为少尿(oliguria);每昼夜尿量少于 0.1 L,称为无尿(anuria)。正常成人每天约产生 35 g 固体代谢产物,最少需要 0.5 L 尿量才能将其溶解并排出。机体出现少尿或无尿会引起代谢物在体内堆积,而多尿会使机体丧失过多水分,使细胞外液量减少,这些变化都会干扰内环境的稳态,对正常生命活动产生不利的影响。

(二)尿液的成分与理化特性

尿液中水占 95% ~97%,其余是溶解于其中的固体物质,固体物质主要为无机物和有机物两大类。无机物有 Na^+、K^+、Ca^{2+}、磷酸盐、草酸盐等,主要来自盐和蔬菜类食物;有机物主要是蛋白质的代谢产物,如尿素、尿酸、肌酐等非蛋白氮化合物。正常尿中糖、蛋白质含量极微,故临床常规方法不能将其测出。如果常规方法在尿中测出糖或蛋白质,则为异常。但正常人一次性食入大量的糖或高度精神紧张时,也可出现一过性糖尿。

正常尿呈淡黄色,密度 1.015 ~ 1.025 g/cm^3,最大变动范围为 1.002 ~ 1.035 g/cm^3。机体缺水时,尿被浓缩,尿量减少,颜色变深,密度升高;大量饮清水后,尿被稀释,颜色变浅,密度降低。若尿的密度长期在 1.010 g/cm^3 以下,则提示尿浓缩功能障碍,为肾功能不全的表现。

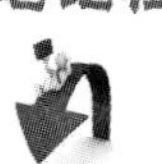

正常成人尿的渗透压介于50～1 400 mosm/L之间，其高低与单位体积所含溶质颗粒数有关。机体大量饮水后，尿液被稀释，尿液渗透压可降至30 mOsm/L；机体缺水时，尿液被浓缩，渗透压可高达1400 mOsm/L以上。

尿的酸碱度受食物性质的影响可发生较大变动，pH值为5.0～7.0，其pH值最大变动范围可达4.5～8.0。尿的酸碱度主要取决于食物的成分，素食者因植物酸可以在体内氧化，酸性产物较少，排出的碱基较多，故尿呈偏碱性。荤素杂食者，由于蛋白质分解后产生的硫酸盐和磷酸盐等经肾排出，故尿pH值约为6.0。

二、排尿

尿的生成过程是个连续的过程。尿液由集合管流出后汇入乳头管，经肾小盏、肾大盏流入肾盂，经输尿管的周期性蠕动将尿液运送至膀胱。当膀胱内贮存的尿达到一定量时，就会压迫膀胱壁引起排尿反射，通过反射活动将尿液经尿道排出体外。因此，排尿是间歇性的。

1. 支配膀胱和尿道的神经　膀胱的逼尿肌和尿道内括约肌受交感神经和副交感神经的双重支配。尿道外括约肌受阴部神经的支配(图8-19)。

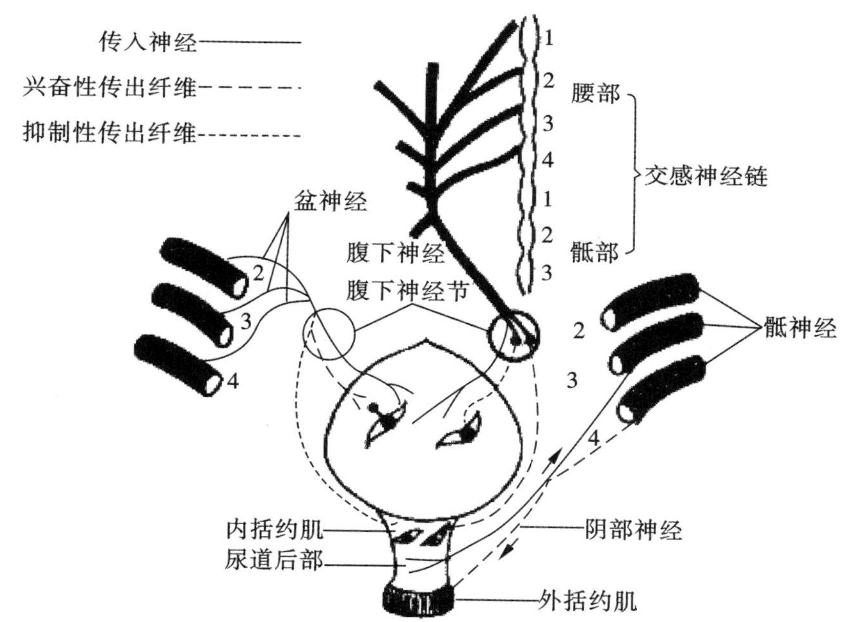

图8-19　膀胱和尿道的神经支配

盆神经：起自骶髓2～4侧角，传出纤维属于副交感神经，在膀胱内壁换元后，节后纤维分布于膀胱逼尿肌和尿道内括约肌。盆神经兴奋时可引起膀胱逼尿肌收缩，尿道内括约肌松弛，促进排尿。

腹下神经：起自脊髓胸11～腰2侧角，传出纤维属交感神经。刺激腹下神经时，可使膀胱逼尿肌松弛，尿道内括约肌收缩，抑制排尿反射。

阴部神经：起自骶髓2～4前角，属躯体运动神经。阴部神经兴奋时可使尿道外括约肌收缩，阻止排尿；反之，则使尿道外括约肌舒张。这一活动可随意控制。

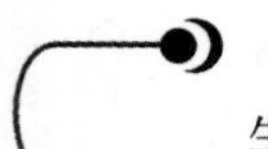

笔记栏

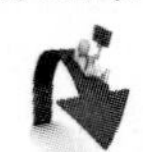

2. 排尿反射的过程　排尿反射(micturition reflex)是一种脊髓反射,由自主神经和躯体神经共同完成,但脑的高级中枢可控制初级排尿中枢。当膀胱尿量为200～300 mL时,膀胱内压稍有增加;当膀胱尿量充盈到一定程度(400～500 mL)时,膀胱壁与后尿道的牵张感受器受到刺激而兴奋,冲动沿盆神经传入纤维传到初级排尿中枢(脊髓的骶段),同时,冲动上传至脑干和大脑皮质的高级排尿中枢,并产生尿意。高位排尿中枢可对骶髓初级排尿中枢产生抑制作用,阻止骶髓排尿反射;高位中枢也可兴奋骶髓的排尿反射,冲动沿盆神经传出,引起膀胱逼尿肌收缩,尿道内括约肌舒张,压力作用下尿液进入后尿道。尿液还可刺激后尿道的感受器,冲动沿阴部神经再次传到骶髓初级排尿中枢,进一步加强其活动,使外括约肌开放,这一正反馈活动使膀胱内压迅速升高(可高达14.7 kPa),驱使尿液被排出。尿液对尿道的刺激可进一步反射性地加强排尿中枢活动。这一正反馈活动反复进行,直至尿液完全排出为止(图8-20)。

大脑皮质等高位中枢可对骶髓初级排尿中枢施加易化或抑制性影响,以控制排尿反射活动,但以抑制作用占优势。故在正常生理条件下,排尿反射是可受意识控制的。在膀胱充盈、膀胱内压升高期间,可通过膀胱-肾反射,使肾生成尿液减少,以避免膀胱的负担进一步加重。小儿大脑发育未臻完善,对初级中枢的控制能力较弱,故小儿排尿次数多且易发生夜间遗尿现象。

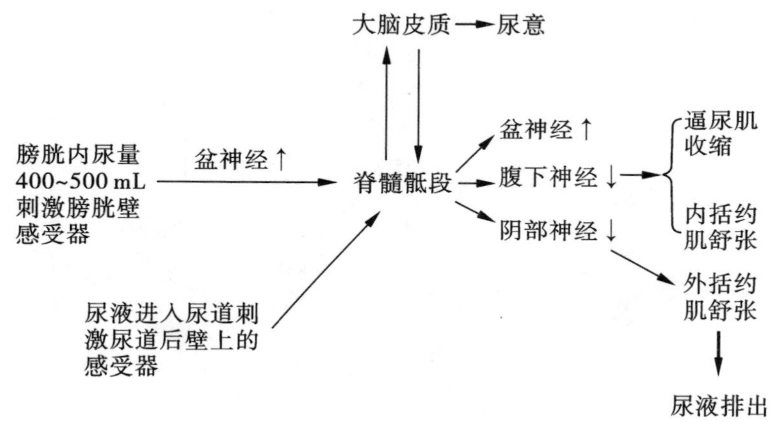

图8-20　排尿反射过程示意

由上述可知,排尿反射的进行受骶髓与高位中枢的共同作用。排尿反射弧中任一部位发生障碍或骶髓与高位中枢失去联系,均可出现排尿异常。临床上常见的排尿异常有尿潴留、尿失禁等。膀胱中尿液充盈过多而不能排出者称为尿潴留。例如,若脊髓骶段损伤使排尿反射初级中枢的活动发生障碍,排尿反射不能进行,膀胱变得松弛扩张,大量尿液集聚在膀胱内,导致尿潴留。若高位脊髓受损,以致脊髓骶段初级排尿中枢与大脑皮质之间失去功能联系,排尿反射失去了意识控制,可出现尿失禁。

笔记栏

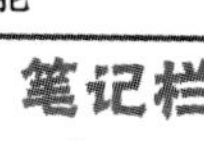

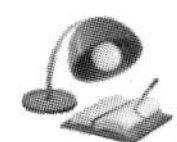

问题分析与能力提升

1. 简述尿生成的基本过程。

2. 影响肾小球滤过的因素有哪些？影响肾小管和集合管重吸收的因素有哪些？

3. 试述静脉注射大量生理盐水对尿量的影响及其机制。

4. 简述排尿反射的过程，解释尿潴留、尿失禁的常见原因。

5. 患者，男，39 岁，因“夜尿增多、高血压 3 年，头晕、恶心、呕吐 1 周”入院，患者近年来多次出现晨起眼睑水肿，未予重视，3 年来发现夜尿增多，血压升高，一周前无明显诱因出现头晕、恶心、呕吐未予治疗入院，查体：BP 160/110 mmHg，贫血貌，双下肢可凹性水肿，双肺呼吸音清，无啰音，心率 90 次/min，心律规整，未闻及杂音，实验室检查，血常规：血红蛋白 60 g/L，血肌酐 488.1 μmol/L，尿素氮 19.8 mmol/L，尿蛋白(+++)，蜡样管型 1 个/HP，尿红细胞 3 个/HP，超声波显示双肾对称性缩小。

诊断：肾病综合征。

思考：①该病人的诊断依据是什么？②分析患者出现头晕、恶心、呕吐的原因。

（河南医学高等专科学校　陈文超）

第九章

感觉器官

学习要点

眼的调节,眼的折光异常,瞳孔对光反射及意义,视杆细胞和视锥细胞的分布及功能,视敏度,声波的传导途径,感受器及感觉器官的概念,感受器的生理特性,折光系统的组成,视野,明适应、暗适应,色盲及色弱。

感觉是客观世界在人脑中的主观反映。内、外环境中的各种刺激作用于机体各种感受器或感觉器官,感受器将刺激产生的能量转化为适宜向中枢传递的电信号-神经冲动,神经冲动经过一定的神经传导通路传导至大脑皮质的特定部位,经大脑皮质的分析整合产生相应的感觉。由此可见,感觉的产生是由感受器、感觉传导通路及感觉中枢共同完成的。感觉传导通路及感觉中枢将在第十章神经系统的功能中介绍,本章仅讨论感受器及感觉器官的功能。

第一节　概　述

一、感受器与感觉器官

感受器(receptor)是指机体体表或组织内部的专门感受机体内、外环境变化的特殊结构或装置。感受器有多种分类方法:根据所在部位的不同,感受器可分为内感受器和外感受器。内感受器感受机体内部环境的变化,如颈动脉窦和主动脉弓压力感受器,颈动脉体和主动脉体化学感受器等。外感受器感受外界环境的变化,如视觉、听觉、嗅觉、触压觉、味觉感受器等;根据感受刺激性质的不同,感受器可分为机械感受器、化学感受器、光感受器和温度感受器等。

感受器的结构多种多样,感觉神经末梢是最简单的感受器,如与痛觉有关的游离的感觉神经末梢分布于皮肤或其他组织就构成了痛觉感受器;而有些感受器则是由被囊样的结构包绕在神经末梢周围形成,如触觉小体、环层小体和肌梭等;另外一些则结构比较复杂,由高度分化了的感受细胞如视网膜上的感光细胞,耳蜗内的毛细胞等连同复杂的附属结构,共同构成感觉器官。

笔记栏

感觉器官(sensory organ)是指由一种或多种感受器连同周围的附属结构构成的特殊器官。人体主要的感觉器官有视觉器官、听觉器官、前庭器官、嗅觉器官和味觉器官。本章主要介绍视觉和听觉器官。

二、感受器的一般生理特性

(一)适宜刺激

感受器一般只对某种形式的刺激最敏感,这种感受器最敏感的刺激称为该感受器的适宜刺激。如视网膜感光细胞的适宜刺激是一定波长的光波,耳蜗毛细胞的适宜刺激是一定频率的声波等。感受器并不是只对适宜刺激发生反应,适宜刺激引起感受器发生反应所需的阈值较小,而非适宜刺激需要比适宜刺激大得多的刺激强度才能引起感受器产生反应。

(二)换能作用

不同感受器感受的刺激不同,但各种感受器都能将刺激能量转换为感觉传入纤维的动作电位,然后以神经冲动的形式向中枢传递,这被称为感受器的换能作用。感受器一般并不直接将刺激能量转变为神经冲动,而是先在感受器细胞产生过渡性的膜电位变化,称为感受器电位(receptor potential),如耳蜗的微音器电位等。这种感受器电位与终板电位一样具有局部兴奋的特征,当感受器电位达到一定水平,使相应的感觉传入纤维产生动作电位时,感受器的换能作用才真正完成。

(三)编码作用

感受器在将外界刺激转换为动作电位同时,还将刺激包含的环境变化信息也编译到动作电位的序列之中,使不同的刺激在中枢引起的感觉也不同,这被称为感受器的编码作用。关于编码作用的详细机制,目前尚不清楚。感受器可通过神经纤维上动作电位的频率高低和参与信息传递的神经纤维数目来编码,使感觉中枢获得不同的感觉信息。例如,耳蜗受到声波刺激时,将声能转换成神经冲动的同时,还将声音的强度、音调、频率等信息编译包含在神经冲动的序列中。

(四)适应现象

当一种刺激持续的作用于某种感受器时,感觉传入神经纤维的传入冲动频率会逐渐降低,这被称为感受器的适应现象。适应现象是所有感受器共有的特性,但不同感受器产生适应的快慢不同,按适应的快慢可将感受器分为快适应感受器和慢适应感受器,如触觉感受器就属于快适应感受器,它在接受一种刺激后,传入冲动就会很快衰减直至消失,这种触觉的快适应现象有利于机体快速适应环境变化,接受新刺激。“入芝兰之室,久而不闻其香”则是嗅觉感受器产生的快适应现象。慢适应感受器如肌梭、痛觉感受器、颈动脉窦压力感受器等适应现象产生较为缓慢,这种方式有利于机体对某些生理功能状态进行长时间的监测,并随时调控以适应其变化。

第二节 视觉器官

人脑获得的信息有70%以上来自视觉。人类通过视觉感知外界物体的形状、大

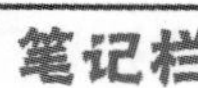

笔记栏

小、颜色、远近等。视觉是人体重要的感觉,也是人类认识世界、改造世界的重要工具。

视觉器官是眼,图 9-1 显示人眼的基本结构。人眼感受的适宜刺激为 380 ~ 760 nm 波长的电磁波。来自外界物体的光线,经过眼的折光系统折射在视网膜上成像,刺激视网膜上的感光细胞,视锥细胞和视杆细胞将包含不同视觉信息的光刺激转换、编码为电信号,这种视觉冲动经视神经纤维传向大脑皮质的视觉中枢,经视觉中枢的分析处理,从而产生视觉。可见,视觉的产生是由视觉器官、视觉传导通路和视觉中枢共同完成的,眼在视觉产生中的作用可分为折光系统的功能和感光系统的功能两方面。

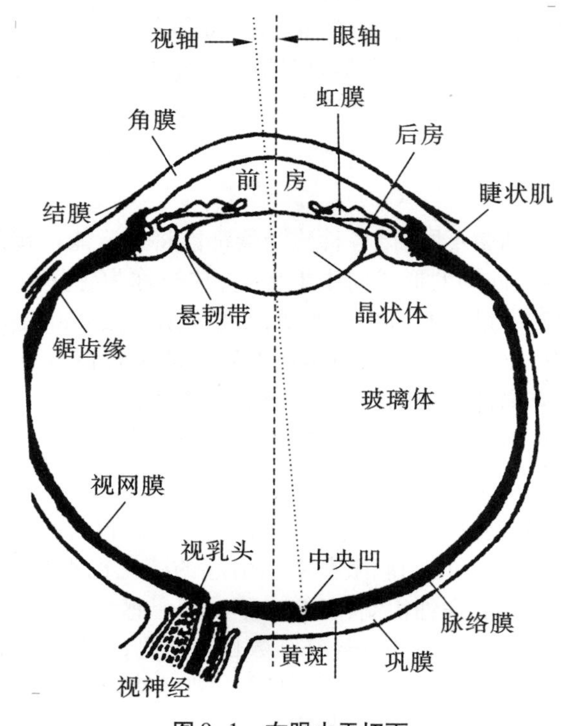

图 9-1　右眼水平切面

一、眼的折光功能

(一)眼的折光与成像

折光系统由角膜、房水、晶状体、玻璃体组成。其功能是让外界物体在视网膜上清晰地成像。人眼构成一个复杂的光学系统,进入人眼的光线要经过四种折射率不同的传光介质和屈光度不同的多个折射面的折射,才能在视网膜上成像,因此,光线在眼内的行进途径和成像数据的描述和计算十分复杂。因此,为了研究的方便,有人设计出一个与实际眼折光效果相同,但结构简化的等效光学模型,称为简化眼(reduced eye)。简化眼是一个假想的模型,它的光学参数与正常眼等值,故可用来分析眼的成像特性。

简化眼假定眼球为前后径 20 mm 的单球面折光体,折光率为 1.333,入射光线由进入眼球只在球面前面折射一次。球面的曲率半径为 5 mm,节点位于球形界面后方 5 mm,后主焦点位于节点后 15 mm 处,相当于视网膜的位置。简化眼模型和安静时正常

笔记栏

人眼一样，正好使平行光线聚焦于视网膜上，可在视网膜上形成清晰的图像（图 9-2）。

利用简化眼系统可以方便地算出物体在视网膜上成像的大小。其公式如下：

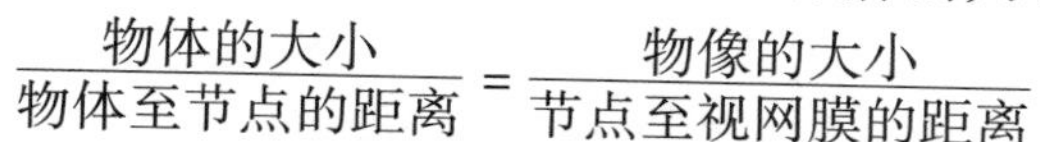

$$\frac{\text{物体的大小}}{\text{物体至节点的距离}}=\frac{\text{物像的大小}}{\text{节点至视网膜的距离}}$$

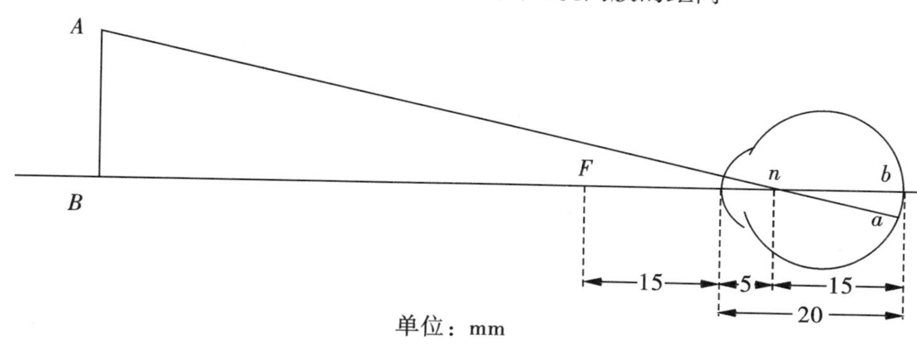

单位：mm

图 9-2　简化眼成像

n 为节点；AB 为物体；ab 为物像；F 为主焦点

（二）眼的调节

通过对人眼光学系统的研究发现，人眼在看 6 m 以外的物体时，因为从物体发出的光线到达眼球前已接近于平行，故不需任何调节即可在视网膜上形成倒立缩小的清晰物像。将人眼不做任何调节所能看清楚物体的最远距离称为远点（far point）。而人眼在看近物（6 m 以内）时，由于近物发出的光线进入眼球时呈辐射状，经折光系统折射后在视网膜的后方成像，由于光线尚未聚焦，只能产生模糊的视觉。正常人眼看近物时十分清晰并不产生模糊视觉，是因为人看近物时进行了眼的调节，眼的调节包括晶状体的调节、瞳孔的调节和双眼会聚三方面，其中人眼看近物主要依靠晶状体的调节。

1. 晶状体的调节　晶状体是一个无色透明、富有弹性的双凸透镜形的折光体，周边通过睫状小带与睫状体相连。当眼看远物时，睫状体内睫状肌处于松弛状态，睫状小带保持一定的紧张度，睫状小带的牵拉作用使晶状体较为扁平，此时晶状体折光力较小；当人眼看近物时，在视网膜上成模糊的物像，这种模糊的视觉信息传至视觉中枢，反射性地引起睫状肌收缩，睫状小带松弛，晶状体因自身弹性回缩，向前向后凸出，折光力增强，使物像前移，正好落在视网膜上，从而产生清晰视觉（图 9-3）。长时间地看近物，由于睫状肌的持续收缩状态，会引起眼睛产生疲劳。

晶状体的调节能力有一定的限度，晶状体调节能力的大小取决于晶状体的弹性，弹性越好，晶状体变凸能力越强，所能看清物体的最近距离就越近。晶状体的调节能力通常用近点来表示。近点是指人眼所能看清物体的最近距离。近点越近，表明晶状体的弹性越好，眼的调节能力越强。晶状体的弹性与年龄有关，随年龄增长，晶状体弹性会逐渐减退差，近点逐渐变远。10 岁的儿童近点约为 8.3 cm，20 岁时平均约为 11.8 cm，60 岁时近点可增至 80 cm。人到 45 岁后，晶状体弹性明显下降，眼的调节能力明显下降，看近物模糊不清，这种现象称为老视。看近物时佩戴适宜的凸透镜，增强眼的折光力可进行矫正。

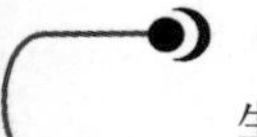

笔记栏
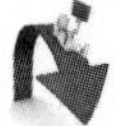

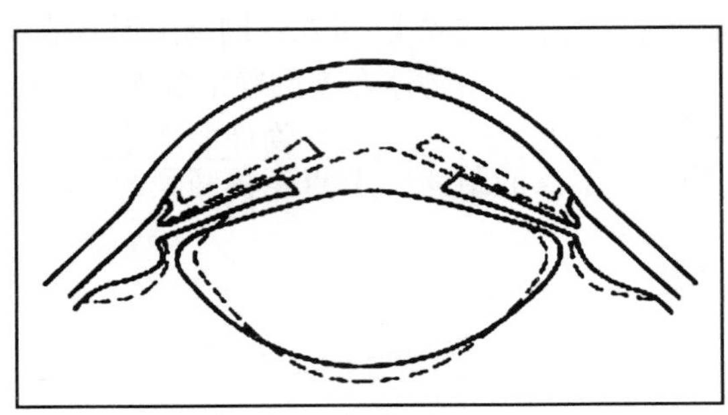

图 9-3　晶状体的调节

2. 瞳孔的调节　瞳孔由虹膜围成，是光线进入眼球的通道，虹膜中有环状的瞳孔括约肌和辐射状的瞳孔开大肌，这两种肌纤维收缩和舒张调节着瞳孔的大小，进而调节进入眼球的光线量。视近物时，可反射性地引起两侧瞳孔缩小，称为瞳孔近反射。瞳孔近反射的意义是使瞳孔缩小以减少进入眼球的光线量，减少产生的球面相差和色相差，使视物更清晰。

生理状态下瞳孔的大小除受视物远近的调节外，还受到进入眼球光线强弱的调节，当光照强时，瞳孔会缩小；当光照弱时，瞳孔会变大。这种瞳孔的大小随着进入眼球光量的强弱而变化的现象称为瞳孔对光反射。这一反射的生理意义是调节进入眼内的光线量，当视网膜受到强光照射时，减少进入眼球的有害光线量，以保护视网膜。在弱光时增加光线量以使视物清晰。瞳孔对光反射的中枢在中脑，是双侧性的，临床上常通过检查瞳孔对光反射以判断麻醉深度、病情危重程度及中枢神经系统病变的部位。

3. 双眼会聚　当双眼同时观察一近物时，两眼视轴向鼻侧会聚，这种现象称为双眼会聚，也称为辐辏。两眼会聚依靠两眼内直肌的收缩来完成的。它的意义在于视近物时，可使物像落在两眼视网膜的对应位置上，从而使视觉清晰，避免复视。

（三）眼的折光异常

正常人眼不需调节就可使平行光线在视网膜上聚焦成像，因而可以看清楚远物；近物发出的光线经过眼的调节也能在视网膜上成像，也可看清近处的物体，这种眼称为正视眼（emmetropia）。因眼球形态变化或折光能力异常使平行光线不能聚焦成像于视网膜，称为非正视眼（ametropia），也称为屈光不正或折光异常。常见的包括近视、远视和散光（表 9-1）。

1. 近视　近视（myopia）的产生由于眼球的前后径过长（轴性近视）或眼的折光能力过强（折光性近视），使远物发出的平行光线在视网膜的前方聚焦，在视网膜上形成模糊不清的物像，因而看不清远物；看近物时，近物发出的光线呈辐射状，正好落在近视者的视网膜上，故不需调节或仅做较小的调节就能看清近物。因此，近视的近点和远点均移近。近视的形成一部分是由于先天遗传引起的，更多是由于后天用眼不当所致。因此，生活中注意用眼卫生，纠正不良的读写习惯，可以预防近视眼的发生。矫正近视眼的方法是佩戴适宜的凹透镜，使远物发出的平行光线在进入眼球前适当发散，靠后聚焦以成像在视网膜上。

2. 远视　远视（hyperopia）的产生是由于眼球前后径过短或折光能力过弱所致。远物发出的光线成像在远视者视网膜之后，经过眼的调节使物像前移，从而看清远物，

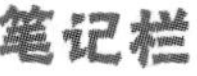
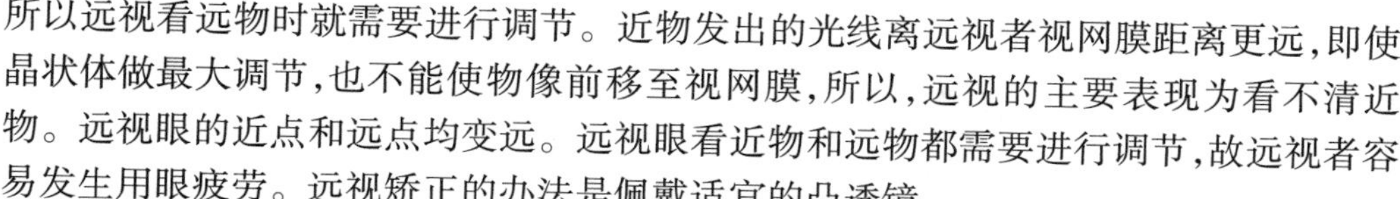

所以远视看远物时就需要进行调节。近物发出的光线离远视者视网膜距离更远，即使晶状体做最大调节，也不能使物像前移至视网膜，所以，远视的主要表现为看不清近物。远视眼的近点和远点均变远。远视眼看近物和远物都需要进行调节，故远视者容易发生用眼疲劳。远视矫正的办法是佩戴适宜的凸透镜。

3. 散光　散光(astigmatism)是由眼球折光面主要是角膜在不同方位上的折光力不一致所致。正常人眼角膜是正球面，表面任何一点的曲率半径都是相等的。因此，平行光线在任一点折射后均能在视网膜上聚焦成像。散光者的角膜曲率半径不一致，在某一方位上曲率半径变小，而与之垂直的方位上曲率半径则变大，平行光线经角膜表面各方位折射不能在视网膜上正常聚焦，造成视物不清或物像变形。散光的矫正方法是佩戴适宜的柱面镜。

表 9-1　眼的折光异常的比较

比较项目	近视	远视	散光
产生原因	眼球前后径过长或晶状体过凸	眼球前后径过短或晶状体凸度过小	角膜表面曲率半径不等
平行光聚焦点	视网膜之前	视网膜之后	不能聚焦
近点	比正常眼近	比正常眼远	—
矫正	凹透镜	凸透镜	柱面镜

二、眼的感光功能

视觉感受器位于视网膜上，外界物体发出的光线，经折光系统折射在视网膜上成像，感光细胞感受这种光波的刺激，通过换能作用转变为神经冲动，经视神经传入大脑皮质的视觉中枢，经分析处理后形成主观意识上的感觉。

(一)视网膜的结构特点

视网膜结构复杂主要包括四层细胞，自外向内依次为：色素上皮、感光细胞、双极细胞和节细胞。其中，感光细胞包括视锥细胞(cones)和视杆细胞(rods)。它们均与双极细胞形成突触联系，双极细胞再与节细胞构成突触。节细胞轴突汇集构成了视神经(图 9-4)，视神经汇集处位于黄斑鼻侧约 3 mm 处称视神经盘，视神经由此向后穿出眼球壁。视神经盘处不存在感光细胞，因此不能感受光线刺激，物像落于此处不能引起视觉，称为生理盲点。

(二)视网膜的感光换能作用

人视网膜上存在视锥系统和视杆系统两种感光系统。

1. 视锥细胞和视杆细胞　视锥系统是由视锥细胞与相应的双极细胞、节细胞共同组成的感光换能系统。视锥细胞分布于视网膜的中央，特别是中央凹区域是视锥细胞最密集的部位。视锥细胞对光线的敏感性较差，只能对强光刺激下发生反应，主要功能是白昼和强光下视物。视锥细胞与双极细胞及节细胞之间多为一对一的联系方式，所以视锥细胞分辨率高。视锥系统视物的精确度高，能分辨物体具体细节。视锥系统能分辨颜色，辨色也是视锥细胞特有的功能。视锥系统又称为昼光觉系统或明视觉系统。

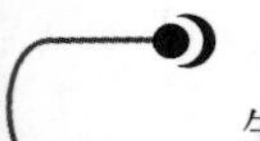

笔记栏

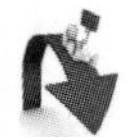

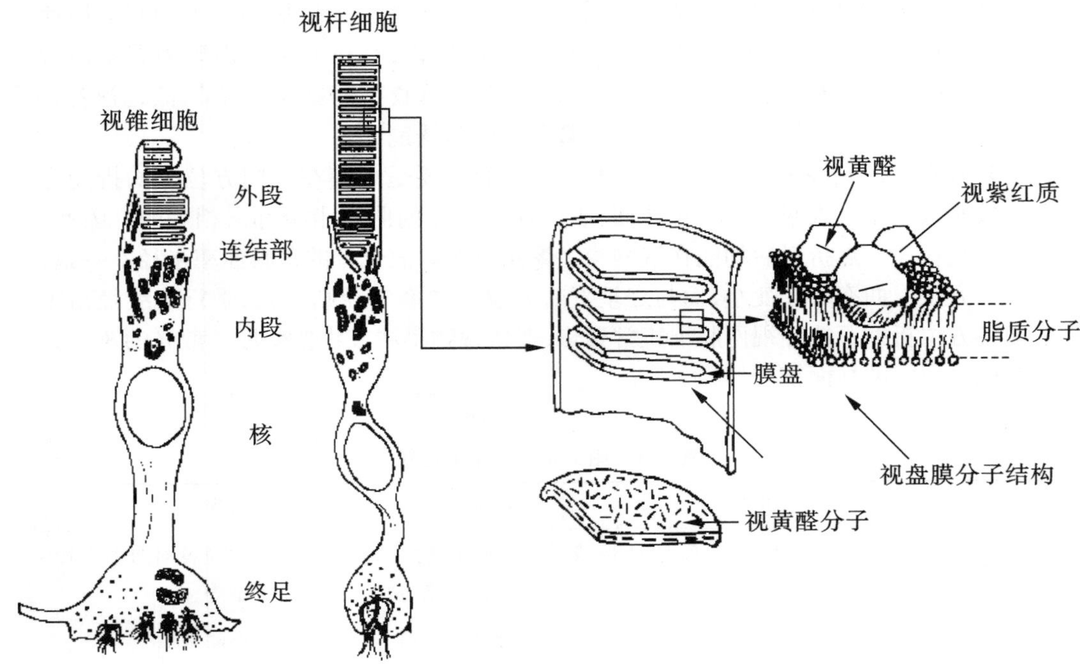

图 9-4 视锥细胞与视杆细胞

视杆系统是指由视杆细胞与它相对应的双极细胞和神经节细胞共同组成的感光换能系统。视杆细胞分布于视网膜的周边,视杆细胞对光线的敏感度较高,能在昏暗环境中感受弱光刺激,所以视杆细胞的主要功能为夜晚或弱光环境中视物。所以视杆系统又称为晚光觉或暗视觉系统。视杆系统一般是多个视杆细胞与同一个双极细胞联系,多个双极细胞再与同一个节细胞联系,呈聚合式联系,所以视杆系统对物像的分辨率差,视物的精确度差,只能分辨物体的轮廓,而不能分辨具体细节。视杆系统也不能分辨颜色,只能辨识明暗。

2. 光化学反应　视锥细胞与视杆细胞之所以能感受光线的刺激,是因为感光细胞内部有感光物质,感光物质在光线作用下,发生了一系列光化学反应的结果。目前对视杆细胞光化学反应了解的更为清楚。

(1)视杆细胞的光化学反应　视杆细胞内的感光物质称为视紫红质(rhodopsin)。视紫红质是一种由视蛋白与视黄醛的生色基团组成的结合蛋白质。视黄醛由维生素A 在体内氧化转变而来。

当视杆细胞内的视紫红质受光线照射时,迅速分解为视蛋白与视黄醛。视黄醛的分子构象也发生改变,由原来 11-顺型变为全反型。视黄醛分子构象的改变和视蛋白分子构象的变化,从而诱发视杆细胞产生感受器电位。通过这一光化学反应的过程将光波刺激转化为电信号。

视紫红质的光化学反应是可逆的,在暗光环境中,视黄醛构型恢复又与视蛋白结合,形成视紫红质贮存于视杆细胞中(图 9-5)。视紫红质的合成和分解取决于光线的强弱。在暗光中,合成速度大于分解,视杆细胞内的视紫红质增多,对光线的感受能力逐渐增强,较好的发挥暗光视物的功能。视紫红质在强光中分解速度大于合成,视杆

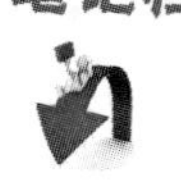

细胞内的视紫红质含量减少，视杆细胞感光作用下降，由视锥系统替代发挥强光视物的功能。

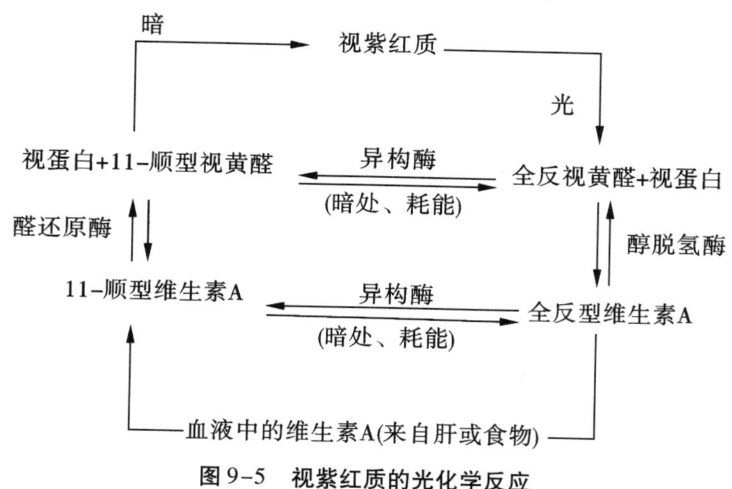

图 9-5　视紫红质的光化学反应

视紫红质分解与合成的过程中，有一部分视黄醛被消耗，可由血液中的维生素 A 转化补充。所以，如果长期维生素 A 摄入不足，会影响人在暗光中的视力，引起夜盲症。

（2）视锥细胞的光化学反应与色觉　视网膜上有三种不同的视锥细胞，分别含有三种感光色素。其感光色素也由视蛋白和 11-顺型视黄醛组成，只是视蛋白的分子结构略有不同。三种感光色素结构的差异导致它们对不同波长的光波敏感度不一样，而不同颜色的光波波长不同，三种视锥细胞分别对红、绿、蓝三种颜色的光线最敏感。

色觉是指不同颜色的辨识，是不同波长的光线作用于视网膜后在人脑引起的主观感觉。人眼能区分 380～760 nm 波长之间的大约 150 种颜色。

色觉的产生目前用三原色学说解释。三原色学说认为，当不同波长的光线照射视网膜时，可以使三种视锥细胞产生不同比例的兴奋，这样的信息传到中枢，经过中枢的分析整合就会产生不同颜色的感觉。例如，红、绿、蓝三种视锥细胞兴奋的比例为 4∶1∶0时，视觉中枢就会产生红色的感觉；三者兴奋的比例为 2∶8∶1 时，则产生绿色的感觉，当以同等比例兴奋时，会产生白色的感觉。

色觉障碍包括色盲和色弱，色盲是由于缺乏某种或某几种视锥细胞所造成不能辨识某种或多种颜色的病症。色盲可分为全色盲和部分色盲。全色盲的人表现为不能分辨所有颜色，只能分辨明暗，呈单色视觉，这种类型比较少见。部分色盲又分为红色盲、绿色盲和蓝色盲。其中，红色盲和绿色盲最多见，患者表现为不能分辨红色或绿色。色盲属遗传疾病。有些色觉障碍并不是由于缺乏某种视锥细胞，而是由于某种视锥细胞的反应能力较弱引起的。患者对某种颜色的识别能力较正常人差称为色弱，色弱大多由后天因素引起。

三、与视觉有关的生理现象

（一）视敏度

人眼对物体微细结构的分辨能力称为视敏度（visual acuity），也称视力。可用眼

笔记栏

所能分辨的物体两点之间的最小距离表示。视力通常以视角(visual angle)的大小作为衡量标准。视角是指物体上的两点发出的光线进入人眼通过节点所形成的夹角(图9-6)。视角越小,反映视力越好。视力表按此原理设计,正常人眼所能分辨的最小视角为1分角(1/60度),按Snellen视力表对应的视力为1.0,国际对数视力表对应数值为5.0。检查视力时常用Snellen图,其视标由大小不一的字母E构成,受试者按要求指示字母E缺口方向。视角的大小与视网膜上物像的大小成正比,当视角为1分度时,视网膜上物像大小约为5 μm,相当于视锥细胞的平均直径,两个视锥细胞受刺激而兴奋,信息传入中枢,中枢产生两点的感觉,若视角小于1分度,物像小于视锥细胞的直径,两点发出的光线可能只使单个视锥细胞受刺激,中枢将两点辨为一点。中央凹处视锥细胞直径更小,有些只有2 μm,所以该处视力可大于1.0。

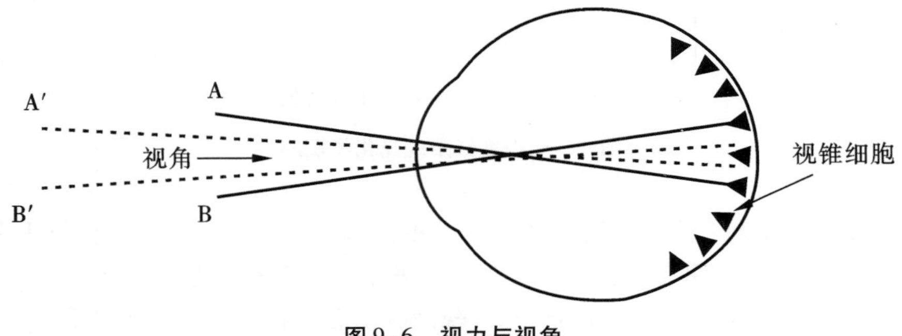

图9-6　视力与视角

(二)暗适应和明适应

人长时间处于强光的环境中,突然进入暗处时,起初看不清东西,经过一定时间后,视觉敏感度逐渐升高,逐渐恢复在暗处的视力,这种现象称为暗适应(dark adaptation)。

暗适应的产生主要取决于视杆细胞中视紫红质的光化学反应过程,视紫红质在强光的环境中分解大于合成,视杆细胞内视紫红质的储量减少,突然进入暗光环境中,视杆细胞由于视紫红质储量过少不足以引起暗处的视觉,而在暗光环境中视紫红质的合成增加,经过一段时间,视杆细胞暗光环境下的视物功能逐渐恢复,另外,暗适应的产生也与视锥细胞有关。暗适应整个过程约需30 min。

人从长时间的暗光环境突然进入光亮处,只感到一片耀眼的光感,不能看清楚物体,片刻之后视觉逐渐恢复,这种现象称为明适应(light adaptation)。产生机制是由于视杆细胞在暗光环境中蓄积了大量的视紫红质,突然进入亮处,视紫红质受强光照射而迅速分解,传入信息过强因而只产生耀眼的光感。当视紫红质迅速分解之后,视锥细胞才能恢复明亮环境中的视觉。明适应仅需几秒即可迅速完成。

(三)视野

视野(visual field)是指单眼固定注视前方一点时,所能看到的空间范围。同一光照条件下,不同颜色的视野大小也不一样,白色视野最大,其次为黄色和蓝色,再次为红色,绿色视野最小。由于面部结构的影响,不同方位视野的大小和形状也不同。其中,颞侧视野大于鼻侧视野,下方视野大于上方视野。临床上视野检查有助于视网膜和中枢神经系统病变的检测。

（四）双眼视觉和立体视觉

双眼同时观察某一物体时产生的视觉称为双眼视觉（binocular vision）。人双眼视野大部分重叠，而且从同一物体发出的光线，成像在两眼视网膜的对称点上。因此，两眼视网膜上的像虽略有差异，但主观上只产生一个物体的感觉。

双眼视觉可以扩大视野，弥补生理性盲点，所以双眼视觉优于单眼视觉。双眼视物时，有助于感知物体的大小，而且还能判断物体的距离远近和物体厚度、深度，从而形成立体视觉。

第三节　听觉器官

耳不仅是人体的听觉器官，还是位置觉和运动觉器官。耳由外耳、中耳和内耳组成。外耳和中耳是声波传导的通道，内耳由耳蜗（cochlea）和前庭器官（vestibular apparatus）组成。听觉感受器位于耳蜗内。声波通过传音系统的传导传至内耳耳蜗，通过听觉感受器的感音换能作用将声波振动的机械能转换为神经冲动，经听神经传导通路传至大脑皮质听觉中枢，从而产生听觉。听觉对人类适应环境和相互交流具有重要的意义。

一、外耳和中耳的功能

（一）外耳的功能

外耳包括耳郭和外耳道。耳郭有助于收集声波，在一定程度上还可以判断声音的来源方位。外耳道是声波传导的通道，并对声波产生共振作用，使其强度增大。

（二）中耳的功能

中耳主要包括鼓膜、听小骨、鼓室和咽鼓管等结构（图 9-7）。中耳的功能是将声波振动高效地传至内耳，其中鼓膜和听骨链在声波传导中起重要作用。

鼓膜呈椭圆形，浅漏斗状，鼓膜脐内侧为锤骨的锤骨柄。具有良好的频率响应和较小的失真度。鼓膜的振动可与声波振动同始同终，鼓膜的形态和位置有利于把声波不失真地传向内耳。如果鼓膜内陷或破裂，会导致传音效率降低。

听小骨包括锤骨、砧骨和镫骨，三块听小骨借助关节相连，形成一个传导声波的杠杆系统称为听骨链。锤骨柄附于鼓膜脐，砧骨居锤骨与镫骨之间，镫骨脚置于前庭窗膜上，听骨链杠杆系统两臂之间呈固定角度，支点位于听骨链的重心上，能量传递惰性小，效率高。锤骨柄形成的长臂和镫骨长突形成的短臂之比约为 1.3 : 1，通过杠杆的作用可将短臂一侧的压力增大 1.3 倍。另外，由于鼓膜面积和前庭窗的面积的差异也会产生增压效应，鼓膜实际振动面积约为 59.4 mm^2，而前庭窗膜的面积仅有3.2 mm^2，二者面积之比为 18.6 : 1，若传递时听骨链总压力保持不变，声波由鼓膜传至前庭窗膜压强将增大 18.6 倍。通过以上两方面作用，整个中耳传递过程中的增压效应为 24.2（18.6×1.3）倍，使传音效率大大提高。

咽鼓管是连通中耳鼓室和鼻咽部的肌性管道。平时咽鼓管咽口被咽肌所封闭，在吞咽、打呵欠或打喷嚏时咽鼓管咽口张开，使鼓室与外界连通，空气进入鼓室以维持鼓

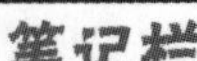

笔记栏

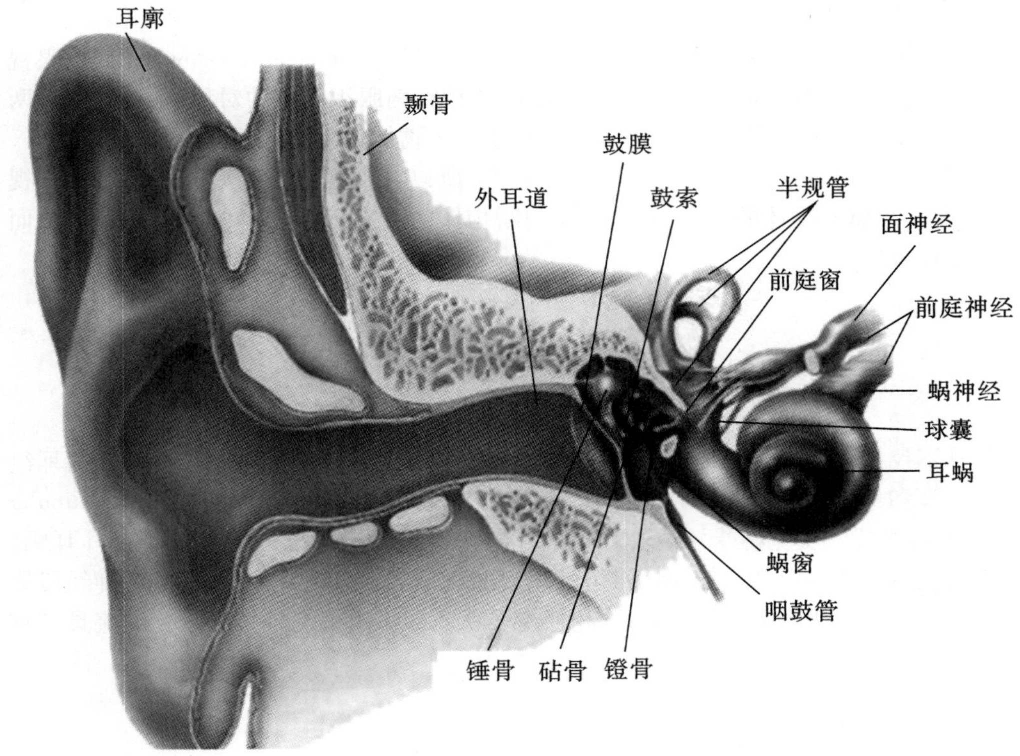

图 9-7　人耳结构模式图

膜内外气压平衡，这对于维持鼓膜的正常形状、位置和振动性能具有重要意义。如咽部的慢性炎症导致咽鼓管咽口闭塞，鼓室内空气逐渐被吸收，内外压力失衡，会引起鼓膜内陷，产生耳鸣，影响听力。

(三)声波传导途径

声波传入内耳包括气传导和骨传导两种途径。正常情况下以气传导为主。

1. 气传导　声波经外耳道引起鼓膜振动，再经听骨链和前庭窗膜传入内耳耳蜗，这一传导途径称为气传导(air conduction)，是声波传导的主要途径。此外，在听骨链受损的情况下，气传导还表现为另外的方式，此时鼓膜的振动也可通过鼓室内空气的振动，再经蜗窗传入内耳，但此时传音效率已大大降低，这一途径在正常情况的声波传导中不起重要作用。

2. 骨传导　内耳位于颞骨内，声波可通过引起颅骨的振动，再引起颞骨骨质中的耳蜗内淋巴的振动，这条途径称为骨传导(bone conduction)。骨传导的敏感性低，在正常听觉的产生中所起的作用非常小。只有当气传导途径明显受损时，骨传导才会相应增强，因此，临床上常通过检查患者气传导和骨传导情况来判断听觉障碍的产生部位和原因。当传音系统如鼓膜或听骨链病变引起传音性耳聋时，气传导明显减弱，而骨传导相对增强。当耳蜗病变引起感音性耳聋时，气传导和骨传导同时减弱。

笔记栏

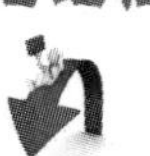

二、耳蜗的感音功能

耳蜗具有感音换能作用，即将传至耳蜗的机械振动转变成听神经纤维的神经冲动。

（一）耳蜗的结构

耳蜗形似蜗牛壳，由一条骨质的管道围绕一个锥形骨轴（蜗轴）螺旋约2.5周所构成的骨螺旋管。自蜗轴向外侧发出两道膜，斜行的前庭膜和横行的基底膜，它们将耳蜗分为三个腔：前庭阶、鼓阶和蜗管（图9-8）。前庭阶在耳蜗底部与前庭窗膜相接，鼓阶在耳蜗底部与蜗窗膜相接，前庭阶和鼓阶内充满外淋巴，前庭阶与鼓阶在蜗顶通过蜗孔相通。蜗管则是一个盲管，充满内淋巴。

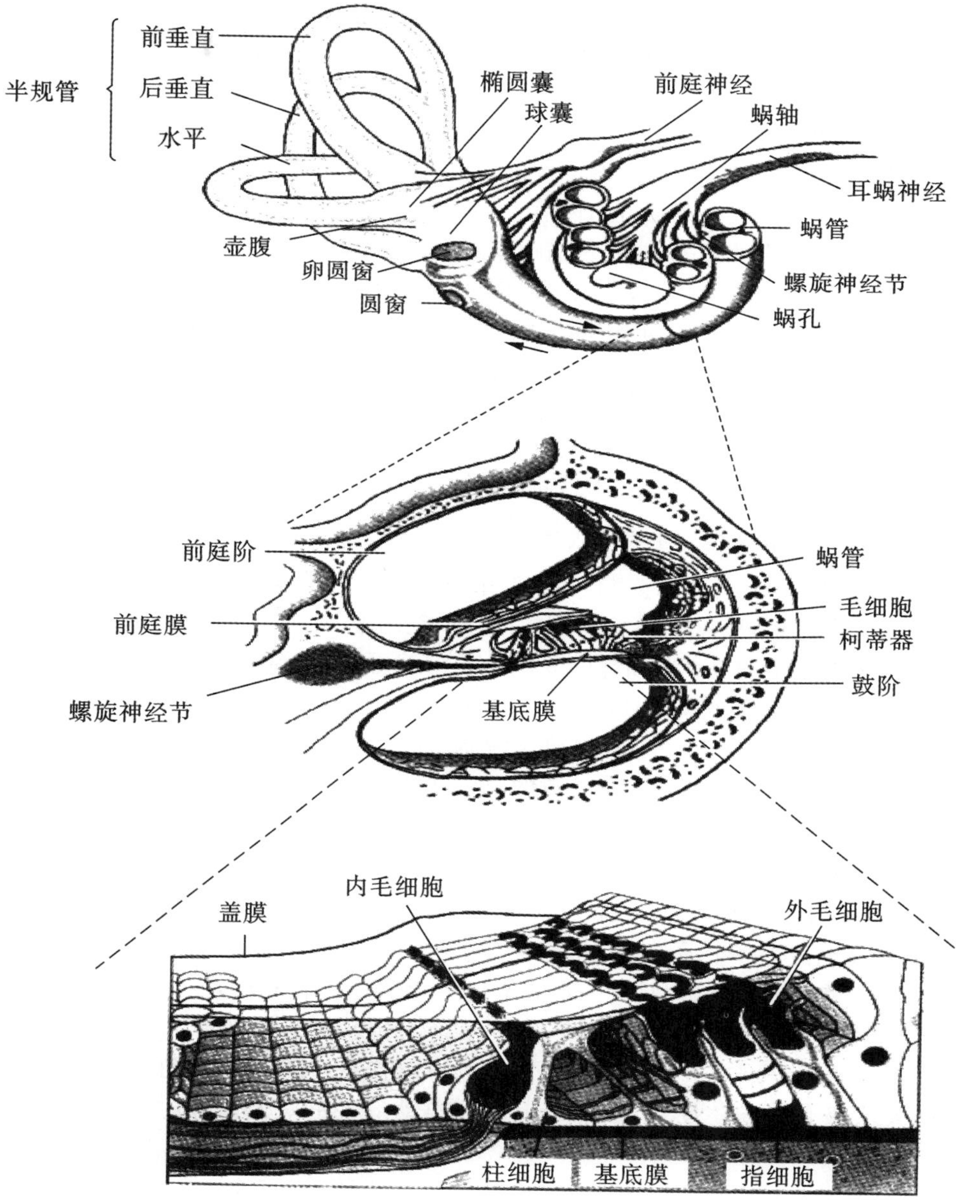

图9-8　耳蜗的结构

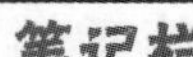

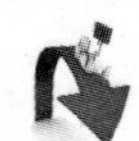

听觉感受器——螺旋器(科蒂器)位于基底膜上,由毛细胞和支持细胞构成。每个毛细胞的顶端都有上百条排列整齐的听毛,其上方有一胶状物称为盖膜,较长的听毛伸入盖膜当中,盖膜内侧连蜗轴,外侧悬浮于内淋巴中。毛细胞的底部有听神经末梢。

(二)耳蜗的感音换能作用

在耳蜗的感音换能过程中,基底膜的振动起关键作用。当声波振动经听骨链传至前庭窗时,前庭窗膜内移,压力变化依次传给淋巴液和膜性结构,前庭膜和基底膜将下移,鼓阶的外淋巴使蜗窗膜外移,而前庭窗膜外移,则淋巴液和膜性结构做反向移动,反复进行,便引起了基底膜的振动。盖膜与基底膜之间发生相对位移,致使听毛弯曲,刺激毛细胞产生微音器电位,进而诱发听神经纤维产生动作电位,冲动传入听觉中枢,从而引起听觉。

(三)基底膜的振动与行波学说

耳蜗对不同频率声波的分析,目前用行波原理解释,就像人在抖动一条绸带时,有行波沿绸带向其远端传播一样,绸带行进的距离与抖动的频率有关。基底膜的振动从蜗底开始,以行波方式向蜗顶方向传播。不同频率的声波,传播的远近和最大振幅出现的部位也不同,声波频率越高,传播距离越近,最大振幅出现的部位越靠近蜗底部;声波频率越低,传播距离越远,最大振幅出现的部位越靠近于蜗顶部。最大振幅出现部位不同,引起不同部位毛细胞兴奋,而起自基底膜不同部位的听神经纤维的冲动传至听觉中枢的不同部位,就会产生不同的音调感觉。

耳蜗对声音强度的分析,主要取决于产生兴奋的听神经纤维的数量和冲动频率。声音强度越大,受刺激的毛细胞数目越多,参与传导的神经纤维数量越多,传入冲动的频率也越高,传至中枢后,主观感觉声音越强。

(四)耳蜗与听神经的生物电现象

1. 耳蜗内电位　耳蜗未受刺激时,如果以鼓阶外淋巴液为参考零电位,则蜗管中内淋巴液的电位是+80 mV,称为耳蜗内电位。毛细胞的静息电位是-70 ~ -80 mV,因此浸浴在内淋巴中的毛细胞顶部的膜内外电位差可达到160 mV,而浸浴在外淋巴中(鼓阶)的毛细胞底部的膜内外电位差只有约80 mV。

2. 耳蜗微音器电位　当耳蜗受到声波刺激时,在耳蜗及其附近的结构中,可记录到一种与声波的频率和幅度完全一致的电位变化,称为耳蜗微音器电位(cochlear microphonic potential,CM)。耳蜗微音器电位属于局部电位,呈非“全或无”的形式,即其电位变化随着刺激强度的增大而增大。耳蜗微音器电位无真正的阈值,表现出没有潜伏期、不应期和不易疲劳等特性。

微音器电位是多个毛细胞在接受声波刺激时产生的综合感受器电位。耳蜗微音器电位与动作电位不同,它具有一定的位相性,当声音的位相倒转时,耳蜗微音器电位的位相也发生逆转,但动作电位则不能。

单一毛细胞电位变化的方向与纤毛受力方向有关,当静纤毛向动纤毛的方向弯曲时,引发去极化电位。反之,当静纤毛向背离动纤毛的一侧弯曲时,则引起超极化电位。

3. 蜗神经动作电位　蜗神经动作电位是耳蜗对声波进行换能和编码的结果,它的

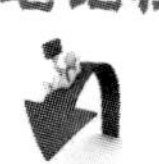

作用是向中枢传递声波信息。目前记录到的包括听神经复合动作电位和单纤维动作电位。

耳蜗在没有声音刺激时产生静息电位，当有声音刺激时，在静息电位的基础上，耳蜗毛细胞产生微音器电位，进而触发蜗神经产生动作电位，神经冲动沿着蜗神经传入听觉中枢，经分析处理后引起主观上的听觉。

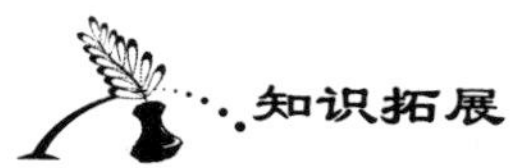

人工耳蜗

人工耳蜗是一种利用仿生学原理的电子设备，由体外言语处理器将声音转换为一定编码形式的电信号，通过植入体内的电极系统直接兴奋听神经来恢复、提高及重建聋人的听觉功能。近几十多年来，随着生物医学工程技术的高速发展，人工耳蜗进展很快，已经从实验研究进入临床应用。据统计，全球有5万多耳聋患者使用了人工耳蜗。人工耳蜗成为目前全聋患者恢复听觉的唯一有效的治疗方法，是目前运用最成功的生物医学工程装置。

三、听阈和听域

声波振动的频率必须在一定范围内，且达到一定强度才能引起听觉，人耳所能感受到的声音频率范围为20～20 000 Hz。20～20 000 Hz之间每种频率的声波，都有一个引起听觉的最小声音强度，这就是听阈(auditory threshold)。每种频率的声波，强度在听阈以上继续增加时，产生的听觉感受也会增强，但强度超过一定限度时，不仅不能产生清晰的听觉，还会产生鼓膜的疼痛感。每种频率的声波，不产生鼓膜痛觉的最大强度，称为最大可听阈。每一频率的声波都有特定的听阈和最大可听阈。以频率为横坐标，以声波强度为纵坐标，将每一频率的听阈和最大可听阈分别连接，可绘制出人耳对声波频率和强度的感受范围(图9-9)。图中下方曲线为不同频率的听阈，上方曲线为不同频率的最大可听阈，二者所围成的范围称为听域。观察听域图可知，对频率在1 000～3 000 Hz之间声波人耳最敏感。

听力表示听觉的灵敏程度。通常以分贝(dB)作为声音强度的相对单位。一般讲话的声音，其强度在30～70 dB之间。在日常生活中人们常接触到的噪声(指杂乱无章的非周期性振动产生的声音)强度通常在60 dB以上，对人的工作、学习和休息都会产生不良影响。长期受噪声的刺激，对听觉是一种缓慢的损害，可使听力下降，引起噪音性耳聋，并可导致神经、内分泌等系统功能失调。因此，在工作和生活中应注意环境保护，尽量消除和减少噪声污染，防止噪声对听觉功能的损害。

笔记栏

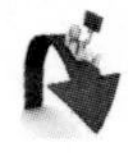

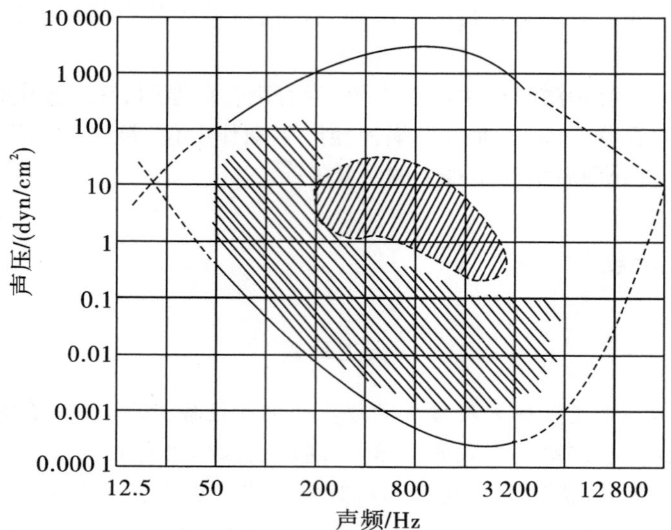

图 9-9 人的正常听域

中心斜线区:通常的语言区;下方斜线区:次要的语言区

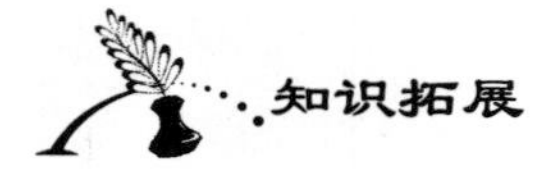

噪声对人体的危害

噪声是指非自然固有的并超出一定强度的声音。世界卫生组织的研究表明,30 ~ 40 dB 是较理想的安静环境,当室内噪声污染持续超过 30 dB 时,人的正常睡眠就会受到干扰,持续生活在 70 dB 以上的噪声环境中,人的听力就会受到影响,出现耳部不适、耳鸣、耳痛、听力下降等症状。若长期在 80 dB 的噪声环境中生活,则耳聋的发生率可达 50%;此外,噪声还可损伤心血管、神经系统,长期生活在噪声中,尤其在夜间噪声中生活的冠心病患者,心肌梗死的发病率会显著增加;噪声还可导致女性生理功能紊乱、月经失调、流产率增加等;噪声对心理的影响是通过干扰人的休息、睡眠和工作,从而使人感到烦躁、萎靡不振,影响工作效率;噪声对生长发育期的婴幼儿危害尤为明显,经常处在嘈杂环境中的婴儿不仅听力容易受到损伤,其智力发育也会受到一定影响。因此,为了有利于人的正常工作、学习和生活,为了保护人的健康,应当控制噪声污染不超过 50 dB。

笔记栏

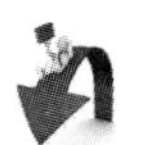

第四节　前庭器官的功能

前庭器官(vestibular apparatus)包括内耳中的三个半规管、椭圆囊和球囊,前庭器官内有感受自身的姿势和运动状态以及头部在空间的位置的感受器,对于维持身体的平衡具有重要作用。机体姿势的维持有赖于前庭器官、视觉器官和本体感受器,其中前庭器官的作用尤为重要。

一、前庭器官的感受器

前庭器官的感受细胞是毛细胞,其结构具有相似性,每个毛细胞顶端都分布有60～100条纤毛,纤毛分为两种,位于细胞顶端一侧的边缘处最长的一条称为动纤毛;其余的纤毛较短,呈阶梯状排列,称为静纤毛。毛细胞底部连有感觉神经纤维末梢,各类毛细胞都对与纤毛的生长面呈平行方向的机械力敏感。纤毛处于自然状态时,细胞的静息电位约为-80 mV;同时,与毛细胞相连的神经纤维上有一定频率的放电。如果此时外力使静纤毛偏转倒向动纤毛时,毛细胞出现去极化,达到阈电位时,支配毛细胞的传入神经发放冲动频率增加,表现为兴奋效应;当外力使动纤毛偏转向静纤毛时,毛细胞出现超极化电位变化,传入神经纤维发放冲动的频率减少,表现出抑制效应。前庭器官中毛细胞的换能机制与耳蜗毛细胞类似。一般情况下,机体所做的不同形式的运动和头部空间位置的改变都会以特定的方式改变毛细胞纤毛的弯曲方向,从而引起相应神经纤维的冲动发放频率的改变,将机体位置和运动变化信息传输到中枢,引起特殊的运动觉和位置觉,并产生相应的躯体和内脏功能的反射性变化。

二、椭圆囊和球囊的功能

椭圆囊和球囊的感受装置称囊斑(图9-10),囊斑中毛细胞顶端的纤毛埋植于胶质的耳石膜内。耳石膜内含有耳石,耳石由蛋白质和碳酸钙构成,惯性大于内淋巴。椭圆囊囊斑处于水平位,其毛细胞的纵轴与地面垂直,顶部朝上,耳石膜盖在纤毛之上;球囊囊斑处于垂直位,毛细胞的纵轴与地面平行,顶部朝外,耳石膜位于纤毛的外侧。

椭圆囊和球囊的功能是感受头部的空间位置及直线变速运动。当头部空间位置变化时,因重力作用,耳石膜与毛细胞发生位移导致纤毛向一侧弯曲;当机体做直线变速运动时,由于惯性作用,耳石膜与毛细胞也会发生相对位移引起纤毛弯曲。由于不同毛细胞纤毛排列的方向不同,囊斑受到不同方向的重力及变速运动刺激时,引起有的毛细胞兴奋,有的则发生抑制。这种信息传入中枢后,可引起头部空间位置改变的感觉或直线变速运动的感觉,同时引起姿势反射,以维持身体平衡。

三、半规管的功能

人两侧内耳迷路各有三个互相垂直的半规管(semicircular canal),分别代表空间的三个平面。当头前倾30°时,外侧半规管(水平半规管)与地面平行,前、后两个半规

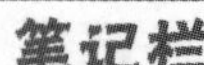

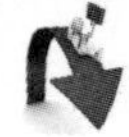

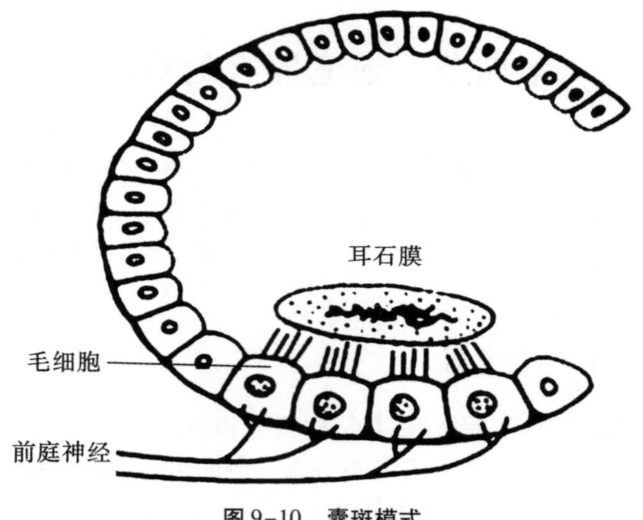

图 9-10　囊斑模式

管与地面垂直。每个半规管与椭圆囊连接处都有一个膨大的壶腹,壶腹内有一隆起的壶腹嵴,它就是半规管内的感受装置,壶腹嵴中有一排毛细胞面对管腔,上有一胶状物称为终帽,毛细胞顶部的纤毛都埋置于终帽中。半规管的功能是感受旋转变速运动,当开始或停止旋转时,由于惯性作用使管腔中的内淋巴发生相对运动,在水平半规管内,一侧半规管的内淋巴压向壶腹嵴时,静纤毛向动纤毛弯曲,使毛细胞兴奋,而另一侧水平半规管的内淋巴则远离壶腹嵴,使毛细胞抑制。不同侧半规管内毛细胞兴奋或抑制的信息经前庭神经传至中枢,引起旋转变速运动感觉。

四、前庭反应及眼震颤

当前庭器官受刺激时,除能引起运动觉和位置觉外,还可引起各种前庭反应,主要包括姿势反射、自主神经反应和眼震颤。

(一)姿势反射

来自前庭器官的传入冲动,除引起位置觉和运动觉外,还可产生各种姿势反射。例如,当汽车向前开动时,由于惯性,身体向后倾倒,可是当身体向后倾倒之前,椭圆囊的耳石因惯性而使囊斑毛细胞的纤毛发生弯曲,这种传入信息即反射性地引起躯干部的屈肌和下肢的伸肌的张力增加,从而使身体前倾以维持身体的平衡。乘电梯上升时,椭圆囊中的耳石对毛细胞施加的压力增加,球囊中的耳石使纤毛向下弯曲,反射性地引起下肢屈曲。相反,当电梯下降时,可反射性引起伸肌收缩,下肢伸直。由此可见,前庭器官的姿势反射的意义在于维持机体的姿势和身体平衡。

(二)自主神经反应

当半规管壶腹嵴受到长时间或过强的刺激时,可经前庭神经核与网状结构引起自主神经功能失调,从而引起心率加速、血压下降、呼吸加快、发汗以及面色苍白、恶心、呕吐等现象,称为前庭自主神经反应(vestibular autonomic reaction)。正常人一般只在前庭器官受到过强刺激时才引起前庭反应,但某些人前庭功能过于敏感,前庭器官受到一般性的刺激也可引起自主神经反应，如晕车、晕船现象的产生等。

（三）眼震颤

当半规管受旋转变速运动刺激时引起眼球不自主的节律性运动，称为眼震颤（nystagmus）。不同半规管受刺激可引起不同方位和类型的眼震颤（图 9-11）。以下以水平方向的眼震颤为例说明。水平方位的眼震颤开始时，两侧眼球向相反方向缓慢移动，这一过程称为眼震颤的慢动相，当眼球移动到眼裂右侧时，又向旋转的相同方向快速移动至眼球中央，这一过程称为眼震颤的快动相（quick component）；之后慢动相与快动相交替出现。当旋转停止时，由于内淋巴的惯性继续出现眼震颤。临床常进行眼震颤试验检查前庭器官的敏感性，如 20 s 内旋转 10 次后突然停止，正常眼震颤的持续时间为 20～40 s，频率为 5～10 次。如果眼震颤持续时间过长，说明前庭功能过于敏感。易发生晕车、晕船等现象，而某些前庭器官病变可引起眼震颤消失。

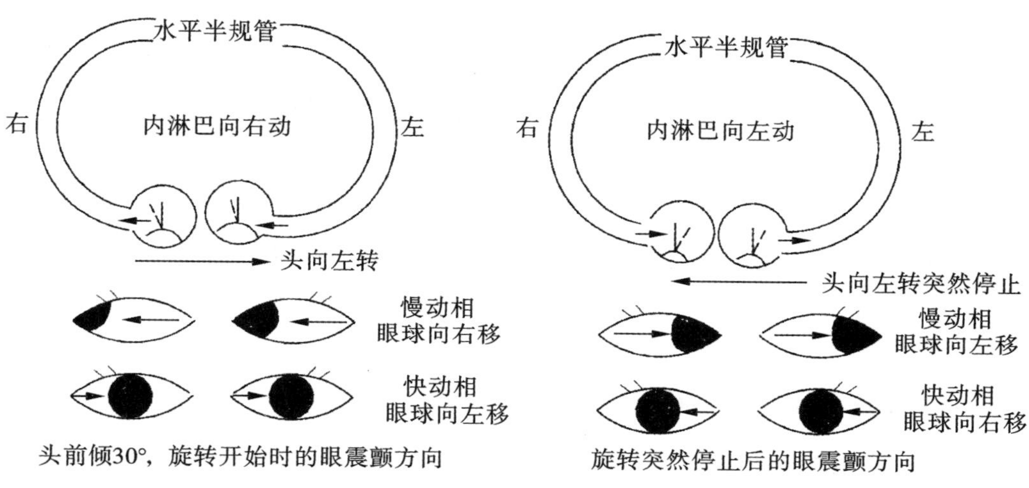

图 9-11　眼震颤

第五节　其他感受器的功能

一、嗅觉感受器的功能

嗅觉感受器位于上鼻道及鼻中隔后上部的嗅上皮，两侧总面积约 5.0 cm^2。嗅上皮由主细胞、支持细胞、基底细胞以及 Bowman 腺构成。主细胞又称嗅细胞，呈圆瓶状，细胞顶端有 5～6 条短的纤毛，细胞的底端的长突组成嗅丝，穿过筛孔直接进入嗅球。空气中的气味物质分子刺激嗅细胞，与纤毛上的相应受体结合产生感受器细胞电变化，当神经冲动传向嗅球，进而传向更高级的嗅觉中枢，引起嗅觉。

不同动物的嗅觉敏感程度差异很大，同一动物对不同有气味物质的敏感程度也不同。用细胞内记录法检查单一嗅细胞电反应的实验发现，每一个嗅细胞只对一种或两种特殊的气味起反应；还证明嗅球中不同部位的细胞只对某种特殊的气味起反应。嗅

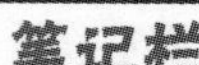

笔记栏

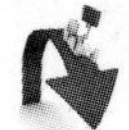

觉系统与其他感觉系统类似，不同性质的气味刺激有专用的感受位点和传输线路，最终在中枢引起特有的主观嗅觉感受。

二、味觉感受器的功能

味觉的感受器是味蕾，主要分布在舌背部表面和边缘，口腔和咽部黏膜的表面也有散在的味蕾存在。每一味蕾由味觉细胞和支持细胞组成，味觉细胞顶端有纤毛，称为味毛，由味蕾表面的孔伸出，是味觉感受的关键部位。

舌表面不同部分对不同味刺激的敏感程度不一样。人一般是舌尖部对甜味道比较敏感，舌两侧对酸味比较敏感，舌两侧前部对咸味比较敏感，而软腭和舌根部对苦味比较敏感。味觉的敏感度易受食物或刺激物本身温度的影响。20～30 ℃时，人味觉的敏感度最高。味觉的辨别能力也受血液化学成分的影响。例如，动物实验中正常大鼠能辨出 1∶2 000 的氯化钠溶液，而切除肾上腺皮质的大鼠，可能是由于血液中低 Na^+，可辨别出 1∶33 000 的氯化钠溶液。因此，味觉的功能不仅在于辨别不同的味道，而且与营养物的摄取和内环境稳定的调节也有关系。

人和动物的味觉系统可以感受和区分出多种味道。众多的味道是四种基本的味觉组合而成的，这就是甜、咸、酸和苦。不同物质的味道与它们的分子结构的形式有关。通常 NaCl 能引起典型的咸味；甜味的引起与葡萄糖的主体结构有关；而奎宁和一些有毒植物的生物碱的结构能引起典型的苦味。中枢可能通过对来自传导四种基本味觉的专用神经通路上的神经信号进行不同组合，来“认知”这些基本味觉以外的多种味觉。

三、皮肤的感觉功能

皮肤内分布着多种感受器，主要感受触觉、冷觉、温觉和痛觉四种感觉刺激。

触觉是微弱的机械刺激刺激皮肤浅层的触觉感受器引发的，压觉是由较强的机械刺激产生深部组织变形时引发的感觉，两者统称为触-压觉。与触-压觉有关的传入纤维包括Ⅱ、Ⅲ类神经纤维，也有无髓鞘的Ⅳ类纤维。

冷觉和温觉合称温度觉，皮肤温度低于 30 ℃时，刺激皮肤中的冷觉感受器，引发传入冲动，热觉感受器在超过 30 ℃时开始发放冲动。冷觉感受器为游离神经末梢，由Ⅲ类纤维传导；热觉感受器可能也主要是游离神经末梢，冲动主要由Ⅳ类纤维传导。

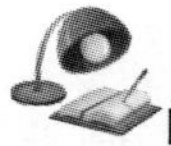

问题分析与能力提升

1. 常见折光异常有哪些？形成原因是什么？如何矫正？

2. 声波是如何传入内耳的？

3. 王某，女性，23 岁，右耳反复流脓 6 年，加重 1 个月。患者 6 年前感冒后出现右耳胀痛，后出现流脓，为黄色、黏稠脓液，有臭味，偶带有血性分泌物，无头痛、头晕，无恶心、呕吐。听力下降。耳部检查：左鼓膜标志清。右鼓膜松弛部穿孔 2 mm×3 mm。外耳道及鼓室内有豆渣样物，伴恶臭。韦伯实验右耳听到的声音较响。

思考：①声波传导的途径有哪两条？②气传导的正常途径是怎样的？③患者属于哪种耳聋？为什么韦伯实验右耳听到的声音强？

笔记栏

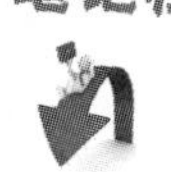

4. 王某,男,5 岁,散瞳验光结果:右眼 525 度远视,175 度散光,矫正视力 0.6;左眼 475 度远视,300 度散光,矫正视力 0.6。

思考:①折光异常常见的有哪几种?②远视的主要表现是什么,如何矫正?③散光的主要表现是什么,如何矫正?④青少年验光前要散瞳,原因是什么?

(南阳医学高等专科学校　杨　坦)

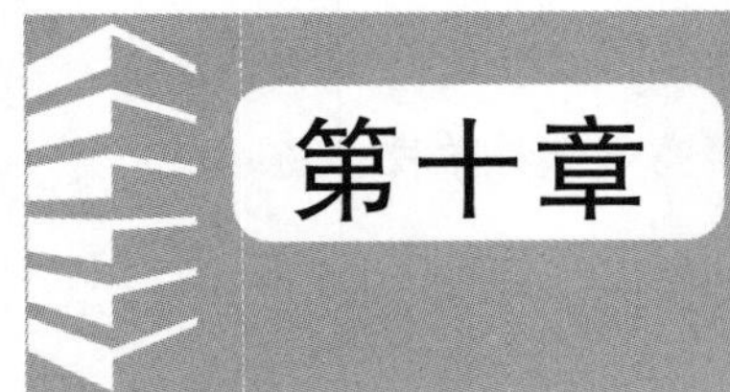

第十章 神经生理

学习要点

神经元结构及动作电位产生的部位，神经纤维的功能，神经纤维传导兴奋的特征，神经纤维传导兴奋的速度，轴浆运输，突触分类和基本结构，兴奋性突触后电位，抑制性突触后电位，神经递质，中枢神经元的联系方式，突触传递的特征，突触后抑制，突触前抑制，浅感觉传导与深感觉传导特点，特异性投射系统和非特异性投射系统的功能，网状结构上行激动系统，体表感觉区投射规律，体表痛，内脏痛，运动单位，屈反射与交叉伸肌反射，牵张反射，脊休克，去大脑僵直，黑质-纹状体环路，大脑皮质运动区分布特点，自主神经系统的结构功能特征，胆碱能纤维，肾上腺素能纤维，胆碱能受体、肾上腺素受体分布及效应，条件反射，慢波睡眠，快波睡眠。

神经系统是人体内占有主导地位的调节系统。控制着其他各系统的功能活动，在神经系统的直接或间接调控下，体内各系统和器官能对内、外环境变化做出功能活动的改变，以维持整个机体的正常生命活动。神经系统所有功能，包括感觉分析、躯体运动、内脏活动调节及脑的高级功能调节等都是通过神经细胞的整合和反射活动来实现的。本章主要介绍中枢神经系统的功能。

第一节　神经元活动的一般规律

一、神经元和神经胶质细胞

(一)神经元

1. 神经元的结构和功能　神经元(neuron)是神经系统的基本结构和功能单位。人类的中枢神经系统内约有 10^{11} 个神经元，其相互之间形成复杂的神经网络系统。神经元的形态与功能多种多样，但结构上大致都可分成胞体和突起两部分(图 10-1)。胞体位于中枢及神经节内，是神经元功能活动的中心，具有合成物质、接受刺激和整合信息的功能。突起又分树突和轴突。一个神经元可有一个或多个树突，树突一般较

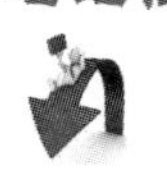

短,可有几级分支。但轴突一般只有一个,胞体发出轴突的部位称为轴丘,轴突的起始部位称为始段,轴突的末梢分成许多分支,每个分支末梢部分膨大呈球状,称为突触小体。它与另一个神经元相接触形成突触。从功能上看,神经元的胞体和树突是接受信息的主要部位;轴突始段是产生动作电位的部位,轴突是传导神经冲动的部位,轴突末梢是引起递质释放的部位。

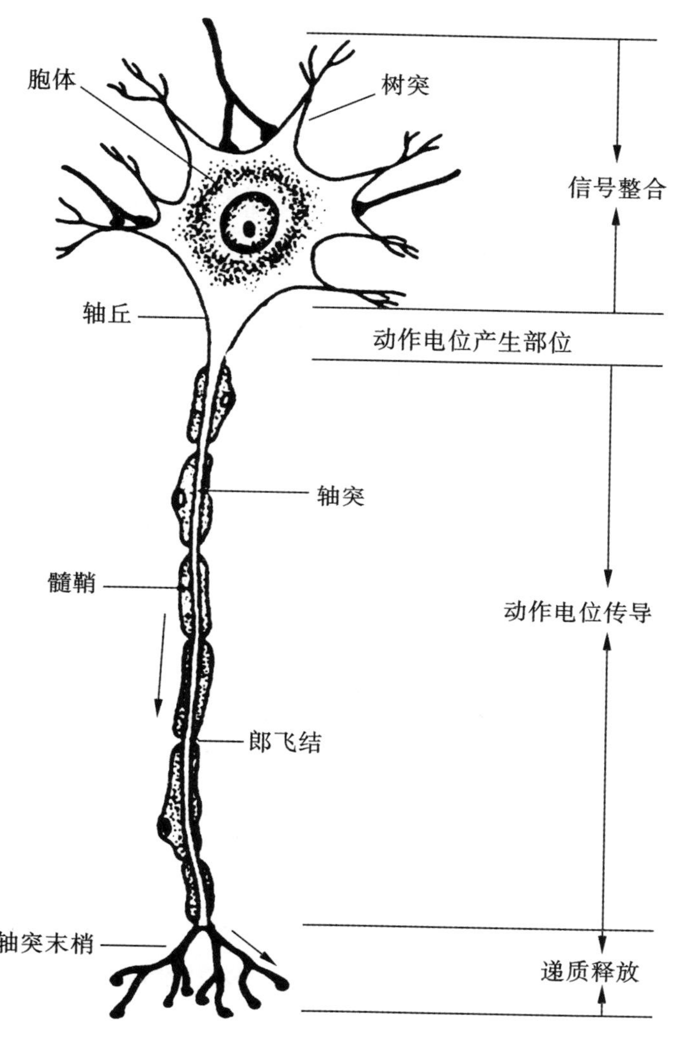

图 10-1　神经元

2. 神经纤维及其功能　神经元较长的轴突和感觉神经元的长树突二者统称为轴索,轴索外包有髓鞘或神经膜,称为神经纤维(nerve fiber)。在周围神经系统,是由施万细胞形成的,在中枢神经系统则是由少突胶质细胞形成的。根据有无髓鞘可把神经纤维分为有髓神经纤维和无髓神经纤维。神经纤维的功能是传导兴奋和轴浆运输,其主要功能是传导兴奋。在神经纤维上传导的兴奋称为神经冲动(nerve impulse),是以动作电位的形式传导的。

(1)神经纤维传导兴奋的特征　①完整性:神经纤维只有在其结构和功能都完整

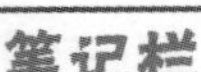
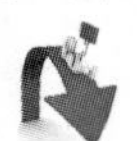

时才能传导兴奋;如果神经纤维受损或被切断,或局部应用麻醉剂,兴奋传导将受阻。②绝缘性:一根神经干包含有大量神经纤维,由于细胞外液对电流的短路作用,当微小的局部电流进入细胞外液后便迅速消失,相当于电路中的接地,局部电流只在一条神经纤维上构成回路。这样神经纤维在传递兴奋时基本上相互不干扰。③双向性:在实验条件下,用阈上刺激刺激神经纤维中任何一点,产生的兴奋都可沿神经纤维向两端同时传导,表现出传导的双向性。但是在体的情况下,动作电位总是由胞体传向末梢,这是由于神经元的极性所决定的。④相对不疲劳性:连续电刺激神经纤维数小时至十几小时,神经纤维始终能保持其传导兴奋的能力,表现为不易发生疲劳。

(2)神经纤维的分类　按电生理学的特性分类,主要根据神经纤维兴奋传导速度的差异,将哺乳类动物的周围神经纤维分为A、B、C三类。其中A类纤维又进一步分为α、β、γ、δ四个亚类。此外,还可根据纤维直径和来源,将神经纤维分为Ⅰ、Ⅱ、Ⅲ、Ⅳ四类,其中Ⅰ类纤维再分为$Ⅰ_a$和$Ⅰ_b$两个亚类。目前对传出纤维采用第一种分类法,对传入纤维则采用第二种分类法。

(3)影响神经纤维传导兴奋的因素　用电生理方法记录神经纤维的动作电位,可以精确地测定各种神经纤维的传导速度(表10-1),不同种类的神经纤维传导兴奋的速度差别很大,这与它们的直径、有无髓鞘、髓鞘的厚度及温度的高低等因素有关。一般来说,直径大、有髓鞘的神经纤维传导速度快,直径小、无髓鞘的神经纤维传导速度慢。此外,神经纤维的传导速度还受温度影响,随着温度下降,传导速度将减慢,当温度降到0 ℃以下时,神经传导发生阻滞,局部可暂时失去感觉,这就是临床运用局部低温麻醉的依据。

表10-1　神经纤维的分类

纤维类型	纤维直径(μm)	传导速度(m/s)	功能	对应传入纤维
A(有髓鞘)				
$A_α$	13~22	70~120	本体感觉传入、躯体运动传出	Ⅰ
$A_β$	8~13	30~70	触压觉传入	Ⅱ
$A_γ$	4~8	15~30	梭内肌传出	
$A_δ$	1~4	12~30	痛温觉传出	Ⅲ
B(有髓鞘)	1~3	3~15	自主神经节前纤维	
C(无髓鞘)				
背根	0.4~1.2	0.6~2.0	痛觉传入纤维	Ⅳ
交感	0.3~1.3	0.7~2.3	自主神经节后纤维	

3.神经纤维的轴浆运输功能　轴浆运输(axoplasmic transport)是指借助于轴突内轴浆流动而进行的物质运输。由于轴突内的细胞器与胞体和树突内的不同,它几乎不具备合成蛋白质的能力,其所有代谢需要的酶及其他蛋白质均需要在胞体的粗面内质

网与高尔基复合体内合成，然后通过轴浆运输将它们运送到神经末梢。此外，含有递质的囊泡也大多在胞体形成后，通过轴浆运输至神经末梢。

轴突内的轴浆经常双向流动，一方面部分轴浆由胞体流向轴突末梢，称为顺向轴浆运输；另一方面部分轴浆由轴突末梢反向流向胞体，称为逆向轴浆运输。顺向轴浆运输有快速与慢速之分，快速轴浆运输主要运输具有膜结构的细胞器，如神经递质的囊泡、线粒体及其他分泌颗粒等；在猴等动物坐骨神经内的运输速度为 410 mm/d；慢速轴浆运输实际上是胞体新合成的微管和微丝等结构缓慢向前延伸以及其他可溶性成分随之向前移动的过程，其运输速度为 1 ~ 12 mm/d。逆向轴浆运输主要存在于一些能被轴突末梢摄取的物质，如破伤风毒素、狂犬病病毒、神经营养因子等，在入胞后可沿轴突被逆向运输到胞体，对神经元的功能产生影响。其速度为顺向轴浆运输速度的一半左右。

4. 神经的营养性作用　神经末梢对它所支配的组织，除了调节其功能活动外，还经常释放某些营养因子，持续的调整所支配组织的内在代谢活动，影响其持久性的结构、生化和生理的变化，这一作用称为神经的营养性作用。这种作用当神经损伤时就可以显示出来和观察到。如在实验中切断支配骨骼肌的运动神经后，被支配的肌肉会逐渐萎缩。临床上周围神经损伤的患者也会出现肌肉萎缩的现象。脊髓灰质炎患者当前角运动神经元变性坏死后，它所支配的肌肉将发生萎缩。

（二）神经胶质细胞

神经胶质细胞（neuroglia）是神经组织的重要组成部分，广泛分布于神经系统中，主要有星形胶质细胞、少突胶质细胞和小胶质细胞，人类神经系统含有$(1 \sim 5) \times 10^{12}$个神经胶质细胞。神经胶质细胞的功能十分复杂，主要有支持、营养，修复、再生、隔离、免疫应答、物质代谢和营养作用，参与血-脑屏障的形成，稳定细胞外的K^+浓度、参与某些递质及生物活性物质代谢的作用。

二、神经元之间的信息传递

神经元与神经元之间、神经元与效应器细胞之间都通过突触传递信息。在突触处的信息传递过程称为突触传递。由于体内突触数量巨大，并具有可塑性，因此神经系统内的信息传递十分复杂。

（一）突触的概念和分类

神经系统在发挥调节功能时，由至少两个或更多的神经元相互联系、共同协调来完成。突触（synapse）是神经元与神经元之间、神经元与效应器细胞之间相互接触并传递信息的部位。通常根据神经元接触的部位不同，将突触分为三类：①轴突与细胞体相接触（轴-体突触）；②轴突与轴突相接触（轴-轴突触）；③轴突与树突相接触（轴-树突触）（图 10-2）。根据信息传递媒介物性质的不同，可将突触分为化学性突触和电突触两大类，神经系统中化学性突触占绝大多数。

（二）突触的基本结构

典型的化学性突触由突触前膜、突触间隙和突触后膜三部分组成（图 10-3）。在电子显微镜下观察，突触前神经元轴突末梢分支末端呈球形膨大，称突触小体，内有大量突触囊泡，其中贮存着高浓度的神经递质。突触小体形成突触部分的膜称为突触前

笔记栏

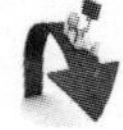

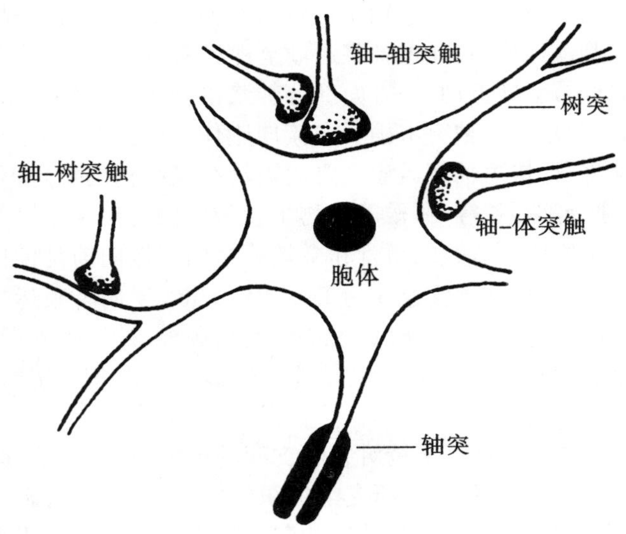

图 10-2　突触类型

膜，与突触前膜相对的另一神经元的胞体或突起膜称为突触后膜，后膜上有与相应递质结合的受体。突触前膜和突触后膜之间的间隙为突触间隙。

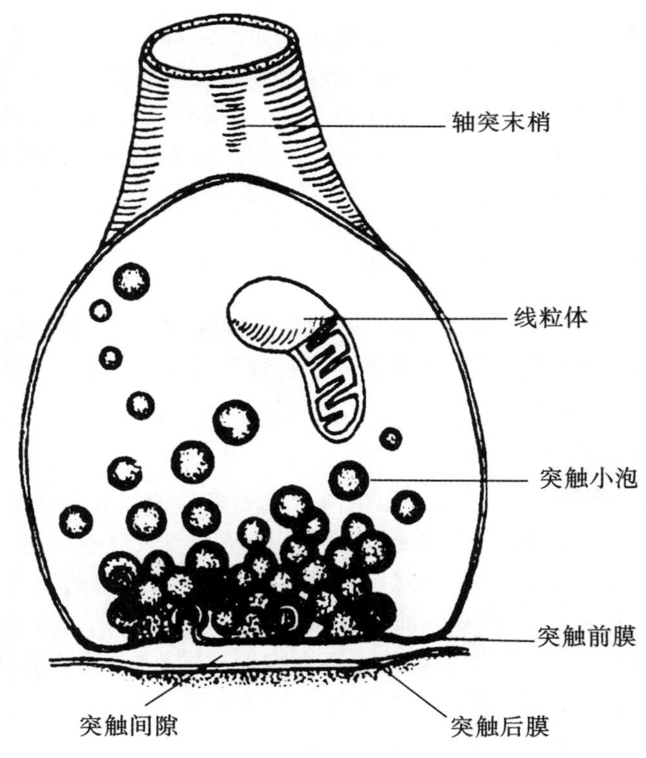

图 10-3　突触结构模式

笔记栏

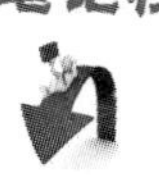

(三)经典突触的传递过程

突触传递(synaptic transmission)是指突触前神经元的信息经突触传到突触后神经元的过程。这是一个电-化学-电的过程,即先有突触前神经元兴奋产生动作电位并传导至轴突末梢,引起轴突末梢化学性递质的释放,最终引起突触后神经元的生物电变化。这个过程与前述的神经肌肉接头的兴奋传递过程相似(见第二章)。

当突触前神经元兴奋产生动作电位并传导至轴突末梢时,突触前膜去极化,当去极化达到一定水平时,引起突触前膜上电压门控钙通道开放,细胞外液中的 Ca^{2+} 顺着浓度差进入突触前末梢轴浆内,轴浆内 Ca^{2+} 浓度升高,触发突触囊泡向突触前膜移动、融合和破裂,使神经递质呈量子式释放到突触间隙。神经递质释放到突触间隙后,通过扩散到突触后膜,并作用于突触后膜上的特异性受体或化学门控通道,引起突触后膜对不同离子(Na^+、K^+、Cl^-)的通透性发生改变,离子流动导致突触后膜上发生去极化或超极化的电位变化,即产生突触后电位(postsynaptic potential)。这是一种局部电位,可以总和。

突触后电位主要有兴奋性突触后电位(excitatory postsynaptic potential,EPSP)和抑制性突触后电位(inhibitory postsynaptic potential,IPSP)两种类型。

1. 兴奋性突触后电位　当神经冲动抵达突触前膜时,如果突触前神经元轴突末梢释放的是兴奋性递质(如乙酰胆碱),该递质与突触后膜特异性受体结合后,提高了突触后膜对 Na^+、K^+、Cl^-,尤其是对 Na^+ 的通透性,Na^+ 跨突触后膜内流,引起突触后膜局部去极化,这种电位变化称为兴奋性突触后电位(EPSP)(图 10-4)。当 EPSP 总和达到突触后膜阈电位时,可引起突触后神经元爆发动作电位;若达不到阈电位,可以使突触后神经元的膜电位接近阈电位而易于产生动作电位,此作用称为易化。

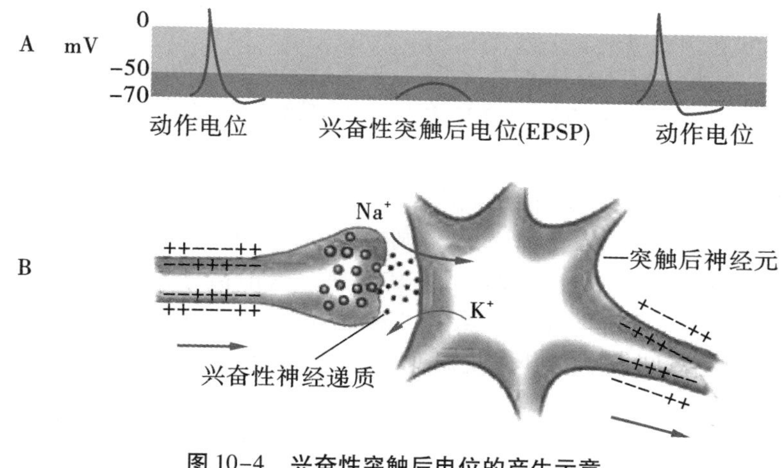

图 10-4　兴奋性突触后电位的产生示意

A:电位变化;B. 突触传递

2. 抑制性突触后电位　当神经冲动抵达突触前膜时,突触前神经元轴突末梢释放的是抑制性递质(如 γ-氨基丁酸),该递质与突触后膜特异性受体结合,提高了突触后膜对 Cl^-、K^+,尤其是对 Cl^- 的通透性,Cl^- 跨突触后膜内流,引起突触后膜局部超极化,它使突触后神经元产生了抑制效应。这也是一种局部电位变化。这种电位变化称

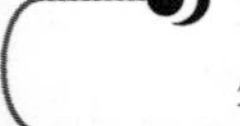

笔记栏

为抑制性突触后电位（IPSP）（图 10-5）。

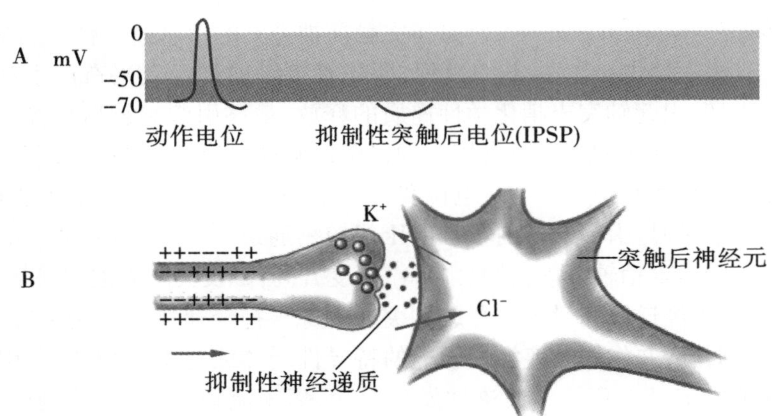

图 10-5 抑制性突触后电位的产生示意

A：电位变化；B. 突触传递

实际上，在神经系统中，一个神经元常与其他多个末梢构成突触联系。其中，既有兴奋性突触的联系，也有抑制性突触的联系。因此，突触后神经元就像是一个整合器，突触后膜上电位的变化总趋势取决于最终产生的 EPSP 和 IPSP 总和。例如，一个脊髓前角运动神经元的胞体和树突上所覆盖的来自其他神经元的突触小体内的囊泡可达 2 000 个，而一个大脑皮质神经元的胞体和树突上所覆盖的来自其他神经元的突触小体内的囊泡可达 3 000 个。因此，一个神经元是兴奋还是抑制或兴奋与抑制的程度取决于这些突触传递产生的综合效应。

（四）突触传递的特征

兴奋在反射弧中枢部分传播时，往往需要通过多次突触传递。当兴奋通过化学性突触传递时，由于突触结构和神经递质参与等因素的影响，其兴奋传递明显不同于神经纤维上的冲动传导，主要表现为以下几个方面的特征。

1. 单向传递　兴奋经化学性突触传递，只能从突触前末梢传向突触后神经元。这是因为递质通常由突触前末梢释放，受体则通常位于突触后膜。化学性突触传递的单向传播具有重要意义，它限定了神经兴奋传导所携带的信息只能沿着指定的路线运行。而神经纤维传递则不同，由于其结构无极性，因而兴奋可双向传播。

2. 中枢延搁　兴奋通过中枢的突触时，需要经历递质的释放、扩散、与突触后膜受体结合、产生突触后电位等一系列过程，耗时较长，此现象称为中枢延搁。根据测定，兴奋通过一个突触所需时间为 0.3 ~0.5 ms。因此，反射进行过程中通过的突触数愈多，中枢延搁所耗时间就愈长。

3. 总和　在反射活动中，由单根神经纤维传入冲动一般不能引起反射性传出效应；如果若干神经纤维的传入冲动同时到达同一中枢，则这些冲动的作用协同起来发生才可能产生传出效应，这一过程称为兴奋的总和。因为单根纤维传入冲动引起的 EPSP 具有局部兴奋的性质，不足以引发外传性动作电位。但若干传入纤维引起的多个 EPSP 可发生空间性总和与时间性总和，如果总和达到突触后神经元的阈电位即可爆发动作电位；如果总和未到达阈电位，此时突触后神经元虽未出现兴奋，但膜电位与

笔记栏

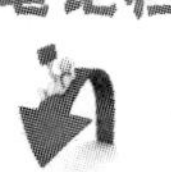

阈电位水平之间的差距缩小，此时只需接受较小刺激使之进一步去极化，便能达到阈电位，因此表现为易化。

4. 兴奋节律的改变　如果在某一反射弧上同时记录传入神经(突触前神经元)和传出神经(突触后神经元)在兴奋传递过程中的放电频率，两者往往不同。这是因为突触后神经元常同时接受多个突触传递，且其自身功能状态也可能不同，因此最后传出冲动的频率取决于各种影响因素的综合效应。

5. 后发放　在反射活动中，当刺激停止后，传出神经仍可在一定时间内发放神经冲动，此现象称为后发放。后发放的原因是多方面的，环状联系是产生后发放的结构基础。

6. 对内环境变化的敏感性和易疲劳性　在反射活动中，突触部位是反射弧中最易疲劳的环节，也最易受内环境变化的影响。由于突触间隙与细胞外液相通，因而内环境理化因素的变化，如缺氧、CO_2过多、麻醉剂以及某些药物等均可影响化学性突触传递。若用高频电流连续刺激突触前神经元，突触后神经元的放电频率将逐渐降低，说明突触传递相对容易发生疲劳，其原因可能与神经递质的耗竭有关。疲劳的出现可避免神经元过长时间兴奋，因而具有一定的保护作用。

(五)信息传递的其他方式

细胞之间的信息传递除突触性化学传递外，还存在非突触性化学传递和电突触传递。

1. 电突触传递　电突触传递(electric synaptic transmission)的结构基础是缝隙连接(图 10-6A)。缝隙连接是两个神经元间细胞膜接触特别紧密的部位，只有 2 ~ 3 nm，两膜间有贯穿的蛋白质形成的水相通道(图 10-6B)。连接部位的膜电阻很小，局部电流可以直接从中通过，故传导速度快，几乎没有潜伏期，并且信息传递是双向的，又称为电突触传递。电突触的功能可能与许多神经元的同步性放电有关。

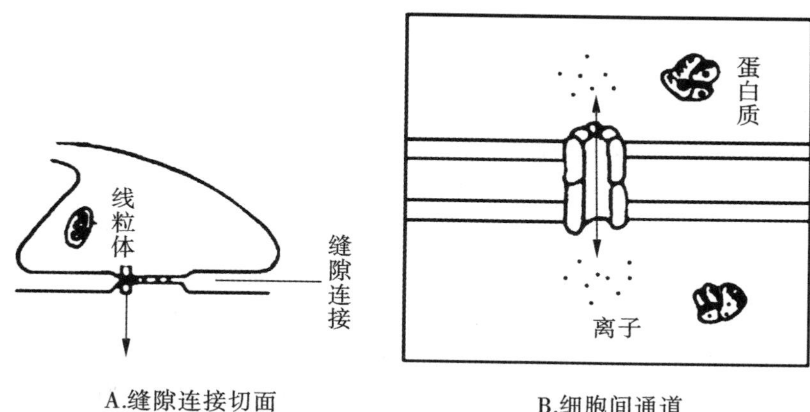

图 10-6　电突触传递

B 为 A 的放大模式图(显示细胞间通道及膜两侧的蛋白质、离子等物质)

2. 非突触性化学传递　非突触性化学传递(non-synaptic chemical transmission)是一种无经典突触结构的化学传递，也称为空间传递形式。在研究交感神经节后神经元对平滑肌和心肌的支配时，实验观察到，肾上腺素能神经元的轴突末梢有许多分支，在

笔记栏
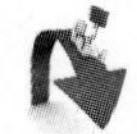

分支上有大量的念珠状曲张体(varicosity),曲张体内含有大量的小泡,是递质释放的部位。曲张体并不与靶细胞形成经典的突触联系,而是分布在靶细胞附近。当神经冲动到达时,曲张体释放活性物质,通过组织液扩散到邻近的靶细胞,与其膜上的特异性受体结合发挥生理效应(图10-7)。在中枢神经系统内,也有非突触性化学传递方式存在。

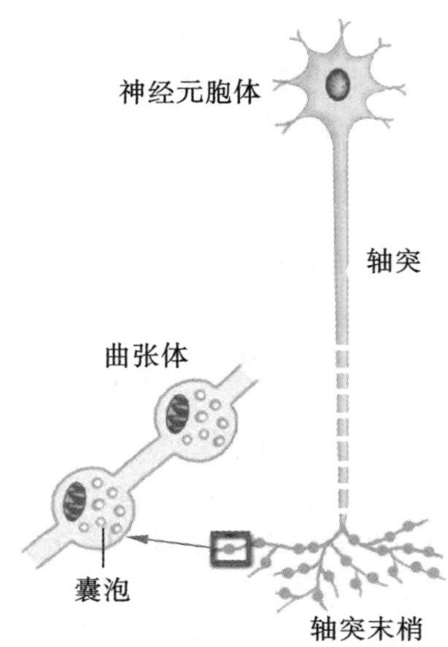

图10-7　非突触性化学传递

三、神经递质

神经递质(neurotransmitter)是指由突触前神经元合成并在末梢处释放,经突触间隙特异地作用于突触后神经元或效应器细胞上的受体,并使突触后神经元或效应器细胞产生一定效应的信息传递物质。在人体的神经系统内存在着许多化学物质,但不一定都是神经递质,只有符合一定条件的化学物质才能确认为是神经递质。如在神经系统中,有一类化学物质,亦由神经元产生,也作用于特异性受体,但并不在神经元之间起直接传递信息作用,而是起调节信息传递效率的作用,即增强或减弱递质引起的效应,此类化学物质被称为神经调质,它们发挥的作用则称为调质作用。但实际上,递质和调质很难截然分开。

以前认为一个神经元的全部神经末梢只能释放同一种递质,但近年来发现,一个神经元内可以存在两种或两种以上的递质(或调质),称之为递质共存。递质共存的生理学意义可能在于协调某些生理过程。神经递质的种类很多,根据产生部位不同,神经递质可分为中枢神经递质和外周神经递质两大类。

(一)中枢神经递质

1. 乙酰胆碱　以乙酰胆碱(acetylcholine,ACh)为递质的神经元称为胆碱能神经元。在中枢神经系统内胆碱能神经元分布较广泛,主要分布在脊髓前角运动神经元、脑干网状结构上行激动系统、丘脑、纹状体及边缘系统的杏仁核和海马等部位。在中枢神经系统内,ACh递质大多起兴奋作用,其功能包括感觉与运动、觉醒与睡眠、学习与记忆等活动。

2. 单胺类递质　单胺类递质包括去甲肾上腺素、肾上腺素、多巴胺和5-羟色胺等。多巴胺递质系统主要包括三部分,即黑质-纹状体部分、中脑边缘系统部分和结节、漏斗部分,主要参与躯体运动、精神情绪、垂体内分泌功能及心血管活动的调节。去甲肾上腺素系统比较集中,绝大多数的去甲肾上腺素能神经元位于低位脑干,尤其是中脑网状结构、脑桥的蓝斑及延髓网状结构的腹外侧部分,参与血管活动、情绪、体温、摄食及觉醒等活动的调节。5-羟色胺递质系统神经元主要位于低位脑干近中线区的中缝核内,主要参与疼痛与镇痛、情绪、体温、睡眠、自主神经功能活动等的调节。

3. 氨基酸类递质　氨基酸类递质包括兴奋性氨基酸和抑制性氨基酸两类。兴奋性氨基酸主要有谷氨酸和门冬氨酸,谷氨酸是哺乳动物中枢内最主要的兴奋性递质。

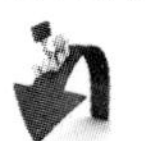

抑制性氨基酸主要有 γ-氨基丁酸和甘氨酸。

4. 肽类递质　肽类递质种类很多，包括阿片肽、脑-肠肽、P 物质及神经激素肽等。脑内具有吗啡样活性的肽类物质称为内源性阿片肽，包括脑啡肽、β-内啡肽、强啡肽三类，它们和机体痛觉调制功能有关。

（二）递质的合成、释放与失活

1. 递质的合成　不同递质的合成部位各不相同。小分子递质（如乙酰胆碱和单胺类递质等）是在胞质内由其前体物质经一定酶催化合成的；肽类递质的合成是由基因调控的，在核糖体上通过翻译和翻译后的酶切加工等过程形成。

2. 递质的储存和释放　递质合成后储存于突触小泡内。突触前膜释放递质的过程多以出胞方式进行，Ca^{2+} 的流动在这一过程中起重要作用。

3. 递质的失活　递质与受体结合产生效应后，很快被清除。清除的方式主要有酶促降解和被突触前膜重摄取等。神经递质发挥作用后迅速失活和被清除，对保证神经元之间信息的正常传递有重要意义。

四、中枢活动的一般规律

（一）中枢神经元的联系方式

中枢神经系统是反射中枢所在的部位。反射中枢是指中枢神经系统内调节某一特定生理功能的神经细胞群，它们可分布在中枢神经系统内的不同部位。

神经元根据其在反射弧中所处地位的不同，可分为传入神经元、中间神经元和传出神经元三种。中间神经元的数目最多，它们之间的联系方式也很多，主要有以下几种（图 10-8）。

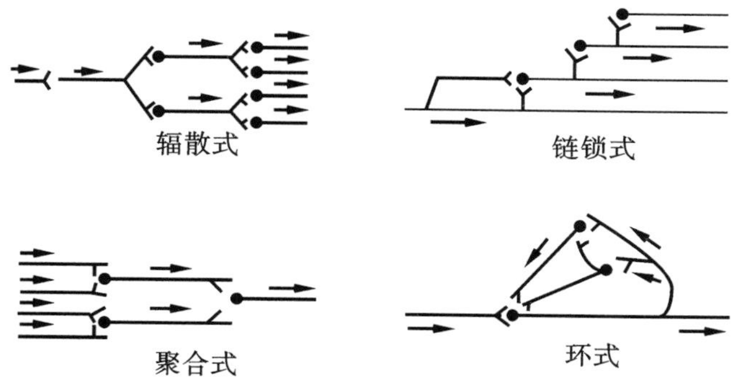

图 10-8　中枢神经元的联系方式

1. 辐散式联系　辐散式联系（divergent connection）是指一个神经元的轴突末梢分支与多个神经元建立突触联系，从而使与之相联的许多神经元同时兴奋或抑制。辐散式联系多见于感觉传入通路。

2. 聚合式联系　聚合式联系（convergent connection）是指一个神经元的胞体和树突可与来自许多神经元的轴突末梢建立突触联系，因而有可能使来源于不同神经元的兴奋和抑制在同一神经元上发生整合，导致后者兴奋或抑制。聚合式联系多见于运动传出通路。

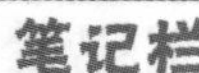

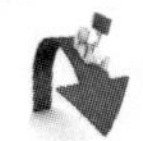
笔记栏

3. 链锁式和环式联系　在中间神经元之间,由于辐散与聚合式联系同时存在而形成链锁式联系(chain connection)或环式联系(recurrent connection)。兴奋冲动通过链锁式联系,在空间上加大了作用范围;兴奋冲动通过环式联系,一方面可因负反馈而使活动及时终止,另一方面可因正反馈而使兴奋增强和延续。在环式联系中,即使最初的刺激已经停止,传出通路上冲动发放仍能继续一段时间,这种现象称为后发放或后放电。

(二)中枢抑制

中枢神经系统内既有兴奋活动又有抑制活动,两者相辅相成才使反射活动按一定次序和强度协调进行。根据中枢抑制发生的部位不同,一般将中枢抑制分为突触后抑制和突触前抑制两类。

1. 突触后抑制　由抑制性中间神经元释放抑制性递质,使突触后神经元产生抑制性突触后电位,从而使突触后神经元发生的抑制称为突触后抑制(postsynaptic inhibition)。突触后抑制根据神经元之间的联系方式不同,可分为传入侧支性抑制(afferent collateral inhibition)和回返性抑制(recurrent inhibition)两种类型。

(1)传入侧支性抑制　传入神经纤维兴奋一个中枢神经元的同时,经侧支兴奋一个抑制性中间神经元,通过抑制性中间神经元释放抑制性递质,转而引起另一中枢神经元产生IPSP而发生抑制,这种现象称为传入侧支性抑制(图10-9)。例如,引起屈肌反射的传入纤维进入脊髓后,一方面兴奋支配屈肌的运动神经元,另一方面通过侧支兴奋抑制性中间神经元,使支配伸肌的神经元抑制,从而引起屈肌收缩,伸肌舒张,以完成屈肌反射。这种形式的抑制能使不同中枢之间的反射活动得以协调进行。

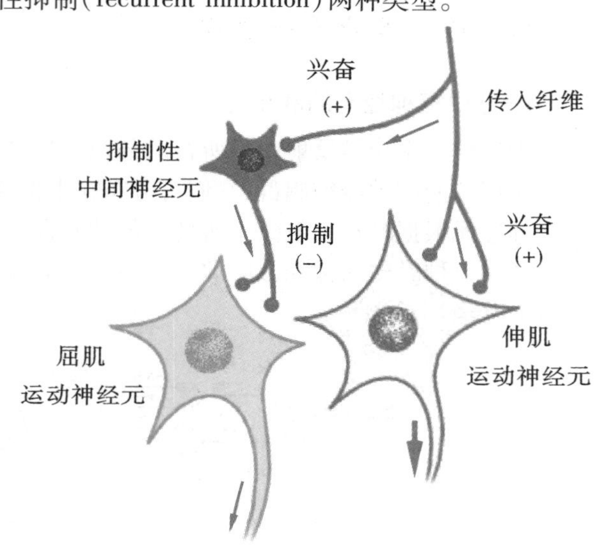

图10-9　传入侧支性抑制示意

(2)回返性抑制　中枢的某一神经元兴奋时,其传出冲动沿轴突外传的同时又经其轴突的侧支兴奋一个抑制性中间神经元,该抑制性中间神经元兴奋后,回返作用于原先发动兴奋的神经元及同一中枢的其他神经元,抑制它们的活动,这种现象称为回返性抑制(图10-10)。例如,脊髓前角支配骨骼肌的α运动神经元兴奋时,传出冲动一方面沿着轴突外传,另一方面通过其侧支兴奋抑制性的中间神经元,其末梢释放抑制性递质,使原先发动兴奋的α运动神经元活动减弱或停止。回返性抑制是一种负反馈控制方式,其意义在于使神经元活动及时终止,也促使同一中枢内神经元之间的活动步调一致。

2. 突触前抑制　突触前抑制(presynaptic inhibition)是指通过改变突触前膜的活动而使突触后神经元产生抑制的现象。其结构基础是轴-轴突触。如图10-11所示,轴突B与轴突A构成轴-轴突触,轴突A与神经元C的胞体构成轴-体突触。当仅有

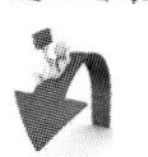

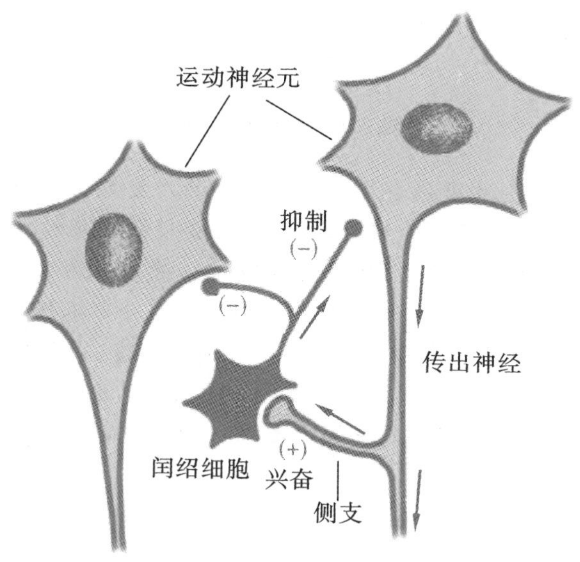

图 10-10　回返性抑制示意

轴突 A 兴奋时，释放的兴奋性递质可以使神经元 C 产生兴奋性突触后电位达 10 mV。当仅有轴突 B 兴奋时，神经元 C 不产生任何反应。如果在轴突 A 兴奋冲动到达之前，先兴奋轴突 B，则会使传到轴突 A 的动作电位幅度变小，结果使进入轴突 A 末梢的 Ca^{2+}减少，从而引起轴突 A 末梢释放的兴奋性递质减少，神经元 C 的兴奋性突触后电位明显减小，仅有 5 mV，不易甚至不能发生兴奋，而呈现抑制效应。因为这种抑制是由于突触前神经元的轴突末梢去极化产生的，所以又称为去极化抑制。突触前抑制在中枢神经系统内广泛存在，尤其常见于感觉传入途径。突触前抑制的潜伏期较长，对调节感觉传入活动有重要作用。

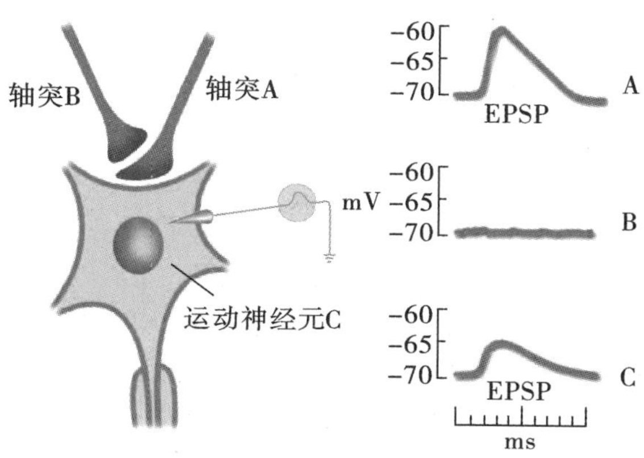

图 10-11　突触前抑制

A：单独刺激轴突 A，神经元 C 产生约 10 mV 的 EPSP；

B：单独刺激轴突 B，神经元 C 不产生突触后电位；

C：先刺激轴突 B，再刺激轴突 A，神经元 C 产生的 EPSP 减小

笔记栏

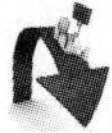

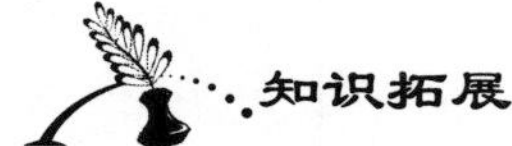

神经的营养性作用

脊髓灰质炎是由脊髓灰质炎病毒引起的严重危害儿童健康的急性传染病，脊髓灰质炎病毒为嗜神经病毒，主要侵犯中枢神经系统的运动神经细胞，以脊髓前角运动神经元损害为主。患者多为1~6岁儿童，主要症状是发热，全身不适，严重时肢体疼痛，发生分布不规则和轻重不等的迟缓性瘫痪，俗称小儿麻痹症。脊髓灰质炎患者，由于脊髓前角运动神经元受损，与之有关的肌肉失去了神经的调节以及营养性作用而发生萎缩，同时皮下脂肪，肌腱及骨骼也萎缩，使整个机体变细，并且患肢发育滞后。

第二节　神经系统的感觉功能

感觉（sensation）是进化过程中，机体为了维持内环境稳态和适应外环境变化所具有的一种必需的功能。内、外环境的变化，即刺激作用于机体的感受器或感觉器官，通过感受器的换能和编码，由特定的传入通路，经过相关的中枢神经系统的整合，最终在大脑皮质产生感觉。躯体感觉的传入通路一般由三级神经元接替。初级传入神经元的胞体位于后根神经节或脑神经节中，其周围突形成传入神经纤维与感受器相连，中枢突进入脊髓和脑干后发出两类分支，一类在不同水平直接或间接通过中间神经元与运动神经元相连而构成反射弧，完成各种反射，另一类经多级神经元接替后向大脑皮质投射而形成感觉传入通路，产生各种不同感觉。

一、脊髓的感觉传导功能

由脊髓上传到大脑皮质的感觉传导路径可分为两类：一类为浅感觉传导通路，另一类为深感觉传导通路。

1. 浅感觉传导通路　传导轻触觉和痛、温觉，其传入纤维由后（背）根的外侧部进入脊髓，然后在后角换神经元，再发出纤维在中央管前交叉至对侧，分别经脊髓丘脑侧束（痛、温觉）和脊髓丘脑前束（轻触觉）上行抵达丘脑。

2. 深感觉传导路径　传导肌肉、关节本体感觉、深压觉和精细触觉，其传入纤维由后（背）根的内侧部进入脊髓后，其上行分支在同侧后索上行，抵达延髓下部薄束核和楔束核后更换神经元，再发出纤维交叉到对侧，经内侧丘系至丘脑。皮肤触觉中的辨别觉，其传导通路和深感觉传导通路一致。

3. 浅感觉传导与深感觉传导特点　浅感觉传导通路是先交叉后上行，而深感觉传导通路是先上行后交叉。在脊髓半离断的情况下，浅感觉障碍发生在离断对侧的下

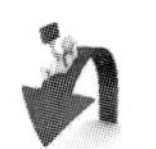

方,深感觉障碍发生在离断同侧的下方。脊髓空洞症患者,如果病变较局限,损伤中央管前交叉的浅感觉传导通路,则仅使相应节段双侧皮肤的痛、温觉发生障碍,而轻触觉基本不受影响,表现为痛、温觉和轻触觉障碍的分离现象。

二、丘脑的感觉投射系统

除嗅觉以外,人体其他感觉信息都要经过丘脑更换神经元,丘脑是各种感觉传入通路的重要接替站,并进行感觉的整合和粗略分析。

(一)丘脑的核团分类

丘脑的核团大致分为以下三大类。

1. 特异感觉接替核群　它们接受第二级感觉投射纤维,换元后投射到大脑皮质特定的感觉区,主要有腹后核(包括腹后内侧核与腹后外侧核)、外侧膝状体、内侧膝状体等。其中,腹后外侧核为脊髓丘脑束与内侧丘系的换元站,负责传递躯体感觉信号;腹后内侧核为三叉丘系的换元站,负责传递头面部感觉信号;内侧膝状体和外侧膝状体是听觉和视觉传导通路的换元站。

2. 联络核群　不直接接受感觉的投射纤维,而是接受丘脑特异感觉接替核和其他皮质下中枢传来的纤维,换神经元后投射到大脑皮质特定区域(主要是皮质的联络区和运动区)。其功能与各种感觉在丘脑和大脑皮质的联系协调有关。

3. 髓板内核群　指靠近中线的内髓板以内的各种结构,包括中央中核、束旁核和中央外侧核等。一般认为,它们无直接投射到大脑皮质的纤维,但通过多突触的换元后,弥散地投射到大脑皮质各区,具有维持和改变大脑皮质的兴奋状态的作用。

(二)感觉投射系统

根据丘脑各部分向大脑皮质投射特征的不同,感觉投射系统分为以下两大类。

1. 特异投射系统　丘脑特异感觉接替核及其投射至大脑皮质的神经通路称为特异投射系统(specific projection system)。除嗅觉外,其他所有感觉(包括躯体感觉、视觉、听觉等)的传导通路都是经丘脑特异投射系统作用于大脑皮质的。每种感觉的投射途径都是专一的,其外周感觉区域与大脑皮质感觉区之间具有点对点的投射关系。

2. 非特异投射系统　丘脑非特异投射核及其投射至大脑皮质的神经通路称为非特异投射系统(nonspecific projection system)。各种特异投射系统的传导通路在经过脑干时,发出许多侧支,与脑干网状结构的神经元发生突触联系,经多次换元抵达丘脑非特异投射核,再由此发出纤维,弥散的投射到大脑皮质的广泛区域。非特异投射系统不产生特定感觉,起着维持和改变大脑皮质兴奋状态的作用。

实验研究发现,电刺激中脑网状结构,可唤醒动物,出现觉醒状态的脑电波,若在中脑头端切断脑干网状结构,则引起类似睡眠的现象和相应的脑电波,这说明脑干网状结构内存在上行唤醒作用的功能系统,因此,这一系统被称为网状结构上行激动系统(ascending activating system)。现在认为,该系统的作用主要是通过丘脑非特异投射系统来完成的。当这一系统的上行冲动减少时,大脑皮质就由兴奋状态转为抑制状态,这时动物表现为安静或睡眠;如果这一系统受损伤,可发生昏睡。脑干网状结构上行激动系统是一种多突触传递系统,易受药物影响而使传递发生阻滞。巴比妥类催眠药物的作用,可能就是阻断了脑干网状结构上行激动系统的传递而产生的。

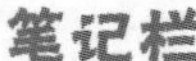
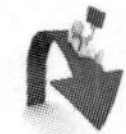

正常情况下，特异投射系统和非特异投射系统的作用相互协调和配合，才能使人既能处于觉醒状态，又能产生各种特定的感觉。两类感觉投射系统的组成、特点和功能总结如表10-2。

三、大脑皮质的感觉分析功能

大脑皮质是各种感觉投射系统的终端，来自身体各种感觉信息投射到大脑皮质的不同区域，通过大脑皮质对这些传入的信息进行分析与综合，从而产生不同的感觉；同时，大脑皮质还存在着不同的感觉定位功能，即大脑皮质有着不同的感觉功能代表区。

表10-2　特异投射系统和非特异投射系统的区别

项目	特异投射系统	非特异投射系统
传导途径	有专一的传导途径	无专一的传导途径
丘脑核团	特异感觉接替核群	非特异投射核
投射特点	点对点的投射	弥散性投射
投射部位	大脑皮质的特定感觉区	大脑皮质的广泛区域
主要功能	引起特定感觉，激发大脑皮质发出传出冲动	维持与改变大脑皮质的兴奋或觉醒状态

1. 体表感觉区　体表感觉区在大脑皮质有第一、第二两个投射区，中央后回为第一感觉区；中央前回和岛叶之间为第二感觉区。第一感觉区的感觉投射规律有：①投射纤维左右交叉，即躯体一侧传入冲动向对侧皮质投射，但头面部感觉投射是双侧的；②投射区域的空间排列是倒置的，即下肢的感觉区在皮质的顶部，上肢的感觉区在皮质的中间，头面部的感觉区在底部，但头面部是正立的；③投射区域的大小与感觉分辨程度有关，敏感度高的拇指、示指、口唇的皮质代表区大，而感觉迟钝的背部，皮质代表区小。第一感觉区产生的感觉定位明确而且清晰（图10-12）。

2. 本体感觉区　本体感觉区是指肌肉、关节等的位置觉和运动觉代表区，位于中央前回，故中央前回既是运动区，也是本体感觉投射区。

3. 内脏感觉区　内脏感觉主要为痛觉，其投射区混杂于体表感觉区、运动辅助区和边缘系统等皮质部位，投射区小且不集中，因此，内脏感觉通常性质模糊、定位不准确。

4. 视觉区　视觉投射区位于大脑半球内侧面枕叶距状裂的上下缘。左眼颞侧和右眼鼻侧视网膜的传入纤维投射到左侧丘脑外侧膝状体，进而投射到左侧枕叶皮质，而右侧眼颞侧和左侧眼鼻侧视网膜的传入纤维投射到右侧丘脑外侧膝状体，进而投射到右侧枕叶皮质。另外，视网膜的上半部传入纤维投射到距状裂的上缘，下半部传入纤维投射到它的下缘，视网膜中央的黄斑区投射到距状裂的后部，视网膜周边区投射到距状裂的前部。

5. 听觉区　听觉代表区位于颞叶的颞横回和颞上回。听觉的投射是双侧性的，即一侧皮质代表区接受双侧耳蜗听觉感受器传来的冲动。不同音频的感觉信号在听觉皮质的投射有一定的分野。

笔记栏

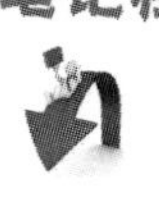

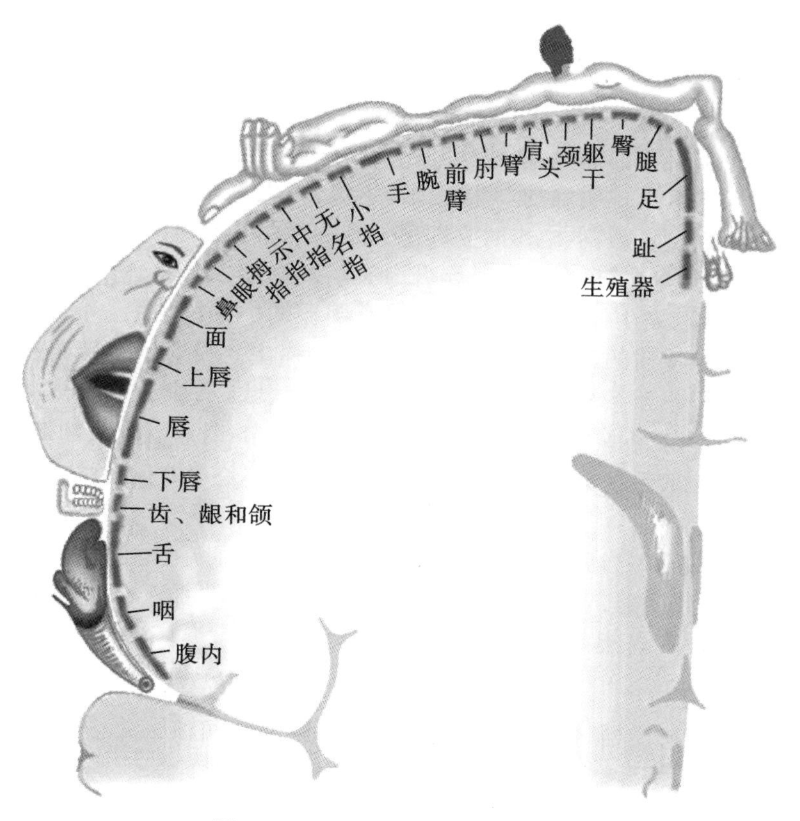

图 10-12 大脑皮质的体表感觉区

6. 嗅觉区与味觉区 嗅觉的皮质投射区位于边缘叶的前底部(包括梨状区皮质的前部、杏仁核的一部分)。味觉皮质投射区在中央后回底部。

四、痛觉

痛觉是伤害性刺激引起的不愉快感觉和情感性体验,是一种复杂的生理心理现象,常伴有自主神经症状、防卫反应和情绪反应。痛觉感受器不存在适宜刺激,任何形式的刺激只要达到对机体伤害的程度均可使痛觉感受器兴奋,痛觉感受器不易发生适应,因而痛觉是一种警示信号,对生物机体具有保护意义。疼痛是临床上多种疾病的常见症状之一,也是患者求医的常见原因之一。因此,认识疼痛的产生及其规律具有重要的临床意义。

(一)痛觉感受器及刺激

痛觉感受器是游离神经末梢,是一种化学感受器,分布十分广泛,具有特异性,但其特异性不如其他感受器高,多种强刺激都可以引起痛觉感受器兴奋。许多事实表明,各种刺激达到一定强度,造成组织损伤时,损伤的组织会释放内源性致痛物质,如 K^+、H^+、缓激肽、前列腺素、5-羟色胺和 P 物质等,它们能激活伤害性感受器,或使其阈值降低。参与疼痛的发生、发展或疼痛过敏。

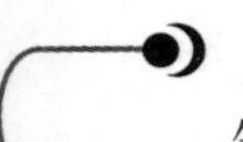

笔记栏

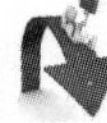

（二）躯体痛

躯体痛包括体表痛和深部痛。

1. 体表痛　体表痛是指发生在体表某处的痛感。当伤害性刺激作用于皮肤时，可先后出现两种性质不同的痛觉，即快痛和慢痛。快痛是当伤害性刺激作用后，在0.1 s内就感觉到的尖锐和定位明确的“刺痛”，发生快，消失也快，一般不伴有明显的情绪改变，如当皮肤被针刺、刀割、电击时立即感觉到的疼痛。而慢痛要在刺激过后0.5～1.0 s以后才能感觉到，然后在几秒甚至几分钟后逐渐增强。其感觉表现为一种定位不明确的“烧灼痛”，发生慢，消退也慢，常伴有明显的不愉快情绪。快痛主要经特异投射系统到达大脑皮质的第一和第二感觉区；而慢痛主要投射到扣带回。此外，许多痛觉纤维经非特异投射系统投射到大脑皮质的广泛区域。

2. 深部痛　深部痛是指发生在躯体深部，如骨、关节、骨膜、肌腱、韧带和肌肉等处的痛感。深部痛一般表现为慢痛，定位不明确，可伴有恶心、出汗和血压改变等自主神经反应。出现深部痛时，可反射性引起邻近骨骼肌收缩而导致局部组织缺血，而缺血又使疼痛进一步加剧。当肌肉持续收缩而发生痉挛时，血流受阻而该物质在局部堆积，持续刺激痛觉感受器，于是形成恶性循环，使痉挛进一步加重；当血供恢复后，该致痛物质被带走或被降解，因而疼痛也得到缓解。

（三）内脏痛

内脏中有痛觉感受器，但无本体感受器，所含温度觉和触压觉感受器也很少。因此，内脏感觉主要是痛觉。内脏痛（visceral pain）是内脏器官受到伤害性刺激时产生的疼痛感觉。内脏痛的特点：①发生缓慢，持续时间较长，即主要表现为慢痛，常呈渐进性增强，但有时也可迅速转为剧烈疼痛。②定位不准确、呈弥散性，如腹痛时病人常不能说出所发生疼痛的明确位置，因为痛觉感受器在内脏的分布要比在躯体稀疏得多。③对机械牵拉、缺血、痉挛和炎症等刺激敏感，对切割、烧灼等刺激不敏感。例如，肠道梗阻出现异常运动而引起的肠绞痛；心肌缺血引起的心绞痛；胆囊炎时的胆囊绞痛。④常引起不愉快的情绪活动，并伴有恶心、呕吐、出汗和心血管及呼吸活动的改变。⑤有的内脏病变出现牵涉痛，如心肌缺血常出现左前臂疼痛等。内脏痛可分为体腔壁痛和牵涉痛。

1. 体腔壁痛　体腔壁痛是指内脏疾患引起邻近体腔壁浆膜受刺激或骨骼肌痉挛而产生的疼痛。例如，胸膜或腹膜炎症时可发生体腔壁痛。这种疼痛与躯体痛相似，也由躯体神经，如膈神经、肋间神经和腰上部脊神经传入。

2. 牵涉痛　某些内脏疾病常引起体表特定部位发生疼痛或痛觉过敏的现象，称为牵涉痛（referred pain）。例如，心肌缺血时发生的心前区、左肩和左上臂的疼痛；胆囊病变时发生的右肩区的疼痛；阑尾炎时出现的上腹部或脐区的疼痛等。了解牵涉痛的部位对诊断某些内脏疾病具有重要参考价值。常见内脏疾病牵涉痛的部位和压痛区见表10-3。

表 10-3　常见内脏疾病牵涉痛的部位和压痛区

患病器官	心	胃、胰腺	肝、胆囊	肾	阑尾
体表疼痛部位	心前区、左肩左臂尺侧	左上腹、肩胛区	右肩胛	腹股沟区、腰部	上腹部、脐区

关于牵涉痛的产生机制目前有两种学说，即会聚学说和易化学说。会聚学说认为：发生牵涉痛的体表部位的传入纤维与患病的内脏传入纤维由同一脊神经后根进入脊髓后角，这些纤维可能与相同的后角神经元形成突触联系（会聚），由于生活中疼痛多来自体表部位，大脑对体表的刺激较敏感，因而将来自内脏的痛觉信息误判为来自体表，于是产生了牵涉痛。易化学说认为：传入纤维到达脊髓后角同一区域，更换神经元的部位很靠近，患病内脏的传入冲动可提高邻近体表感觉神经元的兴奋性，这样使平常并不引起体表疼痛的刺激变成了致痛刺激，于是产生了牵涉痛（图 10-13）。

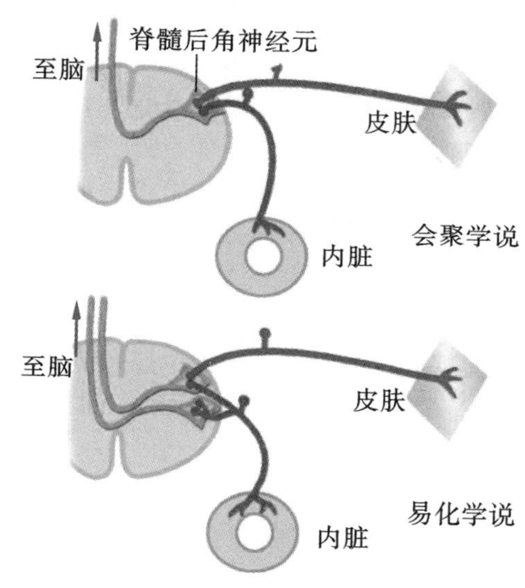

图 10-13　牵涉痛的产生机制

第三节　神经系统对躯体运动的调节

躯体运动是人和动物最基本的功能之一，姿势则是运动时的前提和基础。躯体的各种姿势和运动，都是在神经系统的控制下，通过骨骼肌的收缩和舒张，牵动骨和关节的运动来完成的。

一、脊髓对躯体运动的调节

（一）脊髓的运动神经元与运动单位

脊髓是躯体运动调节的基本反射中枢。在脊髓前角中存在大量支配骨骼肌运动

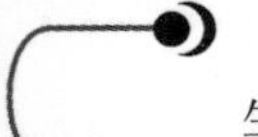

笔记栏

的神经元，可分为 α 运动神经元和 γ 运动神经元，其末梢释放的神经递质都是乙酰胆碱。α 运动神经元胞体较大，神经纤维较粗，接受来自皮肤、肌肉和关节等外周感受器传入的信息，也接受从脑干、大脑皮质等高位中枢下传的信息，产生一定的反射传出冲动，传出纤维支配骨骼肌的梭外肌。由一个 α 运动神经元及其所支配的全部肌纤维所组成的功能单位，称为运动单位（motor unit）。γ 运动神经元的胞体较 α 运动神经元小，其传出纤维较细，支配骨骼肌的梭内肌纤维。γ 运动神经元的兴奋性高，其主要功能是调节肌梭对牵拉刺激的敏感性。

（二）脊髓对姿势的调节

人体保持直立姿势和躯体平衡是通过神经系统对姿势的调节完成的，它也是躯体运动平稳进行的必要基础。中枢神经系统可通过调节骨骼肌的紧张度或产生相应的运动，以保持或改正躯体在空间的姿势，这种反射称为姿势反射（postural reflex）。脊髓能完成的姿势反射有交叉伸肌反射、牵张反射等。

1. 屈反射与交叉伸肌反射　当躯体皮肤受到伤害性刺激时，可反射性引起受刺激一侧肢体关节的屈肌收缩而伸肌松弛，肢体屈曲，这种反射称为屈反射（flexor reflex）。屈反射使肢体离开伤害性刺激，具有保护性意义，它不属于姿势反射。

屈反射活动范围大小与刺激强度有关。例如，足趾受到较弱的刺激时，只引起踝关节屈曲；刺激强度增大时，可致膝关节甚至髋关节也屈曲；如果受到的刺激很强，则在本侧肢体屈曲的同时，还会出现对侧肢体伸直的反射活动，此称为交叉伸肌反射（crossed extensor reflex）。对侧伸肌反射是一种姿势反射，在保持躯体平衡中具有重要的意义。

2. 牵张反射　有神经支配的骨骼肌受到外力牵拉而伸长时，引起受牵拉的同一块肌肉反射性的收缩活动，称为牵张反射（stretch reflex）。牵张反射有两种类型：腱反射和肌紧张。

（1）腱反射（tendon reflex）　是指快速牵拉肌腱时发生的牵张反射，如叩击股四头肌肌腱时，引起股四头肌快速收缩的膝跳反射（图 10-14）。腱反射为单突触反射，传入神经纤维经脊神经后根进入脊髓后，直达前角与运动神经元发生突触联系。它的中枢只涉及 1～2 个脊髓节段，所以反射的范围仅限于受牵拉的肌肉。正常情况下腱反射受高位中枢的控制。临床上常用检查腱反射的方法，来了解神经系统的某些功能状态。若腱反射减弱或消失，提示该反射弧的传入、传出通路或脊髓反射中枢损害或中断；若腱反射亢进，提示高位中枢有病变。

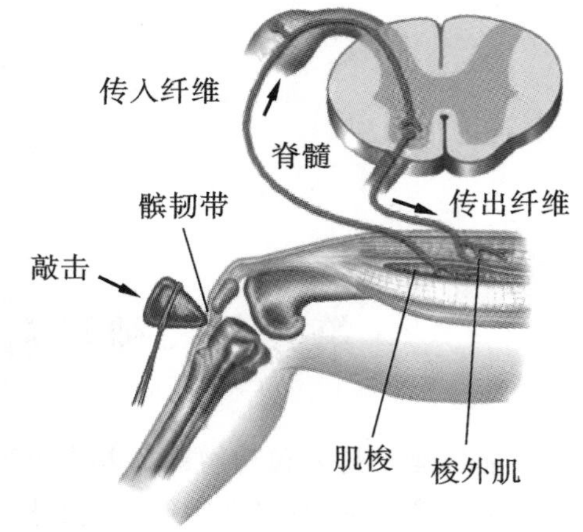

图 10-14　膝跳反射弧

（2）肌紧张（muscle tonus）　指的是由缓慢而持续性牵拉肌腱时发生的牵张反射。它表现为受牵拉的肌肉轻度而持续地收缩，即维持肌肉的紧张性收缩状态，阻止肌肉被拉长。肌紧张是由肌肉中的不同运动单位轮流收缩产生的，所以不易发生疲劳，产

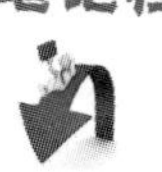

生的收缩力量也不大，不会引起躯体明显运动。肌紧张与腱反射不同，它的中枢为多突触接替，属于多突触反射。在人类，直立时的抗重力肌一般是伸肌，由于重力的持续性影响，使得肌紧张主要表现在伸肌。因此，肌紧张是维持躯体姿势最基本的反射活动，是其他姿势反射的基础。肌紧张反射弧在任何部分受到破坏，即可出现肌张力的减弱或消失，表现为肌肉松弛，这时身体的正常姿势无法维持。

（3）牵张反射的机制　牵张反射的感受器是肌肉中的肌梭，中枢主要在脊髓内，传出和传入神经纤维都包含在支配该肌肉的神经中，效应器就是该肌肉的肌纤维（图10-15）。因此，牵张反射的显著特点是感受器和效应器都在同一块肌肉中。

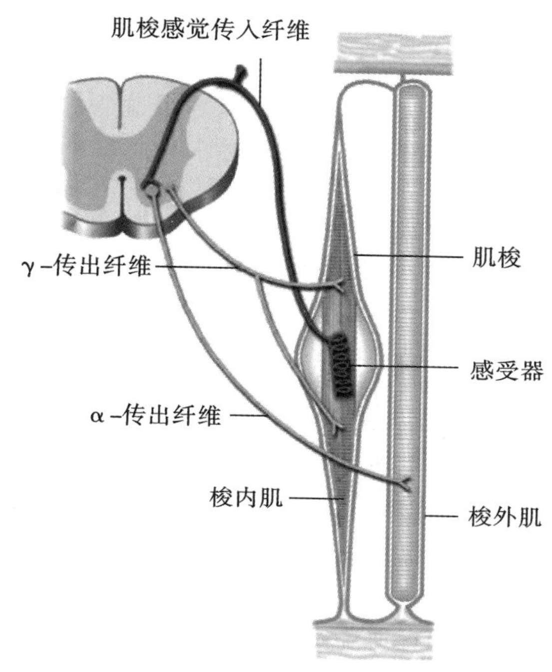

图 10-15　牵张反射示意

肌梭是一种感受肌肉长度变化或感受牵拉刺激的感受器，属于本体感受器，它的外层为一结缔组织囊，肌梭内一般含有 6～12 根肌纤维，称为梭内肌纤维；而肌梭外的一般肌纤维就称为梭外肌纤维。整个肌梭附着在骨骼两端的肌腱或梭外肌纤维上，并与其平行排列呈并联关系。梭内肌纤维的收缩成分位于纤维的两端，而感受装置位于其中间部，两者呈串联关系。肌梭的传入神经支配有两类：Ⅰ类传入神经纤维直径较粗，Ⅱ类传入神经纤维直径较细，两类传入神经纤维与脊髓前角的 α 运动神经元形成突触联系。

当肌肉受外力被拉长时，肌梭也被拉长，肌梭的感受器因受到刺激而兴奋，产生传入冲动进入脊髓，引起支配受牵拉肌肉的 α 运动神经元兴奋，经传出神经纤维使梭外肌收缩，从而形成一次牵张反射。γ 运动神经元支配梭内肌，当它兴奋时，梭内肌从两端收缩，中间的感受装置因受牵拉而提高了肌梭的敏感性，使其传入冲动增多，引起 α 运动神经元兴奋，这一反射途经称为 γ-环路。γ 运动神经元还接受脑高位中枢的下行传导通路的调节。因此，γ 运动神经元对牵张反射的调节具有重要意义。

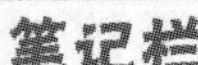
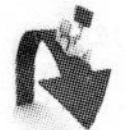

腱器官是肌肉内另一种感受装置，它分布于肌腱胶原纤维之间，与梭外肌纤维呈串联关系。它感受肌张力的变化，是一种张力感受器。当梭外肌收缩而张力增大时，腱器官发放的传入冲动增加，使支配同一肌肉的运动神经元受到抑制，其反射效应是抑制牵张反射。这种由腱器官兴奋引起的牵张反射抑制，称为反牵张反射。

正常情况下，当肌肉受牵拉时，肌梭首先兴奋而引起受牵拉的肌肉收缩以对抗牵拉；当牵拉力量进一步加大，肌张力进一步增加时，则刺激腱器官，使牵张反射受到抑制，从而避免被牵拉肌肉的过度收缩而受损。

（三）脊休克

当脊髓与高位中枢突然离断后，断面以下的脊髓暂时丧失反射活动的能力，进入无反应状态，称为脊休克（spinal shock）。脊休克的主要表现为：在横断面以下的脊髓所支配的骨骼肌紧张性降低甚至消失，血压下降，外周血管扩张，发汗反射不出现，直肠和膀胱中粪尿潴留，动物躯体与内脏反射活动均减退以至消失。脊休克是暂时现象，持续一段时间后，以脊髓为中枢的反射活动可以逐渐恢复，恢复的时间与动物的进化程度有关，低等动物如蛙的脊休克只有几分钟即恢复，犬需要几天，人类恢复最慢，需数周至数月。在恢复过程中，比较原始的、简单的反射恢复快，比较复杂的反射恢复慢。

实验中观察到，脊休克恢复后的动物在第一次离断水平的下方行第二次脊髓离断术，脊休克现象不再出现。说明脊休克的发生是由于离断的脊髓突然失去了高位中枢的调控，而非切断脊髓的损伤刺激本身。可见脊髓具有完成某些简单反射的能力，但这些反射平时受高位中枢的控制而不易表现出来。脊休克恢复后，通常是伸肌反射减弱而屈肌反射增强，说明高位中枢平时具有易化伸肌反射和抑制屈肌反射的作用。

二、脑干对肌紧张的调节

脑干对肌紧张的调节主要是通过脑干网状结构易化区和抑制区的活动而实现的。

（一）脑干网状结构易化作用

脑干网状结构中具有加强肌紧张及肌肉运动的区域，称为易化区。刺激这一区域能使肌紧张加强，这一作用称为脑干网状结构易化作用，其作用途径是通过网状脊髓束向下与脊髓前角 γ 运动神经元联系，使 γ 运动神经元传出冲动增加，肌梭敏感性升高，从而增强肌紧张。易化区的活动较强，范围较广，包括延髓网状结构背外侧部、脑桥的被盖、中脑中央灰质及被盖。小脑前叶两侧部和前庭核传来的神经冲动也可以加强易化区的作用。另外，易化区对 α 运动神经元也有一定的易化作用。

（二）脑干网状结构抑制作用

脑干网状结构中具有抑制肌紧张及肌肉运动的区域，称为抑制区，此作用称为脑干网状结构抑制作用。脑干网状结构抑制区位于延髓网状结构的腹内侧部分，范围较小，活动较弱。脑干网状结构抑制区受来自大脑皮质运动区、纹状体和小脑前叶蚓部等的驱动而发挥其抑制 γ 运动神经元的作用。与抑制区相比，易化区的活动较强，两者在一定水平上保持相对平衡，以维持正常的肌紧张。

（三）去大脑僵直

动物实验发现，如在中脑上、下丘之间切断脑干，使脊髓仅与延髓和脑桥相连，此

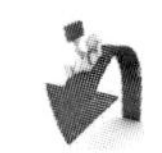

时动物会出现四肢伸直、头尾昂起、脊柱挺硬等伸肌过度紧张的现象，称为去大脑僵直(decerebrate rigidity)(图 10-16)。其发生原因是切断了大脑皮质、纹状体等部位与脑干网状结构抑制区的功能联系，造成了易化区活动明显占优势，出现反射性的伸肌紧张亢进。人类也可出现类似现象，当蝶鞍上囊肿引起皮质与皮质下结构失去联系时，可出现明显的下肢伸肌僵直及上肢的半屈状态，称为去大脑皮质状态，这也是抗重力肌紧张增强的表现。人类在中脑疾患时可出现去大脑僵直现象，表现为头后仰、上下肢僵硬伸直、上臂内旋、手指屈曲等(图 10-17)。临床上如见到患者出现去大脑僵直现象，往往表明病变已严重侵犯了脑干，是预后不良的信号。

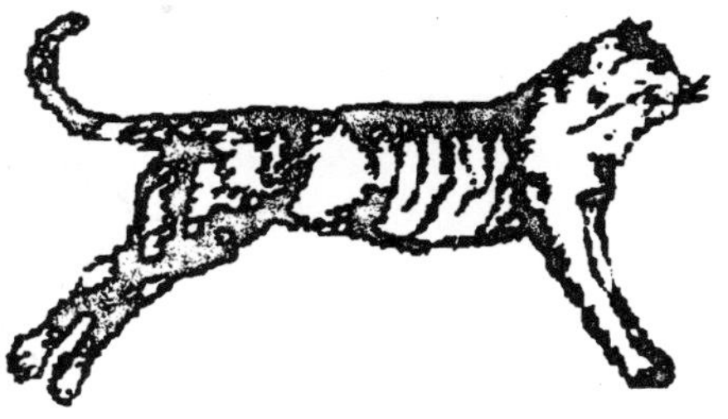

图 10-16　猫去大脑僵直的表现

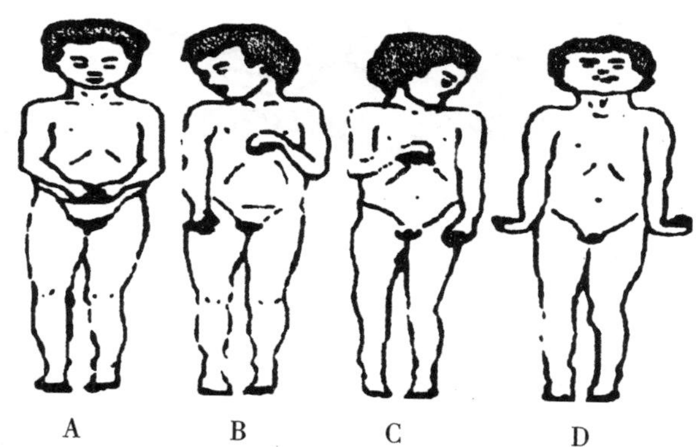

图 10-17　人类去大脑皮质状态及去大脑僵直的表现

A、B、C. 为去大脑皮质状态；A. 仰卧，头部姿势正常时，上肢半屈；B 和 C. 转动头部时的上肢姿势；D. 去大脑僵直，上下肢均僵直

三、小脑对躯体运动的调节

根据与小脑联系的传入和传出纤维情况，可将小脑分为前庭小脑、脊髓小脑和大脑小脑三个主要的功能部分(图 10-18)。小脑对调节肌紧张、维持身体姿势、协调和形成随意运动均起到重要作用。

(一)前庭小脑

前庭小脑的主要功能是维持身体平衡。前庭小脑与前庭器官和前庭神经核有密切联系。其反射途径为：前庭器官→前庭神经核→前庭小脑→前庭神经核→脊髓前角运动神经元→肌肉。人类在第四脑室附近出现肿瘤，由于肿瘤压迫损伤前庭小脑，患者出现站立不稳、易跌倒等症状，但其肌肉运动协调仍良好。因此，前庭小脑的功能主要是维持身体平衡。实验证明，切除绒球小结叶的猴，也会出现类似症状。

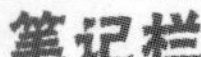
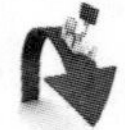
笔记栏

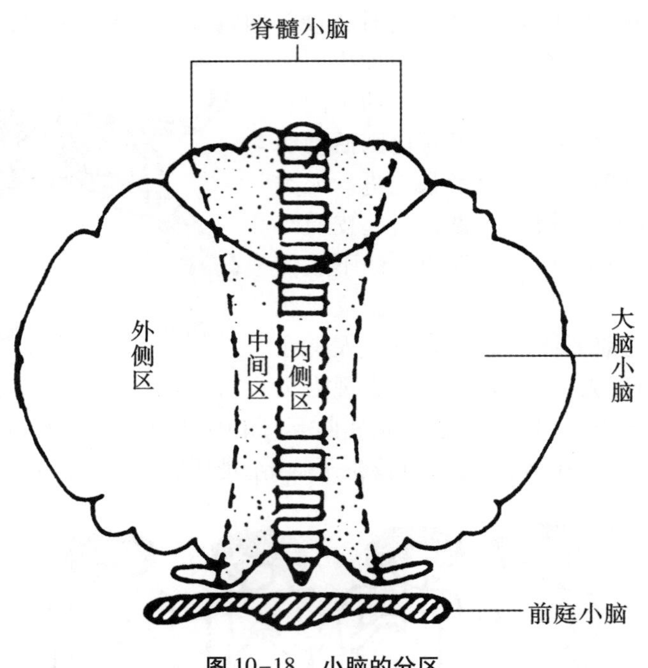

图 10-18　小脑的分区

（二）脊髓小脑

脊髓小脑的主要功能是调节正在进行中的运动，协调大脑皮质对随意运动进行适时的控制。其主要结构为蚓部和半球中间部，因与脊髓和脑干有大量纤维联系，所以当运动皮质向脊髓发出指令时，通过皮质脊髓束侧支向脊髓小脑传递有关指令的“副本”；另外运动过程中来自肌肉与关节等处的信息传入以及视、听觉传入等也到达脊髓小脑。后者将这两方面的信息加以比较和整合，一方面向大脑皮质发出矫正信号，另一方面通过脑干-脊髓下传调节肌肉运动，使运动按运动皮质预定的轨道准确进行。当切除或损伤这部分小脑后，随意动作的力量、方向、速度以及稳定性等方面将发生紊乱，同时肌张力减退，走路摇晃、步态蹒跚，以上这些动作协调障碍称为小脑性共济失调。

此外，脊髓小脑还参与肌紧张的调节，包括易化和抑制双重作用。前叶蚓部有抑制肌紧张的作用，这可能是通过脑干网状结构抑制区实现的。小脑前叶的两侧部有易化肌紧张的作用，这可能是通过脑干网状结构易化区实现的。在进化过程中，前叶的肌紧张抑制作用逐渐减弱，而易化作用逐渐加强。人类小脑损伤后，主要表现出肌紧张降低，即易化作用减弱，造成肌无力等症状。

（三）大脑小脑

大脑小脑的主要功能是参与运动计划的设计及运动程序的编制，协调随意运动。大脑小脑主要指后叶的外侧部，它接受大脑皮质广大区域（感觉区、运动区、联络区）传来的信息，并与大脑形成反馈环路，借此参与运动计划的形成及运动程序的编制。

人进行的各种精巧运动，都是通过大脑皮质与小脑不断进行联合活动、反复协调而逐步熟练起来的。骨骼肌在完成一个新动作时，最初常常是粗糙而不协调的，这是

笔记栏
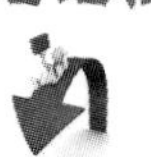

因为小脑尚未发挥其协调功能。经过反复练习以后,通过大脑皮质与小脑之间不断进行的环路联系活动,小脑针对传入的运动信息,及时纠正运动过程中出现的偏差,从而贮存了一套运动程序。当大脑皮质要发动某项精巧运动时,可通过环路联系,从小脑中提取贮存的程序,再通过皮质脊髓束和皮质核束发动这项精巧运动,使骨骼肌活动协调,动作平稳、准确和熟练,且完成迅速,几乎不需经过思考。例如,学习体操动作或演奏乐器,就是这样的过程。

四、基底核对躯体运动的调节

基底神经核(basal ganglia)是指大脑基底部及与之相邻的一些核团,包括尾状核、壳核、苍白球、丘脑底核、黑质和红核。尾状核、壳核和苍白球统称纹状体,其中苍白球是较古老的部分,称为旧纹状体,而尾核和壳核则进化较新,称为新纹状体。这些核团在功能上有密切联系,其中苍白球是纤维联系的中心。

(一)基底神经核的功能

基底神经核是调节运动的重要中枢,它与稳定随意运动、控制肌紧张、接受并处理本体感受传入信息等都有关系。其作用机制十分复杂,迄今不完全清楚。临床上基底神经核损害的主要表现可分为两大类:一类是表现为运动过少而肌紧张增强,如帕金森病(Parkinson disease);另一类表现为运动过多而肌紧张降低,如舞蹈症(chorea)。

(二)与基底神经核有关的疾病

1. 帕金森病　又称震颤麻痹,患者的主要症状是:全身肌紧张增高,肌肉强直,随意运动减少,动作缓慢,面部表情呆板。常伴有静止性震颤,此种震颤多见于上肢(尤其是手部),其次是下肢及头部,静止时出现,情绪激动时增强,自主运动时减少,入睡后停止。目前认为帕金森病产生的机制是:正常中脑黑质的多巴胺神经纤维上行抵达纹状体,抑制胆碱能神经元活动,所以当患者中脑黑质发生病变时脑内多巴胺递质明显减少,不能抑制纹状体内的胆碱能神经元的活动,导致纹状体内胆碱能系统的功能亢进,因而出现一系列肌紧张增强的症状(图 10-19)。在临床实践中使用左旋多巴或 M 受体阻断剂阿托品等阻断胆碱能神经元的作用,对帕金森病有治疗作用。

2. 舞蹈病　又称亨廷顿病,患者的主要临床表现为头部和上肢不自主的舞蹈动作,伴有肌张力降低等。其发病机制是由于纹状体中胆碱能神经元和 γ-氨基丁酸能神经元功能减退,减少了对黑质多巴胺能神经元的抑制作用,使黑质多巴胺能神经元活动相对亢进,间接增强了基底神经节与大脑皮质之间回路的作用,引起运动皮质的过度兴奋,出现运动过多的症状(图 10-19)。因此,临床上用利血平耗竭多巴胺类递质,可以缓解舞蹈病患者的症状。

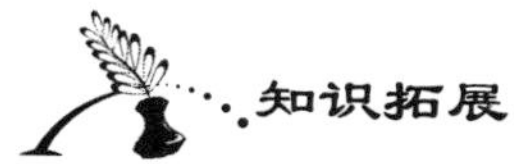

帕金森综合征

1817 年英国医生 James Parkinson 首先对此病进行了详细的描述,其临床表现主要包括静止性震颤、运动迟缓、肌强直和姿势步态障碍,同

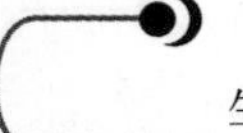

笔记栏

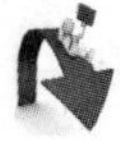

时患者可伴有抑郁、便秘和睡眠障碍等非运动症状。帕金森病的诊断主要依靠病史、临床症状及体征。一般的辅助检查多无异常改变。药物治疗是帕金森病最主要的治疗手段。左旋多巴制剂仍是最有效的药物。手术治疗是药物治疗的一种有效补充。康复治疗、心理治疗及良好的护理也能在一定程度上改善症状。目前应用的治疗手段虽然只能改善症状,不能阻止病情的进展,也无法治愈疾病,但有效的治疗能显著提高患者的生活质量。患者的预期寿命与普通人群无显著差异。

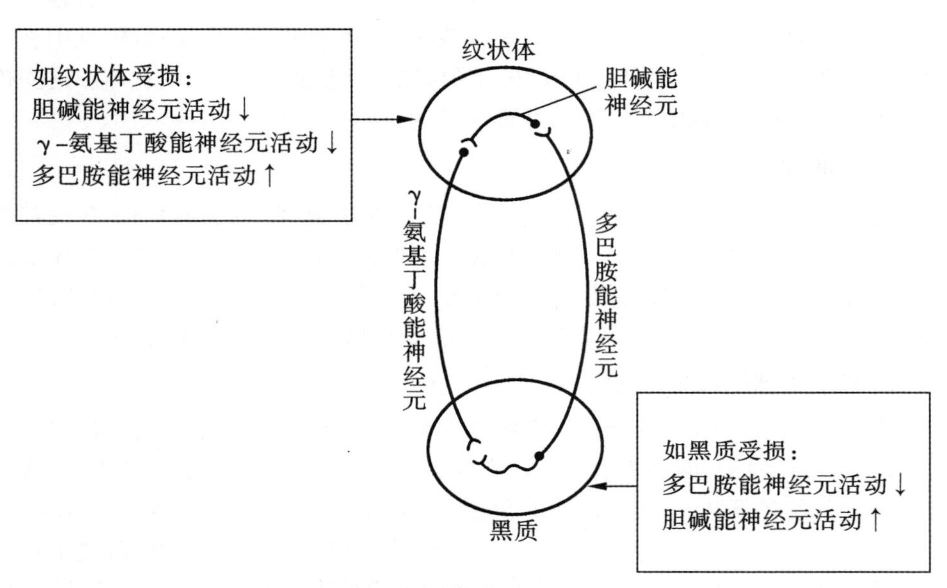

图 10-19　黑质-纹状体环路

五、大脑皮质对躯体运动的调节

大脑皮质是调节躯体运动的最高级中枢。控制躯体运动的部位称为皮质运动区,其信息经下行通路最后抵达脑干运动神经元和脊髓前角的运动神经元来控制躯体运动。

(一)大脑皮质运动区

人类的大脑皮质运动区主要包括中央前回、运动前区等,它们接受本体感觉传入冲动,感受躯体的姿势和躯体各部分在空间的位置及运动状态,并据此调整和控制全身的运动。它们对躯体运动的控制具有下列特点:①交叉性控制,即一侧皮质运动区支配对侧躯体的骨骼肌,但头面部,除面神经支配的眼裂以下的面部肌肉和舌下神经支配的舌肌主要受对侧皮质支配外,其余部分均为双侧性皮质支配。因此,一侧内囊损伤时,对侧躯体运动麻痹,但头面部肌肉并不完全麻痹,只有对侧眼裂以下的表情肌和舌肌发生麻痹。②具有精细的功能定位,即某一部位皮质管理某一区域的肌肉活动,运动区总体安排呈身体的倒影。下肢代表区在顶部,上肢代表区在中间部,头面部肌肉代表区在底部,但头面部代表区的内部安排是正立的(图 10-20)。③运动代表区

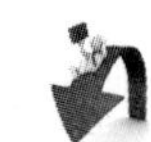

的大小与运动的精细程度有关,运动越精细越复杂的肌肉,其皮质代表区所占的范围就越大。例如,手和手指所占的代表区几乎与整个下肢所占的代表区大小相等。④刺激皮质运动区只引起少数个别肌肉收缩,不产生肌群协调性收缩。

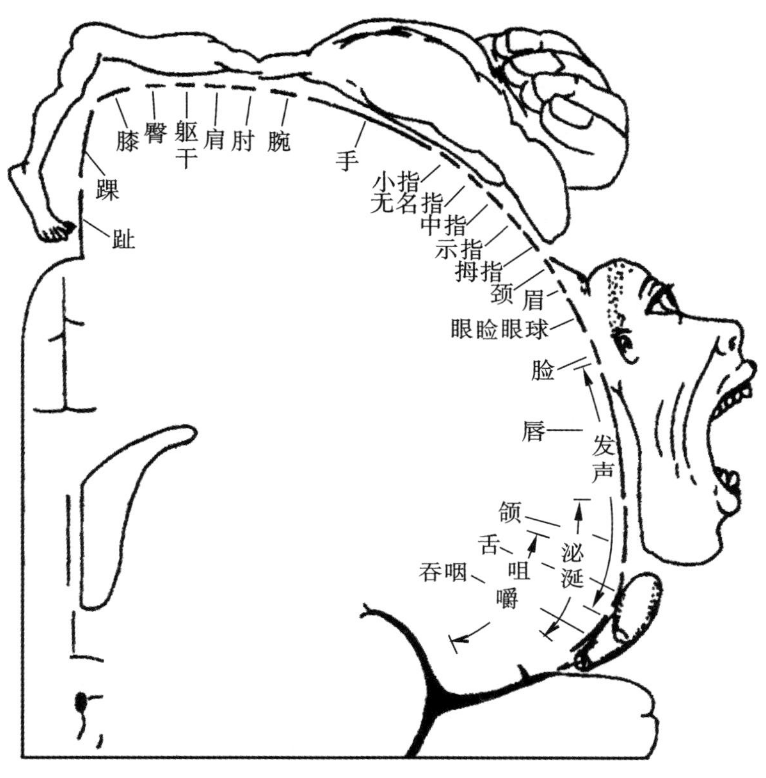

图 10-20 人类大脑皮质运动区示意

(二)运动的下行传导通路及其功能

大脑皮质运动区发出的运动信息主要通过皮质脊髓束和皮质脑干束下行传导通路抵达脊髓前角和脑干的运动神经元来控制躯体运动。其主要功能是:发动随意运动,完成精细的、技巧性的动作;调节肌紧张,协调随意运动。

皮质脊髓束是由大脑皮质发出,经内囊、延髓锥体下行到达脊髓前角运动神经元的传导束。皮质脊髓束中约 80% 的纤维在延髓锥体跨过中线交叉到对侧,在脊髓外侧索下行,纵贯脊髓全长,构成皮质脊髓侧束。皮质脊髓侧束终止于脊髓前角外侧部运动神经元,调控肢体远端肌肉的精细、技巧性的运动。皮质脊髓束中约 20% 的纤维不跨过中线,在脊髓同侧前索下行,构成皮质脊髓前束。前束一般只下降到胸部,直到和运动神经元形成突触前才交叉至对侧,大部分终止于对侧的脊髓前角运动神经元,少数纤维终止于同侧运动神经元。皮质脊髓前束一般和中间神经元构成突触,调控躯干肌和近端肢体肌肉的运动,与姿势的维持和粗大运动有关。

大脑皮质到脑干神经核(三叉、面、舌下和副神经核)的神经纤维构成皮质脑干束,调控面、舌、咽喉部肌肉和胸锁乳突肌及斜方肌的肌肉运动。

一些起源于大脑皮质或皮质下核团接替转而控制的脊髓运动神经元,最后经网状

笔记栏
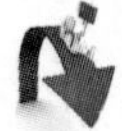

脊髓束、顶盖脊髓束、前庭脊髓束和红核脊髓束下达脊髓，前三者的功能与皮质脊髓前束相似，红核脊髓束的功能与皮质脊髓侧束相似。

巴宾斯基征是神经系统疾病中的常用检查之一，因最早由法国神经学家巴宾斯基发现而得名。以钝物划足跖外侧时，出现趾背屈而其他四趾外展呈扇形散开的体征，即巴宾斯基征阳性。临床上可根据此体征来判断皮质脊髓束有无受损。巴宾斯基征实际上是一种较原始的屈反射，由于脊髓受高位中枢的控制，平时这一反射被抑制而表现不出来，皮质脊髓侧束受损后，该抑制解除，故可出现这种反射。婴儿由于该传导束未发育完全，会出现巴宾斯基征阳性；成人在深睡或麻醉状态下，也可出现巴宾斯基征阳性。

第四节　神经系统对内脏活动的调节

神经系统中调节内脏活动的结构称为内脏神经系统，也称自主神经系统(autonomic nervous system)。自主神经系统包括传入神经和传出神经两部分，但通常所说的自主神经主要是指其传出部分，包括交感神经和副交感神经两种，具体分布如图 10-21 所示。

一、自主神经系统的结构功能特征

1. 节前纤维和节后纤维　交感神经系统起源于脊髓胸腰段(胸 1 ~ 腰 3)灰质侧角；副交感神经系统起源于脑干内副交感神经核和脊髓骶段(骶 2 ~ 骶 4)灰质侧角部位。自主神经纤维自中枢发出后，不直接到达效应器，绝大多数在外周自主神经节内换元后再到达效应器，故有节前纤维和节后纤维之分。交感神经节离效应器较远，因此节前纤维短，节后纤维长；而副交感神经节通常位于效应器壁内，所以其节前纤维长，节后纤维短。一根交感节前纤维往往与多个节后神经元联系，故刺激交感节前纤维，反应比较弥散；而副交感神经则不同，节前纤维与较少的节后神经元联系，因此引起的反应比较局限。

2. 双重神经支配　自主神经系统的功能主要是调节心肌、平滑肌和腺体(消化腺、汗腺、部分内分泌腺)的活动。人体多数器官接受交感神经和副交感神经双重支配，但皮肤和肌肉的血管、汗腺、竖毛肌等，只接受交感神经支配。肾上腺髓质只接受交感神经节前纤维的支配。

3. 功能相互拮抗　交感神经和副交感神经对同一器官的作用往往相互拮抗。例如，对于心脏，迷走神经具有抑制作用，而交感神经具有兴奋作用；对于小肠平滑肌，迷走神经具有增强其运动的作用，而交感神经却具有抑制作用。这种拮抗性使神经系统能够从加强和减弱两个方面调节内脏的活动，拮抗作用的对立统一是神经系统对内脏活动调节的特点。在某些外周效应器上，交感和副交感神经的作用是一致的。例如，支配唾液腺的交感神经和副交感神经都促进其分泌，但两者的作用也有差别，前者促使分泌黏稠唾液，后者促使分泌稀薄唾液。

4. 紧张性作用　自主神经对内脏器官持续发放低频率神经冲动，使效应器经常维持一定的活动状态，这种作用称为紧张性作用。各种功能调节都是在紧张性活动的基

笔记栏

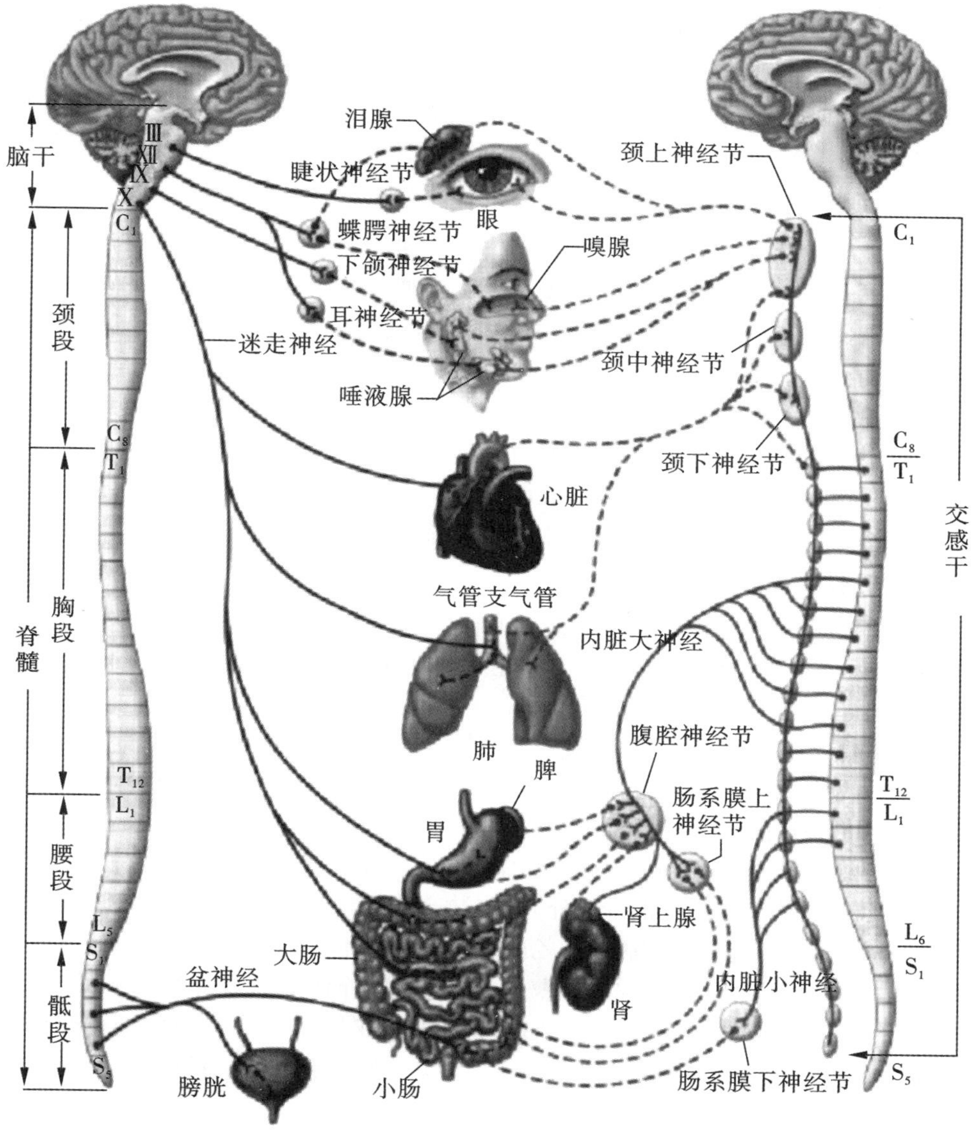

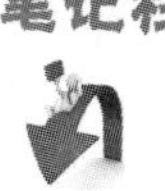

图 10-21 自主神经的分布

础上进行的。

5. 受效应器功能状态影响　自主神经对内脏活动的调节作用明显受效应器功能状态的影响。例如，刺激交感神经对动物子宫运动的作用明显受子宫功能状态的影响，对有孕子宫增强其运动，而对未孕子宫则抑制其运动。又如，胃幽门如果原来处于收缩状态，则刺激迷走神经使之舒张；如原来处于舒张状态，则刺激迷走神经使之收缩。

笔记栏

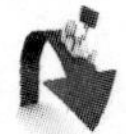

二、自主神经的递质和受体

自主神经对内脏器官的作用是通过神经末梢释放递质与相应的受体结合而发挥作用的。自主神经释放的递质主要是乙酰胆碱(acetylcholine,ACh)和去甲肾上腺素(norepinephrine,NE)。

(一)自主神经的递质

1. 乙酰胆碱　末梢释放乙酰胆碱作为递质的神经纤维,称为胆碱能纤维。胆碱能纤维包括所有自主神经节前纤维、大多数副交感神经的节后纤维、少数交感神经节后纤维(支配汗腺的交感神经节后纤维和支配骨骼肌的交感舒血管纤维)。此外,还包括躯体运动神经纤维。

2. 去甲肾上腺素　末梢释放去甲肾上腺素作为递质的神经纤维,称为肾上腺素能纤维。肾上腺素能纤维包括大部分交感神经节后纤维。

除上述两类主要的外周神经递质外,还有嘌呤类和肽类递质。它们主要分布于胃肠,其神经元细胞体位于壁内神经丛中,受副交感神经节前纤维的支配。

(二)受体

受体是指存在于突触后膜或效应器细胞上,能与某些化学物质发生特异性结合而产生生理效应的特殊蛋白质。在自主神经节细胞和效应器细胞膜上存在着能与乙酰胆碱和去甲肾上腺素递质结合的受体。

1. 胆碱能受体　能与乙酰胆碱结合的受体称为胆碱能受体(cholinergic receptor)。胆碱能受体可分为两种类型:毒蕈碱受体(M受体,muscarinic receptor)和烟碱受体(N受体,nicotinic receptor)。

(1)毒蕈碱受体(M受体)　这类受体主要存在于大多数副交感神经节后纤维(除少数释放肽类或嘌呤类递质的纤维外)和少数交感神经节后纤维支配(汗腺和骨骼肌血管的平滑肌)的效应器细胞膜上。乙酰胆碱与M受体结合后引起的效应,类似于毒蕈碱与其结合引起的效应,故称为毒蕈碱样作用(M样作用),如支气管平滑肌、消化管平滑肌、膀胱逼尿肌和瞳孔括约肌收缩,消化腺分泌增加等,但心脏活动被抑制。汗腺和骨骼肌血管上也有M受体,故可引起汗腺分泌增多、骨骼肌血管舒张等反应。阿托品是M受体阻断剂,能阻断乙酰胆碱的M样作用。

(2)烟碱受体(N受体)　N受体分为N_1和N_2两种亚型,前者存在于中枢神经系统和自主神经节后神经元上;后者位于神经肌肉接头处的终板膜上。乙酰胆碱与N受体结合引起的效应,类似于烟碱与其结合引起的效应,故称为烟碱样作用(N样作用)。乙酰胆碱与N_1受体结合,可引起自主神经节的节后神经元兴奋,与N_2受体结合,则引起终板膜去极化,导致骨骼肌兴奋。六羟季胺主要是N_1受体阻断剂,十羟季胺主要是N_2受体阻断剂,筒箭毒是N_1和N_2受体阻断剂。

2. 肾上腺素受体　能与肾上腺素、去甲肾上腺素等相结合并产生生物效应的受体称为肾上腺素受体(adrenergic receptor),可分为α肾上腺素受体(简称α受体)和β肾上腺素受体(简称β受体)两类。

自主神经递质的受体分布及其效应见表10-4。

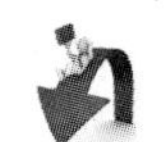

表 10-4　自主神经递质的受体分布及其效应

效应器	胆碱能系统		肾上腺素能系统	
自主神经节	受体	效应	受体	效应
眼	N_1	节前-节后兴奋传递		
虹膜环行肌	M	收缩（缩瞳）		
虹膜辐射状肌			α_1	收缩（扩瞳）
睫状肌	M	收缩（视近物）	β_2	舒张（视远物）
心				
窦房结	M	心率减慢	β_1	心率加快
房室传导系统	M	传导减慢	β_1	传导加快
心肌	M	收缩力减慢	β_1	收缩力增强
血管				
冠状血管	M	舒张	α_1	收缩
			β_2	舒张
皮肤黏膜血管	M	舒张	α_1	收缩
骨骼肌血管	M	舒张	α_1	收缩
			β_2	舒张
脑血管	M	舒张	α_1	收缩
腹腔内血管			α_1	收缩
			β_2	舒张
唾液腺血管	M	舒张	α_1	收缩
支气管				
平滑肌	M	收缩	β_2	舒张
腺体	M	促进分泌	α_1	抑制分泌
			β_2	促进分泌
胃肠道				
胃平滑肌	M	收缩	β_2	舒张
小肠平滑肌	M	收缩	α_2	舒张
			β_2	舒张
括约肌	M	舒张	α_1	收缩
腺体	M	促进分泌	α_2	抑制分泌
胆囊和胆道	M	收缩	β_2	舒张
膀胱				
逼尿肌	M	收缩	β_2	舒张
三角区和括约肌	M	舒张	α_1	收缩
输尿管平滑肌			α_1	收缩

笔记栏

续表 10-4

效应器	胆碱能系统		肾上腺素能系统	
自主神经节	受体	效应	受体	效应
子宫平滑肌			α_1	收缩（有孕）
			β_2	舒张（无孕）
皮肤				
汗腺	M	促进汗腺分泌		
竖毛肌			α_1	收缩（竖毛）
唾液腺		分泌稀薄唾液	α_1	分泌黏稠唾液
代谢				
糖酵解			β_2	加强
脂肪分解			β	加强

（1）α 受体　α 受体可分为 α_1 和 α_2 两个亚型。α_1 受体主要分布在小血管的平滑肌，尤其是在皮肤、胃肠和肾等内脏血管的平滑肌，也分布于子宫平滑肌、胃肠道括约肌和瞳孔扩大肌。去甲肾上腺素（NE）与 α_1 受体结合主要产生兴奋效应，引起血管、子宫平滑肌、胃肠道括约肌和瞳孔扩大肌的收缩等。此外，也有少数产生抑制性的效应，如 NE 与胃肠平滑肌 α_1 受体结合则引起胃肠平滑肌发生舒张。α_2 受体是主要分布在肾上腺素能神经纤维末梢的突触前膜上的一种自身受体，对突触前 NE 的合成和释放起负反馈性的调节作用。酚妥拉明是 α 受体阻断剂，它对 α_1 和 α_2 受体都有阻断作用。哌唑嗪可以选择性阻断 α_1 受体；育亨宾可以选择性阻断 α_2 受体。

（2）β 受体　β 受体可分为 β_1 和 β_2 两个亚型。β_1 受体主要分布于心肌组织中，如窦房结、房室传导组织、心肌等处。儿茶酚胺与 β_1 受体结合，其效应是兴奋性的，促使心率加快、心内兴奋传导加快、心肌收缩力增强。β_2 受体分布于支气管、胃肠、子宫及许多血管平滑肌细胞上，其效应是抑制性的，促使这些平滑肌舒张。普萘洛尔（心得安）是重要的 β 受体阻断剂，它对 β_1 和 β_2 受体都有阻断作用。阿替洛尔能阻断 β_1 受体，而对 β_2 受体作用很小。丁氧胺主要阻断 β_2 受体。β 受体拮抗剂在临床上已经被广泛地使用，如心绞痛和心动过速可用心得安来降低心肌的代谢及活动，以达到治疗疾病目的。因为心得安可同时阻断 β_1 和 β_2 受体，因此在使用心得安时，可能引起支气管痉挛，故不宜用于伴有哮喘等呼吸系统疾病的患者。

三、自主神经的功能和意义

自主神经在体内分布广泛，对许多内脏器官都有调节作用，具体内容在前面各章节中已有介绍。交感神经和副交感神经的主要功能按人体系统、器官的分类综述见表 10-5。

交感神经系统分布广泛，常作为一个完整的系统进行活动。当人体遭遇紧急情况，如剧痛、失血、窒息、恐惧等环境急骤变化时，交感神经系统的活动明显增强，同时常伴有肾上腺髓质激素分泌增多，即交感-肾上腺髓质系统作为一个整体参与反应，

笔记栏

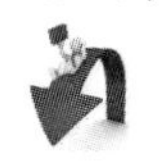

这一反应称为应急反应。应急反应包括:呼吸加快,肺通气量增大;心率加快,心肌收缩力加强,心输出量增多,血压升高;内脏血管收缩,骨骼肌血流量增多,血液重新分配;代谢活动加强,肝糖原分解增加,血糖浓度升高,为肌肉收缩提供充分的能量等。另外,肾上腺髓质激素分泌增多,可使以上反应进一步加强。这些活动均有利于机体动员各器官的储备力,以适应环境的急剧变化。

表 10-5　交感神经和副交感神经的主要功能

器官系统	交感神经	副交感神经
循环系统	心率加快,心肌收缩力加强,冠状动脉、腹腔内脏、皮肤、唾液腺、外生殖器的血管收缩,骨骼肌血管收缩(肾上腺素受体)或舒张(胆碱能受体)	心率减慢,心房收缩减弱,部分血管(如分布于外生殖器的血管)舒张
呼吸系统	支气管平滑肌舒张	支气管平滑肌收缩,促进黏液腺分泌
消化系统	分泌黏稠唾液,抑制胃肠运动,促进括约肌收缩,抑制胆囊活动	分泌稀薄唾液,促进胃液、胰液分泌,促进胃肠运动和使括约肌舒张,促进胆囊收缩
泌尿生殖系统	促进肾小管重吸收,使逼尿肌舒张和括约肌收缩,使有孕子宫收缩,无孕子宫舒张	使逼尿肌收缩和括约肌舒张
眼	瞳孔扩大,环状睫状肌松弛,上眼睑平滑肌收缩	瞳孔缩小,环状睫状肌舒张,促进泪腺分泌
皮肤	竖毛肌收缩,汗腺分泌	
代谢	促进糖原分解和肾上腺髓质分泌	促进胰岛素分泌,肝糖原分解

与交感神经相比,副交感神经系统的活动范围相对比较局限,它常伴有胰岛素的分泌,故称为迷走-胰岛素系统。这个系统活动的主要生理意义在于保护机体、休整恢复、促进消化、积蓄能量及加强排泄和生殖功能等,保证机体安静时基本生命活动的正常进行。

四、各级中枢对内脏活动的调节

1. 脊髓对内脏活动的调节　脊髓是内脏反射活动的初级中枢,基本的血管张力、排尿、排便、发汗和勃起等反射活动可在脊髓完成。但平时脊髓的活动受高位中枢的控制,在脊髓高位离断的患者,脊休克恢复以后,上述内脏反射可以逐渐恢复,说明这些反射可以在脊髓中枢内完成。

2. 低位脑干对内脏活动的调节　脑干中具有许多重要的内脏活动中枢,存在许多与内脏活动功能有关的神经元,其下行纤维支配脊髓,调节着脊髓的自主神经功能。延髓内存在着心血管活动、呼吸运动、消化活动等反射活动的基本中枢,同时也是吞咽、咳嗽、喷嚏、呕吐等反射活动的整合中枢。临床观察和动物实验观察证明,延髓由于受压、出血等原因而受损时,可引起心跳呼吸停止,迅速导致死亡,因此延髓有“生

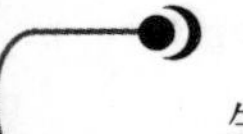

笔记栏

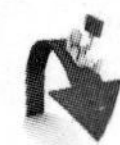

命中枢”之称。中脑有瞳孔对光反射中枢，因此，严重疾病时对光反射消失是病变侵害中脑的表现，是生命垂危的标志。

3. 下丘脑对内脏活动的调节　下丘脑是内脏活动的较高级中枢，内有许多神经核团，与边缘系统、脑干网状结构及垂体之间保持着紧密的联系，共同调节内脏的活动，是内脏活动的一个整合中枢。下丘脑的调节涉及体温、摄食、水平衡、生物节律、情绪反应和内分泌活动等生理过程。

4. 大脑皮质对内脏活动的调节　边缘系统包括大脑皮质边缘叶及与其有密切联系的皮质和皮质下结构。由于边缘叶在结构和功能上与大脑皮质的岛叶、颞极、眶回，以及皮质下的杏仁核、隔区、下丘脑前核等是密切相关的，故统称为边缘系统。它是调节内脏活动的高级中枢，可以调节呼吸、胃肠、瞳孔、膀胱等的活动，此外还与情绪、食欲、性欲、生殖、防御、学习和记忆等活动有密切关系。

新皮质中的运动区域及其周围区域也与内脏活动密切相关。电刺激这些区域除能引起躯体运动外，也能引起内脏活动的改变。例如，刺激皮质外侧面一定部位，产生呼吸、血管运动的变化，出现竖毛、出汗及上下肢血管的舒张反应等。

第五节　脑的高级功能和脑电活动

脑除了在产生感觉、调节躯体运动和内脏活动中发挥重要作用以外，还有一些更为复杂的高级功能，如语言、思维、学习、记忆和睡眠等，这些高级功能是大脑皮质活动的结果，条件反射是大脑皮质活动的基本形式。

一、条件反射

（一）条件反射的形成

条件反射是机体在后天生活过程中，在一定条件下建立在非条件反射基础之上的反射。条件反射的建立需要一定的时间，经典条件反射也称巴甫洛夫条件反射。给狗喂食，会引起唾液分泌，这是非条件反射，食物是非条件刺激。灯光、铃声本来不引起唾液分泌，称为无关刺激。但是每次喂食之前，先给以铃声，然后给予食物，这样多次重复后，当铃声再出现时，动物就会出现唾液分泌。在这种情况下，铃声由无关刺激变成了进食信号，即成了条件刺激，由条件刺激引起的反射即称为条件反射。因此，条件反射的形成，是无关刺激与非条件刺激在时间上的结合，此过程称为强化。虽然在理论上任何无关刺激与非条件刺激反复结合应用，都可以形成条件反射。但是实验表明，非条件刺激如果不能激活奖赏系统或惩罚系统引起愉悦或痛苦的情绪活动，条件反射将很难建立。

（二）条件反射的形成机制

条件反射形成的机制尚未完全清楚，可能是大脑皮质的条件刺激中枢与非条件刺激中枢多次结合后，建立了暂时性功能联系的结果。在人类和高等动物，这种暂时性功能联系不是简单发生在大脑皮质的两个中枢之间，而是与皮质下许多神经结构都有关系。

笔记栏

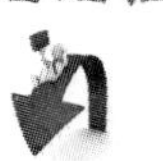

（三）条件反射的分化与消退

当一种条件反射建立后，给予和条件刺激相近似的刺激，也同样能获得条件反射的效果，这种现象称为条件反射的泛化。若条件反射建立后，只对原来的条件刺激进行强化，而对与它近似的刺激不予强化，经多次重复后，只对原来的条件刺激产生反射，而对与它近似的刺激不产生反射，这种现象称为条件反射的分化。分化的形成是由于近似刺激得不到强化，引起了大脑皮质的抑制，这种抑制称为分化抑制。分化抑制的出现对大脑皮质完成分析功能具有重要的意义。条件反射的泛化和分化是脑高级整合功能的基础。

条件反射建立后，如果反复应用条件刺激而不给予非条件刺激强化，建立起来的条件反射就会逐渐减弱，最后消失，这种现象称为条件反射的消退。

（四）条件反射的生物学意义

根据环境条件变化可建立数量无限的条件反射，但当环境条件改变时，条件反射可消退、重建或新建，条件反射具有极大的易变性。人类还可以利用语言、文字来建立条件反射。条件反射的建立使机体在适应环境时具有预见性、灵活性、准确性，提高了机体适应环境的能力。

（五）人类条件反射和两种信号系统

人类经过社会活动与生产劳动，大脑皮质已经高度发达，产生了语言和思维能力，因此，人类还能以语言甚至心理活动建立条件反射。巴甫洛夫根据动物和人类条件反射的特点提出了两个信号系统学说。第一信号是指客观现实的具体信号，如灯光、铃声、食物的形状等。第二信号是指抽象信号，即具体的信号（语言或文字）。能对第一信号发生反应的大脑皮质功能系统称为第一信号系统，这是人和动物共有的。能对第二信号发生反应的大脑皮质功能系统称为第二信号系统，这是人类特有的，也是人类区别于动物的主要特征。

第二信号系统是建立在第一信号系统活动基础上的，是个体在后天发育过程中逐渐形成的。人类有了第二信号系统活动，可以运用语言和文字对一切事物和现象进行抽象概括，形成概念并进行推理，不断扩大认识能力。从医学的角度上来看，由于第二信号系统对人体心理和生理活动都能产生一定的影响，所以作为医学工作者，不仅要注意自然环境因素对患者的影响，还应注意运用恰当的语言、文字，达到良好的护理和治疗效果。

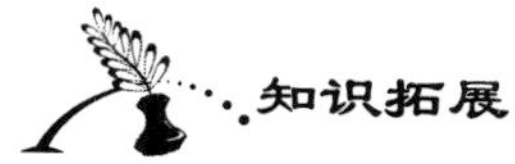

流口水的狗

著名的生理学家巴甫洛夫用狗做了这样一个实验：每次给狗送食物以前打开红灯、响起铃声。这样经过一段时间以后，铃声一响或红灯一亮，狗就开始分泌唾液。原来并不能引起某种本能反射的中性刺激物（铃声、红灯），由于它总是伴随某个能引起该本能反射的刺激物出现，如此多次重复之后，这个中性刺激物也能引起该本能反射。后人称这种

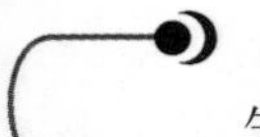

笔记栏

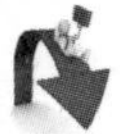

反射为经典性条件反射。两种刺激物必须经过多次的结合，中性刺激物成为条件刺激物的信号后，这种反射才会形成。巴甫洛夫发现并开辟了一条通往认知学的道路，让研究人员研究动物如何学习时有一个最基本的认识。所有这些都要归功于流口水的狗。

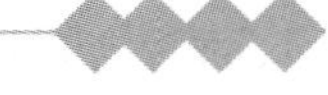

二、学习与记忆

学习和记忆是两个相互联系的神经活动过程。学习是指人和动物获得外界信息的神经活动过程；记忆是将获得的信息加以储存和读出的神经活动过程。

（一）学习的分类

1. 非联合型学习　是指刺激和反应之间不形成某种明确联系的学习形式，是一种简单的学习形式。习惯化和敏感化就属于这种类型的学习。习惯化是指一种刺激反复出现，如果不引起某种奖赏或惩罚，机体对该刺激的反应逐渐减弱的过程。例如，人们对有规律出现的强噪声会逐渐减弱反应，即为习惯化。习惯化有助于免除机体对无意义信息的应答。敏感化则是指对刺激的反应增强。例如，在强的伤害性刺激之后，对弱刺激的反应会加强。敏感化有助于强化机体对有意义信息的应答。

2. 联合型学习　是指两种不同刺激在时间上很接近地重复发生，最后在脑内逐渐形成联系。经典的条件反射和操作式条件反射都属于联合型学习，从这个意义上说，学习的过程实际上就是建立条件反射的过程。

（二）记忆的分类及过程

1. 记忆的分类　根据保留的时间长短，记忆可分为短时性记忆和长时性记忆。在短时性记忆中，信息的储存是不牢固的，记忆保留时间长短仅满足于完成某项极为简单的工作，其保留时间仅几秒到几分钟；长时性记忆保留几分钟至数年。例如，对于一个电话号码，当人们刚刚看过但没有通过反复运用而转入长时性记忆的话，很快便会遗忘；但如果通过较长时间的反复使用，则所形成的痕迹将随每一次的使用而加强起来，最后可形成一种非常牢固的记忆，这种记忆不易受干扰而发生障碍。

2. 记忆过程　人类的记忆过程可以分成四个阶段，即感觉性记忆、第一级记忆、第二级记忆和第三级记忆。前两个阶段相当于上述的短时性记忆，后两个阶段相当于长时性记忆。感觉性记忆是指通过感觉系统获得信息后，首先在脑的感觉区内储存的阶段，这个阶段储存的时间很短，一般不超过 1 s，如果信息在这阶段经过加工处理，整合成新的连续的印象，就可以从短暂的感觉性记忆转入第一级记忆。但是信息在第一级记忆中停留的时间仍然很短暂，平均约几秒，通过反复运用学习，信息在第一级记忆中循环，延长了信息在第一级记忆中停留的时间，使信息容易转入第二级记忆之中。第二级记忆是一个大而持久的储存系统，持续时间可由数分钟至数年。有些记忆的痕迹，如自己的名字和每天都在进行操作的手艺等，通过长年累月的反复运用，不易遗忘，这一类记忆储存在第三级记忆中。

（三）遗忘

遗忘（amnesia）是伴随学习和记忆的一种正常生理现象，指部分或全部丧失回忆

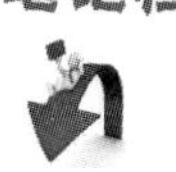

和再认识的能力。遗忘在学习后就已经开始，最初遗忘的速率很快，以后逐渐减慢。遗忘并不意味着记忆痕迹的完全消失，因为复习已遗忘的信息或知识总比学习新的信息或知识容易。产生遗忘的原因一方面是条件刺激久不强化、久不复习所引起的消退抑制，另一方面是后来信息的干扰。

临床上把遗忘症分为两类，即顺行性遗忘症和逆行性遗忘症。不能保留新近获得的信息的称为顺行性遗忘症。所以患者易忘近事，而远的记忆仍存在。不能回忆脑功能障碍发生之前一段时间内的经历的称为逆行性遗忘症。一些非特异性脑疾患（如脑震荡、电击等）和麻醉均可引起本症。

三、大脑皮质的语言中枢

（一）大脑皮质语言中枢的分区

人类大脑皮质一定区域的损伤可引起具有不同特点的语言中枢障碍，可见，大脑皮质的语言中枢具有一定的分区（图 10-22）。①语言书写区：在额中回后部接近中央前回手部代表区的部位，此区损伤会引起失写症，患者可以听懂别人的谈话，看懂文字，自己也会讲话，但不会书写，然而其手部的其他运动并不受影响。②语言运动区：在中央前回下部的前方（布洛卡区），此区损伤会引起运动性失语症，患者能看懂文字和听懂别人谈话，但不会讲话，然而其与发音有关的肌肉并不麻痹，就是不能用“词”来表达自己的意思。③语言视觉区：在接近视区的角回，此处损伤会引起失读症，患者其他语言功能正常，但看不懂文字的含义。④语言听觉区：在颞上回后部，此区损伤会引起感觉性失语症，患者能讲话、书写、看懂文字、听到别人谈话，但听不懂其含义。因此，语言活动的完整功能与大脑皮质各区域的功能密切相关，严重的失语症可同时出现上述四种语言活动（写、说、读、听）功能的障碍。

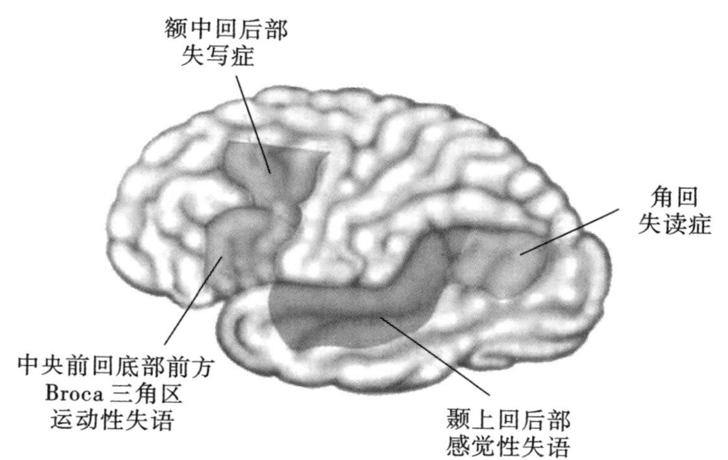

图 10-22　**大脑皮质与语言功能有关的主要区域**

（二）大脑皮质语言中枢的一侧优势

人类两侧大脑半球的功能是不对称的，语言中枢主要集中在一侧大脑半球，称为语言中枢的优势半球。这种一侧优势的现象仅出现于人类，它的出现虽与一定的遗传

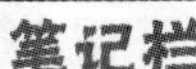
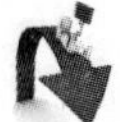

因素有关，但主要是在后天生活实践中逐渐形成的，与人类习惯于使用右手有密切关系。人类的左侧优势自10～12岁起逐步建立，若一侧半球在出生时严重损伤，语言中枢通常在功能完整的另一侧半球中发育，一般5岁前可以进行有效的转移，至15岁停止。左侧半球若在成年后受损，就很难在右侧半球再建语言中枢。

右侧大脑皮质在非语词性认识功能上占优势，如对空间的辨认、深度知觉、触觉认识、音乐欣赏分辨等。但是这种优势也是相对的，左侧半球也有一定的非语词性认识功能，右侧半球也有一定的简单的语词活动功能。

四、大脑皮质的电活动

大脑皮质神经元活动会产生生物电，应用电生理学方法可记录到两种不同形式的脑电活动。一种是在安静状态，无特殊外来刺激下，大脑皮质持续性自发地产生节律性电变化，这种电变化称为脑的自发电位；另一种是在外来刺激引起感觉传入冲动的激发下，在大脑皮质某一区域产生的较为局限的电变化，称为皮质诱发电位。

（一）正常脑电图的波形和意义

将双极或单极引导电极放置在头皮表面上，通过脑电图机所记录下来的皮质自发电位变化的波形，称为脑电图（electroencephalogram，EEG）。通常根据脑电波的频率、振幅不同，将正常的EEG分为四种基本波形（图10-23）。

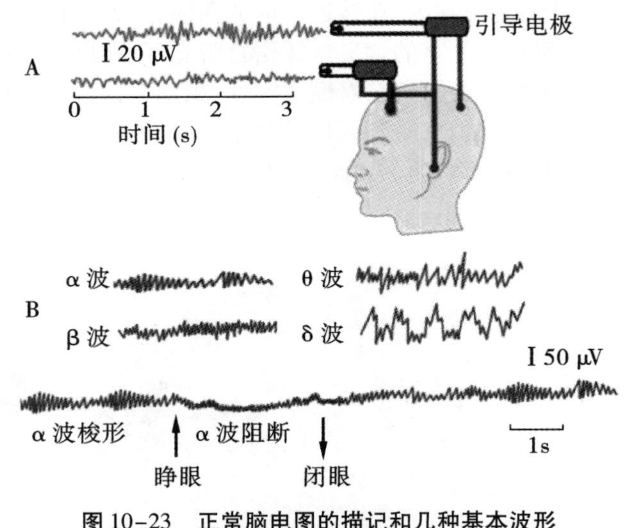

图10-23　正常脑电图的描记和几种基本波形

A. 脑电图描记方法；B. 正常脑电图的基本波形

1. α波　频率为8～13次/s，波幅为20～100 μV。正常成人在清醒、安静、闭目时出现。波形常由小逐渐变大，再由大变小，如此反复，形成梭形波，每一梭形持续的时间为1～2 s。在枕叶最为显著。睁开眼睛或接受其他刺激时，α波立即消失转为β波，这一现象称为α波阻断。再次安静、闭目时，α波又重现。

2. β波　频率为14～30次/s，波幅为5～20 μV。睁开眼睛或接受其他刺激时出现，在额叶、顶叶比较明显。β波是大脑皮质兴奋时的主要脑电活动表现。

3. θ波　频率为4～7次/s，波幅为100～150 μV。一般在困倦、缺氧或深度麻醉时出现。

4. δ 波　频率为 0.5 ~ 3 次/s，波幅为 20 ~ 200 μV。正常成人在清醒期间见不到 δ 波，但在睡眠期间可以出现。婴儿常可见到 δ 波。成人缺氧或深度麻醉时亦可出现 δ 波。

脑电波是随大脑皮质不同的生理情况而变化的。当许多皮质神经元的电活动不一致时，就会出现高频率低振幅的波，称为去同步化。当许多皮质神经元的电活动趋于一致时，就会出现低频率高振幅的波，称为同步化。一般认为，脑电波由高振幅的慢波转化为低振幅的快波时，表示皮质兴奋过程的增强；反之，由低振幅的快波转化为高振幅的慢波时，则表示皮质抑制过程的加深。

脑电图对某些疾病如癫痫、脑炎、颅内占位性病变等，有一定的诊断意义，尤其是癫痫患者 EEG 可出现异常波形，因此 EEG 对癫痫患者有较重要的诊断价值。

（二）皮质诱发电位

大脑皮质诱发电位是指感觉传入系统受刺激时，在皮质上某一局限区域引发的电位变化。由于皮质随时活动并产生自发脑电波，因此诱发电位是出现在自发脑电波的背景之上的。在动物大脑皮质相应的感觉运动区表面引起的诱发电位可分为两部分，一部分为主反应，另一部分为后发放（图 10-24）。主反应出现的潜伏期是稳定不变的，为先正后负的电位变化，波幅较大，潜伏期长短取决于感觉冲动传导通路的长短、传导速度的快慢、传入路径中突触数目的多少。主反应主要是皮质锥体细胞电活动的综合表现。后发放在主反应后出现，为一系列正相的周期性电位变化，波幅较小。后发放可能是皮质与丘脑转换核之间的环路活动的结果。

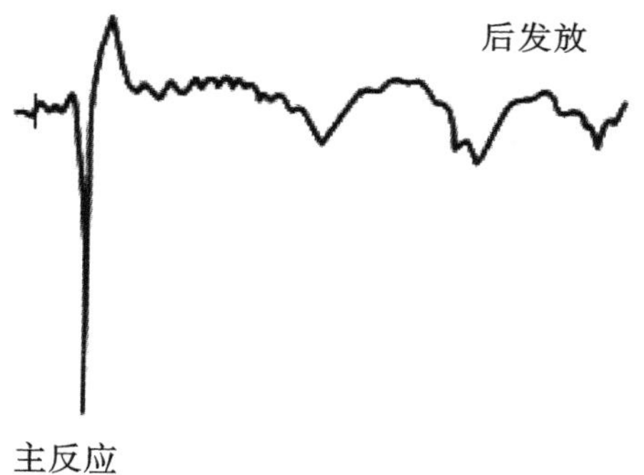

图 10-24　大脑皮质感觉运动区诱发电位

波形向下为正，向上为负

五、觉醒与睡眠

觉醒与睡眠是人体正常生命中必不可少的两个生理过程，是人类生存的必要条件。

（一）觉醒

机体只有在觉醒状态下才能从事各种体力和脑力劳动。觉醒状态有脑电觉醒状态（呈现快波）与行为觉醒状态之分。脑电觉醒状态是指脑电图波形由睡眠时的同步

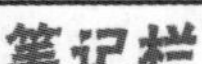
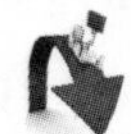

化慢波转变成觉醒时的去同步化快波，而行为上不一定呈觉醒状态。行为觉醒状态是指动物觉醒时的各种行为表现。这两种觉醒状态维持的原因不同。目前认为，黑质的多巴胺递质系统可能参与行为觉醒状态的维持；脑干网状结构上行激动系统、乙酰胆碱递质系统、蓝斑上部的去甲肾上腺素递质系统可能参与脑电觉醒状态的维持。

（二）睡眠

睡眠时机体的意识暂时丧失，失去了对环境的精确适应能力。睡眠的主要功能是促进精力和体力的恢复，有助于保持良好的觉醒状态。人每天所需的睡眠时间因年龄、个体而不同，成人每日需 7 ~ 9 h，儿童需 10 ~ 12 h，新生儿需 18 ~ 20 h，老年人所需时间较短，为 5 ~ 7 h。若发生睡眠障碍，常导致中枢神经特别是大脑皮质活动失常，发生幻觉、记忆力和工作能力下降等。

1. 睡眠的时相　睡眠可分为两种时相：一是脑电波呈现同步化慢波的时相，称为慢波睡眠（slow wave sleep，SWW）；二是脑电波呈现去同步化快波的时相，称为快波睡眠（fast wave sleep，FWW），或称异相睡眠（paradoxical sleep，PS）、快速眼球运动睡眠。

慢波睡眠表现为一般熟知的睡眠状态。慢波睡眠期间人的嗅、视、听、触等感觉功能暂时减退，骨骼肌反射运动和肌紧张减弱，伴有一系列自主神经功能的改变，如瞳孔缩小、心率减慢、血压下降、体温下降、呼吸变慢、尿量减少、胃液分泌增多、唾液分泌减少、发汗功能增强等。此期生长激素分泌明显增多，有利于促进生长和体力恢复。

快波睡眠期间脑电图表现为去同步化快波，与觉醒时相似，但在行为表现上却处于熟睡状态，因此又称为异相睡眠。在此期间人体的各种感觉功能进一步减退，以致唤醒阈提高；骨骼肌反射活动和肌紧张进一步减弱，肌肉几乎完全松弛，睡眠更深。此外还会出现间断性的阵发性表现，如部分躯体抽动、血压升高、心率加快、呼吸加快而不规则，这可能与某些疾病（如心绞痛、哮喘、阻塞性肺气肿缺氧发作等）在夜间发作有关。动物脑灌流实验观察到，异相睡眠期间脑内蛋白质合成加快。因此认为，异相睡眠与幼儿神经系统的成熟有密切关系，并认为异相睡眠有助于建立新的突触联系而促进学习、记忆活动。

在睡眠期间，慢波睡眠与异相睡眠交替出现，成人睡眠一开始首先进入慢波睡眠，慢波睡眠持续 120 min 后转入异相睡眠；异相睡眠持续 30 min 后又转入慢波睡眠；以后又转入异相睡眠。整个睡眠期间，这种反复转化出现 4 ~ 5 次，越接近睡眠后期，异相睡眠持续时间越长。若在异相睡眠期间被唤醒，80% 左右的人会说正在做梦，可见做梦是异相睡眠的特征之一。

2. 睡眠发生的机制　睡眠是由中枢内发生主动抑制过程而造成的，中枢内存在产生睡眠的中枢。实验观察到，在脑桥中部离断脑干可以增加大脑皮质的觉醒活动，动物处在长期觉醒状态而很少睡眠；如果用低频电刺激来刺激脑干尾端，可导致脑电慢波的出现。由此认为，在脑干尾端存在能引起睡眠和脑电波同步化的中枢，并与上行激动系统的作用相对抗，从而调节着睡眠与觉醒的相互转化。中枢神经递质研究发现，慢波睡眠可能与脑干内 5-羟色胺递质系统有关，异相睡眠可能与脑干内 5-HT 和去甲肾上腺素递质系统有关。

笔记栏

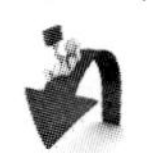

问题分析与能力提升

1. 试述突触的分类及传递过程。
2. 试述神经纤维兴奋传导的特征。
3. 试述特异性和非特异性投射系统的主要功能。
4. 试述化学性突触传递的特征。
5. 解释牵涉痛的概念。
6. 什么叫牵张反射？试述牵张反射的类型及机制。
7. 何为胆碱能纤维？包括哪些？何为肾上腺素能纤维？包括哪些？
8. 试述胆碱能受体的分类、分布及其效应。
9. 试述肾上腺素能受体的分类、分布及其效应。
10. 有机磷农药中毒患者自主神经系统有何表现？为什么？
11. 试述突触后抑制的分类及传递过程。
12. 试述小脑对躯体运动的调节功能。
13. 简述人类大脑皮质中央前回对躯体运动的控制特征。
14. 简述人类大脑皮质中央后回感觉区的投射特点。
15. 患者，女 18 岁，在运动过程中从高处跌落，头部着地，造成第 6、7 颈椎开放性、粉碎性骨折并严重错位。四肢和胸以下躯体失去知觉和运动功能。

诊断：高位截瘫。

思考：①脊髓的正常功能。②脊休克期间患者整体功能活动有哪些改变？③脊休克后有哪些功能可恢复或部分恢复，为什么？

（漯河医学高等专科学校　韩　坤）

第十一章 内分泌

学习要点

内分泌、激素的概念,激素的分类,激素作用的一般特征,下丘脑和腺垂体的关系,生长激素的生物学作用及其调节,甲状腺激素的生物学作用及其调节,肾上腺皮质激素的生物学作用及其调节,胰岛素的生物学作用及其分泌调节。

人体的功能调节系统主要包括内分泌系统和神经系统。内分泌系统通过分泌激素发布调节信息,从而实现调控与个体生存密切相关的功能活动,如调节组织细胞的新陈代谢,调节机体的生长发育、生殖及衰老等过程。内分泌系统与神经系统和免疫系统密切联系,相辅相成,共同组成了神经-内分泌-免疫调节网络,共同调节机体的各种功能活动,从不同的方面调节和维持机体的内环境稳态。

第一节 概 述

人体内的腺体或细胞产生并释放某些化学物质的过程称为分泌(secretion),包括内分泌(endocrine)和外分泌(exocrine)两种表现形式。

内分泌是相对于外分泌而言,外分泌是指由腺体或细胞产生的化学物质通过导管分泌到体内管腔或体外的形式,如胰腺的小导管细胞分泌的胰蛋白酶、糜蛋白酶、胰脂肪酶、胰淀粉酶等分泌到十二指肠内的过程;又如汗腺将汗液分泌到体外的过程,这些腺体统称外分泌腺。内分泌则是指由腺细胞分泌的化学物质直接进入血液或其他体液的过程,并以体液为媒介对靶细胞产生调节效应的分泌形式,具有这种功能的细胞被称为内分泌细胞。

内分泌系统(endocrine system)由内分泌腺和分散存在于体内各组织器官中的内分泌细胞所组成,是具有发布信息整合机体功能的调节系统。人体典型的内分泌细胞主要集中在垂体、松果体、甲状腺、甲状旁腺、肾上腺、胰岛和性腺等;此外,心肌、血管内皮、肺、肝、肾、消化道黏膜、脂肪细胞等组织的某些细胞也具有内分泌功能。

在整体情况下,体内多数内分泌腺直接或间接受神经系统的控制,因此,内分泌系统与神经系统、免疫系统间相互协调,密切配合,从而实现对机体的新陈代谢、生长发育和各种功能活动的调节作用,并在维持机体的稳态方面发挥着重要作用。内分泌系统是通过分泌激素实现其对靶器官、靶组织、靶细胞的调节作用的。

一、激素的概念与作用特征

激素(hormone)是指由内分泌腺或散在的内分泌细胞分泌的高效能生物活性物质,是细胞与细胞之间进行信息传递的化学媒介。随着对内分泌和神经系统的深入研究,人们发现尽管某些神经细胞和免疫活性细胞虽然属于非内分泌细胞,但也能够分泌传递信息的化学物质。因此,就细胞通讯而言,激素与神经递质之间的分界线已没有以前那么绝对。

在生理学中,通常把能够接受激素信息的器官、组织和细胞分别称为靶器官、靶组织和靶细胞。激素发挥作用需要以体液为媒介。目前认为激素在细胞之间传递信息主要包括远距分泌、旁分泌、自分泌和神经分泌等方式(图 11-1 和表 11-1)。

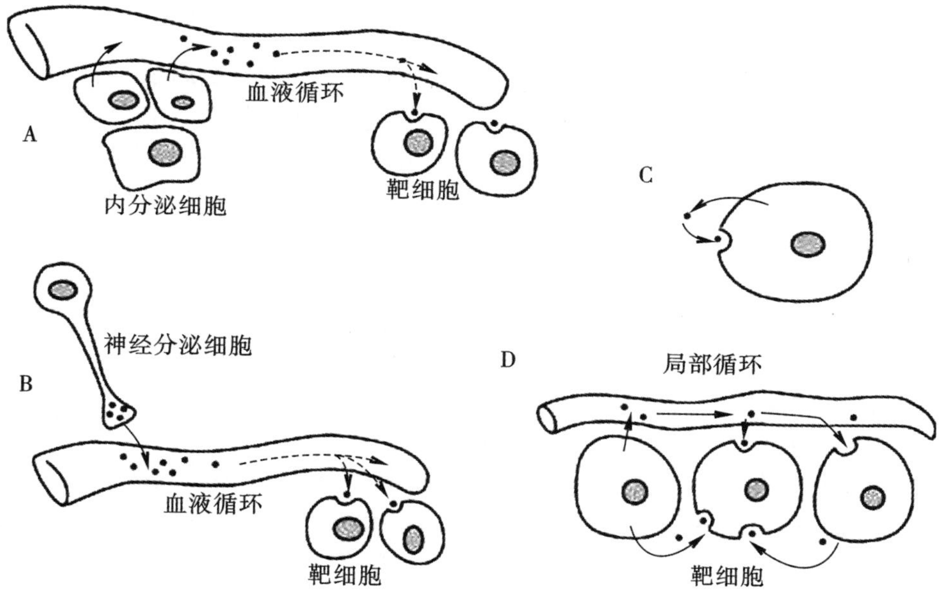

图 11-1　激素的运送方式

A. 远距分泌;B. 神经分泌;C. 自分泌;D. 旁分泌

表 11-1　激素传递信息的主要方式

方式	概念	举例
远距分泌	大多数的激素通过血液循环被运送到远距离的靶器官或靶细胞而发挥调节作用	生长激素、甲状腺激素等
旁分泌	某些激素借助组织间液扩散到邻近细胞发挥调节作用	胃肠激素
自分泌	有些内分泌细胞分泌的激素,在局部扩散又返回作用于该内分泌细胞而发挥反馈作用	
神经分泌	某些神经细胞既能产生和传导神经冲动,又能合成和释放激素,并调节靶细胞的功能	下丘脑调节性多肽

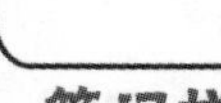

笔记栏

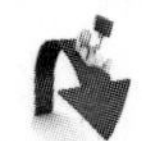

激素的种类繁多，作用复杂，作用机制也不一样，但在其对靶器官、靶组织和靶细胞发挥调节作用的过程中，仍具有许多相同的特性。

1.高度特异性　激素的特异性是指某种激素有选择地作用于某些靶器官、靶组织和靶细胞的特性，它是内分泌系统实现其调节功能的基础，其实质是靶细胞膜上或细胞内存在可以与该激素结合的特异性受体。各种激素作用范围存在着较大的差异，某些激素作用的范围小，只作用于某一靶腺或某一种靶细胞，如腺垂体分泌的促甲状腺激素只作用于甲状腺等。而有些激素的作用却十分广泛，如生长激素、甲状腺激素和胰岛素等的作用涉及全身各部位的细胞。

2.信使作用　激素并不直接参与细胞的能量和物质代谢过程，它只是作为信息传递者，通过化学方式将调节信息传递给相应的靶细胞，使靶细胞的原有生理生化过程增强或减弱。在这个过程中，激素既不引起靶细胞新的功能，也不为靶细胞的活动提供能量，在完成信息传递后，激素将被分解灭活。所以，激素是细胞之间信息传递的媒介。

3.高效能生物放大作用　生理情况下，激素在血液中的含量很低，一般在 nmol/L 或 pmol/L 数量级。但当激素与其受体结合后，其作用却十分显著。如，下丘脑合成和释放 0.1 μg 的促肾上腺皮质激素释放激素，可引起腺垂体释放 1 μg 促肾上腺皮质激素，后者能引起肾上腺皮质分泌 40 μg 糖皮质激素，从而使机体增加了约 6 000 μg 糖原的贮存。这是因为激素与受体结合后，将在细胞内产生一系列酶促放大作用，呈“瀑布式级联放大”效应，形成一个高效能的生物放大系统。因此，维持激素分泌水平的相对稳定，是保持机体内环境稳态的重要因素之一，一旦体内某种激素水平偏离生理范围，即使只发生微小变动，就会引起机体的生理功能发生亢进或低下。

4.激素间的相互作用　各种激素的作用可以相互影响、相互调节。①协同作用（synergistic effect）：指多种激素联合对某一生理功能所产生的总效应大于各激素单独作用所产生效应的总和。如生长激素、糖皮质激素、肾上腺素和胰高血糖素等，虽然作用于代谢的不同环节，但都可以使血糖水平升高。②拮抗作用（antagonistic action）：指不同激素对某一生理功能产生相反的作用。如胰岛素能降低血糖，这就与胰高血糖素升高血糖作用相拮抗。③允许作用（permissive action）：指某些激素本身并不能直接对某器官或细胞发生作用，但它的存在却使另一种激素产生的效应明显增强，这种现象称为激素的允许作用。如糖皮质激素本身并不能引起血管平滑肌收缩，但当它存在时，去甲肾上腺素才能更有效地发挥其强大的缩血管作用。

二、激素的分类与作用机制

（一）激素的分类

激素分子形式多种多样，种类繁多，来源复杂，分类方法也不相同。通常按其分子结构和化学性质，可以将激素分为如下几类。

1.含氮激素　这类激素分子结构中含有氮元素，主要包括：蛋白质激素（如胰岛素、甲状旁腺激素和腺垂体分泌的各种激素等）；肽类激素（如下丘脑调节肽、血管升压素、降钙素、胰高血糖素等）；胺类激素（如肾上腺素、去甲肾上腺素和甲状腺激素等）。体内多种激素属于这种激素，这类激素容易被消化酶分解而破坏，故作为药物

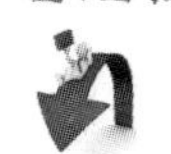

使用时,不宜采用口服给药方式。但甲状腺激素为氨基酸的衍生物,不致被消化酶破坏,故临床用药时可采用口服给药方式。

2. 类固醇(甾体)激素　这类激素常以胆固醇为原料合成,化学结构亦与胆固醇相类似,故称类固醇激素。主要包括:糖皮质激素、醛固酮、雌激素、孕激素和雄激素等。这类激素在体内不宜被消化酶破坏,故临床作为药物使用时,可采用口服给药方式。

3. 脂肪酸衍生物　这类激素的前体是细胞的膜磷脂,所以几乎所有组织细胞都能合成。主要包括由花生四烯酸转化而来的前列腺素、血栓素类和白细胞三烯类等。

(二)激素的作用机制

激素与靶细胞的受体结合后将信息传递到细胞内,通过一系列复杂的反应过程,最终产生细胞的生物学效应。一般情况下,经历以下几个连续的环节:受体识别、信号转导、细胞反应和效应终止。激素的化学性质不同,其作用机制亦不相同。

现将含氮激素和类固醇激素的作用机制叙述如下。

1. 含氮激素作用机制——第二信使学说　通过大量的实验,1965 年 Sutherland 等提出了著名的"第二信使学说"。该学说认为:携带调节信息的含氮类激素作为第一信使,随血液循环被运输到靶器官、靶组织和靶细胞时,可与靶细胞膜上的特异性受体结合,从而激活细胞膜上的鸟苷酸结合蛋白(简称 G 蛋白),激活状态的 G 蛋白将进一步激活细胞内的腺苷酸环化酶。在 Mg^{2+} 参与下,促使 ATP 生成 cAMP,cAMP 通过激活细胞内的蛋白激酶 A 和蛋白激酶 C,从而促使细胞内蛋白质的磷酸化,进而诱发靶细胞内产生相应的生物学效应(图 11-2),如腺细胞的分泌、肌细胞的收缩等。cAMP 发挥作用后,即被细胞内的磷酸二酯酶降解为 5′-AMP 而失活。

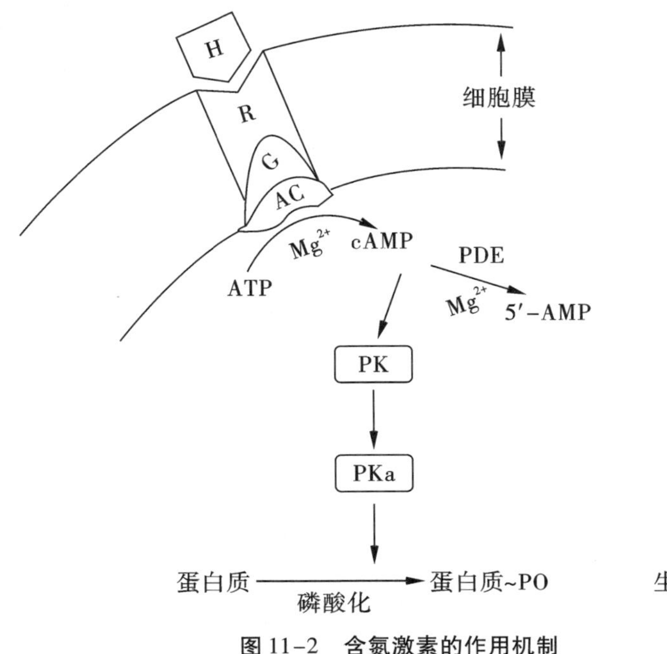

图 11-2　含氮激素的作用机制

在含氮激素发挥作用的过程中,激素将信息传到靶细胞,再由 cAMP 将信息在细

笔记栏
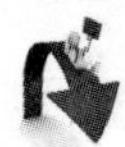

胞内传播。所以,通常将激素称为第一信使(first messenger),而将细胞内的 cAMP 称为第二信使(second messenger)。cAMP 是发现最早的第二信使,但并不是唯一的第二信使。目前发现可作为第二信使的物质除了 cAMP 外,还有环鸟苷酸(cGMP)、三磷酸肌醇(IP_3)、二酰甘油(DG)和 Ca^{2+} 等。

2. 类固醇激素作用原理——基因表达学说　类固醇激素分子量较小,且为脂溶性物质,通过单纯扩散进入细胞内,与胞质受体结合,形成激素-胞质受体复合物。在一定条件下,激素-胞质受体复合物进入细胞核,并与核内受体结合,形成激素-核受体复合物。激素-核受体复合物可以结合在染色质的特异位点上,从而启动或抑制 DNA 的转录过程,促进或抑制 mRNA 的形成,进而通过诱导或减少某种蛋白质(主要是酶)的合成,从而引起生物学效应(图 11-3)。

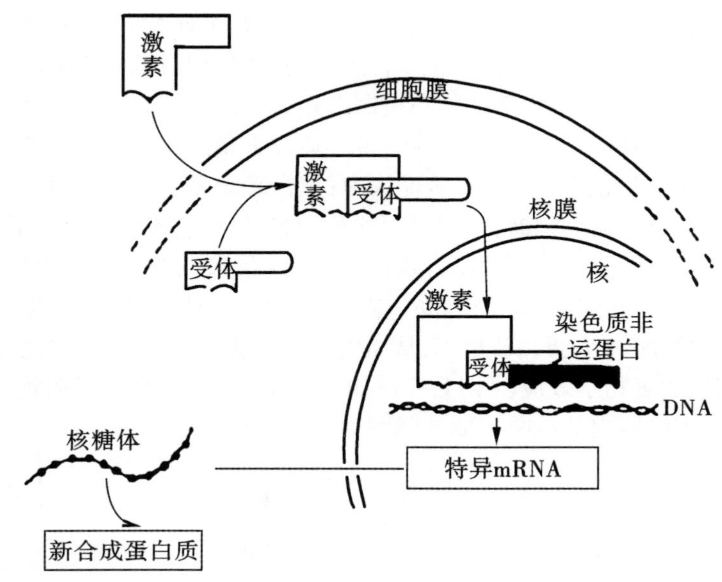

图 11-3　类固醇激素的作用机制

第二节　下丘脑和垂体的内分泌

一、下丘脑-垂体的功能联系

下丘脑内有很多具有内分泌功能的神经元,它们是沟通神经调节和体液调节的桥梁。下丘脑位于间脑的腹面,第三脑室下部两侧,被第三脑室分为左右两半,是两侧对称的结构。包括视交叉、漏斗、灰结节和乳头部。垂体是功能复杂的内分泌腺,位于大脑下部,埋藏于蝶骨鞍内,以垂体柄与第三脑室底部相连,体积很小,质量约 0.6 g。人垂体可分为腺垂体和神经垂体两部分。腺垂体是腺组织,神经垂体是神经组织,两者在结构和功能上都与下丘脑存在着密切的联系,因此常把它们分为下丘脑-腺垂体系统和下丘脑-神经垂体系统两部分(图 11-4)。

笔记栏

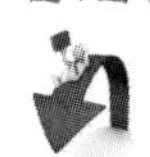

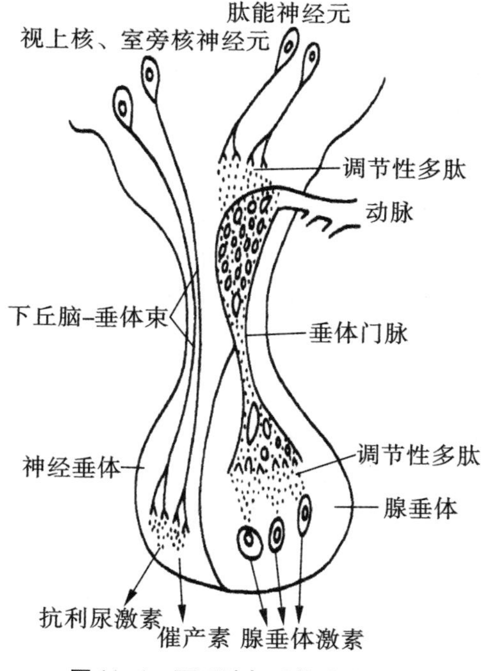

图 11-4　下丘脑与垂体功能联系

(一)下丘脑-腺垂体系统

下丘脑和腺垂体没有直接的神经联系,两者主要通过垂体门脉系统构成的血管网络实现双向沟通。位于下丘脑的内侧基底部的促垂体区,主要包括正中隆起、弓状核、视交叉上核、腹内侧核、室周核等。促垂体区的内分泌细胞属于肽能神经元,其分泌的肽类物质称为下丘脑调节性多肽(hypothalamic regulatory peptides, HRP),这些调节性多肽通过垂体门脉系统被运送到腺垂体,从而调节腺垂体内各种激素的分泌。目前,已发现的下丘脑调节性多肽主要包括以下几种,其名称和主要作用列于表 11-2。

表 11-2　下丘脑调节性多肽的种类和主要作用

种类	主要作用
促甲状腺激素释放激素(TRH)	促进促甲状腺激素和催乳素的分泌
促性腺激素释放激素(GnRH)	促进黄体生成素、卵泡刺激素的分泌
生长激素释放激素(GHRH)	促进生长激素的分泌
生长激素抑制激素(GHRIH)	抑制生长激素的分泌
促肾上腺皮质激素释放激素(CRH)	促进促肾上腺皮质激素的分泌
催乳素释放肽(PRP)	促进催乳素的分泌
催乳素释放抑制因子(PIF)	抑制催乳素的分泌
促黑激素释放因子(MRF)	促进促黑激素的分泌
促黑激素释放抑制因子(MIF)	抑制促黑激素的分泌

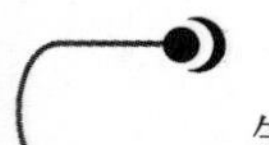

笔记栏

此外,“促垂体区”的神经元还可与来自中脑、边缘系统及大脑皮质等处的神经纤维构成突触联系,接受这些区域传来的神经冲动,并把神经信息转变成激素信息,从而对靶细胞的功能进行调节。由此可见,以下丘脑为枢纽,可以把神经调节和体液调节联系起来。

(二)下丘脑-神经垂体系统

下丘脑视上核和室旁核内的神经元具有内分泌功能,其轴突下行至神经垂体,构成下丘脑垂体束,视上核和室旁核可以合成血管升压素和催产素,通过下丘脑垂体束的轴浆运输将这两种激素运送至神经垂体,在此储存并释放入血液。

二、腺垂体激素

腺垂体是人体内最重要的内分泌腺之一,它能合成和分泌 7 种激素,包括促甲状腺激素、促肾上腺皮质激素、卵泡刺激素、黄体生成素、生长激素、催乳素和促黑激素。其中,前 4 种均有各自的靶腺,这类激素可促进靶腺合成和分泌激素而发挥作用,所以,通常将这 4 种激素称为“促激素”。关于“促激素”的生物学效应及其分泌调节将在相关腺体中介绍。下面侧重介绍生长激素、催乳素和促黑激素。

(一)生长激素

生长激素(growth hormone,GH)是腺垂体分泌较多的激素,具有明显的种属差异,除猴外,从其他哺乳动物提取的生长激素对人无效。人生长激素(human growth hormone, hGH)含有 191 个氨基酸,属于蛋白质类激素,近年已可以利用 DNA 重组技术将其大量生产,以供临床使用。

1. 生长激素的生物学作用

(1)促进生长作用　机体的生长受多种激素的影响,生长激素是促进机体生长发育的重要激素之一。生长激素对各组织、器官的生长发育均有促进作用,特别是对骨骼、肌肉及内脏器官的作用更为显著。实验显示:幼年动物切除垂体后,生长立即停滞,如能及时补充生长激素,则可使动物恢复生长和发育。临床观察可见,假如人幼年时生长激素分泌不足,则出现生长停滞,身材矮小,但智力正常,称为侏儒症(dwarfism);如幼年时生长激素分泌过多,则将引起生长发育过度,而患巨人症(gigantism)。在成年后,若生长激素分泌过多,则因骨骺已经闭合,长骨不再增长,但可刺激肢端部的短骨和颌面部的扁骨增生,并且肝、肾等内脏器官也可增大,以致出现手足粗大、鼻高、唇厚、下颌突出及内脏器官增大的现象,称为肢端肥大症(acromegaly)。

生长激素对人体生长发育过程并无直接作用,而是在营养充足的条件下,通过刺激肝、肾、心脏和肺等组织产生一种小分子多肽,称为生长素介质(somatomedin, SOM)。生长素介质的化学结构与胰岛素相似,故又被称为胰岛素样生长因子(insulin-like growth factor,IGF)。生长素介质能够促进硫酸盐进入软骨组织,促进氨基酸进入软骨细胞,加速蛋白质的合成,从而加速了软骨的增殖与骨化,进而使长骨加长。生长素介质对于肌肉等组织也具有相似作用,但对脑组织的生长发育无影响。在饥饿或缺乏蛋白质时,生长激素将不能刺激生长素介质的生成,故儿童营养不良时,其生长发育较正常儿童迟缓。

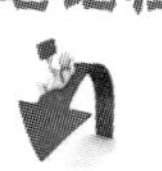

（2）促进代谢 ①生长激素可通过生长素介质促进氨基酸进入细胞内，并加速DNA和RNA的合成，从而促进蛋白质的合成，减少蛋白质的分解。②生长激素对糖代谢的作用因剂量不同作用也不同，生理水平的生长激素可刺激胰岛素分泌，加强细胞对葡萄糖的摄取和利用，使血糖水平降低；但过量的生长激素则可抑制葡萄糖的利用，使血糖水平升高。③生长激素可促进脂肪的分解，增强脂肪酸氧化供能。因为脂肪分解提供了能量，所以也减少了机体糖的消耗，故也使血糖水平升高。因此，生长激素分泌过多时可产生“垂体性糖尿”。

2. 生长激素分泌的调节

（1）下丘脑对生长激素分泌的调节 生长激素的分泌受下丘脑合成和分泌的生长激素释放激素与生长抑素的双重调节。前者促进腺垂体分泌生长激素，而后者则抑制腺垂体分泌生长激素。一般认为，在整体条件下，生长激素释放激素的作用占有一定的优势，可以经常性地调节腺垂体生长激素的分泌，而生长抑素则是在应激刺激引起生长激素分泌过多时，才显著地发挥其对生长激素分泌的抑制作用，两者相互配合，共同调节腺垂体生长激素的合成和分泌。

（2）睡眠的影响 人在觉醒状态时，生长激素分泌较少；而进入慢波睡眠后，生长激素分泌的量明显增加，约60 min即可在血中达到高峰；转入快波睡眠后，生长激素分泌将再次减少。

（3）其他调节因素 ①代谢因素的影响：低血糖、高脂肪酸与高氨基酸均能影响生长激素的分泌，其中尤其以低血糖对生长激素分泌的刺激最强。②某些激素：如甲状腺激素、雌激素与睾酮均能促进生长激素的分泌。

（二）催乳素

催乳素（prolactin，PRL）是由199个氨基酸组成的蛋白质类激素，其生物学作用较为广泛，而且随动物种属的不同而有所不同。

1. 催乳素的生物学作用

（1）对乳腺与泌乳的作用 催乳素可促进乳腺的生长发育、引起并维持泌乳。青春期女性乳腺的发育是多种激素（雌激素、孕激素、生长激素、糖皮质激素、甲状腺激素以及催乳素）共同作用的结果。在妊娠期间，尽管催乳素、雌激素和孕激素分泌的量增加，可促进乳腺进一步发育，并已具备了泌乳能力，但此时催乳素并不刺激乳腺分泌乳汁，其原因是血液中雌激素与孕激素的浓度较高，从而与催乳素竞争受体所致。在分娩后，血液中雌激素与孕激素的浓度显著降低，此时催乳素才能发挥其泌乳和维持泌乳的作用。

（2）对性腺的作用 催乳素对卵巢的功能具有一定的影响，随着卵泡的发育成熟，卵泡内的催乳素含量将逐渐增加，从而在颗粒细胞上出现催乳素受体，当催乳素与其受体结合后，可刺激黄体生成素受体生成，而黄体生成素与其受体结合后，可促进排卵、黄体生成及孕激素和雌激素的分泌。实验显示：小剂量的催乳素对卵巢雌激素、孕激素的合成具有促进作用，但大剂量的催乳素则抑制其合成。此外，催乳素还可促进男性前列腺和精囊腺的生长，促进睾酮的合成。

（3）参与机体的应激反应 在应激状态下，血液中的催乳素可以与促肾上腺皮质激素和生长激素的浓度一起增加，刺激停止数小时后，其浓度才逐渐恢复到正常水平。由此可见，催乳素也参与了机体的应激反应。

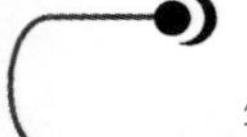

笔记栏

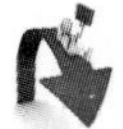

2. 催乳素分泌的调节　催乳素的分泌受下丘脑催乳素释放因子与催乳素释放抑制因子的双重调节。前者主要促进催乳素分泌，后者则抑制其分泌，通常情况下以催乳素释放抑制因子的抑制作用为主。在哺乳期，当婴儿吸吮母亲的乳头，可反射性促使催乳素大量分泌。此外，促甲状腺激素释放激素也对催乳素的分泌具有促进作用。

（三）促黑激素

人的促黑激素（melanocyte-stimulating hormone，MSH）是由 22 个氨基酸组成的多肽类激素，其靶细胞是机体的黑色素细胞。人的黑色素细胞主要分布于皮肤、毛发、虹膜、视网膜的色素层和软脑膜。促黑激素的主要生物学作用是促进黑色素细胞中的酪氨酸的合成和激活，进而促进酪氨酸转变为黑色素，使皮肤和毛发等的颜色加深。

促黑激素的分泌受下丘脑促黑激素释放因子与促黑激素释放抑制因子的双重调节，前者主要促进促黑激素的分泌，后者则抑制其分泌，通常以促黑激素释放抑制因子的抑制作用占明显优势。

三、神经垂体激素

神经垂体内因不含腺细胞，所以自身不具有合成激素的功能。神经垂体内的血管升压素（vasopressin，VP）和催产素（oxytocin，OT）由下丘脑视上核和室旁核神经元的胞体合成，然后经下丘脑垂体束的轴浆运输到神经垂体进行储存，并由此释放入血液。视上核神经元主要合成血管升压素，而室旁核神经元则主要合成催产素。血管升压素和催产素的化学结构相似，均是由一个六肽环和一个三肽侧链构成的九肽，所以，两者除具有各自的生物学功能外，还具有一定的交叉作用。

（一）血管升压素

血管升压素（VP）也称为抗利尿激素（ADH），在正常饮水的情况下，血浆中血管升压素的水平很低，生理水平的血管升压素主要提高远曲小管和集合管上皮细胞对水的通透性，从而促进水的重吸收，使尿量减少（详见肾的排泄功能章节）；而在机体脱水和失血等情况下，血管升压素的释放量将显著增加，从而可引起血管广泛收缩，尤其是内脏血管，使血压升高。

（二）催产素

催产素又称缩宫素（oxytocin，OXT），主要生物学作用是在哺乳期促进乳汁排出，在分娩时刺激子宫收缩。

1. 促进乳腺泌乳　OXT 是促进乳汁分泌的重要激素。在哺乳期，乳腺不断分泌乳汁并储存于腺泡中。哺乳时，婴儿吸吮乳头的感觉信息经传入神经至下丘脑，可反射性引起神经垂体贮存的 OXT 释放入血，OXT 可使乳腺腺泡周围的肌上皮细胞收缩，腺泡腔内压力升高，促进乳汁的射出，这一反射称为射乳反射。射乳反射属于典型的神经-内分泌反射，很容易建立条件反射，如当母亲看见婴儿或听见婴儿的哭声时，就可以引起射乳反射。

2. 刺激子宫收缩　OXT 可以促进子宫平滑肌收缩，但这种作用与子宫的功能状态有关。非孕子宫对 OXT 的敏感性较低。在妊娠期尤其是妊娠晚期，子宫平滑肌对 OXT 的敏感性明显增高，从而使其促进子宫收缩的作用增强。在分娩过程中，胎儿对子宫、子宫颈和阴道的牵拉刺激均可引起 OXT 的分泌增加，促使子宫平滑肌的收缩增

笔记栏

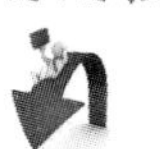

强，通过这种正反馈的调节加速胎儿娩出，从而起到“催产”的作用。

此外，OXT还在垂体激素的释放、心血管功能、痛觉调制、行为活动、学习记忆和应激反应等方面也有一定的作用。

第三节　甲状腺内分泌

甲状腺是人体内最大的内分泌腺，位于气管上端两侧，分左右两叶，中间以峡部相连，形似“H”形。正常成人甲状腺的平均质量为20～25 g。甲状腺是由数百万个大小不等的腺泡组成，主要的内分泌细胞为腺泡上皮细胞，可以合成和分泌甲状腺激素(thyroid hormone，TH)，并以胶质的形式储存在腺泡腔中。此外，在腺泡上皮细胞之间及腺泡间的结缔组织内还有少量的滤泡旁细胞(又称为甲状腺C细胞)，可以合成和分泌降钙素。滤泡旁细胞分泌降钙素，其作用见本章第五节。

一、甲状腺激素的合成与分泌

甲状腺激素是由甲状腺腺泡上皮细胞合成和分泌的酪氨酸碘化物，主要包括甲状腺素(又称为四碘甲腺原氨酸，T_4)和三碘甲腺原氨酸(T_3)。甲状腺腺体分泌的T_4远比T_3的量多，约占血液中甲状腺激素总量的93%，而T_3的生物学活性却比T_4强，为T_4的4～5倍，T_4在外周组织中亦可转化为T_3而发挥生物学作用。此外，甲状腺还可以合成少量的逆三碘甲腺原氨酸(rT_3)等，rT_3不具有甲状腺激素的生物学活性。

(一)甲状腺激素的合成

合成甲状腺激素的主要原料是碘和甲状腺球蛋白。前者主要来自于食物，是合成甲状腺激素不可缺少的原料，人体每天从食物中摄取的碘有100～200 μg，仅1/3～1/5进入甲状腺被摄取，其他绝大多数由肾排泄，还有少量经乳汁、唾液和汗腺排泄。甲状腺是机体聚集碘的主要器官，含碘量约为8 000 μg，几乎占全身总碘量的90%，这些碘主要用于甲状腺激素的合成。处于生长发育期、妊娠期和哺乳期者均需要适量补充碘。甲状腺球蛋白在腺泡上皮细胞粗面内质网和高尔基复合体内合成，并贮存于腺泡腔内。

甲状腺激素的合成过程可包括腺泡聚碘、碘的活化、酪氨酸碘化和耦联四个环节。

1. 腺泡聚碘　食物中的碘化物进入机体后，主要以I^-的形式经肠道吸收入血液，血液中的I^-约1/3被甲状腺主动摄取。甲状腺内I^-浓度为血液的20～25倍，I^-通过继发性主动转运进入甲状腺腺泡上皮细胞。临床上常采用测定甲状腺摄取放射性碘(^{131}I)的能力来判断甲状腺的聚碘能力及其功能状态。

2. 碘的活化　由甲状腺腺泡上皮细胞摄入的I^-还不能直接用于合成甲状腺激素，需要经过活化才能使酪氨酸碘化。I^-活化的过程是在甲状腺过氧化物酶(TPO)的催化下完成的，碘活化后的形式可能是碘原子。如果过氧化物酶先天不足或缺乏，则I^-的活化就会发生障碍，从而可致甲状腺肿大。

3. 酪氨酸的碘化　I^-活化的过程是在甲状腺球蛋白的酪氨酸残基上，碘原子或活化的I^-取代了酪氨酸残基上的氢原子，合成一碘酪氨酸残基(MIT)和二碘酪氨酸残基

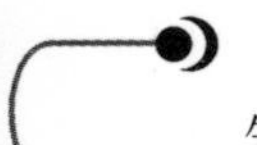

笔记栏

(DIT),从而完成酪氨酸的碘化过程。

4. 甲状腺激素的耦联　在TPO的催化下,MIT和DIT两两耦联,两个分子的二碘酪氨酸残基耦联生成四碘甲腺原氨酸(T_4)或一个分子的二碘酪氨酸残基(DIT)与一个分子的一碘酪氨酸残基(MIT)耦联生成三碘甲腺原氨酸(T_3)。

上述I^-的活化、酪氨酸碘化及其耦联的过程均在TPO的催化下在甲状腺腺泡上皮细胞顶端膜的微绒毛与腺泡腔交界处进行。由此可见,TPO在甲状腺激素的合成中起重要作用,抑制TPO的活性就可减少甲状腺激素的合成。所以,在临床上可采用TPO的抑制剂硫脲类药物来治疗甲状腺功能亢进。

(二)甲状腺激素的贮存、释放、运输和代谢

1. 甲状腺激素的贮存　甲状腺激素以胶质形式贮存于腺泡腔内,贮存量较大,是人体内贮存量最多的激素,可供机体利用长达50~120 d。因此,在临床上应用抗甲状腺激素的药物时,需要较长的时间才能奏效。

2. 甲状腺激素的释放　在腺垂体分泌的促甲状腺激素的作用下,腺泡细胞顶部微绒毛伸出伪足,以吞饮方式将含有T_4和T_3的胶质小滴摄入细胞内,然后胶质再与腺泡细胞内的溶酶体结合形成吞噬体。溶酶体内的水解酶使甲状腺球蛋白被水解,释放出游离的T_4、T_3进入血液。而MIT和DIT可以被腺泡上皮细胞内的脱碘酶脱碘,脱下的碘大部分可被再利用重新合成甲状腺激素。

3. 甲状腺激素的运输　进入血液的T_4、T_3绝大部分与血浆蛋白结合,约占总量的99%,呈游离状态的不足1%。但只有游离状态的T_4、T_3才能进入细胞内并与受体结合,而发挥作用。结合型和游离型的T_4、T_3可以相互转化,从而维持血液中游离甲状腺激素的稳定。

4. 甲状腺激素的代谢　甲状腺素主要在肝、肾和骨骼肌等部位降解。血浆中的T_4的半衰期为6~7 d,T_3的半衰期为1.5 d。大约20%的T_4与T_3在肝内降解,经胆汁进入小肠后排出。脱碘是T_4和T_3降解的主要方式。80%的T_4在外周组织中脱碘酶的作用下生成T_3和rT_3,是血液中T_3的主要来源,所脱下的碘可被甲状腺再摄取。

二、甲状腺激素的生物学作用

甲状腺激素的生物学作用十分广泛,几乎遍及全身各组织、器官,且作用迟缓而又持久。其主要作用是促进物质与能量代谢,促进生长和发育过程。

(一)对代谢的影响

1. 增强能量代谢　甲状腺激素可显著增加机体绝大多数组织细胞的耗氧量和产热量。尤其是对心脏、肝、骨骼肌和肾最为显著,但脑、肺、性腺、脾、淋巴结和皮肤等器官不受其影响。实验显示:1 mg甲状腺激素可使机体产热量增加4 184 kJ,基础代谢率增高28%左右。甲状腺激素的产热效应是多种机制综合的结果,可能与Na^+-K^+-ATP酶的活性升高有关。因此,甲状腺功能亢进的患者,因产热量的增加,表现为喜冷怕热、烦躁、容易出汗等症状,其基础代谢率比正常值高出60%~80%;而甲状腺功能低下的患者,则由于产热量减少,表现为喜热畏寒,基础代谢率可比正常值低30%~50%。因此,临床上可通过测定患者的基础代谢率来衡量其甲状腺功能是否正常。

2. 物质代谢　甲状腺激素广泛影响机体的物质代谢。生理水平的甲状腺激素对糖、脂肪、蛋白质的合成和分解均有调节作用,而过量的甲状腺激素则对分解代谢的促进作用更为显著。

(1)对蛋白质代谢的影响　甲状腺激素对蛋白质代谢的影响是双重性的,生理剂量的甲状腺激素可促进蛋白质合成,有利于机体的生长和发育。临床上,甲状腺功能亢进的患者,由于甲状腺激素分泌过多,因其可促进肌肉等外周组织蛋白质的分解和骨蛋白分解,尤其是骨骼肌蛋白质大量分解,可表现出肌肉消瘦,肌无力,高血钙、高尿钙和骨质疏松,生长发育停滞。而甲状腺功能低下的患者,则由于蛋白质合成减少,组织间的黏液蛋白增多,黏液蛋白结合了大量的离子和水,使皮下组织间隙的水蓄积,从而出现指压而不凹陷的水肿,称为黏液性水肿。

(2)对糖代谢的影响　甲状腺激素一方面可以促进小肠黏膜对葡萄糖的吸收,增强糖原的分解,抑制糖原的合成,同时,甲状腺激素还可协同肾上腺素、胰高血糖素、糖皮质激素和生长激素等激素的作用,从而使血糖浓度升高;另一方面,甲状腺激素还能增加外周组织对于葡萄糖的摄取和利用,从而使血糖浓度降低。总体而言,甲状腺激素的升血糖作用强于其降血糖作用。因此,临床上,甲状腺功能亢进的患者,其血糖浓度常常升高,甚至出现糖尿。

(3)对脂肪代谢的影响　甲状腺激素既可以促进胆固醇的合成,又可以加速胆固醇的降解。但其总体效果是分解速度明显快于合成速度。因此,甲状腺功能亢进的患者,其血液中胆固醇的含量常低于正常人;相反,甲状腺功能低下的患者,其血液中胆固醇的含量常高于正常人,易出现动脉硬化症。

(二)对生长发育的影响

甲状腺激素能维持机体正常的生长和发育,特别是对婴幼儿的脑和骨骼的生长发育尤为重要。如果胚胎时期缺乏碘而导致甲状腺激素合成不足,或者出生后甲状腺功能低下的婴幼儿,将导致其骨骼和神经系统发育停滞,表现为身材矮小、智力低下,即呆小症(又称克汀病 cretinism)。一般患儿在出生后数周至3~4个月才出现发育迟缓的表现。所以在缺碘的地区,预防呆小症的发生,应在妊娠期补碘。治疗呆小症应把握时机,特别是在婴儿出生后头4个月内应及时补充甲状腺激素,如果此期未补充,即使过后再补充甲状腺激素,则患儿脑和骨骼的生长、发育迟缓现象将难以逆转。

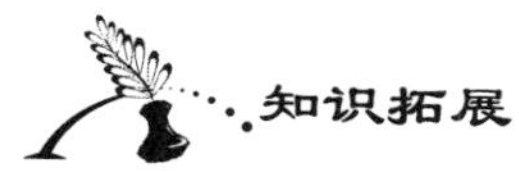

先天性甲状腺功能低下与新生儿筛查

先天性甲状腺功能低下时,可导致患儿智力低下,身材矮小,称为呆小症。这种病发病率高,若患儿在出生后3个月内,能够及时补充适量的甲状腺激素,可避免神经系统的功能损害;相反,若此期没有及时补充甲状腺激素,即使过后再补充甲状腺激素,呆小症的发生也无法避免。因此,对该病应尽早发现、尽早治疗。

我国在1994年10月时颁布的《中华人民共和国母婴保健法》已将此病列入新生儿筛查的疾病之一。一般在新生儿出生72 h并充分喂食6次母乳后开始进行筛查,通过采集新生儿足底血液,制成干血滴滤纸

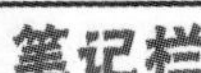
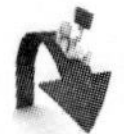

标本,然后将标本逐级递送至省级筛查中心,检测标本中的TSH浓度作为初筛,然后再检测血清T_4、TSH以确诊,如发现结果异常,应及时通知产妇。这种筛选方法简便、准确,是早期诊断、避免患儿出现严重智力缺陷、减轻家庭和国家负担的有效防治措施之一。

(三)其他作用

1. 对神经系统的作用　甲状腺激素不仅能促进神经系统的发育,还能提高中枢神经系统的兴奋性。因此,甲状腺功能亢进的患者,由于中枢神经系统兴奋性的增高,常表现为易激惹、烦躁不安、喜怒无常、失眠多梦、肌肉颤动和注意力不集中等症状。而甲状腺功能低下的患者,则表现出神志淡漠、反应迟钝、记忆力减退、嗜睡少动等症状。

2. 对心血管系统的作用　甲状腺激素可提高心肌的收缩力,使心率加快、心输出量增加。因此,甲状腺功能亢进的患者,常出现心动过速;而甲状腺功能低下的患者,常表现出心动过缓。

3. 对性腺的作用　甲状腺激素还是维持性腺功能所必需的激素。甲状腺功能低下的女性患者,可发生不同程度的卵巢活动改变,表现为不同程度的月经不规则,甚至发生闭经、不育,即使受孕也容易发生流产。动物实验研究还发现,甲状腺激素分泌不足的雌性动物其卵巢萎缩,动情周期延长甚至缺如,附性器官退化;雄性动物曲精小管发生退行性变化。临床上,呆小症患者常表现为生殖系统发育不全,睾丸可不下降入阴囊,副性征不出现或不明显,性欲降低,精子数量减少。

4. 对其他系统的影响　甲状腺激素可促进消化道的运动和消化腺的分泌。因此,甲状腺功能亢进的患者,可表现出胃肠蠕动加速,胃排空加快,肠吸收减少,甚至出现顽固性吸收不良性腹泻;相反,甲状腺功能减退的患者,则可出现腹胀和便秘。

三、甲状腺激素的分泌调节

甲状腺激素的分泌主要受下丘脑-腺垂体-甲状腺轴的调节。此外,甲状腺在一定程度上还受自主神经活动的影响和具有自身调节的作用。

(一)下丘脑-腺垂体-甲状腺轴

下丘脑分泌的促甲状腺激素释放激素(thyrotropin-releasing hormone,TRH)经垂体门脉系统被运至腺垂体,从而促进腺垂体合成和释放促甲状腺激素(thyroid-stimulating hormone,TSH),促甲状腺激素经血液循环被运至甲状腺,其作用主要包括:第一,促进甲状腺细胞增生、腺体增大;第二,促进甲状腺激素的合成与释放,包括增强甲状腺腺泡上皮细胞的聚碘、碘的活化、耦联和释放过程,从而使血液中的T_3、T_4增多(图11-5)。

在整体情况下,下丘脑神经内分泌细胞可根据内外环境因素的变化而改变促甲状腺激素释放激素的分泌量,从而影响甲状腺的分泌活动。如当机体遭遇到寒冷刺激时,该信息传到中枢,可通过一定的神经联系从而使促甲状腺激素释放激素分泌增多,继而通过促甲状腺激素的作用促进甲状腺激素的合成和分泌,导致机体产热量增加,有利于御寒。

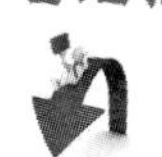

血液中游离 T_3、T_4浓度的变化，对腺垂体促甲状腺激素的合成和分泌起着反馈调节作用。当血液中游离的 T_3、T_4浓度增高时，可抑制促甲状腺激素的合成和分泌；而当血液中的 T_3、T_4浓度降低时，则可使促甲状腺激素的合成和分泌增加。从而使血液中 T_3、T_4和 TSH 的浓度维持在正常水平。如果饮食中经常缺碘，将造成 T_3和 T_4合成减少，T_3和 T_4对腺垂体的负反馈作用减弱，将导致促甲状腺激素分泌的量增多，促甲状腺激素刺激甲状腺细胞增生，从而导致甲状腺肿大，临床上称为地方性甲状腺肿或单纯性甲状腺肿。而 T_3和 T_4对下丘脑促甲状腺激素释放激素的分泌是否存在反馈作用，尚有争论。

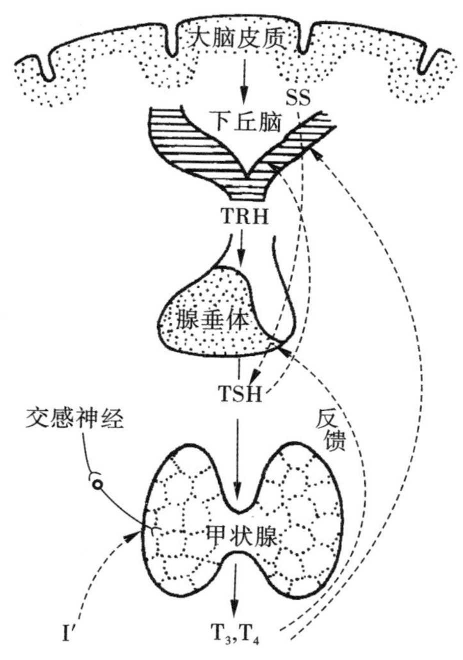

图 11-5　甲状腺激素的分泌调节
实线表示促进作用；虚线表示抑制作用

（二）甲状腺的自身调节

甲状腺的自身调节是甲状腺本身对碘供应变化的一种适应能力。当食物中缺碘时，甲状腺对碘的摄取和利用能力将增强，对促甲状腺激素的敏感性也将提高，从而使血液中的 T_3、T_4的合成与释放不致因碘缺乏而减少。反之，当碘供应过多时，甲状腺对碘的摄取将减少，对促甲状腺激素的敏感性也将降低，从而使血液中的甲状腺激素不致过多。这种调节是在没有神经和体液因素的影响下进行的，故称为自身调节。

（三）自主神经的影响

甲状腺接受交感神经和副交感神经的双重支配。电刺激交感神经可使甲状腺激素合成与分泌增加；而电刺激副交感神经时，则表现为甲状腺激素的合成和释放减少。目前认为，下丘脑-腺垂体-甲状腺分泌轴是主要调节甲状腺激素水平稳态的装置，而当机体的内环境发生急剧变化，产生应激反应时，自主神经才对甲状腺功能起调节作用。

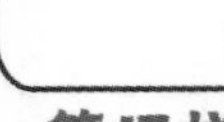

笔记栏

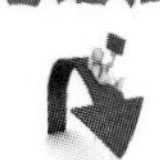

第四节　肾上腺内分泌

肾上腺位于肾的上方，可分为皮质和髓质两部分，由于肾上腺皮质和髓质在胚胎发生、组织结构、激素的化学性质和生物学功能上均不相同，所以，它们实际上是两个独立的内分泌腺。

一、肾上腺皮质

肾上腺皮质从外向内依次为球状带、束状带和网状带。球状带主要合成和分泌盐皮质激素，如醛固酮；束状带主要合成和分泌糖皮质激素（glucocorticoid，GC），如皮质醇、皮质酮和皮质素。网状带主要合成和分泌性激素，如脱氢表雄酮和少量雌二醇等。这些激素合成的原料主要是胆固醇，来自于血液，故均属于类固醇激素。

动物实验显示，切除动物的双侧肾上腺后，如果不及时补充肾上腺皮质激素，动物将很快死亡；若能及时补充肾上腺皮质激素，则动物能维持生命。由此可见，肾上腺皮质对于机体生命活动的维持是非常重要的。这是因为：第一，通过分泌的盐皮质激素来调节机体的水盐代谢，从而维持有效的循环血容量和动脉血压；第二，通过分泌的糖皮质激素来调节糖、蛋白质、脂肪的代谢，更重要的是提高机体对有害刺激的抵御能力，是维持机体的正常生命活动所必需的。

（一）糖皮质激素的生物学作用

糖皮质激素的作用十分广泛，几乎对所有组织、器官的活动都有影响。其作用主要包括以下几个方面。

1. 对物质代谢的影响

（1）糖代谢　糖皮质激素既可以促进糖原异生，增加肝糖原的储存；又可以抑制肝外组织对糖的摄取和利用，因此，可以使血糖浓度升高。如果糖皮质激素分泌过多（或服用此类激素过多）时，会出现血糖浓度升高，甚至出现糖尿，由此引起的糖尿称为类固醇性糖尿。相反，肾上腺皮质功能低下的病人（如艾迪生病），因为糖皮质激素分泌不足，可出现低血糖。

（2）蛋白质代谢　糖皮质激素可以促进肝外组织，尤其是肌肉组织的蛋白质分解。糖皮质激素可以抑制肝外组织对氨基酸的摄取，减少蛋白质合成。糖皮质激素还可以加速氨基酸入肝，成为糖异生的原料。因此，当糖皮质激素分泌过多（或服用此类激素过多），会引起肌肉消瘦、皮肤变薄、骨质疏松、淋巴组织萎缩及创口难以愈合等，婴幼儿则出现生长减慢。

（3）脂肪代谢　糖皮质激素可以促进脂肪分解（特别是四肢），使血液中游离脂肪酸浓度升高，增加脂肪酸在肝内氧化过程。糖皮质激素还可以促进脂肪的重新分布，使四肢的脂肪减少，面部和躯干部的脂肪增多。因此，当肾上腺皮质功能亢进或使用大量的糖皮质激素时，会出现“满月脸”“水牛背”、躯干部脂肪堆积而四肢消瘦的特殊体形，称为向心性肥胖。

2. 对水盐代谢的影响　糖皮质激素具有一定的醛固酮的作用，即具有微弱的保钠

笔记栏

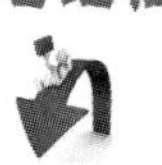

排钾作用。糖皮质激素还可以降低入球小动脉的血流阻力,增加肾小球血浆流量,使肾小球滤过率增加。此外,糖皮质激素还有抑制抗利尿激素分泌的效应,从而有利于机体水的排出。因此,当肾上腺皮质功能不全时,可因糖皮质激素分泌的减少而出现排水障碍,严重时可形成“水中毒”,此时,若及时补充糖皮质激素可以使患者的病情得到改善。值得注意的是,盐皮质激素不能替代糖皮质激素对水盐代谢的调节作用。

3.在应激反应中的作用　当机体遭受到下列有害刺激,如寒冷、饥饿、手术、创伤、感染、中毒、疼痛及恐惧等时,下丘脑-腺垂体-肾上腺皮质轴的活动增强,腺垂体分泌大量的促肾上腺皮质激素,随之糖皮质激素的分泌也增多,从而产生一系列非特异性全身反应,称为应激反应(stress response)。糖皮质激素在应激反应中,可以提高机体对有害刺激的耐受力。在动物实验中发现,切除肾上腺皮质的动物对有害刺激的抵抗力显著降低,在遭遇某些刺激时很容易死亡。

在应激反应中增多的激素,除了促肾上腺皮质激素和糖皮质激素外,还有生长激素、催乳素、肾上腺髓质激素、血管升压素和醛固酮等。由此可见,应激反应是以促肾上腺皮质激素和糖皮质激素为主,多种激素共同作用,使机体的抵抗力增强的非特异性全身反应。

4.对其他组织器官的作用

(1)血细胞　糖皮质激素能增强骨髓的造血功能,使血液中红细胞和血小板的数量增加。同时,糖皮质激素能促使附着在小血管壁的中性粒细胞进入血液循环,从而使血液中中性粒细胞的数量增多。糖皮质激素还能使淋巴细胞 DNA 的合成过程减弱,抑制胸腺与淋巴组织的细胞分裂,所以,可以使淋巴细胞的数量减少。此外,糖皮质激素还能促进单核-巨噬系统吞噬和分解嗜酸性粒细胞,从而使血液中的嗜酸性粒细胞的数量减少。

(2)心血管系统　糖皮质激素本身对血管没有直接的收缩效应,但它能增强血管平滑肌对儿茶酚胺的敏感性(允许作用),从而使血管平滑肌具有一定的紧张性,有利于提高血管的张力和维持正常的血压;此外,糖皮质激素还可以降低毛细血管壁的通透性,有利于维持正常的血容量。因此,当肾上腺皮质功能低下时,将导致血管扩张,毛细血管的通透性增大,血压下降等。

(3)神经系统　糖皮质激素可以提高中枢神经系统的兴奋性。因此,当肾上腺皮质功能亢进时,患者常表现为烦躁不安、失眠、注意力不易集中等。

(4)消化系统　糖皮质激素可以增加胃酸和胃蛋白酶原的分泌,并促使胃黏膜的保护和修复功能减弱。因此,长期大量服用糖皮质激素时,可诱发和加剧胃溃疡病,所以,临床上应用时给予注意。

(5)其他作用　糖皮质激素具有促进胎儿肺表面活性物质的合成的作用;糖皮质激素还可以抑制骨的形成;大剂量的糖皮质激素还有抗炎、抗毒、抗过敏、抗休克和抗免疫排斥等作用,是临床上应用糖皮质激素治疗多种疾病的依据。

(二)糖皮质激素的分泌调节

糖皮质激素的分泌主要受下丘脑-腺垂体-肾上腺皮质轴调节(图 11-6)。

1.腺垂体对糖皮质激素的调节　下丘脑分泌的促肾上腺皮质激素释放激素(corticotropin releasing hormone,CRH),通过垂体门脉系统作用于腺垂体,将促进腺垂体分泌促肾上腺皮质激素(adrenocorticotropic hormone,ACTH),ACTH 将促进肾上腺

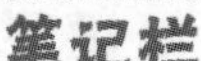
笔记栏
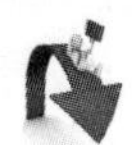

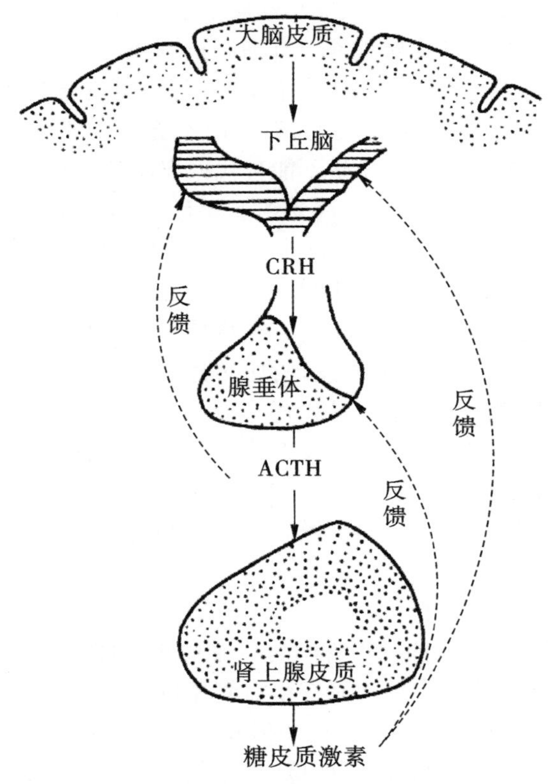

图 11-6 糖皮质激素的分泌调节

实线表示促进作用;虚线表示抑制作用

皮质的增生和糖皮质激素的分泌。

2. 糖皮质激素的反馈调节 当血液中的糖皮质激素水平升高时,可对下丘脑和腺垂体产生负反馈作用,从而抑制 CRH 和 ACTH 的分泌,使血液中糖皮质激素水平下降,这种负反馈调节对维持糖皮质激素的稳定起着重要作用。

临床上,长期大剂量应用糖皮质激素时,由于糖皮质激素产生的负反馈调节作用,将导致促肾上腺皮质激素的分泌量减少,从而引起肾上腺皮质萎缩,分泌功能降低。此时如果突然停药,将导致患者血液中糖皮质激素水平急剧降低,可出现急性肾上腺皮质功能减退的危象。因此,长期大剂量应用糖皮质激素时,停药应逐渐减量,此外,用药期间还可通过补充促肾上腺皮质激素以防止肾上腺皮质功能减退。

二、肾上腺髓质

肾上腺髓质起源于外胚层,髓质组织中含有嗜铬细胞,能合成和分泌肾上腺素(epinephrine,E)和去甲肾上腺素(norepinephrine,NE),它们都属于儿茶酚胺类化合物。一般情况下,髓质中肾上腺素和去甲肾上腺素的比例约为 4∶1,但在机体不同状态时,分泌的比例会发生变化。

(一)肾上腺髓质激素的生理学作用

肾上腺素和去甲肾上腺素对各器官系统的生理学作用已在相关章节中详细介绍,

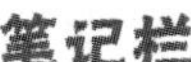

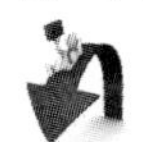

现总结于表 11-3。在此仅叙述它们对物质代谢的影响和在应激反应中的作用。

1. 对代谢的调节作用　肾上腺素和去甲肾上腺素对糖代谢的作用是促进肝糖原的分解和糖异生,减少葡萄糖的摄取和利用,从而使血糖浓度升高。两者对脂肪代谢的作用是促进脂肪分解,使机体的耗氧量和产热量增加。

表 11-3　肾上腺素和去甲肾上腺素对各器官组织的作用

器官组织	肾上腺素	去甲肾上腺素
心脏	心率加快,心肌收缩力增强,心输出量增加,血压升高	整体情况下,影响不明显
血管	皮肤、胃肠、肾等腹腔器官等血管收缩;冠状动脉、骨骼肌血管舒张	全身大多数血管收缩,外周阻力增大,血压升高
支气管	支气管平滑肌舒张	支气管平滑肌舒张
妊娠期子宫	子宫平滑肌舒张	子宫平滑肌收缩

2. 在应急反应中的作用　当机体遭遇环境的急剧变化,如剧烈运动、缺氧、失血、恐惧、焦虑等时,交感神经兴奋,将促进肾上腺髓质分泌肾上腺素和去甲肾上腺素,从而提高了中枢神经的兴奋性,使机体处于警觉状态,反应灵敏;同时,心输出量增加,血管收缩,血压升高,全身血液发生重新分配,分配至心、脑等重要器官的血流量增多,保证重要器官的血液供应;呼吸加快,肺通气量增大;肝糖原分解、脂肪分解、血糖升高,释放出能量,保证机体在紧急状态下的能源物质供应;组织耗氧量增加,产热量增多;汗腺分泌,散热增加等。机体在紧急状态下产生的这一系列反应称为应急反应。由此可见,在应急反应中,交感-肾上腺髓质系统发挥着重要作用,它将动员机体潜在能量,以应付环境的紧急变化。

应急反应与应激反应两者密切相关,既有联系又有区别。首先,引起应急反应和应激反应的各种刺激相同;其次,在受到刺激时,这两种反应往往同时发生,共同提高机体对有害刺激的防御能力和保护机体能力。但应急反应主要是交感神经-肾上腺髓质系统活动的结果,而应激反应则主要是下丘脑-腺垂体-肾上腺皮质系统活动增强的过程。此外,在作用方面,应急反应在于提高机体的警觉性和反应性,而应激反应则主要是提高机体对有害刺激的耐受力。

(二)肾上腺髓质激素分泌的调节

1. 交感神经的作用　肾上腺髓质接受交感神经节前纤维的支配。当交感神经兴奋时,其末梢释放乙酰胆碱,作用于肾上腺髓质嗜铬细胞上 N 型受体,从而使肾上腺素与去甲肾上腺素分泌增加。

2. 促肾上腺皮质激素的作用　实验证明,促肾上腺皮质激素不仅可通过糖皮质激素间接刺激肾上腺髓质使髓质激素合成增加,也可以直接作用于肾上腺髓质,增加髓质激素的合成。

3. 自身反馈调节　当去甲肾上腺素合成达到一定量时,可反馈抑制去甲肾上腺素合成过程中的限速酶(酪氨酸羟化酶),从而使去甲肾上腺素合成的量减少;而肾上腺素过多时也能抑制苯乙醇胺氮位甲基移位酶,从而使肾上腺素合成的量减少,以维持

笔记栏

肾上腺髓质激素分泌的稳定。

第五节　甲状旁腺和甲状腺 C 细胞内分泌

甲状旁腺可合成和分泌甲状旁腺激素(parathyroid hormone, PTH),甲状腺 C 细胞(腺泡旁细胞)可合成和分泌降钙素(calcitonin, CT)。在机体内,甲状旁腺激素和降钙素以及 1,25-二羟维生素 D_3 三者共同调节钙磷代谢,从而维持血浆中钙、磷水平的相对稳定。

一、甲状旁腺

甲状旁腺位于甲状腺侧叶的后缘,甲状旁腺主细胞可分泌甲状旁腺激素。

(一)甲状旁腺激素的生物学作用

甲状旁腺激素的主要作用是升高血钙、降低血磷,它是维持血钙稳定的最重要的激素之一。实验中,切除动物双侧甲状旁腺,动物的血钙水平逐渐下降,可出现低钙性抽搐,严重时将导致动物死亡。临床上行甲状腺手术时,如误将患者甲状旁腺切除,也会导致患者出现低血钙而造成严重后果。甲状旁腺激素的生物学作用主要是通过对肾和骨的调节来实现。

1. 对肾的作用　甲状旁腺激素可以促进远曲小管对钙的重吸收,减少尿中钙的排出量,从而使血钙浓度升高;同时,甲状旁腺激素还可以抑制近端小管对磷的重吸收,使尿磷增多,血磷降低。此外,甲状旁腺激素对肾的另一作用是可以激活 1α-羟化酶,从而可使无活性的胆钙化醇转化成有活性的 1,25-二羟胆钙化醇。

2. 对骨的作用　体内 99% 以上的钙以磷酸盐的形式贮存于骨组织内。骨组织含有破骨细胞和成骨细胞,前者能促进骨盐溶解,骨质吸收,磷酸钙从骨骼中释放入血,这是溶骨的过程。而后者则摄取血液中的磷酸钙,使骨盐沉积,促进骨的形成,这是成骨的过程。一般情况下,破骨和溶骨过程处于动态平衡。甲状旁腺激素可以加强溶骨作用,动员骨钙入血,使血钙浓度升高。所以,当甲状旁腺激素分泌过多时可造成骨质疏松。

(二)甲状旁腺激素的分泌调节

1. 血钙水平的调节　甲状旁腺激素主要受血钙浓度的调节。当血钙浓度降低时,可刺激甲状旁腺分泌甲状旁腺激素,从而使血钙回升。

2. 其他因素的调节　血磷浓度的升高和血镁浓度的降低均可促使甲状旁腺激素分泌增多。

二、甲状腺 C 细胞

降钙素是由 32 个氨基酸组成的肽类激素。

(一)降钙素的生物学作用

降钙素的生物学作用是降低血钙血磷水平,其靶器官主要是骨和肾。

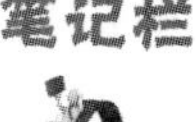

1. 对骨的作用　降钙素通过抑制破骨细胞的活动，使溶骨过程减弱，成骨过程增强，促使钙磷在骨组织中沉积，进而使血钙、血磷水平降低。成人降钙素的这种作用很微弱，其原因是血钙水平的降低会导致甲状旁腺激素的分泌增加，从而使血钙升高。但在儿童，降钙素降低血钙的作用，对于儿童骨骼的发育具有十分重要的意义，因为儿童骨骼更新快，每天破骨细胞通过溶骨可释放 5 g 以上的钙进入细胞外液，降钙素的作用可促使这些钙沉积于骨骼，因此有利于儿童骨骼的生长。

2. 对肾的作用　降钙素可通过抑制肾小管对钙、磷、钠和氯等离子的重吸收，使其排出增多，进而使血钙和血磷水平降低。

（二）降钙素的分泌调节

降钙素的分泌主要受血钙浓度的调节。当血钙浓度升高时，降钙素分泌增多；反之，降钙素分泌则减少。此外，促胃液素、促胰液素、缩胆囊素等胃肠激素也可刺激降钙素的分泌。

三、维生素 D_3

维生素 D_3 也称为胆钙化醇（cholecalciferol），是胆固醇的衍生物，具有多种活性形式，其中发挥作用的主要形式是 1，25－二羟维生素 D_3。体内维生素 D_3 不是由内分泌细胞合成的，而是由皮肤中的 7－脱氢胆固醇经紫外线照射转化而来，也可以通过动物性食物而直接摄取。维生素 D_3 在肝内经 25－羟化酶的作用转化为 25－羟维生素 D_3，25－羟维生素 D_3 又在肾 1α－羟化酶作用下，转化为 1，25－二羟维生素 D_3。1，25－二羟维生素 D_3 的生物学作用是升高血钙和血磷，主要通过对小肠、骨和肾的作用而实现。

1. 对小肠的作用　1，25－二羟维生素 D_3 能促进小肠黏膜对钙和磷的吸收，从而使血钙和血磷水平升高。

2. 对骨的作用　1，25－二羟维生素 D_3 一方面可使破骨细胞的数量增多，增强溶骨过程，促进钙、磷释放进入血液；另一方面也可增强成骨细胞的活动，促使钙、磷沉积于骨骼。但其总体效应是使血钙升高。

3. 对肾的作用　1，25－二羟维生素 D_3 能促进肾小管对钙、磷的重吸收，从而升高血钙和血磷水平。缺乏维生素 D_3 时，在儿童可引起佝偻病，在成人可引起骨软化症。

第六节　胰岛内分泌

胰腺由外分泌部和内分泌部共同组成，其中大部分是外分泌部。分散在外分泌部腺泡之间有许多大小不等的内分泌细胞团，称为胰岛，胰腺的内分泌功能即由胰岛来完成。胰岛的内分泌细胞主要包括 A 细胞、B 细胞、D 细胞、PP 细胞和 D_1 细胞。其中，A 细胞主要分泌胰高血糖素（glucagon），约占胰岛细胞的 20%；B 细胞分泌胰岛素（insulin），占胰岛的 60% ~75%；D 细胞分泌生长抑素，约占胰岛的 10%；PP 细胞和 D_1 细胞很少，PP 细胞分泌胰多肽，D_1 细胞可分泌血管活性肠肽。本节主要介绍胰岛素和胰高血糖素。

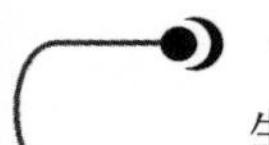

笔记栏

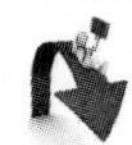

一、胰岛素

胰岛素是由51个氨基酸组成的小分子蛋白质,由21肽的A链和30肽的B链组成,两条链之间通过两个二硫键相连,如果二硫键断开,胰岛素便失去了生物活性。1965年,中国科学院生物化学研究所在世界上率先采用化学方法人工合成了具有高度生物学活性的结晶牛胰岛素。这为揭示机体生命的本质做出了巨大贡献。正常人空腹状态时,血清胰岛素浓度为35～145 pmol/L,血液中胰岛素以与血浆蛋白结合和游离两种形式存在,只有游离的胰岛素才能发挥生物活性,胰岛素的半衰期为5～6 min,主要在肝内灭活,肾和肌肉组织也可以灭活少量胰岛素。

(一)胰岛素的生物学作用

胰岛素的作用广泛而复杂,是体内促进物质合成代谢的重要激素,其主要作用是降低血糖,调节机体能源物质的贮存,促进机体生长和发育。它的靶器官主要是肝、脂肪细胞和骨骼肌。

1. 对糖代谢的影响　胰岛素是机体内唯一降低血糖的激素。一方面胰岛素可以促进全身组织对糖的摄取和利用,也可以促进肝糖原和肌糖原的合成和储存,还可以促进葡萄糖转变为脂肪酸储存于脂肪组织中,从而使血糖的去路增加;同时,胰岛素能抑制糖原的分解和糖异生,使糖的来源减少,进而使血糖水平降低。

当机体胰岛素缺乏时,血糖水平将升高,如果超过肾糖阈,尿液中就会出现葡萄糖,引起糖尿病。糖尿病患者补充适量的胰岛素,可以使血糖降低并维持在正常水平,但如使补充过量的胰岛素,则会引起低血糖,甚至休克。

2. 对脂肪代谢的影响　胰岛素能促进葡萄糖进入脂肪细胞,促进脂肪合成和贮存,同时抑制脂肪分解。胰岛素可以促进肝合成脂肪酸,并将合成的脂肪酸通过血液运送到脂肪细胞进行储存;同时,胰岛素还可以促进葡萄糖进入脂肪细胞,从而转变为脂肪酸和α-甘油磷酸,然后形成三酰甘油储存在脂肪细胞内;此外,胰岛素还可以抑制脂肪酶的活性,使脂肪的分解和利用减少。当胰岛素分泌不足时,可导致脂肪的合成障碍,分解加速,血脂升高,从而引发动脉粥样硬化,进而导致心脑血管系统出现严重疾患。此外,由于大量的脂肪酸分解,使酮体的生成增多,从而引发酮症酸中毒,甚至引起患者昏迷。这也是临床上糖尿病较为严重的并发症的一种。

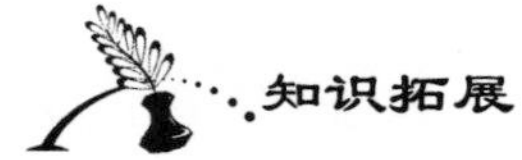

糖尿病

糖尿病(diabetes mellitus,DM)是由多种病因所致的胰岛功能减退而引发的糖、蛋白质、脂肪、水和电解质等一系列代谢紊乱综合征,临床上以高血糖为特征。糖尿病患者因长期高血糖而出现多饮、多尿、多食和体重减低等表现,即“三多一少”症状。长期患糖尿病时患者可出现各种组织器官,特别是眼、肾、心脏、血管和神经的慢性损害和功能障碍。

糖尿病按照发病原因可分为:1型糖尿病、2型糖尿病、妊娠糖尿病

笔记栏

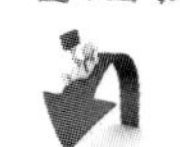

和其他特殊类型的糖尿病。1 型糖尿病和 2 型糖尿病均存在明显的遗传异质性。1 型糖尿病患者存在免疫系统异常,在某些病毒如柯萨奇病毒、风疹病毒、腮腺病毒等感染后导致自身免疫反应,破坏胰岛 B 细胞。2 型糖尿病的最主要诱因是进食过多,运动过少导致的肥胖。

糖尿病诊断的标准:空腹血糖≥7.0 mmol/L 和(或)餐后 2 h 血糖≥11.1 mmol/L。

3. 对蛋白质代谢的影响　胰岛素可以促进蛋白质的合成,抑制蛋白质的分解。胰岛素还可促进氨基酸进入细胞内;从而使 DNA 的转录和 RNA 的合成增加;胰岛素还能增强核糖体的功能,通过多方面作用促进蛋白质的合成,减少蛋白质的分解。故胰岛素对机体的生长和发育具有促进作用,但此作用需要和生长激素协同才能发挥,胰岛素单独作用时,其促进机体的生长和发育效应不明显。当机体的胰岛素分泌不足时,将导致蛋白质大量分解,血中氨基酸浓度升高,尿氮排出增加,机体将呈负氮平衡。同时,糖原异生作用增强,大量的氨基酸转变为糖,使血糖水平显著升高。由于体内蛋白质减少,将造成机体的抵抗力降低,受创伤后伤口长时间不易愈合,故更易于并发感染。

(二)胰岛素的分泌调节

胰岛素在调节机体物质代谢的同时,其分泌活动也受到营养物质、神经体液等诸多因素的影响。

1. 血糖水平　血糖水平是调节胰岛素分泌的最主要的因素。胰岛 B 细胞对血糖浓度的变化非常敏感。正常人空腹时,胰岛素分泌的量甚少;当血糖水平升高时,可直接刺激 B 细胞,使胰岛素的合成和分泌增多,从而降低血糖浓度;当血糖浓度低于正常水平时,胰岛素的分泌则减少,使血糖浓度迅速回升到基础水平。血糖浓度对胰岛素分泌的负反馈调节,是使血糖水平保持相对稳定的重要机制。

2. 其他激素　胰岛素的分泌还受到其他多种激素的调节。如促胃液素、缩胆囊素、促胰液素和抑胃肽等胃肠激素可以促进胰岛素的分泌。生长激素、甲状腺激素和糖皮质激素可以通过升高血糖水平,间接地促进胰岛素的分泌。胰岛 A 细胞分泌胰高血糖素,既可通过直接作用也可通过间接作用促进胰岛素分泌;而肾上腺素和生长抑素则可抑制胰岛素的分泌。以上任何一种促进胰岛素分泌的激素,长期大量分泌时,或在临床中长期应用时,都可能使胰岛 B 细胞功能衰竭而导致糖尿病。

3. 氨基酸和脂肪的作用　许多氨基酸具有刺激胰岛素分泌的作用,其中以精氨酸和赖氨酸的作用最强。当血液中游离脂肪酸和酮体大量增加时,也可促进胰岛素的分泌。氨基酸刺激胰岛素的分泌与葡萄糖的刺激具有协同效应。当机体长时间处于高血糖,高氨基酸和高脂血症时,可持续刺激胰岛分泌胰岛素,致使胰岛的 B 细胞功能衰竭,从而引发糖尿病。故临床常用口服氨基酸后测试血中胰岛素水平的变化,作为判断胰岛 B 细胞分泌功能的检测手段。

4. 神经调节　胰岛 B 细胞接受副交感神经和交感神经的双重支配。当迷走神经兴奋时,不仅可以通过乙酰胆碱作用于 B 细胞膜上的 M 受体,直接引起胰岛素分泌;还可以通过刺激胃肠激素的分泌,间接地促进胰岛素的分泌。交感神经兴奋时,可通

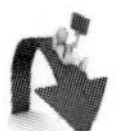

过神经末梢释放的去甲肾上腺素作用于B细胞膜上的α_2受体，抑制胰岛素的分泌，虽然也可刺激B细胞膜上β受体而使胰岛素分泌增加，但一般以α受体介导的抑制效应为主。

正常情况下，神经调节对胰岛素的分泌作用不大，主要在于维持胰岛B细胞对葡萄糖的敏感性。而运动时，交感神经通过抑制胰岛素分泌可防止低血糖的发生。

二、胰高血糖素

胰高血糖素是由胰岛A细胞分泌的含29个氨基酸组成的多肽，其血浆浓度为50～100 ng/L，在循环中的半衰期为5～10 min，主要在肝脏和肾组织中被分解灭活。

(一)胰高血糖素的生物学作用

胰高血糖素是促进机体分解代谢的激素。胰高血糖素具有非常强的促进肝糖原分解及糖异生的作用，从而使血糖水平升高。胰高血糖素还可以增强脂肪酶的活性，促进脂肪分解，增强脂肪酸的氧化，从而使酮体的生成增多。此外，胰高血糖素还可以促进蛋白质分解，抑制蛋白质的合成，从而为糖异生提供原料。

(二)胰高血糖素的分泌调节

1. 血糖和氨基酸水平　血糖水平是调节胰高血糖素分泌的主要因素。当血糖浓度降低时，可以促进胰高血糖素分泌；相反，胰高血糖素分泌则减少。饥饿可以促进胰高血糖素的分泌，从而使血糖水平升高，有利于保证大脑的能量供应。当血液中的氨基酸浓度升高时，既可以促进胰岛素分泌，又可以促进胰高血糖素的分泌，从而防止胰岛素过多引起的低血糖。

2. 其他激素　胰岛素和生长抑素不仅可以直接抑制胰岛A细胞分泌胰高血糖素，前者还可以通过降低血糖水平间接地刺激胰高血糖素分泌。此外，促胃液素和缩胆囊素可以促进胰高血糖素的分泌，而促胰液素则能抑制其分泌。

3. 神经调节　当交感神经兴奋时可以促进胰高血糖素的分泌；而迷走神经兴奋时则可以抑制其分泌。

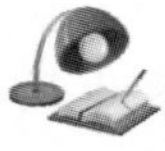

问题分析与能力提升

1. 简述激素的一般生理特性。

2. 简述腺垂体激素、甲状腺激素、糖皮质激素的生物学作用。

3. 试比较甲状腺激素和生长激素对机体生长发育的异同点，以及其分泌过多和不足时引起的病症。

4. 临床上长期大量应用糖皮质激素时能不能突然停药，为什么？

5. 简述胰岛素的生物学作用。

6. 试比较糖皮质激素和胰岛素对物质代谢的作用。

7. 李某，女，34岁，因“无明显诱因出现心悸、乏力、消瘦、眼胀和怕热多汗半年”入院。半年来食量增加，但近3个月体重减轻约7 kg。肌肉无力，易疲劳。体格检查：P 112次/min，R 20次/min，BP 146/90 mmHg；双眼突出，颈静脉怒张。甲状腺Ⅰ度肿大，血管杂音(+)。实验室检查：血清T_3 10.12 pmol/L(参考值3.19～9.15 pmol/L)，T_4总量360 nmol/L，游离T_4 53 pmol/L(参考值10.3～30.9 pmol/L)，TSH 0.01 mU/L(参考值0.5～5 mU/L)。24 h放射性碘摄取率为70%(参考值

8%～30%）。

初步诊断：甲状腺功能亢进。

思考：①甲状腺激素具有哪些生物学作用？②试用生理学知识分析患者为什么出现上述症状。

（黄河科技学院　尚曙玉）

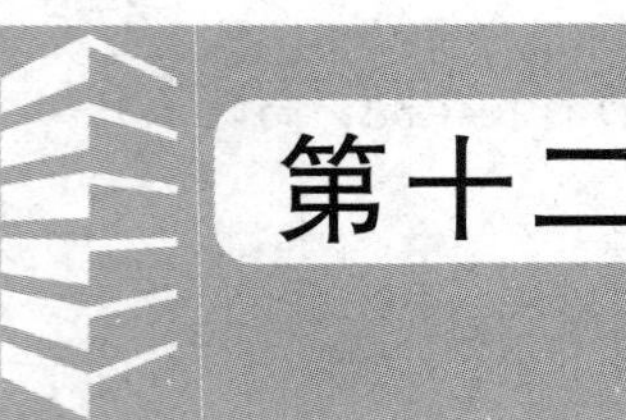

第十二章 生殖与衰老

学习要点

雄激素、雌激素和孕激素的生理作用及其分泌的调节，月经周期的概念及其形成机制，卵巢和子宫内膜周期性变化及其激素调节，睾丸和卵巢的功能，胎盘的内分泌功能，性成熟的表现。

生殖(reproduction)是指生物体生长发育成熟后，能够以一定的方式产生与自身相似子代个体的功能。人类的生殖是通过两性生殖器官的活动来实现的，包括生殖细胞(精子和卵子)的生成、受精、着床、胚胎发育以及分娩等环节。

自青春期开始，男女两性出现除生殖器官以外的差异，称为第二性征或副性征。男性主要表现为长出胡须、喉结突出、声调低沉、肌肉发达有力、骨骼粗壮等；女性主要表现为乳腺发育、乳房增大、音调较高、皮下脂肪丰富、骨盆宽大等。

第一节　男性生殖功能

男性的主性器官是睾丸(testis)，具有产生精子和分泌雄激素的功能。附属性器官包括附睾、输精管、精囊腺、前列腺、尿道球腺和阴茎等，在精子的成熟、储存和运输等方面发挥重要作用。

一、睾丸的功能

睾丸位于阴囊内，左右各一。睾丸实质主要由200～300个睾丸小叶组成，睾丸小叶内有曲细精管和睾丸间质细胞，前者是生成精子的部位，后者具有内分泌功能，能分泌雄激素(androgen)。

(一)生精功能

睾丸的曲细精管内有生精细胞和支持细胞。男性进入青春期后，睾丸内的生精细胞(精原细胞)开始发育分化，经初级精母细胞、次级精母细胞、精细胞等几个阶段，最终演变为精子，整个生精过程大约历时2.5个月。支持细胞对生精细胞起支持和营养的作用。

笔记栏
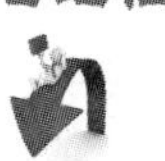

精子的生成需要适宜的温度，阴囊内的温度较腹腔内低 2 ℃左右，适合精子的生成。在胚胎发育期间，由于某种原因，睾丸未能下降到阴囊内，称为隐睾症，因腹腔内温度较高，不适于精子生成，易造成男性不育。

睾丸生成的精子暂时储存在附睾，在附睾内进一步发育成熟。在性生活中，精子被输送至后尿道，与附睾、精囊腺、前列腺和尿道球腺等的分泌物混合成为精液，在性高潮时射出体外。正常男子每次射出精液 3～5 mL，每毫升精液中含 2 000 万～4 亿个精子。如果精子数量少于每毫升 0.2×10^8 个，则不易使卵子受精。

从青春期到老年期，睾丸都具有生精能力，但在 45 岁以后，随着曲细精管的萎缩，睾丸的生精能力逐渐减弱。吸烟、酗酒等会导致精子的活力降低、畸形率增加，甚至少精或无精。

（二）内分泌功能

睾丸间质细胞和曲细精管管壁内的支持细胞具有内分泌功能。睾丸间质细胞分泌雄激素，支持细胞分泌抑制素。

1. 雄激素　雄激素属于类固醇激素，主要成分是睾酮，另有脱氢表雄酮、雄烯二酮等。睾酮的主要生理作用主要有以下几个方面。①影响胚胎发育：含 Y 染色体的胚胎在第 7 周时分化出睾丸，并能分泌雄激素，诱导胚胎向男性方向分化。②促进生精作用：睾酮能促进生精细胞的增殖分化，促进精子的生成并维持生精。③促进男性生殖器官的生长发育：睾酮能促进内生殖器（如附睾、输精管、精囊等）的发育，双氢睾酮能刺激外生殖器官（如阴茎、阴囊等）的生长发育，引起并维持性欲。④促进男性第二性征的出现：青春期开始，男性出现有别于女性的特征，如长胡须、喉结突出、嗓音低沉、毛发呈男性分布、骨骼粗壮、肌肉发达、肩膀明显增宽等。⑤对代谢的影响：促进蛋白质合成、骨骼生长，红细胞生成和钙磷沉积。⑥促进皮脂腺的分泌，刺激粉刺和痤疮的形成。

2. 抑制素　抑制素可选择性地作用于腺垂体，强烈抑制腺垂体合成和分泌卵泡刺激素（fouicle-stimulation hormone，FSH），而其对黄体生成素（luteinizing hormone，LH）的分泌也有轻微的抑制作用。

二、睾丸功能的调节

下丘脑、腺垂体和睾丸在功能上联系密切，构成了下丘脑-腺垂体-睾丸轴。睾丸的生精作用和内分泌功能均受下丘脑-腺垂体-睾丸轴的调节，而睾丸分泌的激素又通过反馈机制对下丘脑-腺垂体进行调节，从而维持生精过程和各种激素水平的稳态。此外，在睾丸生精细胞、支持细胞和间质细胞之间还存在着复杂的局部调节机制。

1. 下丘脑-腺垂体对睾丸活动的调节　下丘脑分泌的促性腺激素释放激素（gonadotropin-releasing hormone，GnRH）经垂体门脉系统直接作用于腺垂体，促进腺垂体分泌卵泡刺激素（FSH）和黄体生成素（LH），进而对睾丸的生精作用以及支持细胞和间质细胞的内分泌活动进行调节（图 12-1）。睾丸的生精作用主要受 FSH 的调控。FSH 对生精过程有启动作用，并能促进生精细胞的发育，而睾酮对生精过程则具有维持效应。睾丸的内分泌功能主要受 LH 的调控，LH 能促进间质细胞合成并分泌睾酮，同时 FSH 具有增强 LH 刺激睾酮分泌的作用。

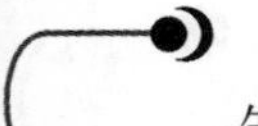
笔记栏
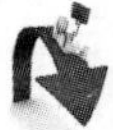

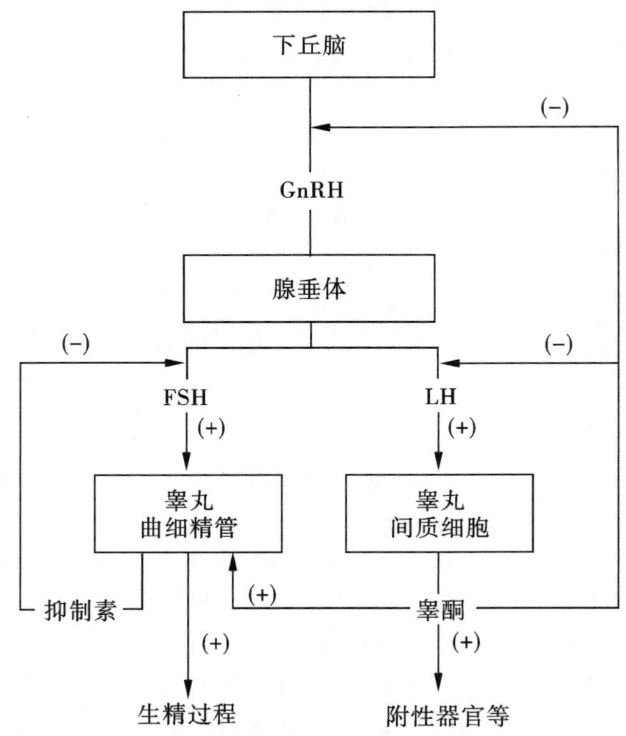

图 12-1　下丘脑-腺垂体-睾丸激素系统的功能及睾酮负反馈作用示意

(+)表示促进　(-)表示抑制

2. 睾丸激素对下丘脑-腺垂体的反馈调节　睾丸分泌的雄激素和抑制素可对下丘脑-腺垂体进行负反馈调节。当血液中睾酮的浓度达到一定水平后,可作用于下丘脑和腺垂体,通过负反馈机制抑制 GnRH 和 LH 的分泌。研究表明,FSH 能够促进抑制素的分泌,而抑制素又能选择性抑制腺垂体 FSH 的合成和分泌。

3. 睾丸内的局部调节　在睾丸局部,特别是在支持细胞与生精细胞之间,间质细胞与生精细胞之间还存在错综复杂的局部调节机制。在睾丸局部产生的一些细胞因子或生长因子,能通过旁分泌或自分泌的方式参与睾丸功能的局部调节。研究发现,光照对某些动物的睾丸功能也具有一定的调节作用。

第二节　女性生殖功能

女性的主性器官是卵巢(ovarian),具有生卵作用和分泌雌激素、孕激素的功能。女性的附属性器官包括输卵管、子宫、阴道和外阴等,能够接纳精子、促进精子与卵细胞结合并孕育新个体。

一、卵巢的功能

(一)生卵功能

女性进入青春期后,卵巢体积开始增大,内有30万~40万个原始卵泡,卵子即由原始卵泡逐渐发育而成。从青春期开始,每个月有15~20个原始卵泡同时生长发育,但一般只有一个能发育成熟,其余的则先后退化为闭锁卵泡。正常女性一生中平均只排出400~500个成熟卵细胞。

卵泡由原始卵泡发育成熟而来(图12-2)。卵泡在成熟过程中逐渐向卵巢表面移动。卵泡成熟后,在多种激素的作用下,卵泡壁破裂,卵细胞与透明带、放射冠等随卵泡液一起排出的过程,称为排卵(ovulation)。排卵大约发生在月经周期的正中间,如果以28 d为一个月经周期计算,排卵通常发生在月经周期的第14天左右。

排卵后,残余的卵胞壁内陷,血液进入卵泡腔,凝固形成血体。随后,残留的颗粒细胞与卵泡内膜细胞黄体化,形成外观为黄色的黄体,即月经黄体。若排出的卵子未受精,月经黄体在排卵后第9~10天开始退化,被纤维组织逐渐取代,成为白体而萎缩、溶解。若排卵后受精,月经黄体在人绒毛膜促性腺激素(human chorionic gonadotropin,hCG)的作用下发育成妊娠黄体。

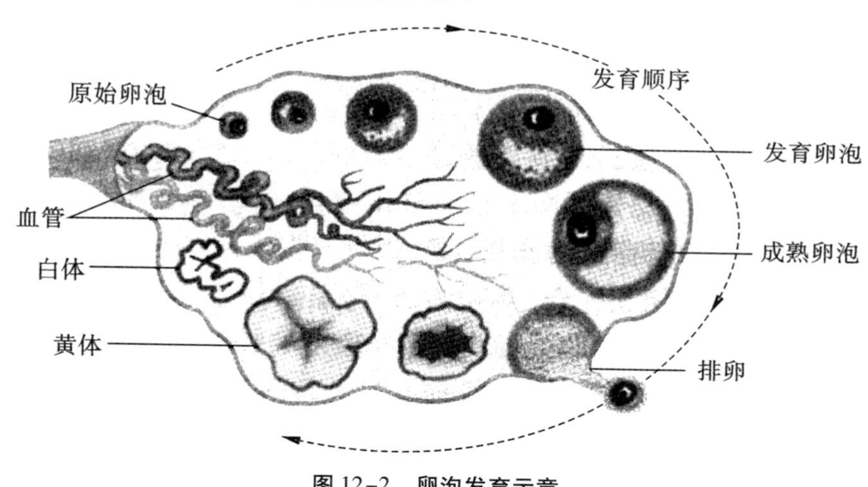

图12-2 卵泡发育示意

(二)卵巢的内分泌功能

卵巢主要分泌雌激素(estrogen)、孕激素(progestogen),以及少量雄激素、抑制素。雌激素主要由卵泡颗粒细胞和黄体细胞分泌,包括雌二醇、雌酮和雌三醇,其中以雌二醇分泌量最大,生物活性最强。孕激素主要由黄体细胞分泌,以孕酮的作用最强。

1.雌激素的生理作用 雌激素的主要生理作用是为精子和卵细胞的结合创造条件,并为受精后受精卵的着床做准备。雌激素的生理作用主要表现在以下几个方面。

(1)对生殖器官的影响 ①卵巢:雌激素与FSH协同促进卵泡发育,诱导LH高峰的出现,促进排卵。②输卵管:促进输卵管运动,利于精子运行。③子宫:促进子宫发育,使子宫内膜出现增生期的变化,提高子宫肌对催产素的敏感性。促进子宫颈分

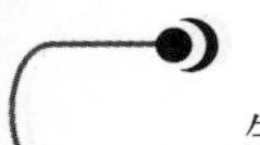

笔记栏

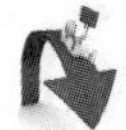

泌清亮、稀薄的黏液,利于精子穿行。④阴道:使阴道黏膜上皮细胞增生、角化,利于乳酸杆菌生长,使阴道呈酸性(pH 值为 4 ~5),增强阴道抗菌能力。

(2)对副性征的影响　雌激素可促进乳腺发育,刺激乳腺导管和结缔组织增生,产生乳晕,也可刺激并维持女性的第二性征。

(3)对代谢的影响　雌激素对机体代谢有多方面影响:①促进骨的生长及骨骺愈合,增加钙盐沉积,增强成骨细胞活动,抑制破骨细胞活动。绝经期后由于雌激素分泌减少,抑制骨溶解减弱,易至骨质疏松。②促进蛋白质合成,产生正氮平衡。③高浓度的雌激素可使体液向组织间隙转移,导致水、钠潴留。④促进皮脂腺分泌较多液体,抑制粉刺和痤疮的形成。

2. 孕激素的生理作用　孕激素的主要生理作用是使子宫内膜和子宫肌为受精卵着床做准备并维持妊娠。其作用包括以下几个方面。

(1)对子宫的作用　①孕激素使子宫内膜在增生期的基础上进一步地增生变厚,呈现分泌期的变化,并有腺体分泌,利于孕卵着床。②孕卵着床后,促进子宫基质细胞转化为蜕膜细胞,利于胚泡生长。③降低子宫平滑肌对催产素的敏感性,防止子宫收缩,避免母体排斥胎儿,起安胎作用。④使宫颈黏液少而稠,精子难以通过。

(2)对乳腺的作用　在雌激素作用的基础上,促进乳腺小叶和腺泡发育、成熟,与其他相关激素一起,为分娩后泌乳做准备。

(3)对平滑肌的作用　孕激素能使消化道和血管平滑肌紧张性降低。在妊娠期间,孕激素浓度较高,是孕妇易发生便秘和痔疮的原因之一。

(4)产热作用　女性的基础体温在排卵前先出现短暂降低,排卵日最低,排卵后可升高 0.5 ℃左右,并在黄体期一直维持在此水平。临床上常将这一基础体温的变化作为判定排卵的标志之一。女性在绝经或卵巢摘除后,基础体温的特征性变化将消失,而注射孕酮则引起基础体温升高,说明基础体温的升高与孕激素有关。

3. 雄激素　女性体内的卵泡内膜细胞和肾上腺皮质网状带细胞能产生少量的雄激素。适量的雄激素配合雌激素可刺激女性阴毛和腋毛的生长,女性雄激素分泌过多时,可出现多毛症等男性化特征。此外,雄激素能增强女性的性欲,维持快感。

4. 抑制素　由颗粒细胞分泌的一种糖蛋白,妊娠期由胎盘分泌。抑制素可抑制 FSH 的合成与释放。抑制素可通过诱导 FSH 的受体表达,促进卵泡内膜细胞分泌雄激素,抑制颗粒细胞分泌孕激素而分泌雌激素等多种方式,调控卵泡的生长发育。

二、卵巢功能的调节

卵巢的周期性活动受下丘脑-腺垂体的调节,而卵巢激素分泌的周期性变化不仅使子宫内膜发生周期性改变,同时对下丘脑-腺垂体进行反馈调节,构成下丘脑-腺垂体-卵巢轴。

(一)下丘脑-腺垂体对卵巢活动的调节

下丘脑通过释放 GnRH,调控腺垂体 LH 和 FSH 的分泌,从而调节卵巢的活动。FSH 能够促进卵泡的生长、发育和成熟,并在 LH 的协同作用下促进卵泡分泌雌激素。LH 不仅能通过与 FSH 协同作用促使排卵,同时能促使黄体分泌孕激素和雌激素。

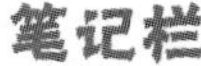
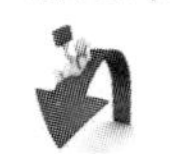

（二）卵巢激素对下丘脑-腺垂体的反馈调节

在月经周期的增殖期，当雌激素分泌达到一定水平时，与抑制素一起抑制腺垂体分泌 GnRH 和 FSH，此为负反馈调节。抑制素选择性抑制 FSH，而不抑制 LH，致使多数卵泡停止发育。但原来发育较大的优势卵泡仍能分泌较多的雌激素，可使卵泡摄取更多的 FSH，继续发育形成成熟卵泡，并分泌雌激素，促进子宫内膜细胞分裂和生长，同时还能使受体数量增加，加速雄激素的合成以及转化为雌激素的过程，致使血中雌激素浓度持续增加。至排卵前一天，形成第一个雌激素高峰，但此时高浓度的雌激素通过正反馈的调节作用，使下丘脑分泌的 GnRH 增多，刺激腺垂体分泌 LH 和 FSH，其中以 LH 的分泌增加更为明显，形成 LH 峰（LH surge）。LH 峰是引发排卵的关键因素。在月经周期的分泌期，由于黄体的形成，分泌大量的孕激素和雌激素，出现第二个雌激素高峰，血中高浓度的雌激素和孕激素负反馈地抑制下丘脑 GnRH 和腺垂体 FSH 和 LH 的分泌，使其对卵巢的作用减弱。

三、月经周期及其形成原理

（一）月经和月经周期

在青春期，随着卵巢功能的周期性变化，在卵巢激素的作用下，子宫内膜发生周期性剥落、出血的现象，称为月经（menstruation）。月经具有明显的周期性，约 1 个月出现一次，称为月经周期（menstrual cycle）。成年女性的月经周期一般为 28 d 左右，每次持续 3 ~5 d。女性第一次出现月经称为初潮，我国女性的初潮年龄一般为 12 ~ 14 岁，到 45 ~50 岁月经停止，称为绝经。

（二）月经周期中子宫内膜的变化

子宫内膜分为基底层和功能层。功能层在月经期脱落，由基底层再生而来。受卵巢激素的影响，在每个月经周期中，卵巢、子宫内膜和阴道上皮发生一系列形态和功能的变化（图 12-3）。

1. 增殖期　又称卵泡期或排卵前期，是指上次月经停止到卵巢排卵的这段时间，是月经周期的第 5 ~14 天。此期中卵巢卵泡生长发育成熟，并分泌雌激素。在雌激素的作用下，子宫内膜呈增殖状态，增厚 3 ~4 倍，腺体增生弯曲，但不分泌，间质血管增多。此期末卵巢内的卵泡发育成熟并排卵。

2. 分泌期　又称黄体期或排卵后期，指排卵日至下次月经之前的时期，约是月经周期第 15 ~28 天。此期黄体分泌大量孕激素和雌激素，子宫内膜继续增厚，血管扩张充血，腺体增大并开始分泌，间质疏松水肿，有利于胚胎着床。

3. 月经期　指月经开始至出血停止的时期，约是月经周期的第 1 ~4 天，此期子宫内膜脱落、出血。月经期持续 3 ~5 d，出血量 50 ~100 mL，因其富含纤溶酶原激活物，可将纤溶酶原激活成纤溶酶，降解纤维蛋白，使月经血不发生凝固。月经期内，子宫内膜脱落形成的创面易感染，应注意保持外阴清洁，同时避免剧烈活动。

（三）月经周期的形成原理

月经周期的形成是下丘脑-腺垂体-卵巢轴激素的周期性波动，引起子宫内膜发生周期性变化的结果。

笔记栏

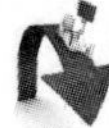

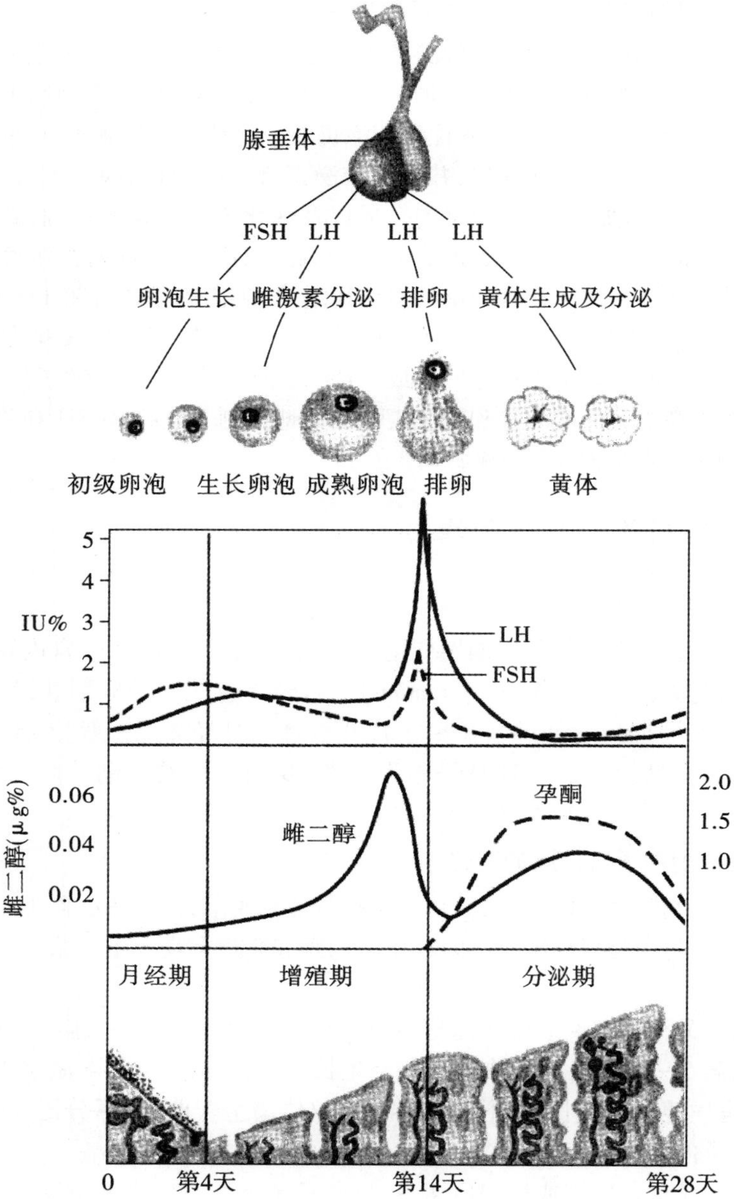

图 12-3　月经周期形成示意

1.增殖期的形成　青春期前，下丘脑、腺垂体尚未发育成熟，GnRH 分泌很少，腺垂体 FSH 和 LH 分泌极少，不足以引起卵巢和子宫内膜的周期性变化。随着青春期的到来，下丘脑逐渐发育成熟，分泌 GnRH 增多，使腺垂体分泌 FSH 和 LH 也增多。FSH 能促使卵泡生长发育成熟，并与 LH 配合使卵泡分泌雌激素。在雌激素的作用下，子宫内膜呈现增殖期的变化。在排卵前一天左右，即增殖期末，雌激素在血中浓度达高峰，通过正反馈使 GnRH 分泌进一步增加，进而使 FSH 和 LH 分泌增加，特别是 LH 的增加更为明显，达到 LH 高峰。这时已发育成熟的卵泡，在高浓度 LH 的作用下，引起

笔记栏

排卵。

2. 分泌期和月经期的形成　LH 促使排卵后的残余卵泡，形成月经黄体并继续分泌雌激素和孕激素。这两种激素，尤其是孕激素，使子宫内膜呈分泌期的变化。随着黄体逐渐增长，雌激素、孕激素分泌也不断增加，到排卵后 8～10 d，在血中的浓度达到高水平，通过负反馈作用，使下丘脑、腺垂体分泌 GnRH、FSH、LH 减少。LH 的减少使黄体开始退化萎缩，因而雌激素、孕激素分泌也迅速减少，子宫内膜失去这两种激素的支持而脱落出血，形成月经。

随着血中雌激素、孕激素浓度的降低，对下丘脑、腺垂体的抑制作用解除，卵泡又在 FSH 和 LH 的作用下生长发育，新的月经周期又开始。

由于中枢神经系统接受内外环境的刺激，能通过下丘脑-腺垂体系统调节卵巢功能，从而影响月经周期。因此，强烈的情绪波动、生活环境的急剧变化以及体内其他系统的疾病，都可引起月经失调。

女性到 45～50 岁，卵巢功能退化，对 FSH、LH 的反应性降低，卵泡停止发育，雌激素、孕激素分泌减少，子宫内膜不再呈现周期性变化，月经停止，进入绝经期。

四、妊娠与分娩

妊娠是指子代新个体产生和孕育的过程，包括受精、着床、妊娠的维持、胎儿的生长发育及分娩等过程。卵子受精是妊娠的开始，胎儿及其附属物从母体排出是妊娠的终止。妊娠时间一般以最后一次月经来潮的第一天开始算起，全程平均约 280 d。

（一）妊娠

1. 受精　受精（fertilization）是指精子和卵细胞的结合过程，受精的部位一般在输卵管壶腹部（图 12-4）。精液射入阴道后，精子依靠其尾部的摆动和女性输卵管平滑肌的蠕动以及输卵管上皮细胞纤毛的摆动而运行。一次射精虽能排出数以亿计的精子，但最终能到达受精部位的只有少数（一般不超过 200 个），到达时间在性交后30～90 min。

人类和大多数哺乳动物的精子必须在相应雌性个体的生殖道内停留一段时间，才能获得使卵子受精的能力，称为精子获能。精子获能使精子获得穿透卵子透明带的能力，是精子在受精前必须经历的一个重要阶段。获能的主要场所是子宫，其次是输卵管。

精子在女性体内保持受精能力的时间为 1～2 d，卵子存活时间仅为 6～24 h。当精子与卵子相遇时，精子头部释放顶体酶系，协助精子穿透卵细胞外各层障碍进入卵细胞。当一个精子进入卵细胞后，激发卵母细胞中的颗粒释放，释放物与透明带反应，封锁透明带，使其他精子难以进入。因此，到达受精部位的精子虽然有数个，但一般只有一个精子能与卵细胞结合。

2. 着床　着床（implantation）又称为植入，是囊胚通过与子宫内膜相互作用而植入子宫内膜的过程。受精卵在移动至子宫腔的途中，继续进行分裂，大约受精后第 4 天抵达子宫腔，此时受精卵已经形成胚泡。胚泡在排卵后第 8 天左右，吸附在子宫内膜上，通过与子宫内膜的相互作用而进入子宫内膜，于排卵后 10～13 d，完全被植入子宫内膜。着床成功的关键在于胚泡与子宫内膜的同步发育和相互配合。如果影响子

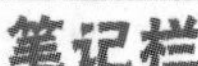

笔记栏

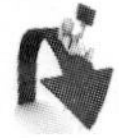

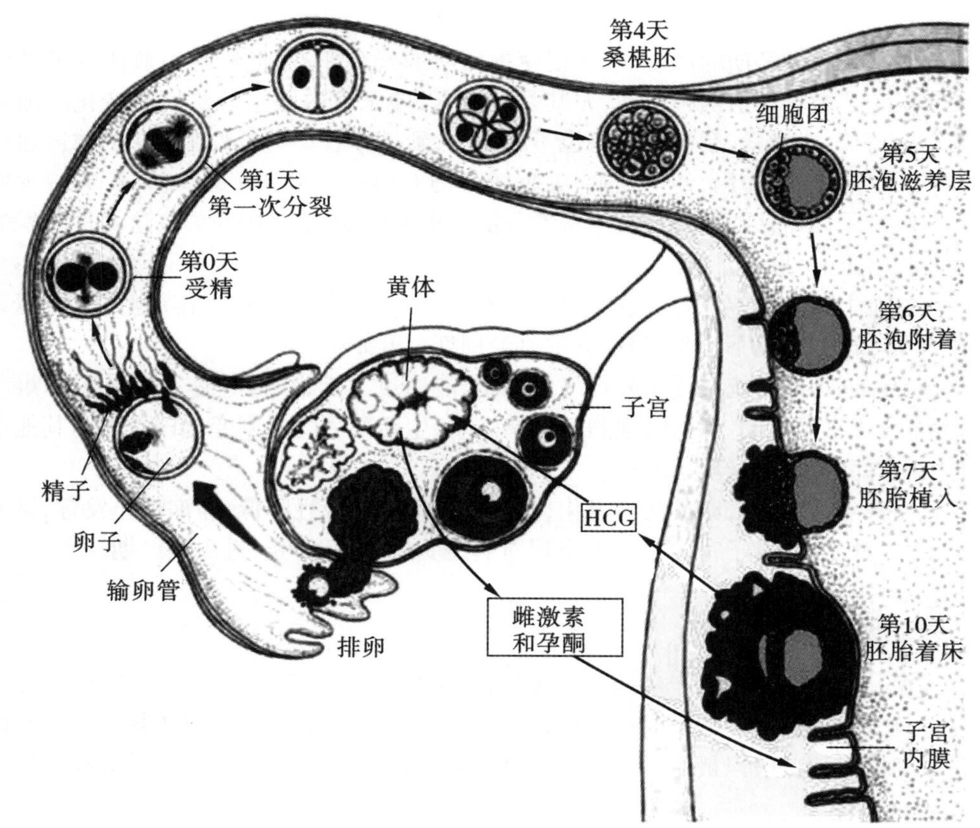

图 12-4 受精与着床示意

宫内膜和胚泡的同步,可以达到避孕的目的。

3. 胎盘激素与妊娠的维持 着床一旦发生,囊胚的滋养层细胞和母体的蜕膜细胞迅速增生形成胎盘。胎盘既是母体和子体进行物质交换的重要结构,也是重要的内分泌器官。人类胎盘分泌的激素可分为两大类:一类为蛋白质激素,主要包括人绒毛膜促性腺激素(hCG)、人绒毛膜生长激素(human chorionic somatomammotropin,hCS)等;另一类为类固醇激素,包括雌激素和孕激素等(见图 12-5)。

(1)人绒毛膜促性腺激素 人绒毛膜促性腺激素(hCG)是由胎盘合体滋养层细胞分泌的一种糖蛋白激素。hCG 的主要生理作用是:①在妊娠早期发挥类似黄体生成素的作用,使月经黄体发育为妊娠黄体,继续分泌大量雌激素和孕激素,以维持妊娠。②抑制淋巴细胞的活性,防止母体对胎儿发生排斥反应,达到安胎效应。hCG 是一种妊娠的特异物质,在排卵后 8 ~ 10 d 就能从母体血或尿中检测到,至妊娠 8 ~ 10 周达到高峰,以后逐渐下降,在妊娠 20 周左右降至较低水平,并一直维持到妊娠末期。因此,测定血或尿中的 hCG 浓度,可作为判断胎盘功能和诊断早期妊娠的指标。

(2)人绒毛膜生长激素 胎盘合体滋养层细胞分泌的另一种糖蛋白激素。hCS 在免疫学特点及生理作用方面与腺垂体分泌的生长激素相似,因此具有生长激素的作用,可调节母体与胎儿的糖、脂肪和蛋白质代谢,促进胎儿生长。

(3)雌激素和孕激素 妊娠黄体的寿命只有 10 周左右,以后便逐渐萎缩,由妊娠

笔记栏

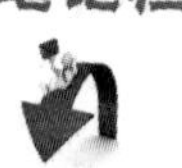

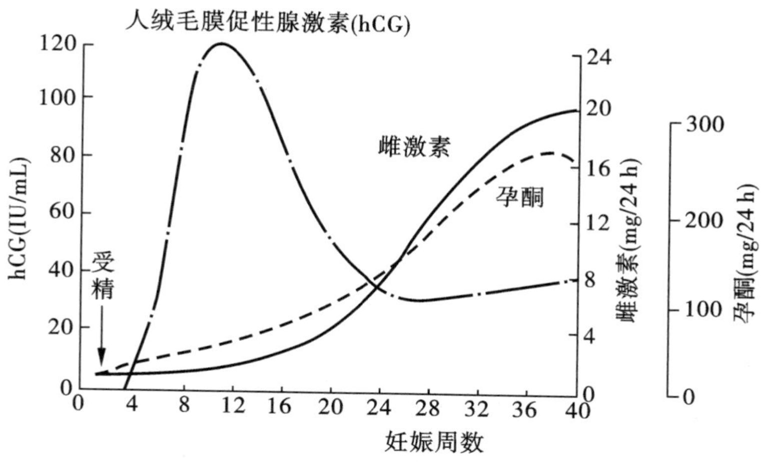

图 12-5　妊娠期人绒毛膜促性腺激素、雌激素和孕酮的变化

IU 为国际单位；雌激素的量指相当于雌二醇活性的量

黄体分泌的雌激素和孕激素也减少。此时胎盘所分泌的雌激素和孕激素逐渐增加，接替黄体功能以维持妊娠。

与卵巢不同，胎盘合成的雌激素主要是雌三醇，能够维持妊娠子宫处于静息状态，并通过产生前列腺素而增加子宫与胎盘之间的血流量。雌三醇是胎儿、胎盘共同参与合成的激素，检测孕妇尿中雌三醇的排泄量可以作为判断胎儿-胎盘功能状态的指标之一，也可以作为判断胎儿存活与否的标志。

胎盘合成的孕激素主要成分是孕酮。孕酮的形成也不是胎盘独立完成的，它的前体是母体血液中的胆固醇。胎盘局部的子宫内膜中具有高浓度的孕酮，其主要作用是保持子宫安静，维持蜕膜反应以及抑制 T 淋巴细胞，从而防止母体排斥胎儿。在妊娠期间，母体血中孕酮浓度逐渐升高，妊娠第 6 周，胎盘开始分泌孕酮，12 周以后孕酮含量迅速增加，至妊娠末期达到高峰。

（二）分娩与泌乳

1. 分娩　分娩（parturition）是指成熟胎儿及其附属物从母体子宫产出体外的过程。妊娠末期，子宫平滑肌的兴奋性逐渐提高，子宫平滑肌的节律性收缩是分娩的主要动力。分娩时，胎儿对子宫颈的刺激反射性引起催产素释放，催产素进一步加强子宫收缩，迫使胎儿对子宫颈的刺激更强，从而引起更多的催产素释放及子宫的进一步收缩，这种正反馈过程延续至胎儿娩出为止。动物实验表明，糖皮质激素、雌激素、孕激素、缩宫素以及儿茶酚胺等都参与了分娩的启动和完成。

2. 泌乳　妊娠以后，由于催乳素、雌激素、孕激素分泌增加，使乳腺导管进一步增生分支，腺泡增生发育，但不泌乳，原因在于母体血中高浓度的雌激素、孕激素对催乳素的抑制作用。分娩后由于胎盘的娩出，雌激素、孕激素浓度大大降低，对催乳素的抑制作用解除，乳腺开始泌乳。母体在婴儿娩出后 24 h，乳腺可分泌富含蛋白质的初乳。哺乳时，婴儿吸吮乳头的刺激，可反射性引起催乳素、催产素分泌增多，均有利于泌乳。母乳共含有 160 种营养物质，其中免疫球蛋白可增强婴儿的免疫力，而各种激素和生长因子对婴儿有很高的营养价值，因此提倡进行母乳喂养。

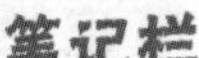

笔记栏

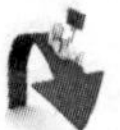

第三节　性生理与避孕

一、性成熟

（一）男性性成熟

男性青春期最早出现的变化是睾丸体积增大。睾丸一般在12岁左右开始增长，18岁左右已接近成人睾丸的体积。与此同时，男性13岁以后可出现遗精，睾丸间质细胞开始分泌雄激素（睾酮），会做性梦，阴茎常会勃起。随着其激素在血中浓度的增加，生殖器官进一步发育成熟，逐渐出现嗓音变粗，喉结突出，长出胡须和腋毛、阴毛等第二性征。

男性在9～12岁时阴囊开始增大，伴以阴囊变红和皮肤质地的改变；12～15岁以后，阴茎的长度和周径增加，但周径增加较长度增加缓慢，阴茎细长；15～18岁以后，阴茎和阴囊进一步发育增大，阴囊颜色加深，阴茎周径变粗，阴茎头发育向前伸展，脱离阴茎包皮的覆盖，完全或大部分地暴露于包皮以外，接近成年型。

男性在12岁左右阴毛开始生长，由稀疏、纤细逐步呈密集型分布。阴毛也受睾丸和肾上腺所产生的雄激素的影响，随着性器官发育成熟，雄激素分泌增多，大约18岁以后，男性阴毛呈尖顶三角形分布，其尖端通常达到小腹部，与典型的成年男子的阴毛相似。

（二）女性性成熟

进入青春期，卵巢的发育启动女性性发育并促进其进一步发育成熟。身体最初出现的变化是乳房轻度发育，然后有阴毛出现、月经来潮、骨盆增宽。

女性乳房在10～13岁开始发育，先是乳头突出，之后乳腺增生，脂肪、血管增多，使整个乳房凸起，乳晕逐渐增大、明显。女性青春期开始后，有浅色的阴毛稀疏地生长，以后逐渐变深、变粗和卷曲，几年后阴毛分布形成倒三角形，呈典型的女性特征。女性月经初潮年龄的早晚，与经济水平、营养状态、环境因素等有关，一般在12～14岁，但近年来，月经初潮年龄有明显的提前趋势。从月经初潮到性成熟，一般约需3年，甚或更长一些。在月经初潮时，卵巢发育尚未成熟，其重量仅是成熟时的1/3，功能极不稳定，导致月经初潮往往极不规则，可能1～2个月来潮1次，一般在一年或稍长时间之后，才逐渐按每月一次的规律来潮。

女性排卵功能同样是在不断地趋于成熟。月经初潮阶段，卵巢尚无排卵功能，一般女性在初潮后一年内始有卵子排出，少部分女性更延至2～3年才排卵，生理学上称其为正常生理不孕期。此后，卵巢逐渐发育增大，并形成了各个时期的卵泡，从而开始其真正成熟的功能活动——周期性每月排卵一次，同时不断分泌雌激素、孕激素，使内、外性器官得以迅速发育至成熟。

笔记栏

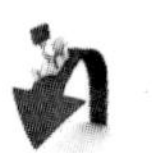

二、性兴奋与性行为

(一)性兴奋

性兴奋是由肉体或精神上所受性刺激引起的,最强烈的条件刺激包括视觉、听觉、嗅觉和触觉所感知的异性的性感点和性感区。男女两性建立性兴奋是需要时间的。男子一般能较快速、急剧地达到性兴奋,而女性一般需要较长的时间来摆脱性兴奋产生前的心理抑制。在性交过程中,性欲被唤起,身体开始呈现紧张,精神特别亢奋,心理处于激动状态的短促阶段称为性兴奋期,以男性阴茎勃起、女性阴道润滑为特点。性兴奋期的长短依赖于多种因素,如心理状况、情绪影响、疲劳程度以及性刺激的有效强度等。在性兴奋期内,男女会出现心率加快,肌肉紧张(肌僵直)和生殖器充血等生理变化。

(二)性行为

性行为是旨在满足性欲和获得性快感而出现的动作及活动,包括性交、手淫、接吻、拥抱和接受各种外部性刺激形成的性行为。狭义的性行为指性交,广义的性行为泛指与性活动有关的行为,如恋爱、结婚、阅读色情书刊等。人类性行为是性欲的外部显现,包括一系列具有特定内涵且可以观察到的动作、反应和活动。性行为的功能是繁殖后代、维护健康、获得愉悦。

三、避孕

避孕(contraception)是指采用一定的方法使妇女暂时不受孕。理想的避孕方法应该安全可靠、简便易行。避孕主要通过控制以下环节来进行:①抑制精子或卵子的产生;②阻止精子与卵子结合;③使女性生殖道内的环境不利于精子的生存和活动;④使子宫内的环境不适于受精卵的着床和发育。目前,常用的避孕方法有以下几种。

1. 避孕药　目前应用的女性全身性避孕药多为人工合成的性激素,包括雌激素(如炔雌醇、炔雌醚)和孕激素(如炔诺酮等),通过抑制排卵,增加子宫颈黏液黏稠度以阻止精子运行而达到避孕的目的。

2. 屏障避孕法　运用屏障阻止精子通过,使之不能与卵子集合。如男子使用的避孕套、女子使用的隔膜等。

3. 宫内节育器　宫内节育器是一种直接放置在子宫腔内的小型器械,如避孕环等,造成不利于胚胎着床和生存的环境,以达到避孕的目的。

4. 自然避孕法　不采用机械或药物进行避孕的方法,如安全期避孕:利用月经周期中基础体温的变化预测排卵日,借以在安全期进行性生活,从而达到避孕的目的。

第四节　衰老与抗衰老

人的生命从受精、出生、生长发育、成熟到衰老,是一个循序渐进的生理过程,在不同的生命阶段,机体组织结构和生理功能都在发生着相应的变化。衰老是生物体普遍存在的现象,是生命过程的必然规律。研究衰老的过程和机制、寻找延缓衰老的方法

笔记栏

是当今生命科学研究的热点之一

一、人的寿命

寿命是指从出生经过发育、成长、成熟、衰老以至死亡前机体生存的时间，通常以年龄作为衡量寿命长短的尺度。

人类在进化过程中形成的相当稳定的平均寿命的最高尺度，即寿命的极限，称为自然寿命。研究发现，哺乳动物的寿命相当于性成熟期的 8 ~ 10 倍，生长期的 5 ~ 7 倍，而人类的性成熟期 14 ~ 15 年，生长期 20 ~ 25 年，故人的自然寿命可达 110 ~ 150 岁，或 100 ~ 170 岁。亦有研究指出，动物的自然寿命为其细胞分裂次数与分裂周期的乘积，人体细胞分裂次数约 50 次，每次分裂周期平均为 2.4 年，故人的自然寿命应为 120 岁左右，但在现实生活中，超过 100 岁的人并不多。这主要是因为遗传、环境、生活水平和生活方式等，促使了疾病的发生和衰老的早到，甚至直接引起了死亡，致使人的实际寿命远远低于自然寿命。

由于具体个体的寿命具有一定的差异，通常用平均寿命来反映一个国家或地区人们的健康水平，同时也折射出该国或地区的经济发展状况。平均寿命又称平均期望寿命，是指在不同时期的人可能生存的平均年限。世界卫生组织发布的《2013 年世界卫生统计报告》显示，中国人均寿命已达到 76 岁，高于同等发展水平国家，甚至高于一些欧洲国家。根据《中国社科院人口调查报告》显示，都市化人口寿命普遍比非都市化人口寿命少 3 ~ 5 年。

二、人体的衰老

（一）衰老的概念

衰老（aging）又称老化，是指机体各器官功能普遍的、逐渐降低的过程。衰老有两种不同的情况：一种是正常情况下出现的生理性衰老，另一种是疾病引起的病理性衰老。生理性衰老是机体在退化时期生理功能下降和紊乱的综合表现，是不可逆的。从生物学上讲，衰老是自然规律，是生物随着时间的推移，表现出结构和功能衰退、适应性和抵抗力减退。从生理学上，衰老被看作是从受精卵开始一直进行到老年的个体发育史。从病理学上，衰老是应激和劳损，损伤和感染，免疫反应衰退，营养不足，代谢障碍以及疏忽和滥用积累的结果。

（二）衰老的主要表现

人的衰老过程具有渐进性、连续性、不平衡性等特点，各人的衰老表现不一，主要表现为以下几个方面。

1. 人体结构成分的衰老变化

（1）水分减少　人体的水分占体重的 60% 左右，60 岁以后，人体含水量减少，男性为 51.5%，女性为 42% ~ 45.5%，主要为细胞内液的减少，细胞和细胞器萎缩，因此老年人用发汗退热药要注意发生脱水。

（2）脂肪增多　随着年龄的增长，新陈代谢逐渐减慢，耗热量减少，摄入热量常高于消耗量，所余热量即转化为脂肪，使脂肪组织的比例逐渐增加，身体逐渐肥胖。

（3）细胞数目减少，器官及体重减轻　人体细胞有 60 兆左右，一般而言，每秒有

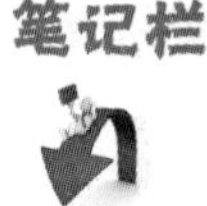

50 万个细胞死亡，同时再生 50 万个，基本两年更换一新。随着年龄的增长，细胞再生数目逐渐减少，死亡数目逐渐增多。研究测定，男性 40 岁以后，女性 20 岁以后细胞数目就开始缓慢减少，70 岁以后更是急剧下降。由于老年人细胞萎缩，数目及水分减少等，致使机体各器官重量和体重减轻，尤其以肌肉的变化最为显著，肌肉弹性降低、力量减弱、易疲劳，肌腱、韧带萎缩僵硬，致使动作缓慢，反应迟钝。

2. 外形变化、器官功能下降　外形的变化主要呈现出衰老的外貌特征，如毛发变白、牙齿脱落、肌肉萎缩、皱纹增多、变深等。各器官系统的衰老主要表现在各器官的储备能力减少，适应能力下降和抵抗能力减退等。

3. 老化性代谢　在代谢上，青年期的特点是进行性、同化性和合成性，而老年期的特点则是退行性、异化性和分解性，这种倾向通常在衰老症状出现前就已开始了。

（1）糖代谢的变化　老年人糖代谢功能降低，有患糖尿病的倾向。研究证明，50 岁以上糖代谢异常者占 16%，70 岁以上占 25%。

（2）脂代谢的变化　随着机体的老化，由不饱和脂肪酸形成的脂质过氧化物易积聚，后者极易产生自由基。随着年龄的增长，血中脂质明显增加，易患高脂血症、动脉粥样硬化、高血压及脑血管病。

（3）蛋白质代谢的变化　蛋白质代谢的变化是人体生理功能衰退的重要物质基础。老年人蛋白质代谢分解大于合成，消化、吸收功能减退，各种蛋白质的量和质均趋于降低。蛋白质轻度缺乏时，会出现易疲劳、体重减轻、抵抗力降低等症状。严重缺乏时则引起营养不良性水肿、低蛋白血症及肝、肾功能降低等。随着年龄的增加，在蛋白质合成过程中易发生翻译差错，导致细胞的衰老与死亡。

（4）无机物代谢的变化　老年人细胞膜通透功能减退，离子交换能力下降，最显著的表现在骨关节，尤以骨质疏松为甚。

（三）衰老的发生机制

衰老的发生机制一直是人们探讨的问题，但至今未有全面的理论。关于衰老，目前主要有以下几种学说。

1. 遗传基因学说　每个生物种类从出生、发育、成熟、衰老到死亡，都有其固定的时间表，生物按照各自的时间表走完生命的全过程。遗传基因学说认为，人体内有一个支配寿命生物钟的遗传基因，通过支配 DNA 来影响细胞分裂、生长、代谢及生命的全过程。有学者发现了细胞有限分裂的现象，认为寿命的长短与细胞分裂次数的多少有关，分裂次数越多，寿命越长。也有学者提出端粒学说，端粒是位于染色体末端的结构，能够保护染色体，防止其末端基因丢失。人体在生长发育过程中，细胞不断分裂，染色体 DNA 每分裂一次，端粒区就缩短一截，当短到某一极限时，细胞的繁殖就不能再继续进行。

2. 自由基学说　自由基是细胞在代谢过程中不断产生的代谢产物，具有极强的氧化能力，可使细胞膜损伤、细胞衰老死亡。自由基能够引起染色体畸变、细胞突变，导致癌症；也可使体内胶原蛋白的交联变性，引起骨质疏松、皮肤皱缩、机体老化。人体内自身存在自由基清除系统，可以清除体内过剩的自由基，维持自由基的动态平衡。随着年龄的增长，清除系统功能减退，自由基产生增加，加速了机体的衰老性变化。

3. 免疫功能下降学说　免疫系统是人体最主要的调节系统之一，主要由胸腺、骨髓、脾和分布全身的淋巴结组成。胸腺分泌胸腺素，制造 T 淋巴细胞，负责细胞免疫；

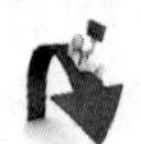

骨髓分泌B淋巴细胞，形成抗体，引起有效的免疫反应。免疫系统的功能是免疫监视、免疫自稳和免疫防御。人到中年以后免疫功能下降，易感染、患癌症及自身免疫性疾病，引起机体衰老和死亡。

三、抗衰老

(一)抗衰老的概念

抗衰老(anti-aging)是指通过一定的途径抑制、延缓机体衰老过程，促进整体健康，使机体在遗传因素决定的寿限内保持较好智力和体力。衰老是人生必经的阶段，是不可抗拒的自然规律，但自我养生保健可以达到延缓衰老，防止早衰的目的。

(二)抗衰老的主要措施

1. 生活要有规律　生活规律是指一天的安排要形成良好的规律，如起居有常，根据个人习惯早睡早起，或晚睡早起，以不睡懒觉为好。可根据一年四季适当调整起居饮食时间，也就是中医所说的“顺应四时”。生活有规律可以使人体各个系统的功能较为正常，有利于营养的消化吸收，使人有充沛的体力去工作。

2. 饮食要合理　随着人们生活水平的提高，物质极大丰富，很多人饮食不合理，如暴饮暴食、食无定时、食无节制、挑食偏食，引起营养过剩或营养素的不均衡，诱发高血脂、高血压、糖尿病、肥胖等多种饮食不合理造成的疾病。饮食合理就要做到一日三餐时间相对固定，营养合理，荤素搭配，食量适度。人到中年后，多吃蔬菜、水果、低脂肪食品，可以预防心脑血管疾病或延迟一些中老年性疾病的发生。

3. 坚持体育锻炼　生命在于运动，但如何运动，运动量多大为宜，却不是每个人都能科学把握的。个人可根据体质等因素选择运动的强度和时间，如散步，以3～5千米为宜，晨起或晚饭后均可进行。散步是有氧运动，能够辅助治疗慢性胃炎，防止腿脚的退化，提高心肺功能，降低血压，还能使人精力充沛、提高工作效率、改善睡眠质量等。

4. 积极合理用脑，情绪乐观稳定　积极合理用脑，能够促进脑部血液循环和脑细胞的代谢，延缓大脑的衰老进程。经常看书读报、写诗作画、种花养草，参加力所能及的家务劳动和社会活动，可以推迟大脑衰老的发生和发展。保持乐观而稳定的情绪，以积极的态度待人处世，避免激烈的情绪波动和过重的心理负荷，做到有张有弛、劳逸结合，有利于提高心理健康水平。

5. 积极防治疾病　影响人类寿命的个体因素中，以疾病为最，一般认为生理性死亡应在100岁以后，而大多数老年人的死亡都属于病理性的。老年病有多发性、不典型性、易发生并发症等特点，所以要定期进行体格检查，无病预防，有病早治，促进康复，增进健康。

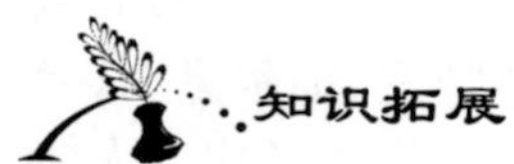

试管婴儿之父

1950年，张明觉在查阅文献时惊奇地发现，哺乳动物从小白鼠、大白鼠、兔、豚鼠，到猴和人，从受精到受精卵着床所用的时间，几乎都是

笔记栏

5～7 d，并且都是精子在输卵管内等候卵子，而不是卵子等候精子。他设想，是否精子需要在雌性生殖道内停留一段时间，发生一些变化，才具有受精能力？实验结果证实了他的设想，即精子要在雌性生殖道内至少停留 2～3 h，称为精子的"获能"。这一重要生殖生理现象的发现，开启了哺乳动物体外受精的大门。1959 年，张明觉取出兔交配后子宫内的精子，与卵子在体外受精，再将受精卵移植到另一雌兔的输卵管内，成功地生产出仔兔，这是张明觉第一次证实了哺乳类卵子在体外受精能够成功，同时，也为人类试管婴儿的诞生奠定了基础。张明觉与英国生理学家，剑桥大学教授罗伯特·爱德华兹(Robert G. Edwards)同样被人们誉为"试管婴儿之父"。

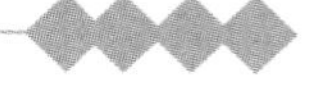

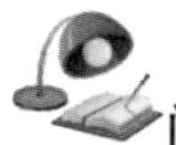

问题分析与能力提升

1. 试述卵巢的功能及雌激素和孕激素的生理作用。

2. 患者，女，16 岁，学生。13 岁月经初潮，月经周期紊乱，经期长短不一，经量多，此次月经已 14 d，现仍有出血，伴神疲力乏、心悸心慌。经 B 超、妇科检查及实验室检查无全身及内、外生殖器官的器质性病变。

诊断：青春期功能失调性子宫出血。

思考：①何谓月经和月经周期？②月经周期是怎么形成的？③子宫内膜在月经周期中有何变化？

（黄河科技学院　李　静）

参考文献

[1]姚泰. 生理学[M]. 2 版. 北京:人民卫生出版社,2010.

[2]孔旭黎. 正常人体功能[M]. 上海:第二军医大学出版社,2011.

[3]朱大年,王庭槐. 生理学[M]. 8 版. 北京:人民卫生出版社,2013.

[4]管又飞,刘传勇. 医学生理学[M]. 3 版. 北京:北京大学医学出版社,2014.

[5]白波,王福青. 生理学[M]. 7 版. 北京:人民卫生出版社,2014.

[6]王福青,郭明广. 生理学[M]. 郑州:河南科学技术出版社,2015.

[7]周华,崔慧先. 人体解剖生理学[M]. 7 版. 北京:人民卫生出版社,2016.

小事拾遗：

学习感想：

学习的过程是知识积累的过程，也是提升能力、稳步成长的阶梯，大家的注释、理解汇集成无限的缘分、友情和牵挂，请简单手记这一过程中的某些“小事”，再回首时定会有所发现、有所感悟！

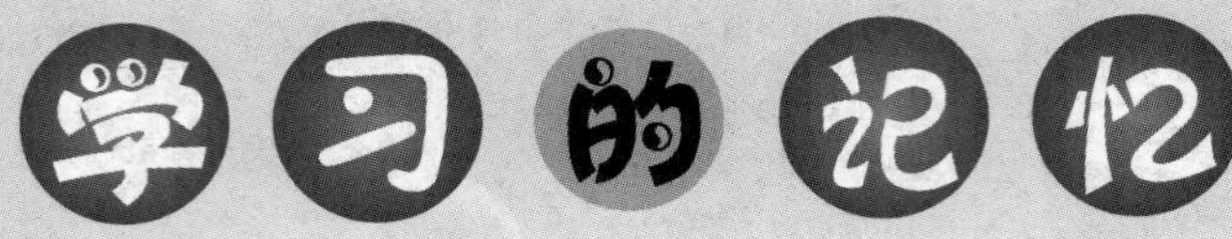

姓名：________________

本人于20____年____月至20____年____月参加了本课程的学习

此处粘贴照片

任课老师：__________ __________ 班主任：______________

班长或学生干部：____________ ____________ ____________

我的教室（请手写同学的名字，标记我的座位以及前后左右相邻同学的座位）